エビデンスに基づく 老年看護ケア関連図

工藤綾子・湯浅美千代 ◉編集

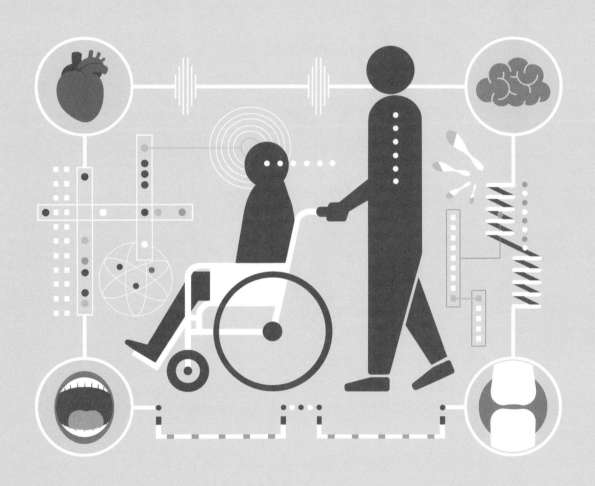

中央法規

はじめに

●

工藤綾子

　日本の高齢化率は 28.1％と，超高齢社会を迎えている。WHO の発表によると，日本人の平均寿命は女性が 87.1 歳，男性が 81.1 歳であり世界一位といわれている。そのようななかで，超高齢社会が抱える課題は一家族，一施設の問題ではなく，家族機能を背景とした介護の社会化の課題や老いと向き合う高齢者の健康の有り様，さらには就業・経済面の課題など多岐にわたっており，社会全体の問題であることの理解が求められている。

　高齢者の健康障害は，単に疾病に罹患したという状況だけでなく，老いが病気と深く関係していることを理解する必要がある。その理解は，老いを抱えながら再び健康を回復していくプロセスであったり，その先に死が近距離で迫っている状況であることを念頭に置いて向き合うことが求められる。健康寿命を延ばしたいのは誰しもの望みだが，老いのスピードは個人差が大きく，一人ひとりの生活スタイルに深く関与している。長年にわたる厳しい就労状況やストレス，嗜好，睡眠などの日常生活からくる影響が，高血圧や糖尿病，動脈硬化などの進行を速め，老いを加速させ，疾病にも影響を与えている。

　高齢者を対象に看護を実践するときには，高齢者自身のもつ能力を最大限に信頼・活用しながら看護を展開する必要がある。そのため看護師には，老いの程度と病気がどのように影響し合っているかについて状況分析できる能力が求められる。

　そこで本書は，高齢者自身が抱える老いからくる症状と疾患との関係を紐解きながら，病態像とともにそのメカニズムを解明することで，背景にある老いと病気の関係性について表現し理解につながるように整理している。さらに，長い歴史をもち，また自身と異なる価値観をもった高齢者と向き合うときに看護師に必要となるのは，身体・心理・社会的視点からのアセスメント能力と，分析と検討に裏打ちされた "老い" に対する理解である。本書では関連図を主軸に置き，高齢者一人ひとりの問題を導き出すための診断，アセスメント，看護ケアの根拠を提示しながら，看護ケアを実践する際の基盤になるよう，看護目標と評価の視点を整理した。

　最後に，看護を実践していくなかで，多くの参考書が皆様の力になっている。しかし，これが正しいといえるものは存在しない。唯一あるとするならば，それは看護を体験した患者自身の心の中にあるといえる。だからこそ，高齢者の声に耳を傾け，高齢者の思いや不安に寄り添える看護実践を展開することが求められるのである。

　目の前にいる高齢者一人ひとりの健康回復と，最期までその人らしさを維持できるよう支援するために，本書を活用していただけることを強く期待している。

本書の活用にあたって

湯浅美千代

　本書を手に取り，皆さんが興味をもって見るのは，各項目の最初のページにある関連図であろう。関連図は，基本的に左から右に向かって，原因や要因から疾患・状態へ，そして，影響や成り行きへと進んでいくように配置している。

　高齢者が疾患に罹患し，症状を呈する場合，直接的な原因だけでなく，老化に伴う変化や長年にわたる生活，既往疾患など，さまざま要因が介在する。本書では，そのような高齢者の特徴を踏まえ，疾患に至るさまざまな要因を示した。関連図にある要因を手がかりに，皆さんの目の前にいる高齢者がどのような要因をもっているか，探してほしい。その人はすべての要因をもっているわけではなく，また，あげられた要因以外の要因をもつ可能性もある。皆さんが見出した要因について，看護を考えることができるだろう。

　関連図では，どのような状態をもってその疾患名がつくのかという観点から，疾患を示すように工夫した。さらに，治療や看護は，どの部分をターゲットにしているかを念頭に矢印を示した。しかし，疾患の診断や治療は日進月歩であるため，疾患や最新の治療については専門書も参照していただきたい。

　また，関連図では，疾患に罹患することでどのような症状が現れるのか，どのような生活上の支障が生じるのか，家族やケア提供者など周囲の者への影響も含めて影響や成り行きを示した。治療によってもたらされるのは効果ばかりではなく，合併症や心理的な影響もある。関連図ではそれらも示されているので，かなり細かくなっているものもある。しかし，注意してほしいのは，高齢者がその疾患に罹患すると，図に示したすべてのようになるということではない。むしろ，その高齢者や家族にとってよくない状態になり得ることを予測し，予防するための看護，影響を最小にするための看護を計画するのである。そして高齢者では，最終的に平穏な死を迎えるための看護を考える必要がある。

　高齢者の看護を計画するには，現在治療している一つの疾患だけを考えればよいわけではない。高齢者は通常複数の疾患をもち，それぞれの治療を続けている。それらをすべて統合し，この高齢者ではどのような悪化要因があるのか，どのような症状や苦痛があるのか，それらによってどのような影響を受けるのか，また，その人の強みは何かなど，さまざまな角度から考え，個別性のある看護を計画してほしい。

　本書では，それぞれの疾患・状態に対して，どのような目標で看護を行うか，そして目標に照らしてどのように看護を評価するかを記載した。これを一例として，自分たちの看護を計画・実施・評価していただければ幸いである。

凡例

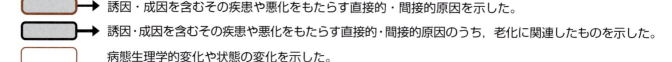

- ●それぞれの症状・疾患に関する内容は「看護ケア関連図」+その「解説」というように，2つに分けて構成している。必要と思われる情報は参考文献も含めて掲載した。
- ●「看護ケア関連図」は単純化し，特殊なもの・個別的なものを除いて，以下の原則に基づいて作成した。

　　　　　→　誘因・成因を含むその疾患や悪化をもたらす直接的・間接的原因を示した。

　　　　　→　誘因・成因を含むその疾患や悪化をもたらす直接的・間接的原因のうち，老化に関連したものを示した。

　　　　　　　病態生理学的変化や状態の変化を示した。

　　　　　　　病態生理学的変化に関連する症状を示した。

　　　　　⇢　医師の指示による医学的処置のうち主なものを，何に対して行っているか示した。

　　　　　⇢　アセスメントを含む主な看護ケアについて，何に対して行っているか示した。

　　　　　　　その疾患に伴って生じる影響の広がりについて示した。

　　　　　　　分類，あるいは特殊な部分について示した。

　　　　　　　成り行き，影響について示した。

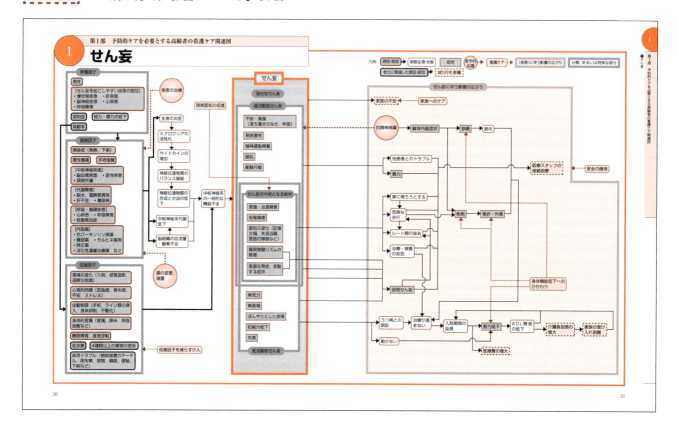

● 「解説」では，基本的に以下のような構成をとった。

I　病態生理
1. 定義
2. メカニズム
3. 分類と症状
4. 診断・検査
5. 治療
6. 合併症（成り行き）

II　看護ケア
1. 観察ポイント
2. 看護の目標
3. 看護ケア
4. 看護の評価ポイント

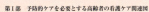

もくじ

エビデンスに基づく老年看護ケア関連図

はじめに 2
本書の活用にあたって 3

● 老いによる変化とその影響 .... 湯浅美千代　9

第Ⅰ部　予防的ケアを必要とする高齢者の看護ケア関連図 19

❶ せん妄 .... 佐野知世　20
❷ 不眠 .... 湯浅美千代　34
❸ 過活動膀胱 .... 島田広美　46
❹ 熱中症 .... 仁科聖子　58
❺ アルツハイマー型認知症 .... 杉山智子　64
❻ レビー小体型認知症 .... 杉山智子　80
❼ 脳梗塞 .... 河西恵美　90
❽ 疥癬 .... 横山久美　104
❾ 老衰 .... 湯浅美千代　116

第Ⅱ部　治療を受ける・継続する高齢者の看護ケア関連図 129

❿ 貧血 .... 阿部詠子　130
⓫ 大腸がん .... 栞子嘉美　138
⓬ 消化性（胃・十二指腸）潰瘍 .... 仁科聖子　154
⓭ 腸閉塞（イレウス） .... 川上和美　164
⓮ 洞機能不全症候群 .... 池田恵　174

⑮ **心不全** ……………………………………… 高谷真由美　184

⑯ **慢性閉塞性肺疾患（COPD）** ……………… 榎本佳子　198

⑰ **誤嚥性肺炎** …………………………………… 横山久美　212

⑱ **パーキンソン病** ……………………………… 河西恵美　224

⑲ **前立腺がん** …………………………………… 工藤綾子　234

⑳ **腎不全** ………………………………………… 榎本佳子　248

㉑ **大腿骨頸部骨折** ……………………………… 工藤綾子　258

㉒ **変形性膝関節症** ……………………………… 島田広美　272

㉓ **関節リウマチ** ………………………………… 樋野恵子　286

㉔ **糖尿病** ………………………………………… 佐野知世　298

㉕ **白内障** ………………………………………… 川上和美　312

［コラム］　全身麻酔による手術を受ける高齢者 …………… 山本浩子　29

　　　　　　老人性皮膚瘙痒症 ………………………………… 菊地真由美　44

　　　　　　正常圧水頭症 ……………………………………… 竹内秀美　77

　　　　　　前頭側頭型認知症 ………………………………… 松尾絵美　88

　　　　　　血管性認知症 ……………………………………… 高橋陽太　102

　　　　　　結核の感染拡大を防ぐ早期発見のポイント …… 小林裕美　113

　　　　　　褥瘡 ………………………………………………… 瀧本渚　125

　　　　　　化学療法を受ける高齢がん患者 ………………… 小林裕江　150

　　　　　　在宅酸素療法を導入する高齢者への看護 ……… 榎本佳子　211

　　　　　　経口以外の方法で栄養摂取を行う高齢者 ……… 三橋聡子　221

　　　　　　前立腺肥大症 ……………………………………… 松本英子　244

　　　　　　介護予防―転倒骨折後のフレイル予防を中心に ……… 阿部詠子　270

　　　　　　甲状腺機能低下症 ………………………………… 櫻井恵　296

索引 ………………………………………………………………………… 322
編集・執筆者一覧 ………………………………………………………… 327

老いによる変化とその影響

1. 老いによる変化の特徴

　生まれたときから人間の身体は変化していく。まず，さまざまな機能を獲得していく過程がある。これを「成長」という。一方，成熟期を過ぎると衰退の過程をたどり老いていく。この変化を「老化」と呼ぶ。

1）身体組織の変化

　老化に伴い，各臓器の実質細胞数が減少する。その結果，臓器は萎縮し，重量も減少する。そして，各臓器が果たしている機能が低下する。各臓器の機能低下があっても，人間の身体には予備能力があるため，すぐに生活や生命に支障が出るわけではない。しかし，身体の異常時には，重篤化や回復の遅れが生じやすい。

2）機能の低下から疾病へ

　老化に伴う機能の低下は，個人差はあるものの誰にでも認められる。自覚症状がなく日常生活に支障がない状態から始まっており，年を重ねることで自覚症状や日常生活への支障が現れる。老いに伴う日常生活への支障に対して，解決しようと意識的に対処する場合もあれば，生活の範囲や活動内容を無意識的に縮小，変更して支障を少なくしている場合もある。

　老化の影響は全身に現れ，進行するのが自然の経過である。しかし，臓器の変化として原因が明確になると，病名がつき治療の対象となる。治療が成功すれば生活への支障が改善される。老化とその影響による機能低下，疾患とを明確に分けることはできない［図1］。

3）身体面と心理・社会面の影響

　一般的には老化により，「老人らしい」と思われる外見の変化が生じる［図2］。高齢者自身は，身体面での機能低下により老いを自覚するほか，外見の変化からも自覚する。外見の変化に伴い，他者から「老いた人」として応対されることによって，老いの自覚はますます強くなる。

　老いに伴う変化は心理や生活，社会関係に影響を及ぼす。逆に，高齢者の心理や人間関係，社会制度なども身体機能の維持や発揮に影響を及ぼす［表1］。この関係が密接で，影響が強く現れることも老いによる変化の特徴である。

4）個別性，多様性

　機能低下を生じるのが老化の一般的な傾向ではあるが，遺伝や鍛錬などにより若いときと同等，あるいはそれ以上の機能をもつ高齢者もいる。このように，個人差が大きくなることも老いによる変化の特徴である。

　また，長い生活過程のなかで人はさまざまな経験をし，価値観や心理状況も異にする。高齢者とかかわる際には，身体的にも心理・社会的にも多様であること，つまり，自分や自分が今までかかわった高齢者と同じとは

[表1] 身体面と心理・社会面の影響の現れ方の例

- 老人性難聴のため，外出できず，家族との会話も少なくなり，抑うつ状態になる
- 下肢の麻痺があっても，病院や施設なら車いすを使用し車いす用のトイレで排泄できるが，その環境がない自宅では排泄が自立できず介助を受けている
- 手術後，痛みのため気持ちが落ち込んでいたが，リハビリテーションを一緒にがんばってくれる医療者に励まされて，トレーニングでき，痛みを忘れている

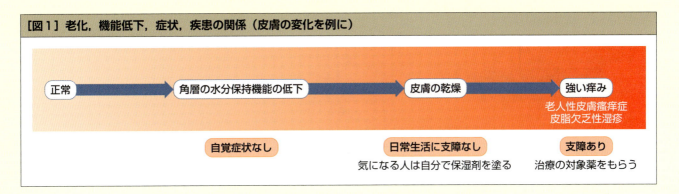

[図1] 老化，機能低下，症状，疾患の関係（皮膚の変化を例に）

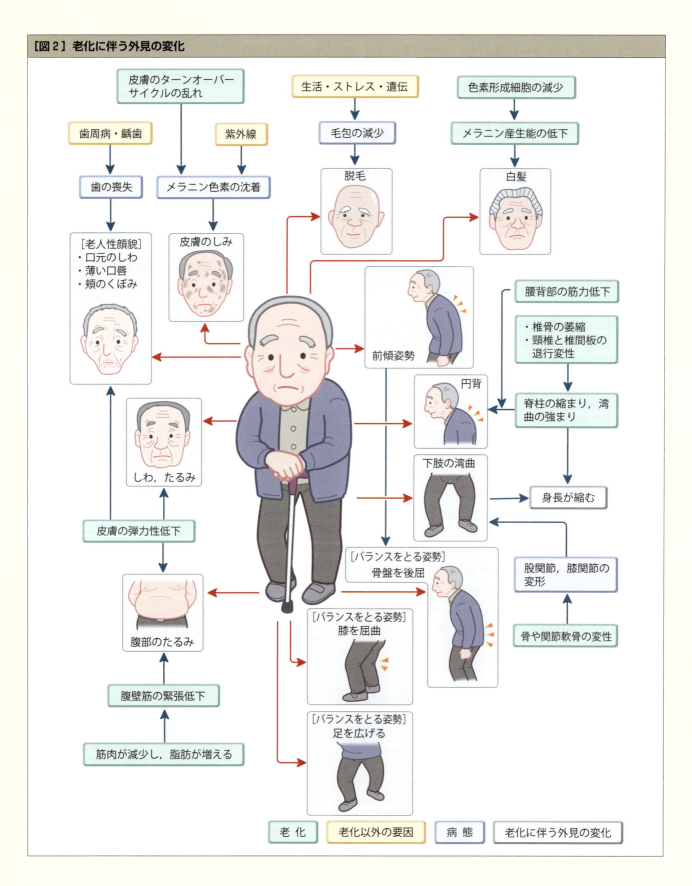

[図2] 老化に伴う外見の変化

●老いによる変化とその影響

限らないことを念頭に置く必要がある。

2．身体面の変化とその影響

1）生命維持のための諸機能の変化
① 呼吸・循環器の変化とその影響
　老化に伴い呼吸器・循環器に変化が生じると，肺での ガス交換の低下，及び全身に血液を循環させる心ポンプ機能の低下が起こる。細胞に必要な酸素が不足することによって，活動性の低下だけでなく，他の臓器の機能低下をもたらす。脳などの重要臓器の酸素不足から，重篤な状態に陥る場合もある［図3・4］。

② 消化器系の変化とその影響
　老化に伴い消化器系に変化が生じると，食物の取り込

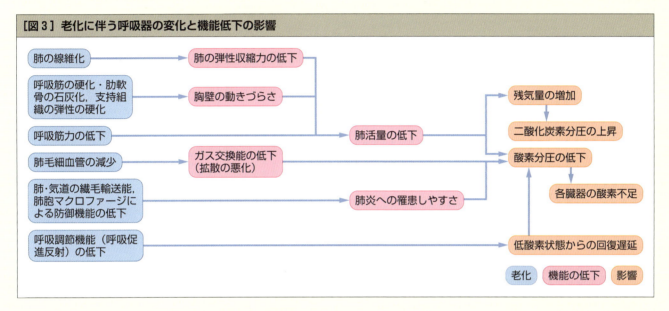

［図3］老化に伴う呼吸器の変化と機能低下の影響

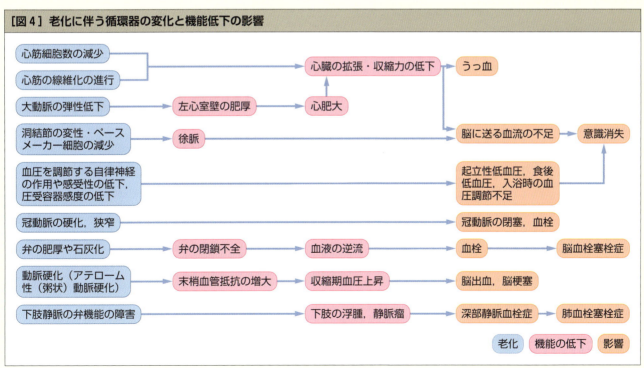

［図4］老化に伴う循環器の変化と機能低下の影響

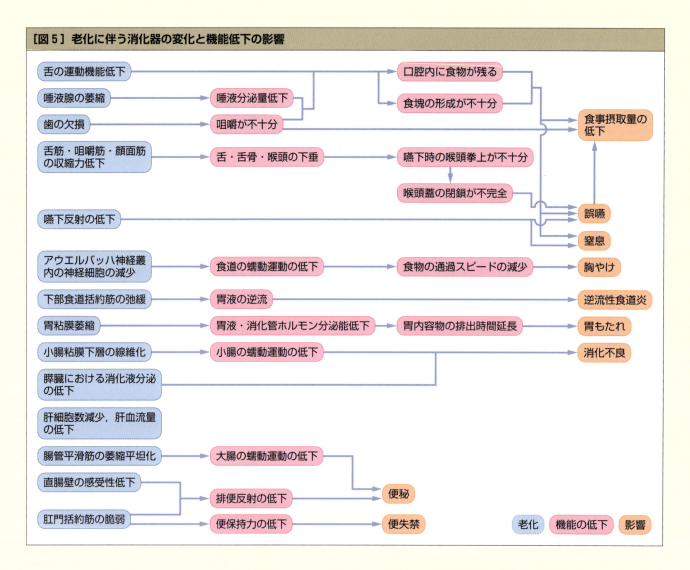

[図5] 老化に伴う消化器の変化と機能低下の影響

みや消化・吸収・代謝が阻害されるため，結果的に低栄養となる。低栄養はサルコペニアやフレイルの原因となり，生活の質や健康寿命にも影響する［図5］。

③ 腎・泌尿器の変化とその影響

老化に伴い糸球体数が減少し，腎臓の濾過率が低下する。そのため，腎臓の機能は若いときに比べ半分程度に低下するといわれる。これにより，体外に排出すべき有害な物質が体内に蓄積しやすくなる。

適時に適切な場所で排出するまで，尿を溜める膀胱の機能を損ない，尿失禁しやすくなる［表2］。尿失禁は，生活への支障や羞恥心など心理面にも影響する。

④ 内分泌の変化とその影響

老化によりホルモン分泌能が低下し，ホルモンが作用する機能が低下する。その影響はわかりにくく，気がついたときには治療が必要なほど悪化している場合がある

[表2] 尿失禁をもたらす要因となる老化現象

- 膀胱の萎縮に伴う膀胱容量の減少
- 尿道括約筋の弛緩
- 骨盤底筋群の脆弱化による膀胱の位置の低下
- 排尿筋の萎縮による膀胱の弾力性低下
- 前立腺肥大による残尿の増加
- 尿意の鈍さ（尿が充満するまで尿意が起こらない）

［図6］。

⑤ 免疫系の変化とその影響

老化に伴い，免疫にかかわるさまざまな機能が低下する［表3］。その結果，感染症や自己免疫疾患に罹患しやすい状態となる。

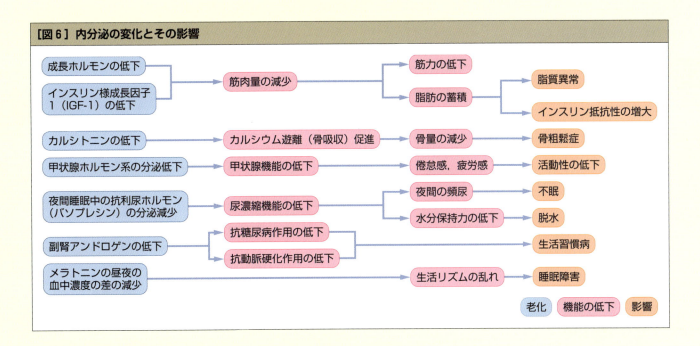

[表3] 免疫系の老化に伴う変化
- 脾臓，リンパ節，胸腺の萎縮
- 骨髄の赤色髄が減少し，脂肪髄に変化することに伴う血球産生能の低下
- 好中球遊走能力の低下
- 単球・マクロファージの活性低下
- リンパ球（NK細胞）の活性低下
- リンパ球（B細胞）における抗体産生の低下，抗原認識の低下
- リンパ球（T細胞）の細胞数の減少

2）生活維持のための諸機能の変化とその影響
① 感覚能力の変化とその影響

環境からの刺激を感じ取る感覚能力は，外部から必要な情報を取り入れて判断し，危険を回避することに活用される。老化により感覚能力が低下すると，危険を招きやすくなる。また，他者との交流や楽しみなども少なくなる。感覚能力の低下は生活の質を大きく低下させる要因となる。

● 視覚の変化とその影響［図7］

視覚にかかわる組織の変化により，視力が低下する。特に，近くの小さい文字が見えにくくなる（近見困難）。また，色の識別が難しくなり，色の鮮やかさを感じにくくなる。

明暗順応が遅れ，明るさの変化に対応できない状態や，視野の狭まり（視野狭窄）も生じる。暗い場所では若い人が感じる以上に見えにくい状態になる。これらは本人も気づかないうちに生じ，交通事故や転倒事故の原因となる。

● 聴覚の変化とその影響

内耳の蝸牛内にある感覚受容細胞の脱落やラセン神経節の萎縮に伴い，左右対称性の聴力低下が生じる。これは，高音域（2000Hz以上）から低下する傾向がある。感音性難聴の一種であるが，耳垢が自分で取れず塞栓となっている場合など，伝音性難聴も併発することがある。

音の聞こえづらさに加え，語音を聞き分ける能力（語音弁別能）の低下も生じる。聴力の低下に加え，脳皮質聴覚中枢での情報処理能力低下が影響するためである。

聴覚の低下は，テレビの音を大きくしていることや何度も聞き返されることから，周囲の人が気づくことも多いが，言葉の聞き取り間違い，会話が通じないことや会話が減ることから，認知症やうつ状態と誤解されることもある。

● 味覚・嗅覚・皮膚感覚の変化とその影響［図8］

味覚，嗅覚，皮膚感覚の感受性が低下し，味やにおい，皮膚からの刺激を感じにくくなる。その結果，食事が味気なく感じたり，腐ったものも口にしてしまったりする。また，低温熱傷や外傷を生じやすくなる。

このような変化は，疾患やその治療に用いられる薬，心理面など，老化以外の影響も大きい。

② 運動能力の変化とその影響

運動能力には運動器だけでなく，その反応を司る脳の機能や，臓器に酸素を供給する呼吸・循環の機能が必要となる。各臓器，特に筋肉が十分に動くためには栄養も

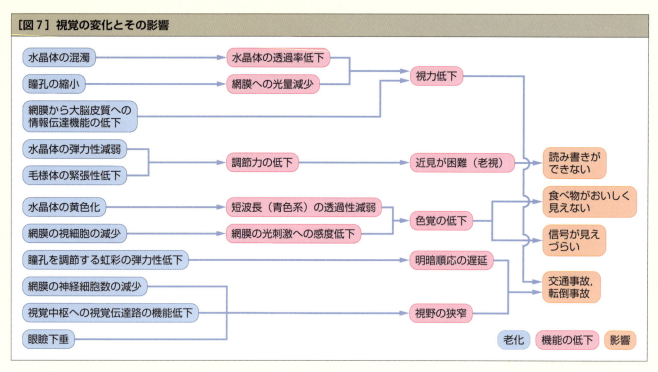

[図7] 視覚の変化とその影響

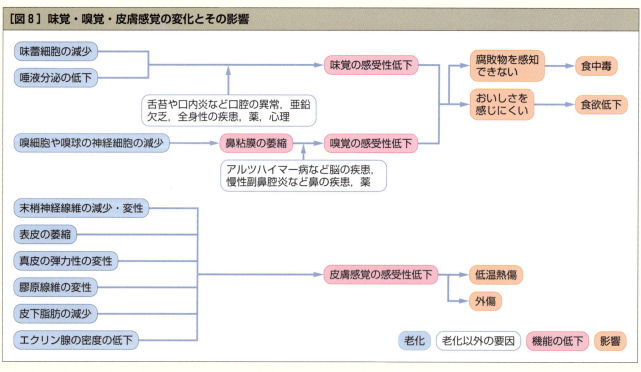

[図8] 味覚・嗅覚・皮膚感覚の変化とその影響

必要である。これらすべての働きによって運動能力が維持される。

老化により徐々に運動能力は低下するが，高齢者自身が活動の範囲や内容を縮小することによって対処し，生活への支障を抑えている。しかし，動きを抑制すると廃用性の変化も加わり，運動能力は低下する。さらに，老化の進行や疾病への罹患，外傷などによって運動能力が低下し，自立的な生活が営めない状態になれば，介護を受ける必要が生じる［図9］。

③ 知的能力の変化とその影響

高齢者の知的能力は，①結晶性知能（経験に伴う知能。問題解決の際に働く判断力，理解力，言語力など）と，②流動性知能（学習に伴う知能。新しい場面に適応する際に働く，計算力，単純な記憶力など）に分けられる。老化により情報処理速度が低下するため，流動性知能は低下する傾向がある。一方で，結晶性知能は維持，向上するといわれる。

知的能力の発揮は，若い頃からの学習経験，生活での知的能力の活用状況，言語能力，感覚能力などに左右される。

④ 生殖器系の変化とその影響

女性は50歳前後で閉経を迎えて生殖の役割を終え，関連臓器は萎縮性の変化をする。男性は，生殖機能は低下するものの喪失はしない。それぞれ，男性ホルモン，女性ホルモンの低下に伴う心身への影響が生じる［表4・5］。

生殖という観点からは機能低下を生じるが，セクシャ

［表4］男性生殖器・男性ホルモンの変化とその影響
- 前立腺肥大に伴う排尿困難
- 精巣の萎縮
- 精子の生成数・運動能の減少
- テストステロン低下に伴う性能力の低下，筋力低下，抑うつ状態（男性の更年期障害）

［表5］女性生殖器・女性ホルモンの変化とその影響
- 閉経後の子宮，卵巣，乳腺の萎縮
- 子宮下垂，子宮脱
- 閉経後のエストロゲンの低下に伴う更年期障害，骨粗鬆症
- 膣と周囲組織の萎縮に伴う萎縮性膣炎を起こしやすくなる
- 膣分泌液の低下により外陰部瘙痒症や感染症に罹患しやすくなる

リティは喪失しない。性的な欲求や性行為に対する考え方は男女差，個人差がある。パートナーと差がある場合は関係性にも影響する。

3. 心理・社会面の変化とその影響

1）心理面の変化とその影響

年を重ねることで親しい人の死を経験することが増える。自分自身の死も遠い将来のことではなくなる。死を身近に感じることは，高齢者の心理の特徴である。死を感じることで改めてどのように生きるかを考えたり，死

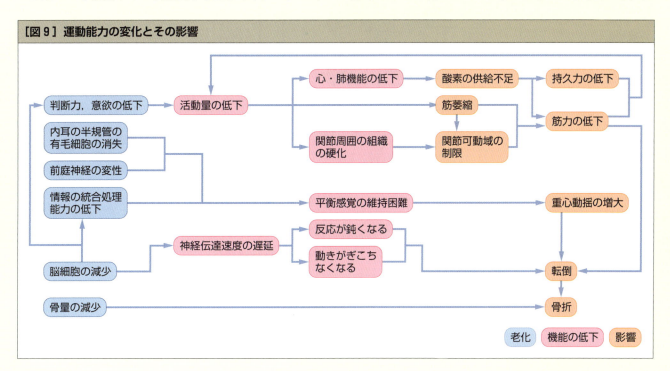

［図9］運動能力の変化とその影響

ぬときや死んだ後のこと考えて準備を始めたりする。一方，死について，あえて考えないという高齢者もいる。

年を取ることで身体機能の低下を自覚し，気持ちが落ち込むことがある。その一方で，経験を活かした活動や他者のための活動を行う人がいる。また，老化や疾病があっても，自分自身の本質は変化していないと感じる高齢者や，現在の自分や自分の人生に満足している高齢者がいる。

介護を受ける状態になり，思うようにいかないことで，不快や怒りを感じている高齢者がいる一方で，他者への信頼をもち感謝を示すことで，介護者をケアしている高齢者がいる。

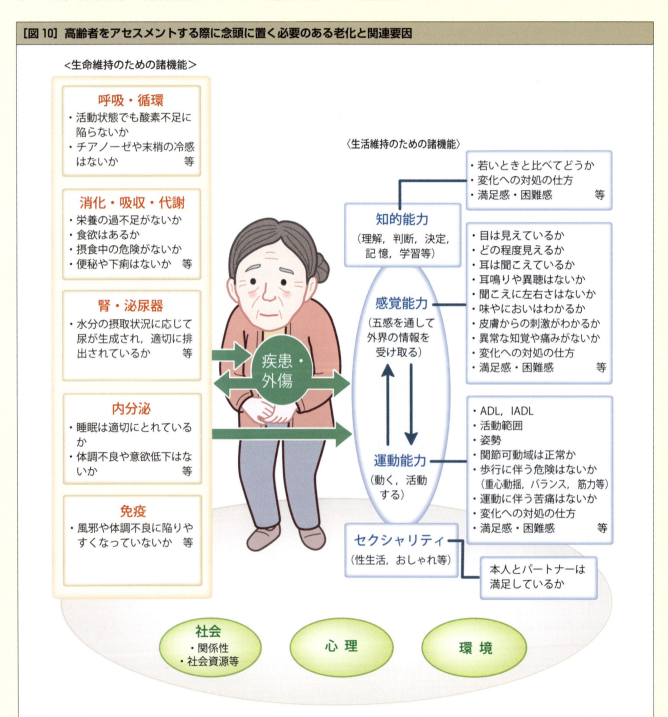

[図10] 高齢者をアセスメントする際に念頭に置く必要のある老化と関連要因

[表6] 環境による影響の例	
• 階段を上がる必要のあるアパート →運動機能や心肺機能が低下した高齢者では活動範囲が限定される。	• エレベーターがあるマンション →運動機能や心肺機能が低下した高齢者でも活動は制限されない。
• バスや電車の便が悪い地域 →車を運転できなくなったら生活ができない。	• バスや電車の便がよい地域 →車を運転できなくなっても，生活への支障は少ない。
• 施設や病院 →プライバシーが保たれない。ルールに縛られる。	• 施設や病院 →安心できる。食事の心配がいらない。

このように，高齢者の心理はさまざまである。相対する心理が一人の人のなかに存在したり，その時々で揺れ動いたりする場合もある。

2）社会面の変化とその影響

子どもが独立し，配偶者に先立たれるなど，家族員の構成が変化し，独居となる高齢者も多くなる。また，施設入居や在宅介護サービスの導入により，新しい人間関係をつくる必要が生じる高齢者もいる。その変化に適応することが高齢者の課題となる。

介護を受ける状況では，それまでの人間関係や新しい人間関係の構築の仕方によって，生活のしやすさ，豊かさが異なる。サポートする人々や社会が高齢者に対してどのような考えをもち，ケアできるかによっても高齢者の生活の質が左右される。

社会面として環境の影響は大きい。多少，老化や疾病の影響があっても問題なく生活できる環境もあれば，そうでない環境もある [表6]。

4．高齢者をアセスメントする際に念頭に置く必要のある老化と関連要因

入院中の高齢者をアセスメントする場合，治療を必要

としている「疾患」や「外傷」を中心にアセスメントするだけでは不十分である。加齢に伴う心身の変化や，各機能の発揮状況とそれに影響する要因についてもアセスメントする必要がある [図10]。

「生命維持のための諸機能」が現在どのような状態なのか，そしてそれらは，治療を必要としている「疾患」や「外傷」に影響を及ぼしていないか，また，「生活維持のための諸機能」に影響をもたらしていないかを把握する。

また，「生活維持のための諸機能」については，加齢に伴う変化がどの程度生活そのものに影響を及ぼしているか，あるいは高齢者自身に対処しているか，介助が必要なのかを把握する必要がある。生活そのものに影響を及ぼさないとしても，高齢者自身の満足感や幸福感に影響していないかも把握する。

さらに，高齢者の「心理面」「社会面」「生活環境」がどのような状態で，その人が本来もっている機能の発揮に影響を及ぼしていないかもアセスメントする。

これらを通して，看護の必要性を判断することになる。高齢者自身のもつ能力や主体性を引き出し，QOLを高めるために，どのような看護が必要かを念頭に置きながら，高齢者の全体像をとらえるのである。

（湯浅美千代）

《参考文献》

1）大内尉義，秋山弘子編集代表：新老年学，第3版．東京大学出版会，2010．
2）北川公子・他：系統看護学講座　専門分野Ⅱ　老年看護学，第9版．医学書院，2018．
3）鳥羽研二・他：系統看護学講座　専門分野Ⅱ　老年看護　病態・疾患論，第5版．医学書院，2018．

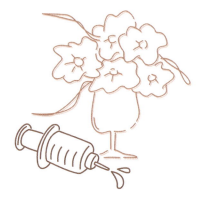

第 I 部

予防的ケアを
必要とする高齢者の
看護ケア関連図

第Ⅰ部 予防的ケアを必要とする高齢者の看護ケア関連図

1 せん妄

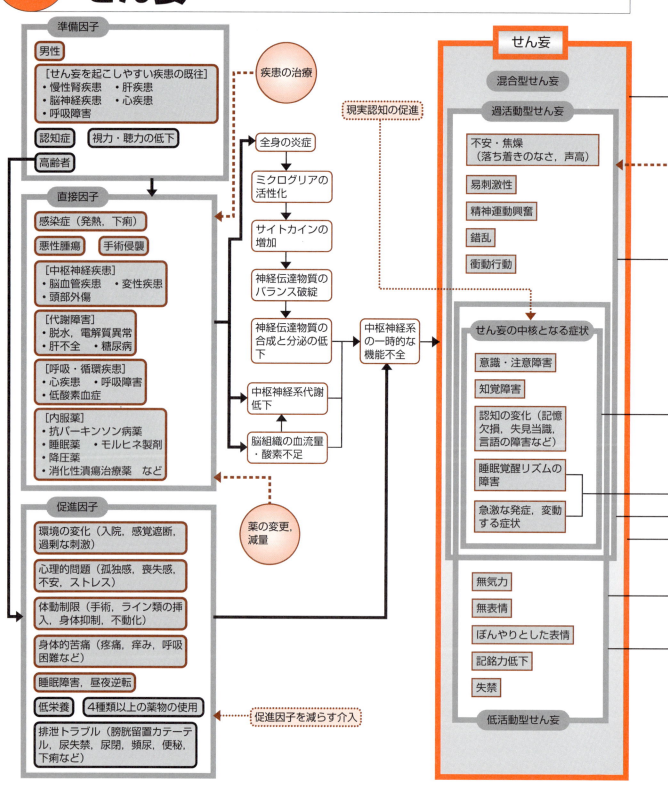

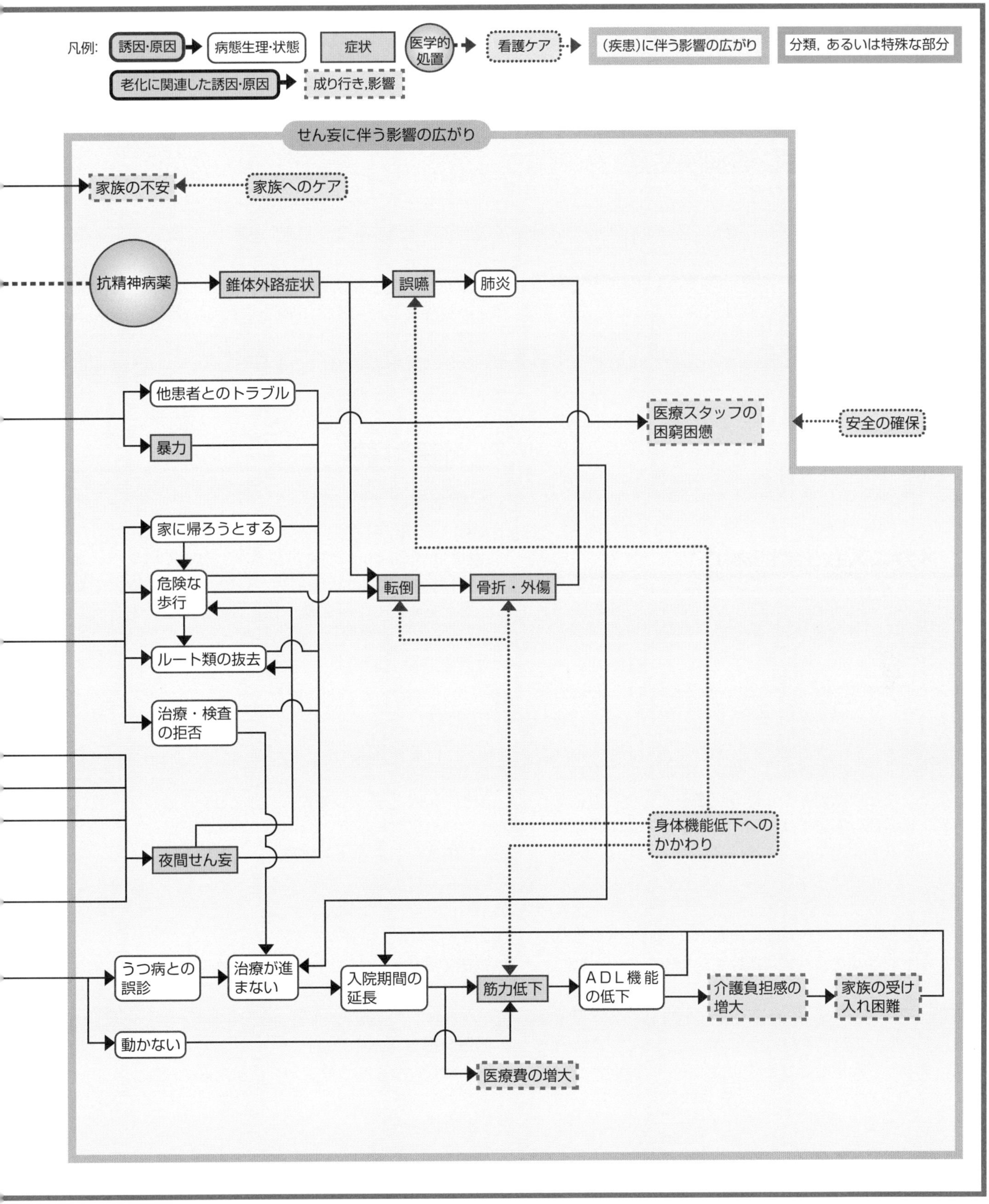

凡例： 誘因・原因 → 病態生理・状態 　症状　 医学的処置 → 看護ケア → （疾患）に伴う影響の広がり 　分類，あるいは特殊な部分

老化に関連した誘因・原因 → 成り行き，影響

せん妄に伴う影響の広がり

家族の不安 ← 家族へのケア

抗精神病薬 → 錐体外路症状 → 誤嚥 → 肺炎

他患者とのトラブル

暴力

医療スタッフの困窮困憊 ← 安全の確保

家に帰ろうとする

危険な歩行

ルート類の抜去

治療・検査の拒否

転倒 → 骨折・外傷

夜間せん妄

身体機能低下へのかかわり

うつ病との誤診

治療が進まない

入院期間の延長

筋力低下

ADL機能の低下

介護負担感の増大

家族の受け入れ困難

動かない

医療費の増大

第1部　予防的ケアを必要とする高齢者の看護ケア関連図

❶せん妄

第Ⅰ部　予防的ケアを必要とする高齢者の看護ケア関連図

 # せん妄

Ⅰ　せん妄が生じる病態生理

1．定義

　せん妄とは，脳の一時的な機能失調によって起こる，注意の障害を伴った軽い意識のくもり（意識混濁）を基盤とする症候群である[1]。睡眠覚醒リズムの障害（いわゆる昼夜逆転），注意障害を中心に，不安・焦燥，精神運動興奮，さまざまな情動変化（怒り，無関心），幻覚（通常は幻視が多い，注意障害からの錯覚と混在する）を伴う。日内変動を伴い，夕方から夜間にかけて増悪するパターンが特徴的[2]とされている。

2．メカニズム（発生過程）[3)-5)]

　せん妄の原因，要因は多様であり，いくつもの要因が重なり合っている場合が多いが，大きく3つに分類することができる。せん妄は，その3つの要因が重なり合って発症する[1)6)7)]。3つの要因とは，直接因子（precipitating factors），促進（誘発）因子（facilitating factors），準備因子（predisposing factors）である［図1］。

　直接因子とは，中枢神経系の疾患，代謝障害，電解質異常などせん妄の原因となり得る疾患や薬物などのことである。炎症性の疾患では，脳内の免疫を司るミクログリアが活性化し，さらなる神経損傷をきたす[8]。また，ミクログリアが活性化は，脳内の炎症性サイトカインの上昇と炎症を経て，各神経伝達物質の生成やバランスに異常をきたし[9]，中枢神経系に一時的な機能不全を生じさせる。このことがせん妄発症につながっているといわれる。

　促進（誘発）因子とは，せん妄発症を誘発させる環境の変化やストレスや睡眠障害などのことである。高齢者が入院すると，疾患の影響と老化による脳の脆弱性も重なり，せん妄を発生しやすい。身体的な苦痛，感覚遮断，過剰な刺激，動けない状態（不動化）があると，せん妄の促進因子となる。

　準備因子とは，すでにある患者の状態として脳の脆弱性を示すものであり，脳血管疾患の既往歴や高齢，認知症を罹患していることなどである。準備因子単独ではせん妄は発症しない。看護においては，促進因子への働きかけを行うことがせん妄の発症を予防し，悪化を防ぎ，早期の回復を促すことにつながる。

　認知症は最も強力な準備因子である。認知症を患っていなくても，高齢者は脳血管疾患障害や生理的な脳神経細胞の脱落などから脳機能の脆弱性が認められ，せん妄の準備因子となる。よって，何らかの疾患をもち治療を受けている高齢患者は，多数のせん妄のリスク要因をもっている状態といえる。

3．分類と症状

1）基本症状

①意識・注意の障害

　「寝ぼけ」と同じように，意識がくもって周りの状況がよく認識できない状態がせん妄の基本的な特徴である。注意を集中したり，他へ移すことが困難である。

②認知の変化

　失見当識や記憶欠損，言語障害がみられることが多い。

③知覚障害

　錯覚や幻覚，被害妄想がみられる。

④急激な発症

　通常，原因となった疾病や手術などから数時間～数日のうちに出現する。

⑤1日のなかでの症状の変動

　昼と夜で様子がまったく異なるなど，症状が1日のなかで変化する。日中眠っていることが多く，夜間活動的になる。

⑥表情の変化

　初期症状として，落ち着きのなさやぼんやりとした表情がみられることがある。

⑦睡眠覚醒リズムの障害

　眠れなくなったり，昼夜の生活リズムが逆転する。

2）3つの分類[3)]

①過活動型せん妄（hyperactive delirium）

　興奮，過活動が主体である。落ち着かず，興奮のあま

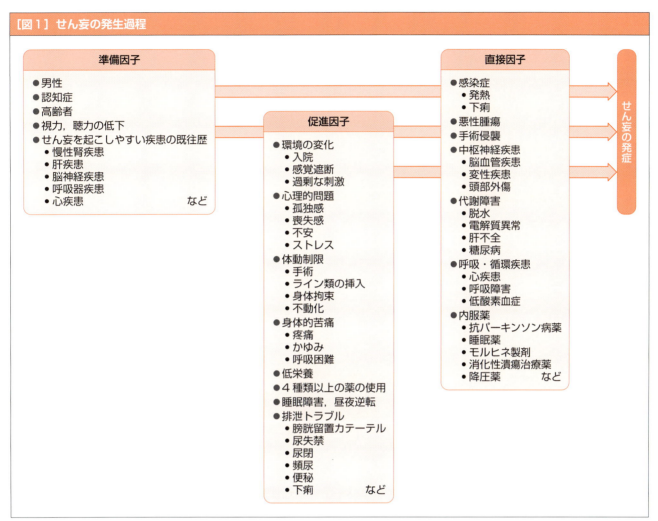

[図1] せん妄の発生過程

(Lipowski ZJ: Delirium: Acute Confusional State. p109, Oxford Univercity Press, 1990. をもとに作成)

り暴力を振るうこともある。夜間徘徊や転倒，点滴抜去等の事故のリスクが高くなる。

② 低活動型せん妄（hypoactive delirium）

話しかけても反応がなかったり，活動の低下が目立つ。低活動ではあるが，意識障害，内的不穏は持続している。うつ病や不眠症と誤診しやすい。

③ 混合型せん妄（mixed type delirium）

上記2つの特徴が混在する。このタイプが最も多い。

4．診断・検査

1）せん妄の診断

世界保健機関（WHO）の国際的な疾患分類であるICD-10[10]［表1］や米国精神医学会の診断分類（DSM-5）[11]が用いられることが多い。

2）スクリーニング

せん妄尺度98年度改訂版[12]，日本語版 NEECHAM 混乱・錯乱状態スケール[13]などのせん妄スクリーニングツールが用いられる。

3）認知症とせん妄の識別

認知症の患者にはせん妄が頻繁に生じるが，せん妄は認知症と間違えられやすい症状である。レビー小体型，前頭葉側頭型，アルツハイマー型，血管性の認知症とせん妄の臨床病像比較を［表2］に示す。

5．治療

1）直接因子への対処

せん妄を起こしている疾患や病態，薬剤の同定と治療

［表1］せん妄の診断基準（ICD-10）

A	意識混濁，すなわち，周囲に対する認識の明瞭性の減退，注意を集中したり，持続させたり，あるいは移行させたりする能力の減退をともなう。
B	次の認知障害がともにあること。 （1）即時想起および近似記憶の障害，遠隔記憶は比較的保たれる （2）時間，場所または人物に関する見当識の障害
C	次の精神運動障害のうち，少なくとも1項があること。 （1）寡動から多動へ予想し難い急激な変化 （2）反応時間の延長 （3）会話の増加あるいは減少，驚愕反応の増強
D	次の睡眠または睡眠・覚醒周期のうち，少なくとも1項あること。 （1）不眠。重症例では，完全な睡眠の喪失があり，日中に眠気をともなったり，ともなわなかったりするし，また睡眠・覚醒周期の逆転も起こりうる （2）症状の夜間増悪 （3）混乱した夢及び悪夢。それらは覚醒後に錯覚や幻覚として残ることもある
E	急激な発症と症状経過の日内変動。
F	上記A〜F項に記載した臨床発症発現の原因と考えられるような基礎となる脳疾患または全身性疾患（精神作用物質には関連しないもので）の存在を，神経悪的診察を含む身体的診察や臨床検査，または病歴において客観的に確認できること。

（WHO 編，中根允文，岡崎祐士，藤原妙子・他訳：ICD-10　精神および行動の障害—DCR 研究用診断基準．pp51-52, 医学書院，1995．より）

［表2］せん妄と認知症の違い

	レビー小体型認知症 （DLB）	前頭葉側頭型 認知症（FTLD）	アルツハイマー型認知症 （AD）	血管性認知症 （VD）	せん妄
身体症状	パーキンソニズム，体幹傾斜	常同行動，滞続言語，性格変化，反社会的行動	多動・寡動，歩行障害，失禁など	精神症状と同時，または先行して出現（障害部位により症状が異なる）	過活動型 多動など活動性の亢進 低活動型 寡動，傾眠
認知・知覚・精神障害	幻視・幻覚，意識レベルの変動	痛みに対する反応の低下	記憶障害，見当識障害，感情抑制の困難，空間知覚や認知の障害，バリント症候群（注視障害・視覚失調など），ものとられ妄想	比較的保たれていることが多いが，障害部位により症状が異なる。意欲の低下	認識障害，注意の集中・持続の障害。認知機能障害（記憶障害，見当識障害）
発症様式	穏やか	やや急	徐々に進行（月〜年）	急速に発症し，段階的に悪化	急速（数日〜数時間）
経過	AD より短い（約7年）	AD より長い	10年 （2〜20年）	AD より短い（約7年）	数時間〜数日
背後の身体疾患	少ない	少ない	少ない	動脈硬化，高血圧，脳血管疾患が多い	脳血管疾患・認知症などさまざまな疾患が多い
薬剤の影響	少ない	少ない	少ない	少ない	多い
日内変動	あり 障害レベルにより変わる	なし	なし	なし	あり

を行う。また，術後せん妄は手術の侵襲や身体状況などの直接因子が起因しているため，全身状態を可能な範囲で改善する。

高齢者では，症状が典型的でないため，診断されていない感染がせん妄を出現させていることがある。原因を現在治療中の疾患に特定するのではなく，肺炎や尿路感染など，他の疾患の存在も考慮する必要がある。

2）薬物療法 [14]

興奮や幻覚，妄想，焦燥が著しい場合，抗精神病薬が用いられる [表3]。第一選択は，ハロペリドール（セレネース）である [2]。静脈投与や筋肉内投与も可能であり，循環器系や呼吸器系の副作用が少ないという利点があるが，パーキンソン症状の錐体外路症状が出現しやすいため，注意が必要である。このため，近年は非定形抗精神病薬の使用頻度も増えてきている。非定形抗精神病薬は，リスペリドン（リスパダール），ペロスピロン（ルーラン），クエチアピン（セロクエル），オランザピン（ジプレキサ），アリピプラゾール（エビリファイ），ブロナンセリン（ロナセン）の6種類があり，錐体外路系副作用が少ない。

6．合併症

せん妄により，点滴ラインやカテーテルの自己抜去などの事故が生じやすい。特に高齢者は，転倒・転落のリスクが高く，それに伴う骨折などの二次的合併症を併発する。これらにより，治療の停滞が起こる。また，事故の予防に奔走する医療スタッフの困窮困憊も起こる。

Ⅱ　せん妄発症リスクの高い高齢者の看護ケア

1．観察ポイント

1）発症要因の観察

せん妄のハイリスク患者を予測し観察することが重要である。せん妄の要因や原因はさまざまである。前述した直接因子，準備因子，促進因子 [図1] を観察し，発症リスクを把握する。

2）初期症状の観察

せん妄の見逃しは早期の適切な治療を遅らせ，全身状態を悪化させる危険をはらんでいる。早期発見できるよう，基本症状にあげた症状の有無を観察する。

2．看護の目標

❶せん妄が発症しない。せん妄を発症しても，早期にせん妄症状が改善できる。
❷転倒やライン抜去などの事故が起こらない。
❸高齢者と家族が不安なく過ごすことができる。

[表3] せん妄の薬物療法

一般名（商品名）	特徴	副作用
ハロペリドール（セレネース）	経静脈投与や筋肉内投与が可能。呼吸器系の副作用が少ない。	錐体外路症状が最も強い。QTc延長による不整脈がある。
リスペリドン（リスパダール）	内用薬やザイディス錠があり，内服することができる。	活性代謝物が腎排泄である。腎機能が低下した高齢者では代謝物が蓄積し，傾眠や呼吸抑制などの副作用が強く出ることがある。
ペロスピロン塩酸塩水和物（ルーラル）	半減期が最も短い。	
クエチアピンフマル酸塩（セロクエル）	最も錐体外路症状が少ない。	糖尿病に禁忌。
オランザピン（ジプレキサ）	サイディス錠がある。遷延しているせん妄の効果が期待できる。	糖尿病に禁忌。
アリピプラゾール（エビリファイ）	低活動型せん妄に有用な可能性あり。	
ブロナンセリン（ロナセン）	最も新しい非定形抗精神病薬。鎮静効果が弱い。	全般的に副作用発現は比較的少ない。

3．看護ケア

1）せん妄の予防

せん妄の体験を記憶している高齢者は，その体験に困惑し，恐怖感を抱いている[15)16)]。せん妄を起こしやすい状況を早めに予測し，対応し，症状の遷延化を防ぐことが重要である。

せん妄の30〜40％は予防できるといわれている[17)]。高齢者は準備因子をもつため，促進因子の評価及び介入を行い，発症を予測して促進因子の軽減を図る。また，せん妄発症後も同様のケアを行う。

① 環境の変化を少なくする

できる限り患者にとって身近な物や自分の場所の目印となる物（上着，コップ，家族の写真など）を持参してもらう。また，部屋の移動は，環境の変化となるだけでなく不安を助長するため，極力避けることが望ましい。受け持つ看護師も日替わりではなく，限定した人が担当することが望ましい。

② 感覚遮断と過剰な刺激を避ける

高齢者は，聴力や視力に障害をもっていることが多い。補聴器や眼鏡など対象者のものがあれば使用してもらう。しかし，高齢者は補助具を装着しても聞き取れないことが多いので，患者の顔を見てゆっくり・低めのトーンで簡潔に話しかける。

また，身体拘束ははずし，ベッド上の運動を促す。身体拘束が必要な場合も限定的に用いる。さらに，モニター音や看護師の足音も刺激となるため最小限にとどめる。

③ 睡眠を確保する

不眠が続くとせん妄のリスクが高くなる。不眠の場合はその要因をアセスメントし，必要時，睡眠薬を使用する。高齢者は半減期に時間がかかるため，通常の薬剤量でも日中効果が残り，睡眠リズムが崩れる可能性があるので慎重に用いる必要がある。

睡眠がスムーズに導入できるように，日中に散歩やリハビリテーションなどの活動を実施し覚醒リズムをつくる。また足浴・手浴などを実施しリラックスできるようにする。

④ 生活リズムを整える

日中は自然光が入りやすいようにカーテンを開け，夜間はカーテンを閉め照明を落とし，サーカディアンリズムを整える。しかし，暗闇は不安にさせ，途中覚醒した際に状況が把握できずに混乱することがあるため，薄明りをつけておく。

⑤ 不安を軽減し，安寧を促す

認知機能の低下している高齢者にとって見慣れない医療者は恐怖の対象となる。高齢者が安心してケアが受けられるように，患者の顔を見て，笑顔でその日の担当であると自己紹介をする。また，何をするために訪室したのかを説明し安心してもらう。睡眠・覚醒のリズムだけでなく，不安や苦痛の緩和，刺激の調整がはかれるように，高齢者の気持ちを理解して対応する。

⑥ 苦痛の緩和

疾患や治療に伴いさまざまな苦痛が生じると，せん妄発症の要因となる。疼痛コントロール，瘙痒感を緩和するケアなど，症状にあわせて実施する。排泄に伴う不快感や苦痛がないように，排尿，排便状態を把握する。

2）重症化の予防

① 早期発見

せん妄の介入は，早期であれば重症化の予防が可能である。しかし，早期の変化を見逃してしまうと重症化・長期化する恐れがある。アセスメントツールを用いてせん妄の発症を早期に発見する。精神科医や薬剤師，栄養科などと情報を共有し，連携して重症化を防ぐ。

② 直接因子への介入

せん妄が発症した場合，直接原因である身体要因を取り除くことが重要である。高齢者では原因が明確でない場合や複合している場合もある。原因と考えられる身体的要因について医師と連携し，治療が円滑に進むようにする。

入院中にせん妄を生じた高齢者のうち，10〜20％は医薬品誘発性せん妄と報告されている[18)]。せん妄を発症しやすい薬剤を［表4］に示す。薬物が原因となっている場合は，薬物の中止または減量が必要となる。しかし，改善がない場合や中止できない場合は，鎮静目的で少量の抗精神病薬の投与を行うこともある。

③ 現実認知の促進

せん妄発症後，不安が大きくなり危険行動をとる場合がある。現実認知の促進により不安の軽減を図って混乱を鎮める。

● リアリティオリエンテーション

高齢者は，ここがどこなのか，なぜここにいるのか，何時なのかなど，自身の状況がわからなくなる見当識障害を発症し不安に陥る。カレンダーや時計を患者の見える位置に置き，一緒に確認していく。また，「おはようございます」「今日は○曜日ですね」など，ストレスを感じないように会話に現実的な内容を入れていくこと

［表4］せん妄を引き起こしやすい薬剤

抗コリン作動薬 （抗パーキンソン病薬）	トリヘキシフェニジル塩酸塩（アーテン） ビペリデン（アキネトン）
ドパミン作動薬 （抗パーキンソン病薬）	アマンタジン塩酸塩（シンメトレル） ブロモクリプチンメシル酸塩（パーロデル） レボドパ（ドパストン）
三環系抗うつ薬	クロミプラミン塩酸塩（アナフラニール） スルピリド（ドグマチール）
ベンゾジアゼピン系の 抗不安薬・睡眠薬など	トリアゾラム（ハルシオン） ロラゼパム（ワイパックス） クロキサゾラム（セパゾン） ジアゼパム（ホリゾン）
鎮吐薬	アトロピン硫酸塩水和物（アトロピン）
非ステロイド性消炎鎮痛薬	サリチル酸（アスピリン）
インターフェロン製剤	インターフェロンα（スミフェロン） インターフェロンβ（フェロン）など
抗がん剤	フルオロウラシル（5-FU） シタラビン（キロサイド）
H_2ブロッカー	ファモチジン（ガスター） シメチジン（タガメット）
副腎皮質ステロイド	プレドニゾロン（プレドニン）
強心薬	ジゴキシン（ジゴシン）
降圧薬	プロプラノロール塩酸塩（インデラル） クロニジン塩酸塩（カタプレス） メチルドパ水和物（アルドメット）

（堀川直史：薬剤性精神障害. 野村総一郎・他編，総合病院精神医学マニュアル，pp67-70，医学書院，1999. を参考に作成）

で，高齢者自身が今はいつなのかを自然に認識することができる。

夜間せん妄は，夜間に自分の置かれている状況がわからなくなり，混乱することから「家に帰らなければいけない」と言って落ち着かなくなったり，点滴ラインやカテーテルを自己抜去して帰ろうとすることがある。その際は，いったん高齢者の気持ちを受け止め，不安を取り除くような言葉かけをし，気持ちを落ち着かせる。

● 治療の説明をする

認知機能の低下により，なぜ入院しているのか，なぜ点滴ラインやカテーテルが入っているのか理解できないことがある。これらの自己抜去予防のためには，身体の動きを邪魔していないか，テープによる瘙痒感がないかなどをアセスメントし，わかりやすい言葉で繰り返し説明する。また，言葉だけではなく物を見せながら説明するなど，視覚にも働きかけ説明を行う。

● 家族の協力

患者にとって家族は最も身近で，安心できる存在である。家族が面会に来ている間は，落ち着いて休息をとることができる場合がある。可能な限り同じ時間に面会してもらうと生活リズムも整いやすくなる。

3）安全の確保

せん妄は落ち着きのなさから多動傾向になり，転倒やベッドから転落したり，チューブ類が抜けたりすることがある。ベッドの高さをできるだけ低くし，ベッドの周囲の危険物（コードや可動性のある床頭台及びオーバーテーブル，点滴類）は患者の目の届かないところに移動する。

転倒は職員の人員配置が少なくなる夜間帯及び高齢者の活動が活発となる6時から10時と16時から20時の間の発生が多い[19)20)]。せん妄を発症し，危険行動のリスクのある患者では，この時間帯にも観察ができるように，人員や環境を調整する。

4）家族への看護ケア

せん妄のために突然その人らしさを失った患者の姿を見ることは，家族にとっても不安であり，「入院したら急に認知症のようになってしまった」と表現されることも少なくない。せん妄のリスク因子のある患者の家族には，入院時などせん妄の症状や治療方法を伝えるなど，事前に説明していく必要がある。

付き添いや面会によって，家族は精神的にも肉体的にも疲労している場合が多い。看護師からねぎらいの言葉をかけたり，休息がとれるように付き添いや面会を調整する。

4. 看護の評価ポイント

❶ せん妄が発症しなかった，または早期にせん妄症状が改善されたか。
● せん妄症状
● 睡眠の状態，生活リズム
❷ 転倒やライン抜去などの事故が起こらなかったか。
❸ 高齢者と家族の不安が生じなかった，または軽減されたか。
● 患者，家族の安心した表情や言動

（佐野知世）

《引用文献》

1）一瀬邦弘，太田喜久子，堀川直史監：せん妄―すぐに見つけて！すぐに対応！．pp6-55，照林社，2002.
2）小川朝生：せん妄の特徴．公益社団法人日本看護協会編，認知症ケアガイドブック，p32，照林社，2016.
3）Lipowski ZJ: Delirium: Acute Confusional States. Oxford University Press, 1990.
4）Schwartz TL et al.: The rolr of atypical antipsychotics in the treatment of delirium. Psychosomatics 43 (3): 171-174, 2002.
5）Takada S et al.: Systemic inflammation, blood-brain barrier vulnerability and cognitive/non-cognitive symptoms in Alzheimer disease: relevance to pathogenesis and therapy. Front Aging Neurosci 29: 171, 2014.
6）Lipowski ZJ: Delirium（acute confusional states）. JAMA 258: 1789-1792, 1987.
7）Inouye SK: Delirium in hospitalized older patients: recognition and risk factors. J Geriatr Psychiatry Neurol 11 (3): 118-125, 1998.
8）Hughes CG, Patel MB, Pandharipande PP: Pathophysiology of acute brain dysfunction: what`s the cause of all this confusion?. Curr Opin Crit Care 18: 518-526, 2012.
9）Cerejeira J, Firmino H, Vaz-Serra A, Mukaetova-Ladinska EB: The neuroinflammatory hypothesis of delirium. Acta Neuropathol 119 (6): 737-754, 2010.
10）融道男・他監訳：ICD-10　精神および行動の障害―臨床記述と診断ガイドライン．医学書院，1993.
11）日本精神神経学会　日本語版用語監修，髙橋三郎・大野裕監訳：DSM-5 精神疾患の診断・統計マニュアル．医学書院，2014.
12）Trzepacz PT，岸泰宏・他：日本語版せん妄評価尺度98年改訂版．精神医学 43（12）：1365-1371，2001.
13）綿貫成明，酒井郁子，竹内登美子・他：日本語版 NEECHAM 混乱・錯乱状態スケールの開発およびせん妄のアセスメント．臨床看護研究の進歩 12：46-63，2001.
14）竹内崇：せん妄患者に対する向精神薬の使い分け．総合病院精神医学 21（4）：344-350，2009.
15）藤崎郁：不穏：患者の体験した世界．日本看護科学会誌 17（3）：174-175，1997.
16）藤崎郁：不穏患者の体験世界と介入の報告性．看護技術 44（11）：39-45，1998.
17）Siddiqi N et al.: Occurrence and outcome of delirium in medical in-patientd: a systematic literature review. Age Ageing 35 (4): 350-354, 2006.
18）柴田敬祐・他：高齢者せん妄を誘発する物質と薬物．老年精神医学雑誌 17（6）：610-615，2006.
19）Tideiksaar R，林泰史監訳：高齢者の転倒―病院や施設での予防と看護・介護．pp16-35，メディカ出版，2001.
20）大原昌樹，久保田ともこ，杉山智美・他：老人保健施設入所者の転倒の要因と予防対策．三豊総合病院雑誌 22：3-11，2001.

《参考文献》

1）山田律子，萩野悦子，井出訓編：生活機能からみた 老年看護過程＋病態・生活機能関連図，第2版．医学書院，2012.
2）西村勝治，山内典子・他：せん妄ケアを極める．看護技術 57（5）：5-130，2011.
3）山内典子・他：せん妄予防，重症化させない看護．看護技術 56（8）：28-57，2010.
4）一瀬邦弘：せん妄．三好功峰・他編，臨床精神医学講座第10巻　器質・症状性精神障害，pp10-26，中山書店，1997.
5）松島英介：低活動型せん妄．総合病院精神医学 22（1）：65-71，2010.
6）荒井啓行：認知症，うつ，せん妄．日本老年医学会雑誌 48（6）：651-654，2011.
7）一瀬邦弘・他：高齢者せん妄の特徴と診断．老年精神医学雑誌 17（6）：595-604，2006.

コラム　全身麻酔による手術を受ける高齢者

　高齢者は，術後合併症のリスクがあることを考えながら，高齢者自身や介護する家族の生活の質（QOL）の維持・向上に期待を込め，少しでも望む生活に近づきたいと手術を選択する。術後合併症はときには予後を左右することもあり，全身麻酔による手術を受ける高齢者には，その特性に鑑み，多様で細やかな術前・術後の管理を行うことが重要である。

1. 代表的な術後合併症

　全身麻酔による手術では，以下の術後合併症が起こりやすい。

1）深部静脈血栓症（DVT），肺血栓塞栓症（PTE）

　深部の静脈内で形成された血栓（深部静脈血栓症，deep vein thrombosis：DVT）が遊離し，肺動脈に流れ込んで閉塞すると，肺血栓塞栓症（pulmonary thromboembolism：PTE）が発生する。これらは一連の流れであり，両者を合わせて静脈血栓塞栓症（venous thromboembolism：VTE）と呼ぶ。発症後の死亡率が高く，術後の重篤な合併症である。

2）無気肺

　肺の一部に空気が入らなくなり，その領域の肺胞が虚脱した状態である。気道内分泌物の喀出が困難なことにより気管支が閉塞され，発症してしまうことが原因で多く起こる。高齢者は呼吸機能の低下，麻酔や疼痛により呼吸抑制や咳嗽力が低下し，喀出困難となりやすい。

3）イレウス

　腸管の内容物通過が停止した状態である。術後患者の場合，直後は麻痺性イレウス，退院後は単純性イレウスを発症しやすい。

4）心不全

　高齢者は成人に比べ心機能が低下しているため，術中・術後の水分バランス，循環動態の変化により心不全を起こすことがある。また，利尿期に血管内の水分量が増加した際にも心不全を起こしやすい。

5）腎不全

　手術侵襲，脱水，循環不全による腎血流の低下，薬物の影響により腎障害をきたす。腎障害が悪化すると血液浄化の適応となることもある。

6）創感染

　手術において一次切開した部位の感染である。皮膚と皮下組織に限局するもの（切開部表層創感染）と，深部の軟部組織に波及するもの（切開部真相創感染）がある。

7）せん妄

　意識障害と認知機能の低下が生じ，見当識障害や幻覚，傾眠などの症状を呈する。症状は短期のうちに出現し，1日のうちで変動する。高齢であることや認知症があることは，せん妄を起こしやすい素因（準備因子）をもつといえるが，術後せん妄を引き起こす要因（促進因子）として，モニターなどの機械音や部屋の暗さなどによる感覚遮断や不安，睡眠障害がある。また，術後せん妄によって，安静保持の困難，離床の困難，カテーテルや点滴の自己抜去など，合併症の併発や治癒の遷延につながることがある。

2. 術前の準備とケア

　入院が高齢者の心身の負担となることもあるため，術前の入院期間を短くすることがある。そのため，外来での術前指導や家族の協力が必要となる。

1）術前の予測と対応

　術前の状態から術後の危険因子を予測して，術後の対応を考える。全身状態の評価，知覚・認知障害の有無，手術前の不安や精神的ストレスの有無などを評価する。普段の患者の様子が記録に記載されていると，術後の変化に気がつくことができる。また，家族から普段の様子やADLに関する情報を収集することも大切である。

[図2] 疼痛評価のフェイススケール

2）術前オリエンテーション

術後の状態をイメージできるようなパンフレットを使用して説明をする［図1］。本人の理解に応じて家族と一緒にオリエンテーションを行う。

3）術前訓練

呼吸訓練器による呼吸訓練，腹式呼吸・深呼吸，痰の排出の仕方を練習する。慢性閉塞性肺疾患（COPD）や喘息，誤嚥性肺炎など，術前から呼吸器疾患に罹っていることがあるため，疾患の有無や年齢，理解度に応じて，疲れない程度の回数や時間を設定して行う。

3．術後の観察とケア

高齢者は合併症のリスクが高いため，術後の全身状態の把握が重要である。異常所見を早期に発見し，適切に対応することが求められる。

1）全身状態の観察

手術中に使用した麻酔薬の影響や創痛が原因で呼吸が浅くなり，喀痰の排出が不十分になることがある。呼吸状態や酸素化の指標として酸素飽和度モニターを装着し，観察する。

術後の循環動態は，循環動態術後出血，疼痛，硬膜外麻酔の影響で変化しやすい。また，出血や術後の絶飲食により血管内水分量が低下すると，頻脈性不整脈や虚血性心疾患を引き起こす。そのため，心電図モニターで不整脈の有無，虚血性変化を疑う波形を観察する。さらに，高齢者は成人に比べ体内の水分量が少ないため，術中・術後の水分バランスの管理を行い，経時的な尿量が得られているか観察する。

2）疼痛コントロール

術後の疼痛は，精神面や呼吸器，循環器などにも影響を及ぼす。高齢者は症状を訴えることを遠慮してしまい，また鎮痛薬の使用を我慢する傾向もあるが，かえって離床の妨げとなり合併症のリスクが高くなる。疼痛評価スケール［図2］でアセスメントをして鎮痛薬の使用を検討する必要がある。

疼痛コントロールには，硬膜外麻酔など患者にあわせた方法，薬物を使用する。硬膜外チューブによる合併症，オピオイドなど，薬物の副作用の観察が必要である。合併症や副作用が強い場合は，硬膜外麻酔を中止して他の鎮痛薬へ変更する。

3）呼吸ケア

帰室後よりベッドの背上げをして胸郭を広げ，深呼吸や咳嗽がしやすい体位をとる。背上げによる座位は姿勢が崩れやすいため，離床後はいすに座り姿勢を保って呼吸訓練を行うと効果的である。疼痛により呼吸運動の制限や咳嗽が減弱するため，十分な疼痛コントロールを行う。

術後は酸素マスクの装着や脱水により口腔内が乾燥する。口腔内の乾燥により排痰が困難になるため，含嗽や口腔ケアで口腔内を湿潤させる。また，水分バランスの管理を行い，脱水の予防をする。食事開始後は飲水を勧め，脱水の予防や口腔内の湿潤につとめる。

4）創部の管理

屈曲や閉塞によるドレナージ不良がないか，排液からの出血量，性状，刺入部位の腫脹，発赤，心出液の有無を観察する。創部やドレーンに触れてしまう場合は，衣類や腹帯などで保護をする。

5）早期離床

術後の安静臥床，手術侵襲により起立性低血圧を起こしやすい。そこで，術前の ADL や患者の年齢，体力にあわせて，段階的にゆっくりと離床を進める。まずベッドの背上げを行い，バイタルサインに変化がないか，めまいや吐き気など，起立性低血圧の症状がないかを観察する。その後，端座位，立位と段階的に進める。十分に疼痛コントロールを行い，更衣などで身体を動かすことも離床の準備となる。

離床時は弾性ストッキングを正しく着用し，呼吸困難，頻呼吸，息切れや胸痛，頻脈，意識レベルの低下など，急性肺血栓塞栓症（PTE）の徴候がないか観察する。また，PTE 発生リスクが高い患者は，心電図，酸素飽和度をモニターで観察しながら離床する。そのため，初回離床時や下肢筋力低下が著しい患者，心不全傾向にある患者の場合は，複数のスタッフで行うようにする。

術後は通常，点滴やドレーン類が留置されている。ルート類を気にせず移動したり，逆に気を遣い過ぎて離床に集中できないことがある。そのため，離床する前に，どこにどのような管が留置されているか説明し，ルートやドレーン類の整理をする。点滴のルートは動きやすい長さにし，使用していないルートは医師へ相談し抜去する。ドレーン類は袋やポケットに入れるなど，移動時に身につけられようように工夫をする。

離床後は車いすやいすに座っている間も膝立て運度や足関節の運動を促す。長時間にわたって足を動かさずに座っていることで，DVT のリスクが高まる。

6）せん妄リスクの低減

せん妄の徴候を早期に発見できるように，患者の変化を見逃さないようにすることが大切である。

また，せん妄の誘因を少なくする必要がある。まず，疼痛については鎮痛薬により緩和を図る。これは適切な睡眠を確保することにもつながる。点滴やモニターのコード，ドレーンなどは患者に見えないようにし，アラーム音など機械音を消して静かな環境をつくる。不安が強い場合は，安心できる環境を整え，家族と一緒に過ごせるように配慮する。ただし，家族に負担をかけないように注意する。

さらに，普段の生活リズムに戻すため，昼夜のリズムがつくように日中は部屋を明るくし夜は暗くする。早めに離床や食事の開始を試みていくことが必要である。

せん妄を引き起こす薬物を使用している場合は，医師と薬物の中止や変更について検討する。

（山本浩子）

《参考文献》
1）佐々木剛：「術後せん妄」は予防できないの？. Expert Nurse 29（13）：53-55, 2013.
2）福富俊明：術後，病棟に戻ってきた患者の「観なければいけない」ポイント. Expert Nurse 31（5）：18-21, 2015.
3）福井康三：見抜きたい！急性肺血栓塞栓症（PTE）の徴候と，疑ったときの対応. Expert Nurse 31（6）：58-61, 2015.

[図1] 術前オリエンテーション用パンフレット

★ 手術後の流れ ★

手術後は，今いるお部屋ではなく，『ハイケア病棟』に入ることになります。
医師や看護師から説明を受けているとは思いますが，どういった場所で，どういうことを行うのかをこれから簡単に説明させていただきます。わからないことがあれば，気軽にお聞きください。

　手術が終わりました。

　↓

　ベッドに寝たまま先生と一緒に入室します。

　↓

◎入室するとすぐに…
　①胸に心電図モニター
　②指に酸素飽和度モニター　を装着します。
　③腕に血圧計

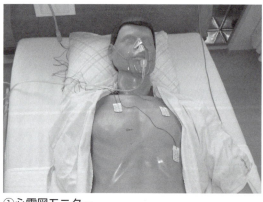

①心電図モニター

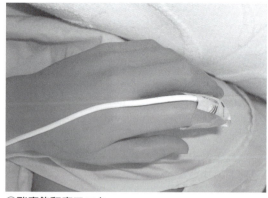

②酸素飽和度モニター

※①②③は元の病室に戻るまで，しばらくつけたままになります。図の通り全てに線がついており，モニターにつながっているような状況です。

◎全てが装着できたら…
　採血，レントゲンをとらせていただきます。

 ※手術により，検査の種類が異なることがあります。

◎身の周りの整理が終わり次第，家族の方と面会できます。
手術室前の面会室に看護師が必ず迎えに行くので，家族の方はお待ちください
・面会は24時間可能ですが他の患者様もいらっしゃるので，なるべく消灯時間の夜9時まででお願いします。
・大人数での面会，小学生以下の子供の面会をお断りしています。ご了承ください。

[図1] つづき

ハイケア病棟での1日

＜食事は…？＞
- 午前，午後の手術関係なく，手術当日の食事はありません。
- 水分摂取は，手術の種類や体の状態，覚醒状況により出来るか，出来ないかが決まります。手術後看護師に聞いてください⇒飲水が不可能な場合は，うがい等で対応させていただきます。

＜体はどうやって動かす…？＞
- ご自分で動いていただいても大丈夫です。ただ，傷の痛みや点滴や尿の管，モニター類など様々な管が体についているので，体を動かすのも大変だと思います。
⇒そんな時は，いつでもナースコールで教えてください。お手伝いします。
ご希望がない方で，あまり動かれない方には，看護師から声をかけさせていただくこともあります。

＜トイレは…？＞
- 基本的に手術後は膀胱に管が入ってくるのでその管を通って勝手に流れるようになっています。それでも尿意がある方は，すぐに看護師に教えてください。
- お通じの場合は，トイレに降りることが出来ないので，申し訳ありませんが差込式の便器で寝たままおこなっていただくことになります。ご了承ください。

＜眠れない…!!＞
- 手術後に多い悩みです。普段は良く眠れている方でも，手術後は眠れない方も多いです。
⇒手術後は痛みや，いつもとは違う部屋，色々な管がつながっている事などから，不眠になりやすいのです。そんなときは，我慢せずに，看護師に相談してください。内服が出来ない方には点滴での薬も用意しています。

＜痛みが強くなってきた…?!＞
- すぐにナースコールで教えてください!!
⇒『この位の痛みなら我慢できる』『看護師さんが忙しそうだから悪い』とよく話される方がいます。腰から入っている痛み止めや，他にも痛み止めの準備をしています。手術後は必ずといっていいほど痛みがでます。ゆっくり休むためにも我慢は絶対にしないでください。

背中から入っている痛み止めの管の図です。
手術後は頭元にこの器械が置かれています。
『カシャンカシャン』という音が定期的にしますがそれは，器械が作動している音です。

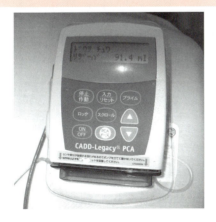

＜ハイケア病棟の写真です＞
　見学ご希望の方は，看護師に伝えてください。

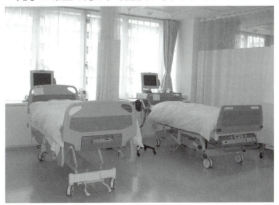

（順天堂大学医学部附属順天堂東京江東高齢者医療センター3B病棟作成）

第Ⅰ部　予防的ケアを必要とする高齢者の看護ケア関連図

2 不眠

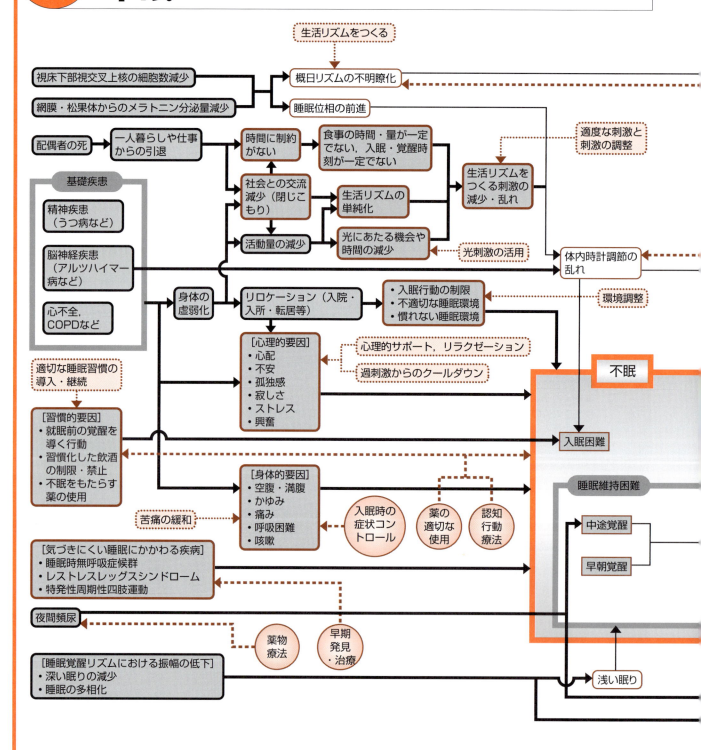

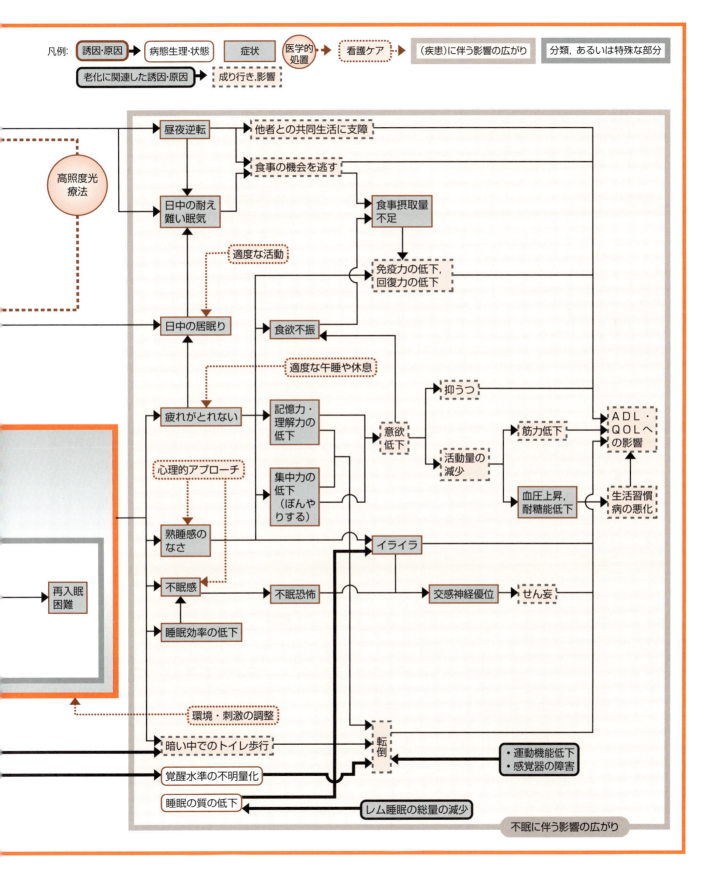

2 不眠

I 高齢者の不眠の病態生理

1．定義

不眠は，夜になかなか寝付けない，夜が明ける前に目覚めてその後眠れない，あるいはたびたび起きてしまい睡眠不足を感じるなど，本人から睡眠の量または質に対する不満の訴えがある場合をいう。施設や病院では，本人からの訴えがなくても，眠るべき時間帯に覚醒している日が何日も続いている場合に不眠という場合がある。

睡眠障害国際分類第3版では，眠る機会や環境が適切であるにもかかわらず，睡眠の開始と持続，安定性，あるいは質に持続的な障害が認められ，その結果，何らかの日中の障害をきたす場合に不眠症と定義されている[1]。具体的には，眠るための十分な時間があり，環境としても安全で，適切な照度，静寂さ，快適さがあるにもかかわらず，①入眠困難，②睡眠維持困難（たびたび覚醒する，再入眠ができない），③早朝覚醒，あるいは，④適切な時間に就床することを拒む，⑤介護者がいないと眠れないという訴えがあることについて，1つ以上に該当し，かつ，その結果として，疲労感や倦怠感，日中の眠気，眠ることへの不安や不満を抱いているなど，不眠による影響が生じている状態である。不眠が生じる頻度や持続期間により，慢性不眠障害と短期不眠障害に分類される。

2．睡眠を調節するメカニズム

人は毎日，睡眠と覚醒・活動を繰り返す。睡眠は人の身体にとって必要不可欠で，意識のレベルを下げ，脳や身体を休め，回復を図る。起きたときには「すっきりする」のが通常の状態である。

1）眠りの種類と深さ

眠りにはレム睡眠とノンレム睡眠の2種類がある。眠りの最初はノンレム睡眠で，その浅い段階から深い段階へと進み，また，浅い眠りへと戻ってくる。次いでノンレム睡眠となり，またノンレム睡眠に移る。これが周期的に繰り返される［図1］。

- **ノンレム睡眠**：1～2段階の浅い眠りと3～4段階の深い眠りがある。脳を休め，身体の回復を図る。
- **レム睡眠**：早い眼球運動を特徴とする。身体は弛緩し，夢を見ている状態である。脳の中では情報の整理や記憶がされている。

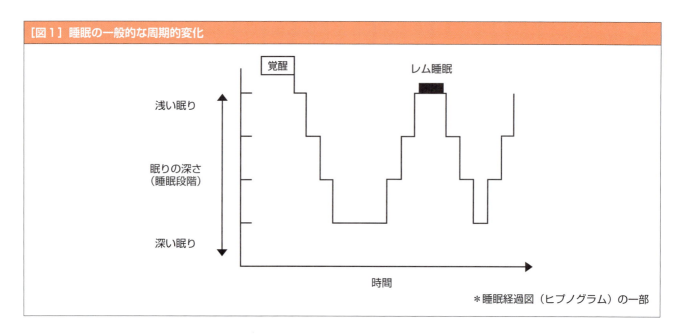

［図1］睡眠の一般的な周期的変化

＊睡眠経過図（ヒプノグラム）の一部

2）時間の調節

人間は自然や他者とともに生きており，適時（通常は夜）に眠り，適時（通常は朝）に起きることが重要である。例えば体温が1日の中でも変化するように，人間の生体活動には周期（リズム）があるが，この生体リズムは地球の24時間周期とは若干ずれている。しかし，ずれたまま生活していると活動に支障が出るため，外界のリズムに合わせるよう，光刺激により視床下部の視交叉上核での調節機構（体内時計）が働いている。松果体から分泌されるメラトニンは，生体時計の夜に分泌量が増え，朝になると減り，睡眠をもたらしている。その他，生体リズムの調節には，人との交流や食事などの生活リズムが影響する。

3）入眠と覚醒の調節

視床下部—前脳基底核では睡眠中枢が，視床下部—脳幹では覚醒中枢がある。16時間眠らない状態が続くと眠くなる仕組みが働き，睡眠状態がもたらされる[2]。一方，眠っていても何らかの刺激があると覚醒できる。脳に障害があるとこの仕組みが壊れ，覚醒しない状態（意識障害）が生じたり，長時間眠らずに活動し続けたりする状況がみられる。

3．高齢者の不眠

総務省統計局による平成28年社会生活基本調査結果では，日本人全体の平均睡眠時間は7時間40分だが，高齢になるほど平均睡眠時間は多くなり，85歳以上では9時間26分である[3]。また，起床時刻は平均と大きくは変わらないが，就寝時刻は高齢者でより早くなっている[3]。

高齢者は睡眠に関する不調の訴えが多くなる。その一つが不眠である。不眠の訴えとしては「入眠困難」「中途覚醒」「早朝覚醒」「熟眠障害」に分けられるが，高齢者では「中途覚醒」「早朝覚醒」が多い[4]。

1）中途覚醒になる仕組みと影響

高齢になると，生体リズムを調節する視交叉上核の細胞数が減少する。また，メラトニンの分泌量が減少し，睡眠を調節する仕組みが脆弱になる。その結果，ノンレム睡眠の深い眠りが減少し，眠りが浅くなる。また，レム睡眠の総量も減少することから，長く眠っていても，質が悪い睡眠になる。眠りが浅くなることから周期も短くなり，目覚めやすくなるほか，熟睡感も得られない。

2）早朝覚醒になる仕組みと影響

「早寝早起き」はよいことのようだが，入眠する時間が前倒しになるのが極端になると，まだ暗いうちに目覚めてしまい，そこから再度眠ることができない。そして，夜なので何もすることがなく横になっている，睡眠効率（床に就いている時間のうちの眠っている時間の比率）が悪い状態になる。さらに進むと，昼夜逆転など，生活のリズム全体が狂う状態が生まれる。

3）入眠困難になる仕組みと影響

高齢者では入眠困難をもたらす要因を多くもっている。この要因は，いったん覚醒した後の再入眠を困難にすることにもなる。いったん目覚める（中途覚醒）と再び入眠できないことから，眠れないという気持ち（不眠感）が強くなる。

4．高齢者の不眠の原因

1）リズムをつくる刺激の減少・乱れ

体内時計をほどよく調節するには，光にあたることのほか，他者とのかかわりや活動からの刺激を受けることが重要である。しかし，高齢になり身体が不自由になったり，一緒に活動する人がいなくなったりすると，家に閉じこもりがちになる。この状態が長くなると，外からの刺激を受けずに生活のリズムが単純化する。これが体内時計調節の乱れにもつながる。

> **MEMO　眠ることと安全欲求**
>
> 眠るということは，意識の水準が下がり，身体も弛緩して無防備な状態になる。これは自然界に生きる動物にとっては危険なことである。安全だと感じられない状態では眠れなかったり，すぐに覚醒できる浅い眠りしかできなかったりするのが当然の反応である。例えば，認知機能が低下しているなど，入院という状況を正しく認識できない人の場合，機械の音や医療者の声を聞いて「危険が迫っている」と思うかもしれない。このような状態では眠るどころではなくなる。不眠という訴えはなくても，眠ることができない状態になる。医療者からみると「不眠」の状態が問題視されやすいが，患者にとっては「安心できない」ことが問題である。

２）リロケーションに伴う行動・心理上の変化

　疾病や障害のある高齢者では，入院や施設入所，子どもとの同居や住み替えなどによる転居といった住む場所の移動（リロケーション）を経験する。それまでとは異なる環境で眠らなければならないが，最初はとても落ち着かない状況が生まれる。人が眠るためには音やにおい，光，寝具などの調整が必要であり，うまく調整されない場合は不眠が生じる。さらに，ケアを受ける共同生活の場であれば，それまでできていた入眠行動（眠りにつくための行動，お酒を飲む，本を読む，ラジオを聞くなど）ができなくなることもある。

３）心理的要因と身体的要因

　不安や孤独感，ストレスなどの心理的要因は入眠困難をもたらす。逆に，日中に感情が大きく揺さぶられることがあり，その気持ちの高ぶりにより入眠困難になることがある。また，高齢者に多くみられるうつ病などの精神疾患や脳血管疾患，認知症などの脳神経系の疾患は，睡眠に関係する脳の変性や内分泌物の異常をもたらし不眠を生じやすい[5]が，それらの疾患に伴う心理的要因によっても入眠困難をもたらす。

　一方，高齢者の中途覚醒の原因として知られているのが夜間頻尿である。その他，空腹あるいは満腹の状態も入眠困難の原因となる。また，痒みや痛み，咳嗽，呼吸困難などの苦痛も原因となる。これらは高齢者によくみられる関節症，老人性皮膚瘙痒症，COPD，心不全などの疾病に伴う症状である。

　睡眠にかかわる疾病としては，睡眠時無呼吸症候群，レストレスレッグス症候群（むずむず脚症候群），睡眠時周期性四肢運動が知られている。いずれも，入眠困難や中途覚醒をもたらし，睡眠の量も不足して，日中の眠気を引き起こす。

- **睡眠時無呼吸症候群**：睡眠中に無呼吸の状態が続き，血中の酸素濃度が低下し，心拍数は増加する。その結果，苦しくなってたびたび覚醒する。首・咽頭・鼻など気道にかかわる構造に関係し，肥満の人に起こりやすい。脳梗塞など脳の障害後にも起こりやすい。本人から眠れないという訴えは少ないものの，熟睡感はなく，日中に強い眠気を生じやすい。

　無呼吸が続いた後の呼吸が大きないびき音となりやすいため，一緒に暮らす配偶者の不眠の要因ともなる。

- **レストレスレッグス症候群**：不快な異常感覚が四肢（特に下肢）に生じ，動かしたいという強い欲求になる。特に夕方から夜間にかけて，じっとしている状態で症

状が出現し，悪化するため，眠れないという状態になる[6]。

- **睡眠時周期性四肢運動**：レストレスレッグス症候群に多く随伴し，眠っている間，特に下肢に不随意運動が繰り返し出現する。

４）習慣的要因

　熱い湯に入る，好きなDVDを見る，コーヒーやお酒を飲むなど，就眠前に覚醒を導く行動を習慣的にとることは不眠の要因になる。個人差はあるが，お茶・コーヒーに含まれるカフェインが覚醒刺激となり入眠を妨げることもある。また，夜間の排尿の原因にもなる。同様に，アルコール（飲酒）も睡眠を妨げる要因となる。ただし，寝酒（ナイトキャップ）の習慣がある人では，飲酒できないことも入眠困難をもたらす原因となる。

　高齢者では，さまざまな疾病により薬を服薬している場合がある。不眠をもたらしやすい薬 **[表1]** の使用は不眠の要因となり得る。

5．不眠の影響

　不眠の結果，心身への影響が生じる。高齢者では，不眠とその影響や原因が絡み合い，容易にせん妄が生じてしまう。また，生活面への影響が生じ，ADLやQOLの低下をもたらす。

１）身体面への影響

　不眠が続くと疲れがとれず，日中に眠くなる。また，食欲がなくなり，摂取量が低下する。同様に，睡眠中にもたらされる「回復力」「免疫力」も低下する。

　中途覚醒や早朝覚醒の場合は，暗いなかでの歩行に伴う転倒の危険性のほか，日中ぼんやりして動くなかで転倒する危険性も生じる。

２）精神面への影響

　眠れないことへの恐怖や，熟睡できないことと疲労と

［表1］高齢者に用いられることが多い不眠をもたらしやすい薬

- 副腎皮質ホルモン（ステロイド薬）
- 抗パーキンソン病薬
- 抗認知症薬（ドネペジル塩酸塩（アリセプト）など）
- 気管支拡張薬（テオフィリン（アプネカット）など）
- 降圧薬（β受容体遮断薬，カルシウム拮抗薬など）
- 利尿薬

が相まってイライラ感が募る。このような精神状態は身体にストレスをもたらすため，交感神経を優位にし，血圧上昇や耐糖能の低下をもたらす。一方，眠れないために集中力がなくなり，記憶力や理解力も低下する。抑うつ状態の人では悪化する場合がある。

3）生活面への影響

不眠によって生活への意欲が低下することで，活動範囲も自室のみになり，生活リズムをつくる刺激を受ける機会がますます減ってしまうばかりか，動かないことでの下肢筋力の低下をもたらすことになる。

昼夜逆転の状態になった場合は，他者との共同生活に支障をきたす。介護を受けている場合は，介護者にも昼夜逆転を強いることになり，介護負担が大きくなる。施設で生活している場合は，施設のスケジュールと合わないことでの不利益が生じる。例えば，昼夜逆転し，食事時間に寝ていることで，十分な食事摂取ができないなどである。

6．診断・検査

不眠の原因を把握するため，睡眠と生活の状況について本人への問診を行う。同居している家族からも同様の情報を得る。本人や家族が気づいていない疾患が隠れている場合があるため，精神疾患，脳神経疾患，心不全，COPDなどの既往歴，睡眠時無呼吸症候群，レストレスレッグス症候群にも注意して診断する。睡眠状態を正しく把握し，治療につなげるため，脳波，眼電図，筋電図，酸素飽和度などの測定を含む睡眠ポリグラフを行う場合もある[7]。

7．治療

1）非薬物療法

不眠を訴える高齢者では，若い頃のような熟睡感を求めて薬を要望する場合があるが，まずは加齢に伴う睡眠の変化について理解してもらい，生活リズムを整えるなど効果的な睡眠のための生活の仕方についてアドバイスする。不眠の原因が特定されればその治療やケアを優先する。

毎日の起床時間を一定にすることなどの時間スケジュール法，認知療法のほか，筋弛緩療法などを組み合わせて行う認知行動療法[8]-[10]，高照度光療法[9][11]が適用される場合がある。

2）薬物療法

本人の不眠感が強く日中の活動にも支障がある場合には，薬物療法が行われる。高齢者によく用いられる睡眠薬［表2］は，睡眠導入目的で作用時間が短く，力価が弱く，筋弛緩作用が弱い薬である。まずは，超短時間型の非ベンゾジアゼピン系睡眠薬が選ばれるが，効果が乏しい場合，ベンゾジアゼピン系睡眠薬短時間型が選ばれる[12]。ベンゾジアゼピン系睡眠薬を用いる場合は，せん妄や筋弛緩作用による転倒などの副作用に注意する必要がある。

睡眠導入ではなく生体リズムの改善を目指すために，メラトニン受容体に作用するラメルテオン（ロゼレム）も用いられている。ラメルテオンは効果が現れるまで2週間ほどかかることを見越しておく必要がある。

薬物療法で重要なのは，少量から始め，副作用を慎重に観察しながらも，服用時間を一定にし，服用量を守ることである。また，作用効果をもたらすには身体が眠る準備ができていることが必要であるため，非薬物療法やケアとともに行う。

睡眠習慣の改善や不眠をもたらす原因の解消があれば，薬物を減量・中止するが，それに伴い再度不眠を生じる可能性がある。不眠が生じても日中の活動に支障がなければ問題ないこと，1～2週間はその状態が続くことを本人に理解してもらう必要がある。また，減量・中止にあたっては，認知行動療法や心理的サポートなどが併用される[13]。

Ⅱ　不眠を生じた高齢者の看護ケア

1．アセスメントのための情報収集と観察

1）不眠のアセスメント

不眠の種類やその影響についてアセスメントするが，不眠の場合，眠っている，眠れていないという他覚症状

［表2］高齢者の睡眠導入に用いられる薬

①超短時間型の非ベンゾジアゼピン系睡眠薬：ゾピクロン（アモバン），ゾルピデム酒石酸塩（マイスリー），エスゾピクロン（ルネスタ）
②ベンゾジアゼピン系睡眠薬（短時間型）：リルマザホン塩酸塩水和物（リスミー），ロルメタザパム（ロラメット，エバミール），ブロチゾラム（レンドルミン）

ではなく，本人の眠れないという苦痛の訴えが重要である。100歳を超える人では2日寝て2日起きるなど，特殊な生活リズムになる場合もあるため，不眠の状況がその人にとってどのような問題であるのかをアセスメントする。

● **不眠の種類のアセスメント方法**
・睡眠に関して困っていることは，布団に入ってから眠れないのか，眠った後に何度か起きてしまうのか，いったん起きると眠れないのかを把握する。
・布団に入る時間や目が覚める時間は何時なのか，それは一定かどうかを確認する。
・熟睡感の程度，不眠に伴う苦痛の内容を把握する。
● **不眠の影響のアセスメント方法**
・生活状況や心身の変化について把握する。
・表情や会話の状況，動き方を観察する。
・同居家族がいる場合は家族から睡眠や生活の状況を確認する。

2）原因のアセスメント

不眠の原因をアセスメントするために，入眠前の行動や目が覚めてからの行動，夜間の排尿回数などを把握するほか，心理的要因，環境要因を想定した質問により把握する。また，既往歴やその治療経過などを聞き，原因となり得る疾患や苦痛の有無，薬の影響の有無を把握する。レストレスレッグス症候群については，その状態が疾患と認識していない人も多いため，「足がむずむずして眠れないことはないか」「夜，足をよく動かしていることはないか」と意識的に質問する。

可能であれば，本人や家族に，睡眠・覚醒の状況と生活の状況，薬の使用の有無，不眠の症状などを24時間のチャートに1週間程度チェックしてもらい，本人や家族とともに状況を確認し，原因を探る。

3）入院・入所時のアセスメント

病院や施設への入院・入所時は，リロケーションの影響による不眠が予測される。入院・入所前の入眠行動や寝室の環境を聞き，現在の病室・居室の環境（音や明るさ，室温など），枕やベッドの適切さなどから睡眠環境としての適切さをアセスメントする。また，治療薬や処置，治療上の安静指示などの影響，家族の面会状況，疾病や治療に対する不安などの心理面，空腹や苦痛などの身体面からの影響についてもアセスメントする。

4）睡眠薬の影響のアセスメント

入院後，睡眠薬を初めて使用する場合や不眠への治療として薬を使用する場合は，服用時間・量と睡眠状況をチェックし，効果を把握する。副作用として生じやすい症状をリストアップし，継続的に観察する。特に，筋弛緩作用に伴う足元のふらつきや誤嚥，薬の効果が遷延し日中も眠気が残っていないかを把握する。

2．看護の目標

❶不眠に伴う影響が最小になる。
❷生活リズムが整い，スムーズに入眠できる。
❸中途覚醒が必要最小限になる。

不眠を訴える高齢者だけでなく，不眠になりやすい要素をもつ高齢者に対しても上記の目標のもと看護を実施し，予防を図る。

3．不眠に伴う心身への影響を最小にするための看護ケア

不眠の原因や要因が特定できればその解決を図る。しかし，高齢者では老化の影響が大きく，用いることのできる睡眠薬も限られるため，簡単には解決できない場合がある。そこで，まずは不眠に伴う心身の影響を少なくするよう援助する。

1）適切な休息の確保

不眠に伴い身体の疲労回復ができないことが身体に及ぼす影響は，成人よりも大きい。健康な高齢者なら午睡を昼食後から15時までの間に30分程度とり，午前や夕方からは眠らないようにすることで夜間の入眠しやすいようにリズムをつくる。しかし，85歳を超える高齢者や疾病や障害をもち虚弱な高齢者では，成人以上に睡眠の時間が必要になることを念頭に，日中の休息時間を設定し，本人の疲労回復の度合いを確認する。疲労の状況について本人から言語的な確認が得られない場合は，血圧や表情の変化から把握する。

2）不眠感を強めない

不眠の人は「眠れない」状態を自覚し「眠らねば」「眠れないとどうしよう」という強迫的な心理や恐怖心が働くと，ますます眠れなくなる。不眠の人に対して「夜だから寝るように」という指示は逆効果である。不眠恐怖に伴う悪循環を断つよう心理的なアプローチを行

う。例えば，眠れる状態になるまで起きていることができるよう環境を整える。また，安心でき，リラックスできる人的環境・物理的環境であることを理解できるようにかかわる。

3）過刺激となる環境を調整する

熟睡感を得るには，深い眠りに至る必要がある。またレム睡眠が不十分のまま覚醒させられるとイライラ感が募る。入院中の場合，夜間の頻繁な訪室や血圧測定などの刺激，同室者のいびきなどの音は断眠につながり，深い眠りに至らない。不眠を訴える人がいったん眠りに入ったら，不必要な刺激をしないよう静かな環境になるよう配慮する。

4．生活リズムを整えるための看護ケア

高齢者では，生活のリズムが乱れることで睡眠状況や生活に影響が出やすいため，生活リズムを整える看護ケアを行う。

1）光刺激の活用

生活リズムの乱れやメリハリのなさが不眠につながっている場合は，日中の覚醒状態の維持が重要になる。まずは，光刺激が覚醒の鍵になるため，朝は明るい環境にし，光の刺激を受けるようにする。早い時間に眠ってしまい早朝覚醒をする人では，夕方に光の刺激を受けることで，就眠時間を遅くする効果が得られる。不眠の種類により，散歩の時間など日中のスケジュールを工夫する。

2）適度な活動，スケジュール調整による日中の覚醒状況の維持

「日中起きているように」と言われても，何もすることがなければぼんやりと過ごし，そのうち眠ってしまう。高齢者の場合，疾病の状態や心身の機能にもよるが，短時間でも集中できることや楽しめることを準備して日中の覚醒状態が維持できるようにする。活動内容は，その人が今までに行っていた活動や得意なもの，達成しやすいものがよい。特別な活動ではなく，リハビリテーション，入浴，散歩などでもよい。

高齢者では，疲労を伴う活動をすればその後に休息・睡眠が必要となる。不眠解消のために活動しても眠ってしまうと夜の不眠は解消しない。強めの活動を午前中に行い，短時間の午睡を挟んでその後は眠らないように軽

めの活動を入れるなど，スケジュール調整を行う。

3）起床と食事による生活リズム・生体リズムの確立

日中の活動が限られる虚弱な高齢者の場合，リズムを確立するために，起床時間と食事の時間を一定にする。その後は無理をせず，横になってもよいが，決まった時間に覚醒し，起きる，座る，身体を動かすことをして生体リズムをつくる。

4）夕食後の覚醒時間の確保

夕食後すぐに眠ってしまうと早朝覚醒や中途覚醒，再入眠困難につながりやすい。夕食後，何もすることがないと入眠してしまうので，入眠時間までの時間を活用できるようにする。ただし，眠りに向けた準備の時間であることを意識し，談話，柔軟体操，足浴や顔の手入れ，翌日の準備など，その人がリラックスできる活動にする。

5．スムーズな入眠のための看護ケア

1）身体的苦痛の緩和

不眠の原因として身体的な苦痛がある場合は，治療薬を適切に用いて入眠時に効果が現れるようにする。また，空腹で眠れない場合は，少しの菓子と飲み物などで満足できるようにする。空腹を満たすというよりは，空腹で不快な気分を解消し，リラックスできる雰囲気をつくることに重点を置いてかかわる。

2）心理的苦痛の緩和

心配事や不安，ストレス，寂しさなど，心理的な苦痛があるとわかっても，根本的な原因は解決できないことが多い。話を聞きながら，可能な支援を行いつつ，安心できる関係づくりにつとめる。

3）適切な睡眠環境の調整

適切な睡眠環境にする。例えば，夜は部屋の明かりを落とし，窓の外の暗い景色を見て，夜を意識できるようにする。また，できるだけ静かな環境にして，環境全体が落ち着いた雰囲気になるように配慮する。

ようやく眠れたと思ったら，窓からの朝の光のため目が覚めてしまうという人もいる。このようなエピソードが語られた高齢者では，寝室のカーテンは遮光タイプにするといった具体的な環境調整方法を伝える。

寝具が合っていなかったり，気になったりすることも眠れない要因である。枕の高さや布団の重さ，布団がずり落ちる心配，シーツのしわなど，気になることはないか確認する。部屋が寒い，暑い，蚊などの虫がいるなど，寝室（病室）についても気になることがあれば眠れない。これらについては早めに確認して解消する。

4）入眠前の習慣の継続

歯磨きや洗面，読書，ラジオを聞くなど，長年，入眠前に同じ行動をしている人では，その行動がとれないことにより眠れなくなることがある。特に，入院・入所の際には入眠前の行動を把握し，継続できるようにする。

飲酒など，病院や施設によっては継続できないこともある。例えば，良質な睡眠のためにはアルコールは避けたほうがよいことを納得できるよう説明した上で，他の行動で代替できるように配慮する。

5）入眠できる内部環境づくり

入眠前の入浴では，熱い湯に入ると交感神経活動を高めて覚醒が促されるため，ぬるめの湯で調整する。寝る前2〜3時間の食事は避け，空腹でも満腹でもない状態にする。カフェインに過敏な人では，寝る4時間ほど前からお茶やコーヒーの摂取を避ける。

6）過剰刺激からのクールダウン

家族の面会や回想法のような情緒的に揺さぶられる体験をした夜は眠れないことがある。感情が夜まで残り，興奮状態が続くためである。その活動について十分に語って満足できるようにする，普段行っている活動に戻るなど，クールダウンのための活動を就眠前までに行う。

7）入眠時の安心できる雰囲気づくり

安心できない状態では入眠できない。前述した心身の準備と環境調整の上で，眠りに入るための安心できる雰囲気をつくる。不安など緊張のある人や眠りに入りにくい人では，静かな声でゆったり語りかけながら，だんだん声のトーンを落とす，肩や背をゆっくりとさする，手を握るなどのボディタッチを行い，リラックスできるようにする。

6．中途覚醒とその影響を最小にするための看護ケア

夜間頻尿に伴う中途覚醒の高齢者では，寝る前3〜4時間は水分摂取を避け，入眠前に排尿をすませる。ただし，高齢者では脱水のリスクもあるため，1日の水分摂取量が少なくならないようにし，起床後の水分摂取やのどが渇いたときの水分摂取は必要であることも伝える。

中途覚醒では，夜間にたびたびトイレに行くなど，暗いなかでの歩行による転倒のリスクも問題となる。部屋の位置やベッド周囲，トイレまでの明かりの調整などの環境調整を行う，覚醒時間を予測して介助できるようにするなど，安全対策も行う。

痛み，痒み，咳嗽，呼吸困難といった苦痛症状も中途覚醒の要因となる。ある程度の睡眠時間が確保できるよう，入眠前に症状緩和のためのケアを行う。また，薬の使用時間や量を検討する。

7．看護の評価ポイント

❶不眠が改善されたか。
● まとまった睡眠がとれ，生活にリズムが整っているか
● スムーズに入眠できているか
● 中途覚醒が必要最小限になったか
❷不眠による生活や心身への影響が軽減されたか。
● 心身の苦痛
● 生活状況
❸高齢者が自身の睡眠に満足できているか，あるいは不満感が軽減したか。

(湯浅美千代)

《引用文献》
1) American Academy of Sleep Medicine，日本睡眠学会診断分類委員会訳：睡眠障害国際分類，第3版．pp1-4，ライフ・サイエンス，2018.
2) 武田雅俊：高齢者の睡眠・リズム障害．大内尉義，秋山弘子編集代表，新老年学，第3版，pp647-651，東京大学出版会，2010.
3) 総務省統計局：平成28年社会生活基本調査．2017.（http://www.stat.go.jp/data/shakai/2016/kekka.html）
4) 池田真紀，金坂佳孝：高齢者の睡眠障害に関する疫学．Geriatric Medicine 51（11）：1147-1150，2013.
5) 日本神経治療学会治療指針作成委員会編：標準的神経治療：不眠・過眠と概日リズム障害．神経治療学 33（4）：573-609，2016.（https://www.jsnt.gr.jp/guideline/img/fuminkamin.pdf）
6) 鷹見将規，山田尚登：睡眠時随伴症群—レストレスレッグス症候群（むずむず脚症候群）．臨床精神医学 43（7）：1033-1040，2014.

7) 飯島節：不眠．社団法人日本老年医学会編，老年医学テキスト，改訂第3版，pp85-87，メジカルビュー社，2008．
8) 高橋裕哉，神林崇，清水徹男：高齢者の不眠症の診断と治療．Geriatric Medicine 51（11）：1151-1155，2013．
9) 山寺亘：高齢者の睡眠障害に対する非薬物療法．Geriatric Medicine 51（11）：1195-1197，2013．
10) 田中秀樹，田村典久，山本愛，古谷真樹：高齢者の睡眠とヘルスプロモーション―快眠とストレス緩和のための習慣づくり．ストレス科学研究 29：10-19，2014．
11) 中島徹：加齢と概日リズム．社団法人日本老年医学会編，老年医学テキスト，改訂第3版，pp323-324，メジカルビュー社，2008．
12) 田ケ谷浩邦，村山憲男，袴田優子：高齢者に対する睡眠薬の使い方．Geriatric Medicine 51（11）：1143-1146，2013．
13) 厚生労働科学研究・障害者対策総合研究事業「睡眠薬の適正使用及び減量・中止のための診療ガイドラインに関する研究班」および日本睡眠学会・睡眠薬使用ガイドライン作成ワーキンググループ編：睡眠薬の適正な使用と休薬のための診療ガイドライン―出口を見据えた不眠医療マニュアル．2013．（http://www.jssr.jp/data/pdf/suiminyaku-guideline.pdf）

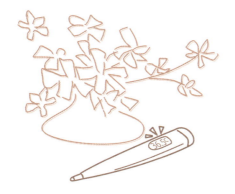

コラム 老人性皮膚瘙痒症

明らかな皮疹がないのに痒みを生じる状態を皮膚瘙痒症という。そのなかで，高齢者に起きるものを老人性皮膚瘙痒症と呼ぶ。

1. 病態

皮膚の乾燥が原因であることが多い。皮膚は皮脂膜，角質細胞間脂質，天然保湿因子の3つの保湿成分によって潤いが保持されているが，加齢に伴いこれら保湿成分の分泌低下が起こりやすく，結果として皮膚が乾燥し，光沢がなくなる（ドライスキン）。角質水分層の減少により皮膚の表面がひび割れ，表面に細かい鱗屑がみられる。痒みとそれに伴う掻破により，掻破痕や紫斑や色素沈着を認めることが多い。

外界にさらされる四肢伸側と側腹部や腰部に多く起こる。また，湿度が低下する秋から冬に起こりやすい。

2. 痒みの起こるメカニズムと痒みの影響

ドライスキンの状態が続くと，本来は真皮にとどまっているはずの痒みの神経線維が皮膚の表面に伸びてくるため瘙痒感が発生する。また，バリア機能が低下し，外界からのアレルゲンや異物などに直接皮膚が刺激されることで瘙痒感が増強し，掻破することで外傷を形成し，さらに末梢神経の損傷による瘙痒感や掻破欲を増強するといった悪循環に陥りやすい。

瘙痒感は温まることで増強する。就寝時に起こりやすく，高齢者に瘙痒感の増強はイライラ感や不眠などの症状も引き起こす。さらに，意欲低下や食欲不振の原因にもなる。認知症がある場合は幻視や夜間せん妄の要因となる。

3. 予防策

高齢者のドライスキンは予防的スキンケアを行うことで軽減もしくは改善ができる。しかし，原因は加齢であるため，予防的スキンケアを継続して行うことが重要である。ドライスキンの予防的スキンケアは，皮膚の洗浄・保湿・保護の3つである。

1）洗浄

皮膚のバリアの一部となっている皮脂膜を除去してしまわないように注意する。

● 洗浄時の注意点

❶洗浄剤の選択

香料の強いものやアルカリ性の石鹸，ボディソープは避けて，皮膚の表面のpHと同じ刺激の少ない弱酸性の洗浄剤を使用する。

❷泡洗浄

石鹸などの洗浄剤は，泡立ってはじめて洗浄効果を発揮する。さらに，泡がクッションの役目を果たし，皮膚への過度な摩擦刺激を予防するため，石鹸はよく泡立て，泡をつけて洗い流す方法をとる。きめ細かい泡は毛穴の奥まで浸透しやすく，また，泡切れがよく，すすぎが簡単という利点がある。

❸洗い方

入浴や洗浄時のお湯の温度は40℃以上になると過剰に皮脂膜を除去してしまうため，38℃前後がよいとされている。洗浄時に皮膚を刺激すると痒みの原因となるため，こすらない。特に，ナイロンなどの化学繊維のタオルは皮膚への強い刺激となり痒みの原因になりやすいので，使用を控える。

2）保湿

保湿のため，入浴やシャワー浴後は早めに保湿剤を塗布する。塗布時に摩擦が起こると痒みが生じるため注意する。

● 保湿剤使用時の注意点

❶保湿剤の選択

全身の保湿にはローションや乳液タイプを使用すると伸びがよく，少ない摩擦刺激で塗布することができるが，作用時間が短いので2回／日ほど塗布することが効果である。保湿効果に優れているクリームタイプを使用する場合は，摩擦刺激が強いため，手のひらで十分になじませてから皮膚を伸展させないように塗布する。

❷保湿剤の塗布するタイミング

入浴やシャワー浴後は角質層の水分が急激に蒸散し，さらにアルカリ中和能が低下するため，5分以内，遅くとも20分以内に塗布することが望ましい。

3）保護

さまざまな刺激から皮膚を保護する。

● 保護の方法

❶掻破に対する保護

掻破による表皮剥離や紫斑などの症状を最小限にするため，爪は短く切りそろえ，爪やすりで整えておく。

❷環境からの保護

空気が乾燥したり汗をかいたりすると，皮膚の水分量が低下し皮膚が乾燥して痒みの原因となるので，湿度・温度調節をする。

❸摩擦刺激からの保護

化学繊維の衣類や寝具は静電気が起こりやすく，摩擦刺激が強く皮膚を傷つけ痒みの原因となる。皮膚に直接あたる下着は木綿などの自然素材のものが望ましく，サイズはゆったりとしたものを着用する。

4．痒みが起きたときの対処法

血行がよくなり痒みを増強する場合や，痒みの感覚を鎮めるために，冷罨法が有効な場合がある。痒みが強い場合は，外用薬や内服薬を効果的に用いる。ただし，薬物使用にあたっては副作用に注意する。痒みがあるときに掻破することでさらに痒みを増す，という悪循環が生じるため，掻破しないようにする工夫が必要である。

● 痒みへの対処

❶冷やす

血行がよくなり痒みが増強する場合は，局所冷却が有効となる。また頭部を冷やすことで気分が安まり，痒みを抑える効果がある。

❷薬物療法

痒みが強いときは，外用薬や内服治療が必要となる。痒みを抑える鎮痒薬にはクロタミトン（オイラックス），抗ヒスタミン薬，副腎皮質ホルモンが用いられる。

❸精神的支援

強い痒みを訴える患者に対して「かいてはいけません」と説明するだけでなく，痒みは客観的に評価しにくいものであることを念頭に，痒みのつらさに耳を傾けて精神的支援をする。一方，痒みから気持ちを他に移すことも重要である。

❹痒みから気を逸らす

痒みのことを何度も聞かない。熱中できる趣味や散歩などを勧める。

（菊地真由美）

《参考文献》
1）松葉祥一：老人性皮膚瘙痒症．アレルギー・免疫 12（4）：684-686，2005．
2）小宮根真弓：痒みを訴える疾患　皮膚そう痒症．治療 92（9）：2106-2109．2010．
3）亀井めぐみ：高齢者のスキンケア②ドライスキン・かゆみのある皮膚のケア．看護技術 61（4），2015．

第Ⅰ部　予防的ケアを必要とする高齢者の看護ケア関連図

3 過活動膀胱

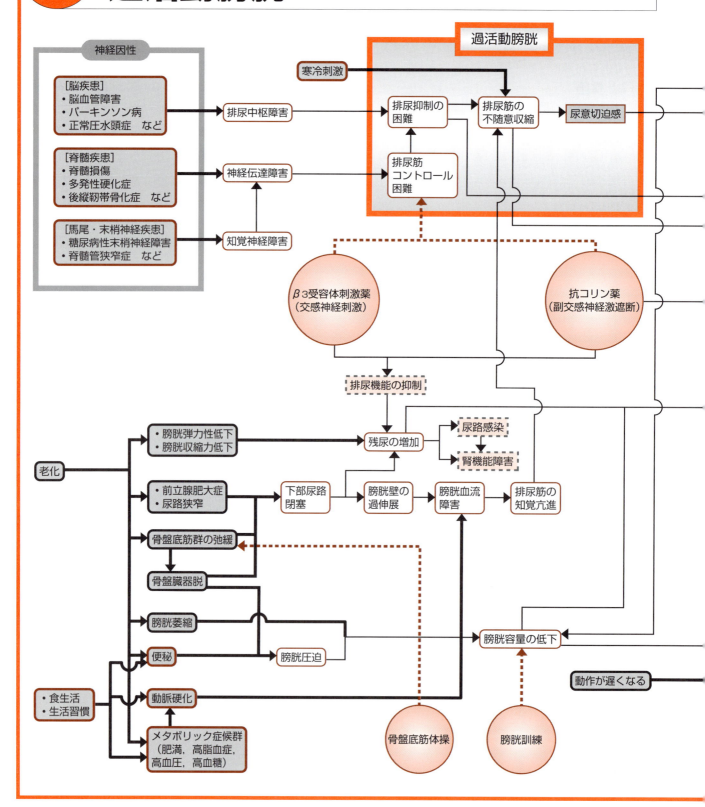

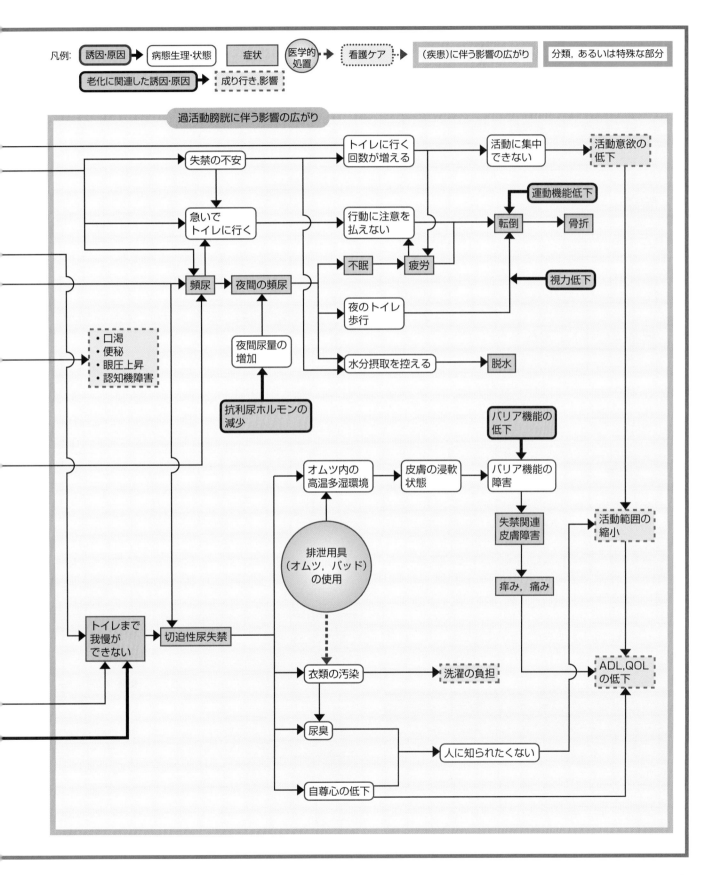

第Ⅰ部　予防的ケアを必要とする高齢者の看護ケア関連図

3 過活動膀胱

Ⅰ 過活動膀胱が生じる病態生理

1．定義

過活動膀胱（overactive bladder：OAB）は，尿意切迫感（急に起こる我慢できないような強い尿意）を必須症状とする症状症候群である。通常は頻尿を伴う。切迫性尿失禁を伴う場合もあるが，必須症状ではない。

2．排尿のメカニズム

排尿は，尿をためる「蓄尿機能」と尿を排出する「排出機能」からなる。この2つの相反する機能は，交感神経と副交感神経によってコントロールされている[表1]。

1）蓄尿機能

膀胱に尿がたまってくると，膀胱壁が伸展し，その刺激は骨盤神経（副交感神経）を通って脊髄の排尿中枢に伝えられ，反射性に下腹神経（交感神経）を介して排尿筋を弛緩させ，内尿道括約筋を収縮させる（蓄尿反射）。同時に，陰部神経（体性運動神経）により，外尿道括約筋も収縮する。膀胱は尿が増えるにしたがい，弛緩・伸展する。そのため，膀胱に尿が一定量（200～300mL）たまるまでは，膀胱内圧が上昇することはほとんどない。

さらに膀胱に尿がたまると，膀胱内圧が高まり，刺激を受けた大脳皮質は，尿意を認知し，脳幹部の排尿中枢を随意的に抑制する。排尿筋は弛緩し，尿道括約筋は収縮する。このようなメカニズムによって，人はトイレに行くまで排尿を我慢できる。

2）排出機能

トイレに移動し，排尿するという意思決定をすると，排尿中枢の抑制が解除される。排尿中枢から骨盤神経（副交感神経）を通って膀胱壁に伝えられ，排尿筋は収縮し，内尿道括約筋を弛緩させる（排尿反射）。同時に，外尿道括約筋も弛緩することで排尿できる。

3．過活動膀胱に至るメカニズムと症状

1）過活動膀胱に至るメカニズム

脳・脊髄の障害や下部尿路閉塞，骨盤底筋群の障害によって，蓄尿期における排尿筋の不随意収縮が起こり，過活動膀胱を生じる。過活動膀胱は，原因によって，神経学的異常に起因する神経因性過活動膀胱と，明らかな原因を特定できない非神経因性過活動膀胱に分けられる[表2]。

神経因性過活動膀胱は，高齢者に多い脳や脊髄，末梢神経の疾患に伴って生じる。脳血管障害などの中枢神経系の障害では，排尿中枢における排尿抑制が困難となり，排尿筋の不随意収縮が起こる。また，末梢神経疾患では知覚神経が障害され，脳と膀胱の間の神経伝達がうまくいかず，排尿筋のコントロールが困難になる。つま

[表1] 排尿のメカニズム

	排尿中枢	排尿筋	内尿道括約筋	外尿道括約筋
蓄尿機能：排尿しない	抑制	弛緩	収縮	収縮
	大脳皮質	下腹神経（交感神経）		陰部神経（体性運動神経）
排出機能：排尿する	抑制解除	収縮	弛緩	弛緩
	大脳皮質	骨盤神経（副交感神経）		陰部神経（体性運動神経）

[表2] 過活動膀胱の原因

神経因性	脳疾患	脳血管障害，パーキンソン病，正常圧水頭症など
	脊髄疾患	脊髄損傷，脊髄腫瘍，脊髄小脳変性症，多発性硬化症，後縦靱帯骨化症，脊髄変性疾患など
	馬尾・末梢神経疾患	糖尿病性末梢神経障害，脊柱管狭窄症など
非神経因性	下部尿路閉塞	前立腺肥大症，尿道狭窄など
	加齢変化・出産	骨盤底筋群の弛緩，骨盤臓器脱など
	その他	メタボリック症候群（肥満，高脂血症，高血圧，高血糖），慢性膀胱虚血，便秘，寒冷刺激

り，排尿の抑制が行われず排尿筋が不随意に収縮するために，尿意切迫感を感じることになる。

非神経因性過活動膀胱は，神経障害以外で膀胱の神経が過敏に働くものをいう。高齢者に多い下部尿路閉塞では，尿の排出ができないことで膀胱に多量の尿がたまり，膀胱が過伸展する。さらに，排尿しようと膀胱に高い圧力がかかる。こうした膀胱に負荷がかかる状況が続くことによって，膀胱血流障害が生じ，排尿筋の知覚亢進により不随意収縮が起こり，尿意切迫感を生じる。また，加齢変化や出産により，骨盤底筋群が脆弱化すると，尿道や膀胱を支えることができず，膀胱出口部閉塞が起こり，膀胱壁が過伸展することで過活動膀胱が生じる。また，メタボリック症候群の個々の構成因子によって動脈硬化をきたし，血管の内腔を狭くすることにより膀胱血流障害が起こり，過活動膀胱が生じる。また，暖かいところから急に寒いところに出たり，炊事や掃除など冷たい水での作業で手足が冷えると，寒冷刺激によって排尿筋の収縮が生じ，尿意切迫感が生じる。非神経因性過活動膀胱の多くは，複数の病態が複合的に関与し原因が特定できない場合も多い。

2）過活動膀胱により生じる症状

過活動膀胱により生じる主な症状は，次にあげる蓄尿症状である。また，過活動膀胱の原因となる疾患により，排尿困難（尿が出にくい），尿勢低下（尿の勢いが弱い）などの排尿症状や，残尿感（排尿後にまだ膀胱に尿が残った感じがする），排尿後尿滴下（排尿後，下着に尿が付着する）などの排尿後症状が生じることがある。

① 尿意切迫感

過活動膀胱の必須症状である尿意切迫感は，尿が充満してくると徐々に強くなる尿意とは異なり，膀胱内の蓄尿量にかかわらず，急に起こる我慢できないような強い尿意である。

② 頻尿・夜間頻尿

過活動膀胱の必須症状である尿意切迫感によってトイレに行く回数が増え，頻尿となる。頻尿は，排尿回数が多すぎるという患者の愁訴である。一般的には，日中8回以上の排尿，夜間1回以上排尿のために睡眠が中断されることをいう。

③ 切迫性尿失禁

尿意切迫感と同時に，または直後に，意思とは関係なく尿が排出されてしまうことをいう。

4．診断・検査

症状の確認とともに，同等の症状を呈する疾患や状態 [表3] も念頭に，症状の原因となる疾患の精査，治療を優先すべき疾患を把握するための検査を行う。自覚症状の問診，過活動膀胱症状質問表，病歴，身体理学的・神経学的所見，尿検査，尿量・残尿測定，排尿状況の把握を行う。

1）自覚症状の問診

過活動膀胱が疑われる場合，まず，必須の症状である尿意切迫感の有無，日中・夜間の尿回数を確認し，頻尿がないか確認する。さらに尿失禁の有無を確認する。また，原因疾患を推測するために，排尿症状や排尿後症状を聴取する [表4]。

聴取の際は「いつから症状が現れたのか」「どんなときに排尿回数が増えたり，尿意切迫感が強くなったりするのか」「残尿感や下腹部痛，排尿時痛はあるのか」など，具体的に質問することにより詳細な情報を得る。

2）過活動膀胱症状質問表

過活動膀胱症状質問表（overactive bladder symptom

[表3] 過活動膀胱と鑑別すべき疾患・状態

膀胱の異常	膀胱がん，膀胱結石，間質性膀胱炎
膀胱周囲の異常	子宮内膜症
前立腺・尿道の異常	前立腺肥大症，前立腺がん，尿路結石
尿路性器感染症	細菌性膀胱炎，前立腺炎，尿道炎
その他	尿閉，多尿，心因性頻尿

[表4] 排尿症状，排尿後症状とその特徴

	症状	症状の特徴
排尿症状	尿勢低下	尿の勢いが弱いこと
	尿線分割・散乱	尿線が割れたり，散乱すること
	尿線途絶	尿線が排尿中に1回以上途切れること
	排尿遅延	排尿準備ができてから排尿開始までに時間がかかること
排尿後症状	残尿感	排尿後に膀胱が空になっていない感じがすること
	排尿後尿滴下	排尿直後（男性では便器から離れた後，女性では立ち上がった後）に不随意に尿が出てくること

score：OABSS）[表5] は，過活動膀胱の重症度，また下部尿路症状の包括的な評価のために用いる。過活動膀胱の診断基準は，「質問3の尿意切迫感スコアが2点以上，かつ合計得点が3点以上」とされている。OABSSによる重症度判定では，合計スコア5点以下が軽症，6～11点が中等症，12点以上が重症である。

3）病歴の聴取

現病歴，既往歴，合併症，服薬歴の聴取は症状の原因を特定する上で必要である。認知機能の低下や言語障害のために，高齢者自身が病歴を説明することが難しい場合は，高齢者の生活をよく知る家族等から聴取する。

4）身体理学的所見，神経学的所見

尿閉の有無を判断するために，下腹部を視診，触診し，下腹部の膨隆を確認する。男性では前立腺肥大の有無を判断するために，前立腺の触診を行う。女性では，骨盤底筋群の脆弱化，骨盤臓器脱，生殖器の感染・炎症の有無を視診，内診により判断する。排尿障害の原因となっている神経障害の有無を確認する。

5）尿検査

尿検査は身体に侵襲がかからず，異常の早期発見や病態の把握に役立つ検査である。通常，尿の色は「淡い黄色」の透明な液体であり，尿の色が赤い場合は尿路の疾患が疑われ，濁っている場合は炎症による膿尿などが疑われる。血尿や膿尿の有無を判断するために，試験紙によるテストテープ検査あるいは尿沈渣を行う。尿検査によって，過活動膀胱症状に関連する尿路感染症，尿路がん，尿路結石などの原因疾患を特定することができる。

6）尿量測定・残尿測定

過活動膀胱の治療に用いられることが多い抗コリン薬の与薬により，残尿が出現あるいは増加する可能性がある。残尿の有無は治療選択の重要な要因となるため，定期的に残尿の評価を行う。1回排尿量は，トイレに行った際に尿を計量カップに採り尿量を測定する。採尿動作が難しい高齢者には，便座に取り付ける採尿容器を用いるとよい[図1]。残尿測定法には，排尿直後に膀胱内に残っている尿を導尿法やエコー膀胱容量測定装置[図2]により測定する方法がある。

7）排尿状況の把握

排尿状況の把握には排尿日誌[1]が有用である。患者自身あるいは介護者が排尿の際に，時刻と排尿量，尿意の有無，切迫性，失禁の有無，排尿時痛，下腹部緊満の有無，飲水量などを記録するものである。症状の頻度，程度，生活への影響など多くの情報を得ることが可能である。日誌の記載は最低2日，一般的には連続3日以上の記録が推奨されている[2]。

8）精密検査

●エコー検査

腹部や背部にエコーを出す機械（プローブ）を当て，腎臓や膀胱の形態，腫瘍，ポリープ，炎症，結石の有無を調べる。

[表5] 過活動膀胱症状質問表（OABSS）

以下の症状がどれくらいの頻度でありましたか。この1週間のあなたの状態に最も近いものを，一つだけ選んで，点数の数字を〇で囲んでください。

質問	症状	点数	頻度
1	朝起きたときから寝るまでに，何回くらい尿をしましたか	0	7 回以下
		1	8 ～ 14 回
		2	15 回以上
2	夜寝てから朝起きるまでに，何回くらい尿をするために起きましたか	0	0 回
		1	1 回
		2	2 回
		3	3 回以上
3	急に尿がしたくなり，我慢が難しいことがありましたか	0	なし
		1	週に1回より少ない
		2	週に1回以上
		3	1 日に1回くらい
		4	1 日2～4回
		5	1 日5回以上
4	急に尿がしたくなり，我慢できずに尿をもらすことがありましたか	0	なし
		1	週に1回より少ない
		2	週に1回以上
		3	1 日に1回くらい
		4	1 日2～4回
		5	1 日5回以上
合計点数			点

（日本排尿機能学会編：過活動膀胱診療ガイドライン，第2版．p105，リッチヒルメディカル，2015．より）

[図1] 便座に取り付ける採尿容器の例

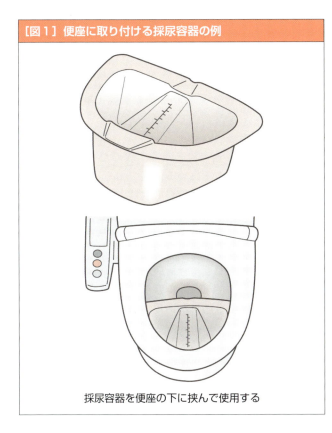

採尿容器を便座の下に挟んで使用する

[図2] エコー膀胱容量測定装置

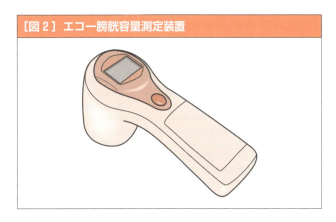

● 血液検査

前立腺がんを除外するために，前立腺特異抗原（prostate-specific antigen：PSA）を調べる。

● 尿流動態検査

・尿流測定：測定装置のついたトイレに排尿する検査であり，1回の排尿にかかる時間，尿量，尿の勢いを調べる。

・膀胱内圧測定：膀胱内に留置したカテーテルを通じて滅菌水または二酸化炭素を持続的に注入し，一方に接続した測定器を用いて，膀胱内圧の変化を記録する。尿意，膀胱壁の伸展性，膀胱容量，排尿筋過活動の有無，随意的な膀胱収縮の可否，外尿道括約筋との協調を調べる。

5．治療

1）薬物療法

過活動膀胱は，蓄尿期における排尿筋の不随意収縮により生じるため，排尿筋の収縮を抑制する，あるいは，排尿筋を弛緩させる作用をもつ薬物が処方される[表6]。

膀胱の機能は交感神経と副交感神経により調整されている。副交感神経が活性化すると排出機能が優位となる。副交感神経を抑える薬を与薬すると逆に交感神経が活発になり，蓄尿機能が優位となる。このことから，交感神経刺激薬も効果的である。つまり，過活動膀胱の薬物療法においては，副交感神経を抑える抗コリン薬や交感神経を刺激するβ_3受容体刺激薬が用いられることが多い。しかし，抗コリン薬は口渇，便秘，残尿の増加，眼圧上昇，認知機能障害などの中枢神経系の副作用をもたらす可能性があり，長期使用が困難な場合も多い。最近では，抗コリン作用をもつが，膀胱に選択的に働くコハク酸ソリフェナシンや，経皮的に薬剤が吸収されるため血中濃度が安定して副作用が出にくいオキシブチニン塩酸塩もある。

[表6] 過活動膀胱の治療に用いられる薬剤

分類	一般名（商品名）	作用	副作用
抗コリン薬	プロピベリン塩酸塩（バップフォー） オキシブチニン塩酸塩（ポラキス，ネオキシテープ） コハク酸ソリフェナシン（ベシケア）	排尿筋のムスカリン受容体を遮断（副交感神経刺激を遮断）し，膀胱の不随意収縮を抑制	口腔内乾燥，便秘，残尿の増加，眼圧上昇，記憶障害
β_3受容体刺激薬	ミラベグロン（ベタニス）	膀胱のβ_3アドレナリン受容体に作用し（交感神経刺激），排尿筋を弛緩させ，膀胱容量を増大	肝機能障害，便秘

2）行動療法
① 膀胱訓練

過活動膀胱の症状である尿意切迫感や尿失禁を気にするあまり，膀胱に少ししか尿がたまっていないのに早め早めにトイレに行く習慣をつけてしまうと，膀胱容量の低下，尿意に対する過敏性の増加を招くことになる。膀胱訓練は，尿を我慢することにより，蓄尿機能を改善させる方法である。排出機能に障害がなく，排尿回数が多い，あるいは1回尿量が少なく頻尿となっている人を対象に行う。

尿意を感じてから15～60分単位で徐々にトイレを我慢するよう指導する。できる範囲から開始して徐々に排尿間隔を延長し，最終的に2～3時間の排尿間隔を得られるように訓練する。1回の排尿量を150～300mL程度までためることを目標にする。

失禁を経験している患者にとっては，失禁をおそれ，積極的に取り組めないこともある。具体的に「何をしたら排尿感覚を伸ばすことができそうか」「どの程度なら我慢できそうか」を患者と一緒に考え，無理のない目標を設定することが重要である。

訓練実施中は，排尿日誌をつけ，患者とともに変化を確認し，効果をフィードバックし訓練の継続を強化する。

② 骨盤底筋体操

肛門や膣を繰り返し締めたり，緩めたりすることで，尿道括約筋の収縮力を高める運動である。

過活動膀胱の原因には骨盤底筋群の脆弱化もあげられるため，骨盤底筋群の強化は過活動膀胱の改善につながる。骨盤底筋群の収縮により排尿筋収縮が反射性に抑制され，尿意切迫感の抑制につながる。また，膀胱の不随意な収縮が起きたときに骨盤底筋群の収縮が尿道閉鎖圧を高めれば，尿失禁を改善できる可能性がある。女性だけでなく，男性にも効果がある。

骨盤底筋群は外側から確認しにくく，他動的に動かす

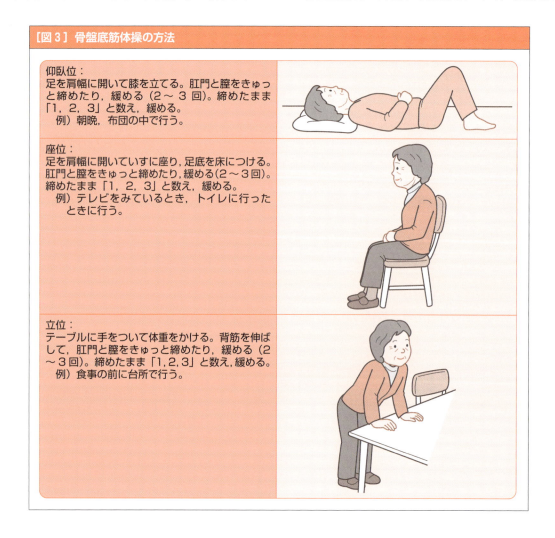

［図3］骨盤底筋体操の方法

仰臥位：
足を肩幅に開いて膝を立てる。肛門と膣をきゅっと締めたり，緩める（2～3回）。締めたまま「1，2，3」と数え，緩める。
　例）朝晩，布団の中で行う。

座位：
足を肩幅に開いていすに座り，足底を床につける。肛門と膣をきゅっと締めたり，緩める（2～3回）。締めたまま「1，2，3」と数え，緩める。
　例）テレビをみているとき，トイレに行ったときに行う。

立位：
テーブルに手をついて体重をかける。背筋を伸ばして，肛門と膣をきゅっと締めたり，緩める（2～3回）。締めたまま「1,2,3」と数え，緩める。
　例）食事の前に台所で行う。

ことはできない。骨盤底筋訓練の目的や方法を理解し，取り組む意欲をもち，継続できる人が対象となる。

骨盤底筋体操の方法は種々あり，高齢者の運動機能や生活環境に合わせ，いつ，どこで行うと忘れずに行いやすいのか，継続可能な方法を選択する。骨盤底筋体操の方法は，1〜2秒の短い間隔で収縮と弛緩を繰り返す体操から，収縮したままで3〜5秒間保持する体操を加えていく［図3］。

体操は5分程度から始め，1日10分間程度を目標とするが，「朝と晩に5分ずつ」「トイレに行った後に1分間ずつ」「テレビのCMのときに」など，個々の患者の生活や体力に合わせて行うように説明する。体操の効果が出るまでには1〜3か月はかかるので，あきらめずに継続して行えるようにサポートする。

骨盤底筋群の収縮の感覚を自覚することが難しい場合には，「おならがでそうなときに我慢する感じで肛門を締める」「おしっこを我慢する感じで膣と尿道を締める」というように，方法をイメージできるよう具体的に伝える。

6. 過活動膀胱の合併症（成り行き）

尿意切迫感や頻尿があると，転倒や転落を起こしやすい。特に高齢者は運動機能や感覚機能（視覚）の低下もあり，慌てて行動することが転倒や転落につながりやすい。過活動膀胱の症状が続くと，夜間頻尿のため睡眠など日常生活に支障が出るようになる。高齢者の場合，過活動膀胱の原因は多様で，失禁を避けることができない状態も考えられる。失禁への不安から，飲水を制限し脱水を生じたり，自ら活動を制限し，外出を控えたり，尿失禁によって自尊心が低下したりと，QOLが低下する要因となる。

さらに，切迫性尿失禁が生じると，特に高齢者では表皮構造の加齢変化によりバリア機能が低下しており，尿が陰部や殿部に付着することやオムツの使用により，皮膚トラブル（失禁関連皮膚障害）を生じやすくなる。また，過活動膀胱の治療は蓄尿機能を改善するために，排出機能を抑制することがある。高齢者では，加齢変化により膀胱の弾力性が低化し，排尿筋の収縮力が減退していることもあり，過活動膀胱の治療によって残尿が増え，尿路感染症を引き起こしたり，腎機能障害をもたらすこともある。

II 過活動膀胱の症状を有する高齢者の看護ケア

1. 観察ポイント

過活動膀胱の原因となる脳疾患は，排尿行動にかかわる認知機能や運動機能にも障害をもたらす。さらに，高齢者の場合は，加齢変化による影響も加味されることを念頭に，排尿障害のみならず，患者自身の過活動膀胱の症状に伴う苦痛を聞き，日常生活への影響を把握することが求められる。

しかしながら，患者にとっては，排尿にかかわる情報を確認されることは，差恥心を伴うことが多い。患者の差恥心を最小限にとどめるために，プライバシーが保護される環境を整えたり，看護師の態度や言葉遣いにも注意を払う。

1）患者自身の過活動膀胱の症状に対する 受け止めを把握する
- 困っていること
- 不安や落ち込みの有無・程度
- 頻尿や尿意切迫，尿失禁などの症状に対する対処方法と効果の自覚

2）排尿障害を把握する
- 排尿行動の把握
  - ▶排泄行動：尿意の知覚，トイレの認識，排泄場所への移動，排尿動作，後始末の動作
  - ▶何らかの障害がある場合：援助者の有無，排泄環境（トイレの場所・配置・様式），排泄のための自助具（収尿器，ポータブルトイレ，紙オムツ）の使用，服装
- 排尿状況の把握：排尿回数・間隔（日中・夜間），尿量（1回尿量・1日量），尿の性状（色，混濁の有無），尿失禁の有無，排尿時痛，下腹部緊満の有無，排尿症状（尿勢低下，排尿遷延など），排尿後症状（残尿感，排尿後尿滴下）
- 過活動膀胱の症状の把握：尿意切迫感，頻尿・夜間頻尿，切迫性尿失禁の有無

3）過活動膀胱の原因を把握する
- 病歴，既往歴，合併症，服薬歴

4）排尿障害の日常生活への影響を把握する

- **食事**：睡眠不足や活動量の低下が食欲に影響していないか，摂取量や栄養状態に影響があるか。
- **清潔・整容**：尿失禁による陰部の汚染の有無，頻尿や尿意切迫症状，失禁関連皮膚障害（発赤，かぶれ，びらん），瘙痒感，痛み，尿臭
- **活動**：夜間頻尿による睡眠不足で日中の覚醒に影響を及ぼしていないか，活動意欲の低下，活動範囲の縮小，活動内容の影響
- **休息**：睡眠状況
- **社会**：家庭内での役割，人間関係への影響，他者との交流の縮小

5）行われている薬物療法の効果と副作用を把握する

- **効果**：排尿日誌から排尿回数や1回尿量の変化
- **副作用**：口渇，胃腸障害，めまい，倦怠感，血圧低下の有無と程度

2．看護の目標

❶過活動膀胱による症状に対する不安がなく，十分な休息が確保され，これまでの活動が継続できる。
❷失禁に対処でき，生活への影響がない。
❸過活動膀胱による合併症（失禁関連皮膚障害，残尿の増加）が生じない。

3．看護ケア

1）過活動膀胱に影響する生活習慣の改善に向けた援助

① 生活指導

　過活動膀胱の原因の一つに，メタボリック症候群（肥満，高脂血症，高血圧，高血糖）や便秘など生活習慣が影響しているものがある。高齢者の場合は，これらの症状を有し，治療を受けている場合も多い。治療の内容や食事（飲水），運動の状況を確認し，指導する。高齢者の場合，急激な食事制限や運動により，低栄養や脱水，疲労，心不全などの悪影響も生じる。性格や生活状況，既往疾患を把握して指導内容を調整する。

- **体重管理**：食事と運動方法について指導する。
- **水分摂取の管理**：排尿日誌などをもとに1日のなかで水分の摂り方（時間・量）や飲み物の種類を把握し，高齢者と相談しながら1日量が1000 〜 1500mL 程度

になるよう調整する。夜間頻尿を避けるため，午前中〜夕方までに多めに摂取する。また，夕食での塩分過多や利尿効果のあるカフェインなどの摂取を控えるよう指導する。

- **排便管理**：便秘改善の食事の工夫，水分摂取，運動について指導する。
- **腹部マッサージ，温罨法**：効果がみられる場合には，患者自身で行うよう指導する。

② 行動療法の継続に向けた支援

　膀胱訓練や骨盤底筋体操は継続することが重要である。一般に高齢者では，膀胱訓練や骨盤底筋体操の実施・継続は難しいといわれている。高齢者の学習能力や運動能力，モチベーションをアセスメントし，行動療法継続に向けて方法を検討する。看護師は，高齢者が困っていることが行動療法を行うことによってどのように改善されるのか，高齢者にとっての利点や活用方法を伝え，モチベーションを高める。また，排尿日誌を用いて，高齢者の達成状況（1回排尿量の増加，排尿間隔の延長）や努力を評価し，それに基づいて新たな目標を設定し，さらに行動療法の継続を促すことが重要である。

　膀胱訓練の際には，高齢者の尿意切迫感に伴う苦痛を十分理解した上で徐々に進める。高齢者のなかには，今までの生活体験のなかで，トイレを我慢することは身体に悪いと尿意を我慢しないで排尿することを意識的に行っている人や，膀胱炎や失禁を心配し早めにトイレに行くようにしている人もいる。看護師は，このような排泄習慣をとっている高齢者の気持ちを把握すると同時に，高齢者が不安なく訓練に取り組めるように，高齢者の訓練に対する考えや不安を把握し，丁寧に説明し，対応する必要がある。

　骨盤底筋体操の指導の際には，高齢者自身に骨盤底筋群を随意に動かす感覚を習得してもらった上で，毎日，継続して体操を行うことを習慣化できるようにする。どのように体操を日常生活に取り入れるのか，どうしたら体操を継続できるのかについて，高齢者と相談する。また，指導後は体操が正しく継続して実施されているか，体操の効果についても評価する。高齢者が主体的に体操に取り組むことができるように支援する。

③ 症状の変化や悩みを表出できる環境づくり

　排泄は個人的で羞恥心を伴う行為であることから，排泄に支障が生じても他者に相談することを躊躇している場合が多い。意を決し外来を受診した患者であっても，検査や問診に心理的な抵抗を生じていると考えられる。排泄は1人で行われる行為であることから，排泄の状態

を正確にアセスメントするには患者から話を聞くことが重要である。患者に話を聞く際には，患者の羞恥心に配慮し，個室やプライバシーが守られる環境を整える。また，排尿障害による生活への影響や患者の希望を含めて聴取する必要がある。高齢者や家族から相談してもらえる関係をつくる必要がある。また，障害がありそうかどうか，日常生活の状況や表情などから把握し，さりげなく確認していく。高齢者が看護師に相談することで，一緒に方法を考えてくれることがわかり，信頼関係をつくれるようにかかわる。

④ 活動・休息の支援

過活動膀胱の症状である頻尿や尿意切迫感，尿失禁への不安は，活動を縮小させる要因となる。外出時には，「あらかじめトイレの場所を把握しておく」「水分は少量ずつこまめにとるようにする」「飲食時間と排尿パターンを把握し，早めにトイレに行く」など，高齢者の生活に合わせて調整する。

尿失禁が心配で眠れない場合は，尿パッドやオムツを使用することで，安心して眠れる場合もある。就寝前に排尿することを勧めたり，尿パッドやオムツを検討する。

2）排泄自立に向けた援助

高齢者の場合，過活動膀胱の原因は多様で，失禁を避けることができない状態も考えられる。そのため，排尿自立に向けた援助では，高齢者がもつ運動機能や認知機能に合わせ，①排尿しやすい環境の工夫，②排尿リズムの獲得の視点から，できるだけその人が安心して生活できる状況をつくれるよう支援する。

① 排尿しやすい環境の工夫

● トイレ環境の工夫

尿意切迫感や頻尿があると，転倒や転落を起こしやすい。特に高齢者は運動機能や感覚機能の低下もあり，慌てて行動することが転倒につながりやすい。尿意切迫感にも安全に対応できるように，生活空間とトイレの位置関係の検討が重要である。高齢者の移動能力に合わせて，普段生活する居室とトイレが近くなるように居室を変更する。また，身体機能に応じた手すりを設置する。さらに，夜間頻尿がある場合はフットライトの設置など，照明も検討する。

● 排泄動作の工夫

高齢女性の場合，下肢の冷えから下着を何枚も着ている場合があり，尿意が切迫した状態で下着をおろす前に排尿してしまうこともある。保温性に優れ，排泄時に着脱しやすい下着を勧める。

● 排泄用具の工夫

適切な排泄用具を使用することで尿失禁に対応できれば，安心な生活につながり，自尊心を守ることができる。尿失禁への不安や尿失禁がある場合，漏れの量や状態にあったオムツや尿失禁専用パッドなどを紹介する。

② 排尿リズムの再獲得

排尿は飲水量や飲み物の種類に影響を受ける。水分の過剰摂取や利尿作用のある飲み物によって尿量が増加し過活動膀胱の症状を悪化させる場合や，失禁への不安から水分摂取を控え脱水につながる場合もある。排尿日誌を活用し，適切な水分摂取量や摂取方法を高齢者とともに考え，排尿時間をコントロールする。排尿日誌の記録が高齢者で難しい場合は，家族や介護者が記載する。

また，尿失禁への不安から早めにトイレに行く習慣をつけると膀胱容量が小さくなり，さらに頻尿となる。このような状況が続くと，膀胱が充満することで感じる尿意と不安で感じる尿意の違いが不明確になる。排尿日誌を活用し，膀胱充満感と尿意，尿量の関係を把握できると，安心してトイレに行けるようになる。尿意と同時に尿が漏れてしまう場合は，排尿パターンを把握し，時間や活動する前などタイミングを決め，尿漏れが起こる前に排尿する習慣をつける。

③ 行動療法の活用

尿意切迫感を感じると急いでトイレに行こうとする。急に身体を動かすと，腹圧が上昇し，膀胱内圧の上昇により尿失禁を誘発しやすくなる。

尿意切迫感をコントロールする方法として，まず尿意切迫感が生じたら，急いで動こうとせず，落ち着いて深呼吸し，尿意を我慢する。尿意が弱まってから，ゆっくりと立ち上がって，トイレに行くようにする。

尿意切迫時に指導することは難しいため，方法を試みる場合は，あらかじめ尿意には波があり，強い尿意も我慢しているとだんだん弱くなることや対処法について説明しておくことが必要である。また，高齢者自身が対処法を評価し，尿意切迫感をコントロールできることを理解することが重要である。

骨盤底筋体操を行っている場合は，尿意を感じたら，静かにその場で骨盤底筋群の収縮を反復させるよう指導する。この収縮は素早い収縮のほうが効果的で，尿道抵抗を高めるだけでなく，膀胱収縮の抑制に働く。

3）過活動膀胱による合併症予防

●尿失禁に伴う合併症の予防

　失禁によってオムツ内は高温多湿環境となり，陰部や殿部の皮膚に尿が付着した状態が続くと，皮膚は浸軟状態となり，バリア機能が障害され，皮膚障害を生じやすくなる（失禁関連皮膚障害）。皮膚のバリア機能を保つためには，健康な皮膚のpHに近い弱酸性の洗浄剤を使用するとよい。患者の負担を最小限にするため処置を短時間で行うには，泡洗浄剤などを使用する。原則，1日1回は陰部や殿部を洗浄するなどの予防をしていくことが重要である。陰部や殿部の清潔を保つことは尿路感染症の予防につながる。

●薬物療法に伴う合併症（残尿の増加，尿路感染症，腎機能障害）の予防

　過活動膀胱の治療に用いられる抗コリン薬は，口渇，便秘，残尿の増加，眼圧上昇，認知機能障害などの中枢神経系の副作用をもたらす可能性がある。特に残尿の増加は，尿路感染症，腎機能障害を引き起こす可能性がある。残尿感や排尿間隔に注意し，必要時，残尿測定を行う。

4．看護の評価ポイント

❶尿意切迫感，頻尿，尿失禁への不安は軽減したか。

❷十分な睡眠の確保とこれまでの活動が継続できているか。

❸高齢者個々の能力に応じた排泄の自立ができているか。

● 失禁への対処行動
● 生活への影響の有無

❹過活動膀胱による合併症が予防できているか。

● 合併症に対する予防行動
● 薬物療法に伴う合併症の有無

（島田広美）

《引用文献》
1）日本排尿機能学会ホームページ（http://japanese-continence-society. kenkyuukai.jp/special/?id=16256）
2）日本排尿機能学会編：過活動膀胱診療ガイドライン，第2版．p24，リッチヒルメディカル，2015．

《参考文献》
1）一般社団法人日本創傷・オストミー・失禁管理学会編：排泄ケアガイドブック―コンチネンスケアの充実をめざして．照林社，2017．
2）荒木博陽監：ナースが知りたい！病棟でよく出る薬　第13回　排尿障害治療薬，Expert Nurse 31（4）：83-92，2015．
3）山西友典監：特集2　過活動膀胱の診断・治療とケア．泌尿器ケア 19（1）：65-84，2014．
4）西沢理編：インフォームドコンセントのための図説シリーズ　過活動膀胱と骨盤臓器脱．医薬ジャーナル社，2013．
5）山口秋人監：患者説明にそのまま使える！よくわかる泌尿器科検査の知識．メディカ出版，2012．

NOTE

4 熱中症

第Ⅰ部 予防的ケアを必要とする高齢者の看護ケア関連図

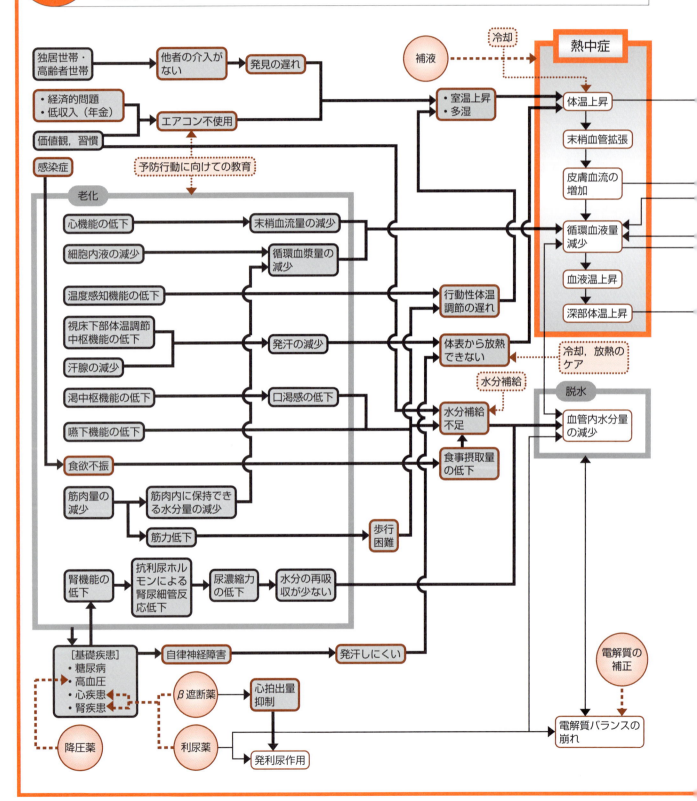

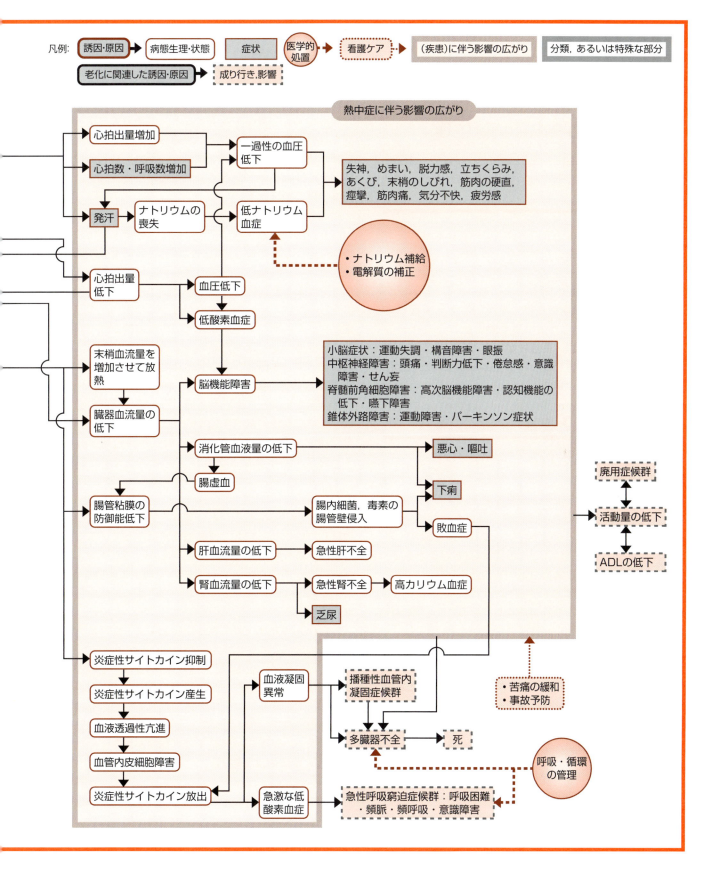

第Ⅰ部　予防的ケアを必要とする高齢者の看護ケア関連図

 熱中症

Ⅰ　熱中症が生じる病態生理

1．定義

熱中症は「暑熱環境下での身体適応障害により発生する状態の総称」と定義されている。熱中症は，高温環境下で体内の水分やナトリウムなどの電解質バランスが崩れ，体内の調整機能が破綻することによって身体適応が障害される状態である。近年，温暖化による影響により，生理機能が低下した高齢者が熱中症になるケースも多くみられる。特に，高齢者が室内で発症することが頻発している。高齢者では，熱中症を発症すると重症化し，死につながることがある。

2．メカニズムと症状

1）熱中症のメカニズム

人間は通常，体温を一定に保ち恒常性を維持している。視床下部にある体温調節中枢の働きによって自律神経を介して体温を調整し，深部の体温を維持している。しかし，高温，多湿の環境下では，体温の調節機能が障害され，深部体温が上昇し，熱中症が引き起こされる。高齢者の場合は，体温調節中枢の機能低下，汗腺の減少により発汗が少ないことから放熱しづらい状態にある。また，高齢者は体内水分量が減少しているため，深部体温が上昇しやすく，熱中症に至ることがある。

① 加齢による生理機能の要因

● 体温の恒常性機能低下

人間は体温を一定に保つため，視床下部にある体温調節中枢で調節している。体温が上昇したときには，皮膚の血管を拡張させて血液を流し，発汗させて熱を放散させる。しかし高齢者は，成人に比べ体内の水分量が50％に減少しており，血管内に存在する循環血漿量が減少している。体温上昇に対して体温を調節し一定に保つのに必要な血液が不足することから放熱できず，体温の恒常性を保つことが困難となって体温上昇し，熱中症に至る。

● 心機能の低下

加齢により心機能が低下すると，末梢血管に十分な血液を供給することができない。その結果，皮膚の血管を拡張させ放熱することができにくいため，結果的に深部体温を下げることができず，熱中症になる。

● 渇中枢の機能低下

高齢者は渇中枢の機能低下がみられ，水分が不足していても口渇が認識されにくいため，水分摂取が十分に行われないことがある。また，高齢者は体内水分が成人より少ないが，高齢により尿の濃縮力が低下して抗利尿ホルモンによる腎尿細管の反応が低下することから尿が排出されやすいため，体内水分が減少しやすい。体温の恒常性機能が低下していることと渇中枢の機能低下が，さらに体温を一定に保つための血液の不足を招き，熱の放散ができず，体温を上昇させることにつながる。

② 高齢者特有の要因

外気温が上昇しても，高齢者は温度感覚機能の低下により温度の変化に気づきにくい。また，高齢者は経済的な理由や，今までの生活習慣に沿った価値観，行動パターンによる影響などから，エアコンの使用を控えたり，水分を摂取しなければならないという判断に至ることがある。

高齢者が口渇を感じ，水分補給をする必要性について理解していたとしても，運動機能が低下していると水分を摂取する行動ができないことがある。また，トイレに行くことが困難な場合には，それを理由に水分を控え，結果として体内の水分が減少し，熱中症に影響を与える可能性がある。

さらに高齢者は，さまざまな疾患をもっている。循環器系の疾患によりβ遮断薬を使用している高齢者，腎疾患のために利尿薬を内服している高齢者は，その作用によって体内の水分量がさらに減少することで脱水を引き起こし，高温環境においても循環血液量が減少しているため心拍出量を増加させることができず，体温調整ができないため，熱中症が悪化する可能性がある。

③ 社会・環境による要因

熱中症は高温，多湿の環境下で起こるため，室外で発症することが多い。しかし高齢者では，室内での生活環境下で発症することも多く，室内で熱中症を発症し死亡した例の大部分（95例中89例）を占めている[1]。

2）熱中症の分類及び症状

熱中症の分類は，日本救急医学会の熱中症に関する委員会で定められた『熱中症診療ガイドライン2015』を基準としている。[表1]はその分類表である。

① 熱中症の症状

熱中症により高温環境下に置かれた後に，高体温を伴って全身に症状が引き起こされる。

● Ⅰ度（軽度）

熱中症の軽度の状態では，体温の上昇に伴う心拍数や心拍出量の増加，脱水により，一過性に血圧が低下し，脳への血流が低下したために起こる症状として，失神，めまい，脱力感，立ちくらみ，生あくび，大量の発汗，筋肉痛，筋肉の硬直（こむら返り），末梢のしびれ，気分不快などが現れる。

● Ⅱ度（中等度）

Ⅱ度では，さらに深部体温を下げるため，末梢の血流量を増加させることにより，各臓器への血流量が低下し，機能障害を生じる。その影響として，中枢神経症状（頭痛，判断力低下，意識障害），消化器症状（悪心・嘔吐，下痢）が生じる。

● Ⅲ度（重度）

Ⅲ度では，さらに各臓器の機能障害が進み，重篤な中枢神経症状，肝・腎機能障害，血液凝固異常などが出現する。深部温が40〜47℃まで上昇すると頻脈，頻呼吸，意識障害が現れることが多い。

② 中枢神経症状

末梢への血流量増加に伴い脳の血流量が低下し，めまい，失神，立ちくらみなどの症状が出現する。重篤になると，意識障害や小脳症状，痙攣発作が現れる。

③ 消化管症状

末梢血流量の増加に伴い，消化管の血流量が低下し，消化管の機能障害が生じる。その結果，消化器症状として悪心・嘔吐，下痢が出現する。体温上昇により，腸管粘膜の防御機能が低下し，腸内細菌，毒素が腸管壁へ侵入し，腸管血流から全身へ運ばれ，敗血症を引き起こす。これが播種性血管内凝固症候群（DIC）や多臓器不全を引き起こす一因となる。

④ 肝障害

深部体温の上昇による各臓器の脱水が進み，循環血漿量が低下すると，臓器が虚血状態となり，急性肝不全が起きる。体温調節機能が破綻した場合は，熱侵襲により肝細胞が障害され，ALT（アラニンアミノトランスフェラーゼ），AST（アスパラギン酸アミノトランスフェラーゼ）が上昇する。

⑤ 腎障害

体温上昇により多量の発汗がみられ，そのために水分

［表1］熱中症の分類

	症状	重症度	治療	臨床症状からの分類
Ⅰ度（応急処置と見守り）	めまい，立ちくらみ，生あくび，大量の発汗，筋肉痛，筋肉の硬直（こむら返り），意識障害を認めない（JCS＝0）		通常は現場で対応可能→冷所での安静，体表冷却，経口的に水分とNaの補給	熱痙攣熱失神
Ⅱ度（医療機関へ）	頭痛，嘔吐，倦怠感，虚脱感，集中力や判断力の低下（JCS≦1）		医療機関での診察が必要→体温管理，安静，十分な水分とNaの補給（経口摂取が困難なときには点滴にて）	熱疲労
Ⅲ度（入院加療）	下記の3つのうちいずれかを含む (C) 中枢神経症状（意識障害，JCS≧2，小脳症状，痙攣発作）(H/K) 肝・腎機能障害（入院経過観察，入院加療が必要な程度の肝または腎障害）		入院加療（場合により集中治療）が必要→体温管理（体表冷却に加え体内冷却，血管内冷却などを追加）呼吸・循環管理，DIC治療	熱射病
	(D) 血液凝固異常（急性期DIC診断基準（日本救急医学会）にてDICと診断）→Ⅲ度の中でも重症型			

> Ⅰ度の症状が徐々に改善している場合のみ，現場の応急処置と見守りでOK

> Ⅱ度の症状が出現したり，Ⅰ度に改善が見られない場合，すぐに病院へ搬送する（周囲の人が判断）

> Ⅲ度か否かは救急隊員や，病院到着後の診察・検査により診断される

（一般社団法人日本救急医学会 熱中症に関する委員会：熱中症診療ガイドライン2015．p7，2015．より）

の喪失が著しくなり，有効循環血漿量の低下が生じる。また，心拍出量の低下により腎血流量が低下し，腎機能低下をきたす。重症化すると急性腎不全を引き起こす。

3）合併症

早期に現れる合併症は，せん妄，昏睡，痙攣，低血圧，乏尿，代謝系では低K血症，高Na血症などが出現する。後期合併症には，ARDS（急性呼吸窮迫症候群），腎不全，腸虚血，高K血症，低Ca血症，播種性血管内凝固症候群（DIC）があり，死に至ることもある。

● **播種性血管内凝固症候群（DIC）**

深部体温の上昇により体温調節機能が働かなくなり，熱侵襲を受けることにより白血球やマクロファージなどの免疫機能が機能しなくなる。播種性血管内凝固症候群は血管透過性亢進，白血球の遊走と浸潤，並びに組織破壊をもたらし，血管内皮細胞を障害する。メディエーターにより血液凝固異常をきたして播種性血管内凝固症候群が生じ，多臓器不全を起こすと死に至ることがある。

● **中枢神経障害**

脳機能障害が重度になると，運動失調，構音障害，眼振などの小脳症状，錐体路障害による運動麻痺，パーキンソン症候群，脊髄前角細胞障害による運動麻痺，認知機能や記銘力の低下などの高次脳機能障害，嚥下障害が生じる[2]。

● **二次的障害**

熱中症の二次的障害としては，熱中症の症状や合併症に伴い活動性が低下し，ADLの低下，廃用症候群が生じる可能性がある。

3．検査・診断

診断の基準として，日本救急医学会が作成した『熱中症診療ガイドライン』による熱中症の分類があり，発症に至る環境，症状，血液データなどから診断される。

4．治療

1）重症度別に応急処置を行う

● **Ⅰ度**：安静，体表面な冷却，水分・Na補給を行えば，入院する必要はない。
● **Ⅱ度**：体温管理，経口または点滴による水分補給を行う。医療機関での診察が必要である。
● **Ⅲ度**：呼吸・循環管理，DIC（播種性血管内凝固症候群）治療を行うために集中治療が必要である。

Ⅱ　熱中症を発症した高齢者の看護ケア

1．観察ポイント

1）急性期

● **全身状態の観察**：バイタルサイン（体温，脈拍，血圧，経皮的酸素飽和度（SpO$_2$），尿量，尿比重，水分出納バランス）
● **意識レベル，中枢神経症状**（判断力の低下，せん妄など）
● **自覚症状の観察**：口渇，脱力感，悪心・嘔吐，めまい，立ちくらみ，頭痛，筋肉痛，こむら返り，倦怠感，多量の発汗，欠神，筋肉痛，頭痛
● **消化管症状**：悪心・嘔吐，下痢など
● **既往歴に関する情報収集**：高齢者は，複数の基礎疾患をもっていることが多いため，熱中症の要因となる疾患について情報収集する。
● **血液データの確認**：血清AST，ALT，BUN，クレアチニン，FDP，Plt，フィブリノーゲン，プロトロンビン時間，電解質（Na，K，Cl），血糖値，肝・腎機能（血清AST，ALT，BUN，クレアチニン），血液凝固（FDP，Plt，フィブリノーゲン，プロトロンビン時間）
● **CT**：脳機能障害の有無
● **認知・心理状態**：不安の程度，病状の理解状況または理解度

2）回復期

● **水分出納チェック，食事，水分摂取量の把握**
● **熱中症にかかわる後遺症合併症の観察**：運動失調，構音障害，眼振，運動麻痺，認知機能低下，記銘力低下，嚥下障害など
● **退院後の生活に関する情報収集**：高齢者の食事，排泄，睡眠，活動などの状況，家族構成，家族の協力体制の有無，介護保険サービス利用状況
● **認知・心理状態**：発症原因の理解度，不安

2．看護の目標

❶熱中症の症状が改善する。
❷身体的・精神的な苦痛が緩和する。
❸高齢者と家族が熱中症の予防方法を理解し，予防行動がとれる。

3．看護ケア

1）急性期
① 熱中症の症状改善に向けての援助
- 冷罨法を行い，動脈が体表面に位置する頸部，腋窩，鼠径部，体表面を冷やす。早期に体温を38℃台になるまで冷却する。
- 寝衣，寝具を調整し，体温の上昇を防ぐ。
- 室温，湿度を調整する。室温はやや低め（28℃）に調整する。
- 経口摂取が可能であれば，嚥下機能を評価した上で，水分摂取を促す。水分は1Lの水に1〜2gの塩，砂糖大さじ2〜4杯を入れて溶かしたもの，市販の飲料水では100mLあたり塩分を40〜80mg含むものを摂取できるようにする。

② 身体的苦痛緩和に向けての援助
- 清拭，寝衣交換を行い，放熱を図り発汗による不快感を除去する。
- 輸液管理を行う。中枢神経障害による症状が現れている場合は，点滴を誤って抜去する可能性があるため，点滴ルートが見えないよう寝衣のなかを通すなどして，輸液による治療が継続できるよう注意する。
- 体温の上昇により，体位を整えることが困難な場合は，安楽枕を使用し，体位を保持し，体圧を分散させ，体位変換を行う。

2）回復期―予防行動に向けての援助
- 口渇感がなくても水分を摂取するよう説明する。発汗が多い時期には，水やお茶だけでなく，塩分を特に摂取することや，スポーツドリンクを勧める。
- 水分をこまめに摂取する。1回量は，コップ半分（100mL）〜1杯（200mL）程度を少量ずつ摂取したほうが体内へ吸収されやすいという説明を本人と家族に行う。
- 入浴は40℃以下のぬるめのお湯に入り，入浴の前後に水分を補給するよう助言する。
- 通気性のよい衣服を着用するよう本人と家族に助言する。
- 外出時は，扇子やうちわを持ち歩くよう助言する。
- エアコンを使用するよう促す。室温は28℃以下，湿度は70％以下に調整するよう本人と家族に助言する。熱帯夜は夜間もエアコンを使用することを勧める。

4．看護の評価ポイント

1）急性期
❶熱中症の症状が悪化せず改善したか。
❷身体的な苦痛が早期に軽減したか。
❸精神的な苦痛が早期に軽減したか。

2）回復期
❶高齢者と家族が熱中症予防のための行動を理解できたか。
- 水分摂取の方法
- 入浴の方法
- 衣服の選択の仕方，外出時に注意すること
- 室内での過ごし方
❷高齢者と家族が熱中症予防のためにどのように行動するか，述べることができたか。

（仁科聖子）

《引用文献》
1）鈴木秀人，福永龍繁：高齢者における熱中症死亡例の検討―異状死体検案から．Geriatric Medicine 52（5）：491-494, 2014.
2）中村俊介：熱中症の後遺症．三宅康史編著，熱中症Review, p97, 中外医学社, 2012.

《参考文献》
1）三宅康史編：高齢者における熱中症．Geriatric Medicine 52（5）, 2014.
2）三宅康史編著：熱中症Review．中外医学社, 2012.
3）稲葉裕監：熱中症対策マニュアル．エクスナレッジ, 2011.
4）環境省：熱中症環境保健マニュアル2018. 2018.（http://www.wbgt.env.go.jp/heatillness_manual.php）
5）在宅医療に関するエビデンス：系統的レビュー．厚生労働科学研究費補助金・地域医療基盤開発推進事業, 2015.（https://www.jpn-geriat-soc.or.jp/info/topics/pdf/20150513_01_01.pdf）
6）大内尉義，秋山弘子編集代表：新老年学．第3版．pp967-1134, 東京大学出版会, 2010.

第Ⅰ部 予防的ケアを必要とする高齢者の看護ケア関連図

5 アルツハイマー型認知症

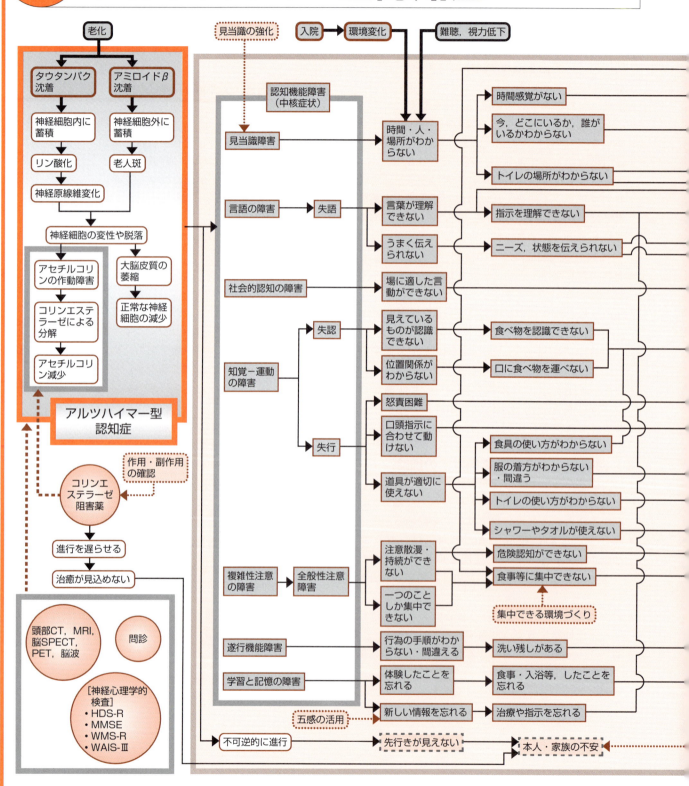

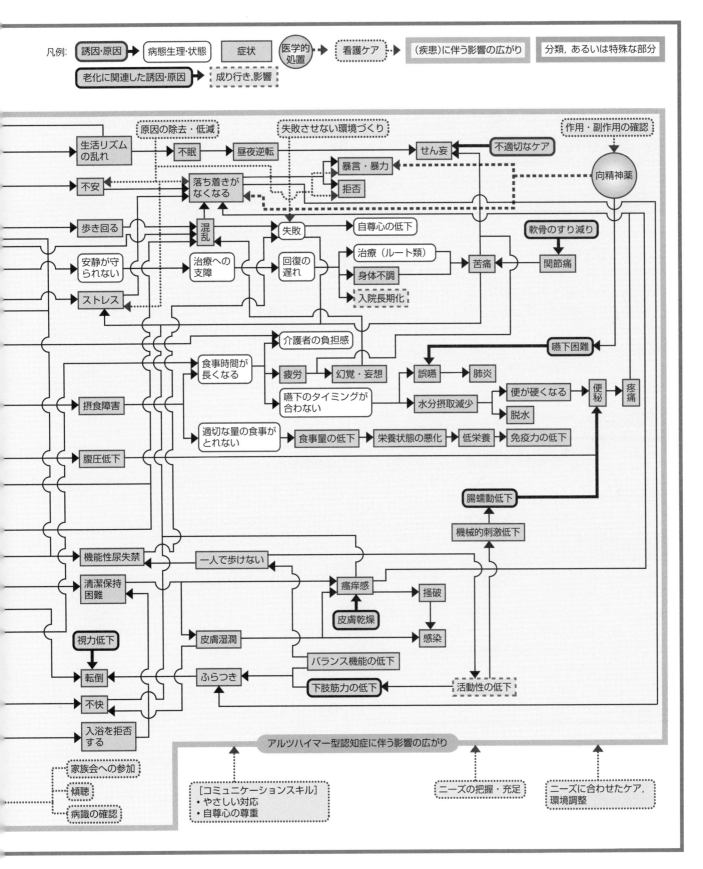

第Ⅰ部　予防的ケアを必要とする高齢者の看護ケア関連図

5　アルツハイマー型認知症

Ⅰ　アルツハイマー型認知症が生じる病態生理

1．定義

　アルツハイマー型認知症（AD）は，中枢神経変性疾患により生じる認知症の代表的な疾患であり，ドイツの医学者であるアルツハイマー博士が初めて症例を報告したことに由来する病名である。神経原線維変化とアミロイドβタンパクの蓄積を特徴とするアルツハイマー病が脳の変性をもたらし認知症を発症した段階である[1]。

　わが国においてアルツハイマー型認知症は認知症の67.6％を占め[2]，認知症の原因疾患としては最も多いといわれている。

2．メカニズム

　脳内のタンパク質が分解される際にできるアミノ酸の一種に，アミロイドβタンパクがある。通常はすぐに分解，除去されるが，産生過剰，あるいは分解や排出がうまくいかないことによって，アミロイドβタンパクが神経細胞外に蓄積していく。これを老人斑という。また，神経細胞内にはリン酸化したタウタンパクが蓄積，凝集し，線維化した神経原線維変化がみられる。老人斑や神経原線維変化は神経細胞を死滅，神経細胞の脱落を生じさせる。そのため，正常な神経細胞が減少し，脳が萎縮していく。神経細胞の脱落は大脳皮質や海馬で顕著にみられ，認知機能を保つ働きをもつ神経伝達物質であるアセチルコリンの減少をもたらす。

3．症状

　アルツハイマー型認知症では，認知機能障害によるさまざまな症状が現れる。人は認知機能を多様に活用して生活しているため，認知機能障害によって生活そのものに支障が現れる（生活障害）。また，認知機能障害以外でも，知覚，思考，気分，行動に症状が現れる。これを認知症の行動・心理症状（behavioral and psychological symptoms of dementia：BPSD）という。BPSDはアルツハイマー型認知症そのものから生じる場合もあるが，認知機能の低下の影響，認知機能の低下に加えて，不適切な環境や刺激などに随伴する場合がある。

1）認知機能障害

① 記憶障害

　アルツハイマー型認知症の主要な症状は記憶障害である。

　記憶には，記銘，保持，想起の3つの過程があり，このうち1つでも問題が生じた場合に記憶障害となる。記憶障害は経過時間と内容に分けて特徴が示される。アルツハイマー型認知症では，数分前から数週間前の記憶（近時記憶）の障害が顕著である一方，数週間以上前の記憶（遠隔記憶）は比較的保たれる。内容では，個人の体験に基づき，特定の時間と場所で起こった出来事に関する記憶（エピソード記憶）の障害がみられる一方，日頃行っていることや体得した技術などの記憶（手続き記憶）は比較的保たれる。

② 見当識障害

　場所，時間，人を認識する能力の障害である。一般的には，時間，場所，人の順で障害されるといわれる。時間の見当識障害では，日にちや時間の見当がつけられなくなるほか，おおまかな季節や時期の認識がもてなくなる。場所の見当識障害では，自分がいる場所がどこなのかがわからなくなるほか，方向や位置関係もわからなくなる。進行すると，相手が誰であるのか，身近な家族であっても顔や姿から認識することが難しくなる。しかし，親しい間柄か，頼れる相手かといった自分との関係は，進行しても比較的理解できている。

③ 遂行機能障害（実行機能障害）

　遂行機能とは目標の設定，計画を立てる，計画を実際に行う，順番や方法を考えて実行するという，目的をもった一連の活動を有効に行っていく機能である。この機能が障害されることで，行動の流れのなかで構成や段取りができなくなり，活動が完遂できなくなる。そのため生活に支障をきたすことになる。

④ 失行

　失行とは，運動器に異常はないが，目的に沿って運動や動作が行えなくなることをいう。例えば，箸は食べる

ための道具とわかっていてもどのように使えばよいかがわからずに戸惑う，説明されたことを理解できていても説明通りに行動できない，真似をして行動しようと思ってもうまくできない，服を着ようと思ってもうまく着ることができず，ズボンを頭からかぶるなど通常は行わない行為となるなどである。

⑤ 失認，視空間認知障害

失認とは，視覚に異常はないが，目に映るものが何であるかを認識できないことをいう。

また，対象物の位置関係や構造をとらえにくくなることも生じる。これは視空間認知障害といわれる。奥行きがわからない，物と自分の位置をとらえられずにぶつかる，投げられたボールを受け取れないなどが起こる。生活面では自分のいる位置や進むべき方向がわからなくなり，慣れた場所でも道に迷うなどの支障をもたらす。

⑥ 失語

失語とは言語の障害であり，聞いて言語として理解する，伝えようと思ったことを言葉にする，漢字・平仮名・カタカナを読む，書くなど，さまざまな言語様式の一部あるいはすべてに生じる障害である。アルツハイマー型認知症では，言葉の理解は低下しているが発語は比較的流暢にできるタイプの失語（流暢性失語）や，錯語（言い間違い），「あれ，えっと，あれ…」のように言葉が出てこない（語健忘）などがみられる。疾病の進行に伴い，話のまとまりがなくなり，文章の構成が乱れてくる。重度になると全失語の状態となる。

⑦ 全般的注意障害

必要な作業に注意を向け，それを持続する，いくつかの中から必要なことを選択して注意を向ける，いくつかのことのそれぞれに注意を配分することが障害される状態をいう。そのため，一度に複数のことや複雑なことを理解し反応することが難しくなる。逆に，行動中に別の刺激があると注意が移り，行動が継続できないことが生じる。

⑧ 社会的認知の障害

重度の障害では，人前で服を脱ぐ，売り物を持ち去るなど，通常の社会規範を逸脱した振る舞いをすることがある。これを脱抑制と表現される場合がある。軽度の場合は明らかな逸脱ではないものの，場にふさわしくない言動，共感性のなさなどがみられる。

2）生活障害

認知機能障害に関連して生じる「個人的・家庭的活動と社会的参加を困難にする日常生活上の障害」[3]である。

軽度から中等度のアルツハイマー型認知症では，IADL（手段的日常生活動作）に支障が生じ，重度になるとさらにBADL（基本的日常生活動作）にも支障がみられる[表1]。

3）行動・心理症状（BPSD）

認知症の行動・心理症状（BPSD）の定義は「認知症患者に頻繁にみられる知覚，思考内容，気分，行動の障害による症状」[4]である。つまり，BPSDは，認知機能障害にさまざまな要因が影響することによって生じ，不安

[表1] 認知機能障害に関連して生じる生活障害：BADLへの影響

①食事：先行期（食事を認識して口まで運ぶ段階）の障害をもたらしやすい。
具体例）
- 注意障害のため周囲の環境に過敏に反応する
  ⇒近くを通る人に見入ってしまう，傍らで見守る人の声に反応してしまうことから，食事を開始できない，中断する
  ⇒複数の器が視界に入るとどれから食べたらよいのかわからず，食事を開始できない
- 失行のため，適切に食具を選択して扱うことができない
  ⇒箸を見ても使い方がわからず，いつまでも持たない
  ⇒スプーンを持つが，適度な量をすくうことができない
- 失行のため，食べ物を口にした後どのようにするかがわからない
  ⇒咀嚼し続けて飲み込まない，口の中にため込んだまま動かない

②排泄：排泄機能の障害がなくても失禁してしまう機能性失禁をもたらしやすい。重度になると尿意・便意の喪失も生じる。
具体例）
- 見当識障害のためトイレの場所がわからない
- 失認のため，ドアの開け方やトイレの使い方がわからない
- 失行のため，トイレに入る行動がとれない，便座に座る動作に進まない
- 遂行機能障害のため，トイレに入った後，次に何をしたらわからない
- 記憶障害のため，トイレに行ったことを忘れて何度もトイレに行く

③清潔：中等度から重度になると，清潔のニードを認識しづらくなり，不潔な状態になりやすい。無理に入浴や更衣をしようとすると，羞恥心や恐怖のため激しい拒否の行動をとりやすく事故につながることもある。
具体例）
- 社会的認知の障害のため，入浴，更衣や整容の必要性の理解が難しく，拒否する
- 遂行機能障害のため，何をしたらよいかわからず，入浴を拒否する
- 失行のため，衣類の着方がわからない，うまく着ることができない
- 視空間認知障害のため，浴槽までの距離感がつかめず，不安になり立ち止まる
- 見当識障害のため，場所の認識ができず，浴室に入ることを拒否する

67

[表2] アルツハイマー型認知症によくみられる BPSD

行動症状の例	心理症状の例
• 歩き回る（徘徊），多動 • 攻撃性 • 社会的に不適切な行動，性的脱抑制	• 妄想，誤認 • 抑うつ，無気力 • 不安，情緒不安定

[表3] 認知機能障害に影響する主な要因

○身体的要因
　身体疾患に伴う症状（発熱，痛みなど），身体の不調（睡眠不足，疲労，苦痛，便秘など）
　不快感（暑い，寒い，空腹など）
○治療による要因
　行動を制限される治療（点滴，安静など），薬物の副作用
○心理的要因
　ストレス，心理的な苦痛，不安，恐怖感，羞恥心
○環境要因
　不適切なケア（本人の置かれている状態やニーズに対応してもらえない）
　環境変化（入院・入所，転室，ベッドの位置の移動，担当スタッフの交代など）
　制限のある生活（集団生活）

定な心の反応が行動や感情として表出された症状である。アルツハイマー型認知症の BPSD として比較的よくみられる症状を [表2] に示す。これらは，他者から見ると理解できない行動となるが，本人からすると何らかの苦痛や不適切な環境に対し，自分なりに対処しようとした結果である。

また，BPSD をもたらす要因を [表3] に示す。特に入院や入所は，いつもそばにいる人や物によってたどる記憶の手がかりを失い，かつ，いつもは身近にない刺激を多く受ける。さらに，自由な行動が制限され，患者としてふさわしい行動が求められる。しかし，認知機能障害により，ふさわしい行動がとれなくなる。その過程にみられる行動や言動が，医療者からは BPSD としてとらえられてしまうことがあるため注意しなければならない。

4. 診断・検査

1）診断

　アルツハイマー型認知症の臨床診断は，米国精神医学会による精神疾患の診断・統計マニュアル第5版（DSM-5），あるいは米国国立老化研究所とアルツハイマー協会（NIA-AA）による診断基準の使用が推奨[5]されている。

診断では，問診や心理検査などにより，複雑性注意，実行機能，学習及び記憶，言語，知覚―運動，社会的認知のうち，一つ以上の認知領域で，有意な認知機能の低下があること，日常生活における障害があり自立が難しいこと，その他の精神疾患やせん妄によるものではないということを示す認知症の診断基準を満たしているかを確認する。アルツハイマー型認知症の診断では，この認知症の診断基準を満たした上で，一つ以上の認知領域の障害が，徐々に進行・悪化していることを確認する。さらに，家族歴や遺伝子変異の証拠があれば，アルツハイマー型認知症と確定されるが，脳血管疾患，その他の精神疾患や全身疾患など他の原因疾患が説明されないことを示す必要がある。

2）検査

　画像検査，神経心理学的検査が主である。

① 画像検査

　画像検査では脳の形態をとらえ，萎縮の部位や程度を検査するために頭部 CT や頭部 MRI を用いる。また，

[表4] 代表的な神経心理学的検査

認知機能	改訂長谷川式簡易知能スケール（HDS-R）	9項目の質問（年齢，日時・場所の見当識，3単語の即時記銘，計算，数字の逆唱，3単語の遅延再生，5つの物品記銘，言葉の流暢性）。カットオフポイントは20点（30点満点）。
	Mini-Mental State Examination（MMSE）	11項目の質問（時間・場所の見当識，即時再生，計算，遅延再生，物品呼称，復唱，3段階の口答命令，文章理解，文章書字，図形模写）。カットオフポイントは23点（30点満点）。
重症度	clinical dementia rating（CDR）	6項目で構成され，5段階で評価。早期の段階で評価できる。
	N式老年者用精神状態尺度（NMスケール）	5項目50点満点評価。点数が高いほど正常。
	functional assessment staging（FAST）	アルツハイマー型認知症に限定。患者の状況など得られた情報から具体例と合わせて該当する Stage 1〜7 の7段階で評価。

脳の血流状態をSPECT（single photon emission computed tomography：脳血流シンチグラフィ）で，代謝の状態をPET（positron emission tomography）で検査することで，脳の活動状態を把握する。

② 神経心理学的検査

神経心理検査には，認知機能を測定するスクリーニングと重症度を評価する検査がある［表4］。

代表的なスクリーニングテストには，質問式の改訂長谷川式簡易知能スケール（HDS-R）[6]，Mini-Mental State Examination（MMSE）[7]がある。HDS-Rは，全9項目，30点満点で構成されている。カットオフポイント（検査により正常とみなされる範囲を区切る値）は20/21点である。MMSEは，全11項目，30点満点であり，カットオフポイントは23/24点である。これらのスクリーニングテストは，カットオフポイント以下の点数であると認知症であるという判定ではなく，認知機能は正常より低い，もしくは認知症の疑いがあると判定する。

また，認知症の重症度を評価するために使用される代表的な尺度には，clinical dementia rating（CDR）[8]，N式老年者用精神状態尺度（NMスケール）[9]，functional assessment staging（FAST）[10]がある。特にFASTは，アルツハイマー型認知症の進行に沿って，ADLの障害も示しており，重症度を把握するために有用である。いずれも観察式である。

このほか，BPSDの評価尺度には，behavioral pathology in Alzheimer's disease（Behave-AD）やdementia behavior disturbance scale（DBDスケール）がある。

5．治療

アルツハイマー型認知症の治療には，認知機能の改善と生活の質向上を目的として薬物療法と非薬物療法を組み合わせて行う[11]。

1）薬物療法

① 抗認知症薬

抗認知症薬は，根本的にアルツハイマー型認知症を治癒させる目的ではなく，進行を遅らせる目的で使用される。日本では現在，コリンエステラーゼ阻害薬とNMDA受容体拮抗薬の2種類が使用されている［表5］。コリンエステラーゼ阻害薬は，ドネペジル塩酸塩，ガランタミン臭化水素酸塩，リバスチグミンがある。また，NMDA受容体拮抗薬には，メマンチン塩酸塩がある。なお，コリンエステラーゼ阻害薬とNMDA受容体拮抗薬は，薬理作用が異なるため，併用は可能であるが，コリンエステラーゼ阻害薬同士は併用できない。それぞれの薬は経口や貼付剤などの使用方法や副作用等が異なり，高齢者の症状や状態に合わせて薬物が選択される。

これらの治療薬は，中断すると内服開始時よりも認知機能が低下するという報告があり，内服を継続する必要がある。

② BPSDに対する薬物療法

BPSDに対する薬物療法では，ケアの実施と併用することで効果を期待できるが，第一優先はケアである。使用される薬物は，向精神薬として，抗精神病薬（定型，

［表5］抗認知症薬の特徴

	コリンエステラーゼ阻害薬			NMDA受容体拮抗薬
一般名	ドネペジル塩酸塩	ガランタミン臭化水素酸塩	リバスチグミン	メマンチン塩酸塩
商品名	アリセプト	レミニール	リバスタッチパッチ イクセロンパッチ	メマリー
作用機序	アセチルコリンエステラーゼの阻害			グルタミン酸NMDA受容体の阻害
用法	1日1回	1日2回	1日1回	1日1回
剤形	錠剤（フィルムコーティング），口腔内崩壊錠，細粒剤，内服ゼリー剤，ドライシロップ剤	錠剤（フィルムコーティング），口腔内崩壊錠，内用液剤	貼付剤（経皮吸収型）	錠剤（フィルムコーティング），口腔内崩壊錠
有害事象	消化器症状，興奮	消化器症状（悪心・嘔吐，食欲不振）	皮膚障害，消化器症状	頭痛，めまい，便秘，体重減少
対象重症度	全重症度	軽度から中等度	軽度から中等度	中等度から重度

[表6] 非薬物療法の種類（例）		
心理療法	回想法	昔の出来事や経験を他者と話す，写真や昔使った道具を用いて共有する。
	バリデーション	高齢者に生じるさまざまな行動を意味のある行動として訴えを傾聴し，共感を示す。
	リアリティオリエンテーション	現実や環境について正しく認識できるよう，さりげなく日常生活や周囲の状況を伝え，理解できるようにする。
音楽療法		昔歌った懐かしい曲を歌う，音楽に合わせて楽器を用いてリズムをとる，クラシックなど気持ちを落ち着かせる曲を聴く。
園芸療法		花や植物，作物を育てる，栽培する。
動物介在療法		犬，猫，鳥，魚などの動物に触れ，一緒に遊ぶ。
コラージュ療法		新聞や雑誌などの既存の写真や文字の切り抜きを白い紙に思うように貼ってもらう。
芸術療法		集中する時間や達成感をもてるよう，絵を描いたり，作品をつくる。

非定型），抗うつ薬，抗不安薬，睡眠導入剤，抗てんかん薬，漢方が用いられる。なお，これらは，せん妄，嚥下障害，転倒・転落，生活リズム障害などをもたらす危険性があるため，使用は必要最小限にとどめる。

2）非薬物療法

心理療法として回想法，バリデーション，リアリティオリエンテーション，その他に音楽療法，コラージュ療法，芸術療法などがある [表6]。これらの療法を行うことで情緒の安定，ストレスの緩和をもたらすだけでなく，達成感，自発性，意欲を向上させること，コミュニケーションや会話が促されることにより他者とのつながりができる，身体を動かすことで身体能力の活性化という効果もある。

しかし，これらの療法は症状を悪化させることもあるため，安易に行うのではなく，アセスメントを十分に行い，適応を考え，実施方法や内容を慎重に検討する必要がある。

6．成り行き

アルツハイマー型認知症は慢性かつ進行性の疾患である。進行は緩徐であり，経過は10～15年といわれている。アルツハイマー型認知症に気づく時期にみられる症状は，認知機能障害が中心である。進行に従い，認知機能障害に関連したコミュニケーションや運動機能の障害，そして，環境要因や本人の身体不調などにより生活障害やBPSDが出現し，生活全般に介護を要するようになる。また，生活障害やBPSDに適切に対応できないことで，転倒や嚥下障害など事故や身体症状などの二次障害が生じやすくなる。さらに進行するとBPSDは

目立たなくなるが，生活機能が低下し，最終的に寝たきりの状態で，経口摂取も困難となる。また，肺炎や尿路感染症など身体疾患の合併も生じやすくなる。

Ⅱ　アルツハイマー型認知症をもつ高齢者の看護ケア

1．観察ポイント [表7]

1）身体的側面

生活機能に影響を及ぼす加齢変化，認知機能障害，ADL，合併している身体疾患やその治療状況，使用している薬物を把握する。

加齢変化については，握力や巧緻性など身体機能だけではなく，視力や聴力の感覚機能，嚥下機能を観察し，生活への影響について評価する。

ADLはそれぞれの動作能力について，動作一つ一つを細分化し，高齢者自身で何がどこまでできるのか，またはできないのか，誰かに援助してもらえばできるのかというレベルでとらえる。

身体疾患の治療状況や薬物療法の状況については，副作用の有無を観察し，生活リズムについては，睡眠—覚醒状況を捉え，睡眠，活動状況を把握する。

2）認知機能とそれに関連した生活障害

生活の場面を通して，認知機能の影響をとらえ，生じる可能性のある認知機能障害の影響を予測する。普段の行動や言動から理解力や判断力，言語能力を把握する。また，会話を通して表現方法の特徴や，理解してもらい

[表7] 観察ポイント

身体的側面	加齢変化	身体機能，姿勢，巧緻性，握力，視力や聴力の感覚機能　等
	ADL	移動，食事，排泄，清潔，整容
	身体疾患やその治療状況	併存症，治療状況，疼痛等の苦痛の有無　等
	薬物	内容，内服時間，頓用薬の使用と使用回数，副作用　等
	生活リズム	睡眠状況 日中の活動状況（入院前，入院中）
認知機能	認知機能障害	全般的注意障害 記憶障害 見当識障害 失行 失認 失語 視空間認知障害
生活障害	排泄	排便・排泄回数，排便感覚 失禁の有無 排泄パターン 尿・便意の有無（サインの内容）
	食事	摂食動作 ● 食具の使用状況（使い方） ● 握力，巧緻性（袋を開けられるか等） 摂食機能 嚥下機能 食事の認識 食事摂取時間，量，内容，摂取のスピード 食事への集中度 食事提供時の反応（認識状況） 飲水量 栄養状態（TP, Alb） 食事をする場所の状況 口腔内の状態（義歯の使用，損傷の有無） 食事時の姿勢・構え
	清潔	物や場所の認識 入院前の清潔状況（入浴回数，方法） 手順の理解状況 物の使い方（タオル等） 皮膚の性状
環境	物理的環境	高齢者が過ごす居室のベッドやオーバーテーブルの位置 デイルームや食堂での座席の位置 窓からの光や電気の照度や位置 本人から聞こえるナースコールやスタッフの足音 アラームや吸引などの治療・ケア関連から発せられる音 室温や湿度 カーテンの使用 居室やトイレの位置
	人的環境	医療や介護職者との関係 継続して同じ人がかかわる環境にあるか 声のかけ方，目線の合わせ方など高齢者へのかかわり方とその影響 同室者の入退院や重症度・治療やケアの提供状況とその影響

[表7] つづき		
社会的側面	生活状況	入院前の生活状況，生活歴 家族役割
	介護家族	介護家族本人との家族関係 周囲の理解や協力などのサポート状況（介護代替者や相談者の有無） 親族・近隣関係 健康状態 就業状況の有無 介護知識や判断力 介護意欲 介護の継続意思や思い 介護の悩みと困難の状況 重要事項の決定者
	公的サービスの利用状況	介護保険の申請 サービス利用状況 （本人・介護家族）サービスに対する認識・思い

やすい言葉をとらえる。

また，生じている生活上への支障（生活障害）を把握する。生活障害の結果もたらされている二次障害の有無も把握する。

3）環境

物理的・人的環境が適切か，その影響の有無を把握する。いずれもその人にとって快か不快か，その高齢者の立場に立って判断する。また，日中と夜間では異なるものはそれぞれの時間帯で把握する。

4）社会的側面

入院前の生活状況や生活歴を把握する。介護家族がいれば，介護家族本人の家族関係や周囲の理解や協力などのサポート状況（介護代替者や相談者の有無），親族・近隣関係，健康状態，就業状況の有無，家族の介護知識や判断力，介護意欲，介護の継続意思や満足感，介護の悩みと困難の状況を把握する。

また，介護保険サービス利用状況やサービスに対する本人並びに介護家族の認識や思いについても把握する。

2．看護の目標

❶可能な範囲で高齢者が自らの機能を活かしながら，安全，安楽に生活を送ることができる。
❷家族の不安が最小限となり，安心して生活することができる。

3．アルツハイマー型認知症をもつ高齢者とのコミュニケーションの原則

アルツハイマー型認知症をもつ高齢者とかかわる際には，常にその高齢者の立場に立ち，高齢者が表出している行動や言動がなぜ起こっているのか，心理や言動の意味を理解して，予測しながら対応する。高齢者が表出している行動や言動がなぜ起こっているのかを考えることが重要である。

原則的なかかわり方として，高齢者を尊重する態度とともに，認知機能障害の特性をとらえ，その障害を補完するようにコミュニケーションをとる。

- ●学習及び記憶の障害への対応
  - ・簡単な言葉を使う
  - ・短い文章で伝える
  - ・指示語は用いず，具体的に明示する
  - ・一つの行動ごとに説明する
  - ・五感へのさまざまな刺激を併用する：言葉だけではなく，文字や物で示す等
- ●失語，注意障害への対応
  - ・高齢者からの返答や反応をゆっくり待つ
  - ・耳慣れた言葉を用いる
  - ・話すスピードに配慮する
  - ・視線が合ってから話し始める
  - ・ボディランゲージを用いる
  - ・表情豊かに話す
- ●失認，失行，遂行機能障害への対応
  - ・物を見せながら説明する
  - ・一つ一つ理解したことを確認した後に次の内容を話す

4. アルツハイマー型認知症をもつ 高齢者の生活障害へのケア

1）日常生活援助の基本的態度

アルツハイマー型認知症をもつ高齢者に対する日常生活援助では，①本人のもっている能力を活かす，②できる限り本人のもつペースに合わせる，③自尊心を尊重することを基本に援助を行う。また，生活障害をもたらす要因を明確にし，それぞれの要因にあった方法で援助する。

一つ一つの動作に時間がかかり，失敗することもある。高齢者自身は失敗するとは思わず，自分がこれまで当たり前にように行ってきたことをしているだけである。誰かに援助を受けることも想定していない場合がある。そのため，できる限り失敗しないよう，予め準備をし，慎重にかかわる。失敗した場合も自尊心を損なわないように丁寧にかかわる。

安全の確保も重要である。どのようにしたら，高齢者自身の力で安全に行動できるのかを考えて対応する。

2）生活場面における看護ケア

① 食事

食事は，摂食動作と嚥下機能が大きくかかわる。摂食動作は，食事をするために行う動作であり，その動作に支障をきたす障害の一つとして，記憶障害，失行や失

認，注意障害などの認知機能障害を補完しながら，高齢者自身の力を発揮できるよう援助する［表8］。

また，アルツハイマー型認知症の影響に加え，加齢の影響により嚥下機能も低下するため，窒素や誤嚥を予防する援助が重要になる。姿勢を整え，食事中に姿勢が崩れないよう援助する。また，口腔内の状態を整えるため，口腔ケアや義歯の装着も重要である。

② 排泄

排泄ケアでは，うまくいかない原因を想定してその部分の介助を行う。その介助方法によりうまくいった場合，想定した原因が正しかったとわかる。排泄行動は，複数の動作からなる一連のプロセスであるため，本人にとっては複雑な手順となる。そのため，動作一つ一つを理解できるように説明し，誘導しながら一連の行動が完遂できるよう援助する。何らかの認知機能障害を示す行動がみられた場合は，必要となる動作を補完するよう援助する。また，排泄パターンの変調に対しては，習慣化できるよう定期的な排泄誘導を行う［表9］。

③ 清潔（入浴）

清潔のための行動をとるか否かは，認知機能障害の影響だけでなく，それまでの入浴習慣に影響を受ける。あまり入浴する習慣がなかった，シャワーを使ったことがない，元々入浴が嫌いだった人もいれば，毎日入浴していた，日に何度もシャワーを浴びていた人までさまざまである。そのため，清潔ケアに誘っても断り続ける高齢

[表8] 食事場面における各認知機能障害による症状とケア方法の例

原因	示される言動の例	ケア（例）
記憶障害	既に食事が済んでいても，すぐに「食べていない」と訴える	• 紙に食事の時間を書いて渡す
失行	食具，食器の使い方がわからず，適切に使えないことでうまく食べられない	• 食具を変えてみる • 米飯をおにぎりにするなど形態を変える • 摂食動作を支援する
失認	目の前の食事を食べることができるのか，食べ物なのかなど認知できない	• 配膳の際，食器の蓋をとり，食事の内容を伝える • 好物や五感を活用する • 同じようなペースで食べる人たちのテーブルに誘導する • 一口目を介助する
注意障害	周囲が気になり食事に集中できず中断する	• 誤嚥や窒息のリスクを避けた上で食事に集中できる環境をつくる
	複数の食器が配膳されると食べ始められない	• ワンプレートに盛り付ける • 1皿ずつ提供する
視空間認知障害	食器やテーブルの柄や模様が別のものに見えて，食事に集中できない	• 無地のものに変更する
	食事の距離感がつかめず，口に物を運べない，うまく食事がつかめない	• できない部分のみ一緒に手を添えて介助する

[表9] 排泄場面における各認知機能障害による症状とケア方法の例

原因	示される言動の例	ケア（例）
言語障害	「トイレに行きましょう」と誘うが，何を言われているかわからない様子を示す	• 「トイレ」ではなく「便所」や「お手洗い」など，別の言葉に置き換えてみる
見当識障害	各部屋をのぞきながら歩いている，そわそわして，どこかに行きたいそぶりをしている	• いつも同じトイレを使用する • トイレの位置をわかりやすくする
失認，遂行機能障害	排泄動作に移れない	• 次の動作や動作の仕方について声をかける，何をするかを説明する
失行	排泄動作に移れない	• 具体的にどのように動くかを伝える • 手を添えて，動き方や方向を具体的に伝える
視空間認知障害	便座までの距離感がつかめず，身体を動かさない	• 体幹や殿部横に軽く手を添え，安定感を示す • 便座を見てもらう，手すりを触ってもらう

[表10] 入浴場面における生活障害の原因に対するケア方法の例

原因	示される言動の例	ケア（例）
記憶障害	入浴に誘っても「もう入った」と断る	• 時間を置いてから声をかける • その日の入浴を見送る
見当識障害，失語	入浴や更衣整容を行うことを伝えても反応がない，または断る	• 視覚的に認知してもらう（浴室の場所をみせる，入浴する場所に温泉マークを示す，石鹸とタオル，風呂桶を渡す）
失行，遂行機能障害	脱衣・着衣をしない，次に行うことがわからない様子で戸惑っている	• 衣類や使用物品を見せながら渡す，近くに置く • 手を添えて行う動作を導く • 1つの動作が終わってから次に何をするかを伝える（まず，着替えをすることから伝える） • 衣類は着る順番に上から並べ，そのまま着て裏表，前後が逆にならないよう，準備をしておく
視空間認知障害，失認	浴槽に入ることを怖がる	• 手を引いて，誘導する • 二人体制で介助し，一人が浴槽に入り，手を添えて安定した動きを導く • 手すりの場所に手を添える

者の場合は，必要性をアセスメントした上で，本人が納得できるように伝える必要がある [表10]。

また，入浴では事故も起こりやすいため，丁寧にかかわることができるよう，余裕をもって時間をとる。最後に心地よい感情，経験となるよう，「きれいになりましたね」「気持ちよかったですね」という言葉をかける。高齢者の入浴は疲労を伴い，脱水も起こりやすいので，入浴後の休息や水分補給にも配慮する。

一方，入浴場面で嫌な思いをすると，入浴の誘いに応じてくれなくなる。記憶力が低下していても，嫌な気持ちは継続するからである。入浴場面では羞恥心を伴うことを忘れず，同性のスタッフによる介助，タオルで素早く覆うなどの配慮を行う。また，高齢者では寒さに対しても不快な思いにつながるため，浴室の気温には十分配慮する。

5. 環境に対する看護ケア

認知症をもつ高齢者の失敗や事故を回避し，安心かつ安全に生活できるよう，援助者が物理的環境や人的環境を整える。環境の工夫により，見当識を補うことや過剰な刺激をなくすようにする。また，認知機能障害の影響で，危険な行動を突発的にとることがある。その点を予測し，受傷に至る事故を予防できるよう環境を調整する [表11]。

6. アルツハイマー型認知症をもつ高齢者の家族への看護ケア

アルツハイマー型認知症をもつ高齢者の家族は，さまざまな苦労や負担を抱えている。その状況は他者には理

[表 11] 環境調整の例

調整の目的	具体例
見当識を補う	● 時間：時計やカレンダーを見える場所に置く 　　　　いつも同じ時間帯にケアを行う ● 場所：今，いる場所や目的の場所を示す目 　　　　印や書いた用紙を置く 　　　　自分の居場所であることを示す物 　　　　（見慣れた自分の物）を置く ● 人：名札をさりげなく見せる 　　　毎回，挨拶や自己紹介をする
過剰な刺激を なくす	● 静かな場所へ移動する ● 高齢者の視点に立って光を調整する ● 医療機器の配置や音量を調整する ● ナースステーション内や廊下での見守りを 　避ける 　どうしても必要な場合は，作業ができるよ 　うにする，話し相手になる人と一緒にいる 　ようにする，人が多いほうに視線が向かな 　い位置にするなどの配慮を行う
事故のリスクを 避ける	● 本人にとって落ち着いて過ごせるような環 　境を常に整える ● 本人の行動パターンによりベッドの位置を 　調整する ● 本人が使用する物は手が届き，よく見える 　位置に置く。物品の配置は本人とともに決 　める。本人の持参した物は置く場所を固定 　する

家族に対する看護ケアとしては，まず家族自身の力で介護に向き合えるように支援することが重要である。認知症という疾患を受け入れられない時期には，無理に疾患の理解や受容を推し進めるのではなく，まず，家族の心情をくみ取り，同調しながら継続してかかわりをもつ。同時に，疾患の知識や今後の見通しについて，段階的に説明し，その時々に必要なサービスを検討する。

介護を継続中の家族はその悩みや思いを共有することができる家族会への参加を促す。また，面会のため来院した家族には必ず声をかけ，本人の今の生活状況やできていることなど，状態をこまめに伝え，家族と医療者との良好な関係をつくる。

重大な意思決定を求められている家族には，医師やソーシャルワーカーなど，多職種で協働しながら，揺らぐ気持ちや思いをとらえ，家族自身が決定できるよう支援する。また，その決定が本人にとって最もよい選択と家族が思えるよう，関係者との調整や本人への援助を行う。

7. 看護の評価ポイント

❶援助を受けながら自らの生活機能を最大に活かし，失敗や事故なく生活を継続できているか。
● 生活の自立度の変化
● 事故のリスク
● 表情や言動（安心感・満足感）
❷本人や家族が疾患や今後の見通しを立てながら，安心して生活できているか。
● 本人の意向
● 家族の意向
● 表情や言動

（杉山智子）

解されにくいものもある。また，家族のことは自分たちで解決するものと考えたり，認知症に対する偏見を恐れたりして，あえて他者には言わないことも多い。周りに相談したくない，他者に介入されたくない人もいる。家族といえども，家族員全員が介護に関して同じ意識，同じ考えでかかわることができるとは限らず，主介護者以外の家族から協力を得られないこともある。介護をする家族自身が高齢であることから健康問題を抱えていたり，家族関係で悩んでいたり，経済的な面で不安を抱えていたりすることもある。

介護は，認知症と診断される前から始まるが，進行に伴い症状や障害も変化するため，さまざまな生活場面で介護が必要となる。本人が入院・入所し専門職からの介護を受けていたとしても，家族の介護負担は継続する。面会の負担のほか，迷惑をかけていないか，病状はどうなっているかなど，自分の目で見ていないことからますます不安が高まる家族もいる。自宅での介護が難しくなった場合は，本人の意向がわからないなかで家族が治療の選択，施設入所など，重大な意思決定を求められることもある。

《引用文献》
1）日本神経学会監，「認知症疾患診療ガイドライン」作成委員会編：認知症疾患診療ガイドライン2017．p204，医学書院，2017．
2）朝田隆：平成23～24年度厚生労働科学研究費補助金　認知症対策総合研究事業「都市部における認知症有病率と認知症の生活機能障害への対応」総合研究報告書．p7，2013．
3）朝田隆：生活障害という視点に立つ認知症医学とケア．臨牀と研究 93（7）：13-14，2016．
4）日本老年精神医学会監訳：認知症の行動と心理症状 BPSD．第2版．p1，アルタ出版，2013．
5）前掲書1），pp210-211．
6）加藤伸司・他：改訂長谷川式簡易知能評価スケール（HDS-R）の作成．老年精神医学雑誌 2（11）：1339-1347，1991．
7）Forestein MF et al.: Mini-Mental State Examination: a practical

method for grading the cognitive state of parents for the clinician. J Psychiatr Res 12: 189-198, 1975.
8) Huges CP et al.: A new clinical scale for the staging of dementia. Br J Psychiatry 140: 566-572, 1982.
9) 小林敏子・他：行動観察による痴呆患者の精神状態尺度（NM スケール）および日常生活尺度（N-ADL）の作成．臨床精神医学 17（11）：1653-1668，1988．

10) Reisberg B et al.: Functional staging of dementia of the Alzheimer type. Ann NY Acad Sui 435: 481-483, 1984.
11) 前掲書1），p56.

《参考文献》
1) 平野浩彦編著，枝広あや子，野原幹司，坂本まゆみ著：認知症高齢者の食支援と口腔ケア．ワールドプランニング，2014．

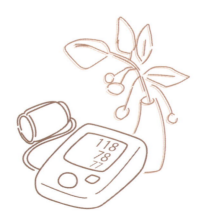

コラム 正常圧水頭症

1. 正常圧水頭症とは

正常圧水頭症とは，脳脊髄液が脳を圧迫し障害を起こすが，脳圧は正常である病態をいう。

脳室でつくられた脳脊髄液が何らかの理由で貯留して脳室を拡大させているが，髄液圧は正常であり，「認知機能障害」「歩行障害」「排尿障害」を主症状とする。なかでも，歩行障害が最初に出現することが多く，これら3つの症状はアルツハイマー型認知症，血管性認知症，レビー小体型認知症，前頭側頭型認知症でもみられるため，年齢的に認知症によるものだと思い家族が受診時に相談してみたら特発性正常圧水頭症といわれたというケースや，転んだり，動けなくなることは加齢に伴う症状で仕方ないものと相談や検査をせずに放置しているケースも多い。

正常圧水頭症は，くも膜下出血，髄膜炎，脳炎，頭部外傷などの発症により生じる原因疾患の明確な「二次性（続発性）正常圧水頭症」と，発症誘因や原因疾患が不明確な「特発性正常圧水頭症」に分けられる。特発性正常圧水頭症の好発年齢は60歳以上であり，特に70〜80歳以上の高齢者に多い。男性がやや多く，最近の調査では，少なくとも高齢者人口の1％にあたる31万人がこの病気を発症している疑いがある[1]といわれている。

2. 症状と援助のポイント

正常圧水頭症では，認知機能障害，歩行障害，尿失禁の3つが主症状（三徴候）とされている。初期の段階ではもの忘れ，次いで自発性の低下，無関心，日常動作の緩慢化などがみられ，さらに進行すると無言無動といった状態になる。

1）歩行障害
① 歩幅が狭くなり小刻み歩行
② 足が上がりにくくすり足歩行
③ 左右に歩隔が広がり開脚気味で歩く（この点はパーキンソン病と異なる）

●援助のポイント

歩行は，ゆっくりだが不安定であり，特に方向転換時に転倒しやすいため，転倒予防は重要である。また，起立時や初歩の踏み出しが困難なため，歩行や転倒への不安がみられる。そのため，歩行時は声をかけながら，立ち上がり動作に合わせて両手を引き，初めの1歩を誘導し，ゆっくりと歩き出せるよう介助する。自発性の低下から歩行の機会が減少するため，筋力の低下予防も必要となる。

2）認知機能障害
① 呼びかけに対しての反応が遅くなるなど思考速度の緩慢化
② 自発性の低下や無関心・無言無動
③ 記憶障害

●援助のポイント

特発性正常圧水頭症では，病初期から明らかな記憶障害を生じるアルツハイマー型認知症とは異なり，見当識障害や記憶障害は軽度である。それよりも，日課としていたことをしなくなったり，物事への興味・関心が低下し，その結果，記憶力が低下する。そのため，できるだけ周囲からのアプローチにより日常生活のリズムをつけ，認知機能の低下を予防する必要がある。

3）排尿障害

頻尿から始まることが多く，歩行障害や認知機能障害のためトイレまで間に合わない切迫性尿失禁が起こる。

●援助のポイント

他の認知症でも同様の排尿障害が出現するが，特発性正常圧水頭症では，歩行障害があるため思うように動けないことから，尿意があってもトイレに間に合わないことが特徴である。そのため，排尿パターンを把握し，誘導する。また，ポータブルトイレの設置の検討，転倒をしないように段差をなくす，手すりをつけるなどの環境整備が必要である。

3．検査

検査として，髄液排除試験（脳脊髄液 CSF タップテスト）がある。脳髄液を約 30mL 抜き，症状が改善されるかを検査し，手術の判断指標を得る。テストにより貯留していた脳髄液が排除されるため，テスト後 2 ～ 3 日で症状の改善がみられる場合がある。

4．治療

貯留した脳脊髄液を脳以外の体腔に逃がす排除手術であるシャント術により，症状の改善が期待できる。そのため，手術で症状が改善する可能性がある認知症といえる。また，手術の時期を逸すると脳の障害が進行してしまい，十分な治療効果を期待することは難しくなる。

髄液シャント術の術式はいくつかある **[表1]**。一般に，脳室―腹腔シャント（V-P シャント），腰椎―腹腔シャント（L-P シャント）が選択されることが多い。従来は，脳の中にチューブを挿入する V-P シャントが主流であったが，脳を傷つける可能性があった。宮嶋らの研究により，L-P シャント術は脳を傷つけない治療法として高齢者の水頭症への効果が世界で初めて立証されている。

また，圧が設定できる圧可変式バルブや抗サイフォン機構付きバルブなどで，症状にあわせて髄液の過剰排除の予防をする。

髄液シャント術後は 2 ～ 8 割で排尿障害の改善がみられるが，術後も残る頻尿，尿意切迫感を主とする過活動膀胱の症状に対しては，抗コリン薬や β_3 受容体刺激薬などの過活動膀胱の治療薬や，漢方の五苓散の使用で改善されることがある。また，手術をしていない患者や術後に残る排尿障害の症状を観察し，適切な薬物治療も必要である。

5．早期診断・治療の有用性

特発性正常圧水頭症は手術により改善する可能性

[表1] 髄液シャント術の術式

①脳室―腹腔シャント（V-P シャント）
②腰椎―腹腔シャント（L-P シャント）
③脳室―心房シャント（V-A シャント）

がある。そのため，他の同じような症状を呈する疾患（認知症，パーキンソン病など）との鑑別が重要である。早期診断・治療が受けられるよう，地域で生活する高齢者とその家族に特発性正常圧水頭症の知識を提供することが有用である。しかし，高齢者の場合，他の身体疾患や認知症との合併などにより，術後に特発性正常圧水頭症の症状を含むすべての症状を改善できるとは限らない。認知機能障害の程度，進行状態，特発性正常圧水頭症の診断をされるまでの期間などでも術後の改善状態は異なる。そのため，患者と家族が治療に過度な期待をもたないよう説明する必要がある。

（竹内秀美）

《引用文献》

1）ヘルス UP 医療ヘルス UP　病気・医療「高齢者の水頭症，髄液抜いて改善」日経電子版．（https://style.nikkei.com/article/DGXDZO34646330Y1A900C1EL1P01）

《参考文献》

1）Lumboperitoneal shunt surgery for idiopathic normal pressure hydrocephalus（SINPHONI-2）：an open-label randomised trial．（邦訳：突発性正常圧水頭症に対する腰椎―腹腔シャント手術（SINPHONI-2）：非盲検　無作為化試験　著者：数井裕光，宮嶋雅一，森悦朗，石川正恒・他　SINPHONI-2の研究者）

2）難病情報センターホームページ（http://www.nanbyou.or.jp/）

3）日本正常圧水頭症学会特発性正常圧水頭症診療ガイドライン作成委員会編：特発性正常圧水頭症診療ガイドライン，第 2 版．メディカルレビュー社，2011．

4）榊原隆次・他：高齢者における脳疾患と排尿機能障害．日本老年医学会雑誌 50（4）：446-452，2013．

NOTE

第Ⅰ部　予防的ケアを必要とする高齢者の看護ケア関連図

6 レビー小体型認知症

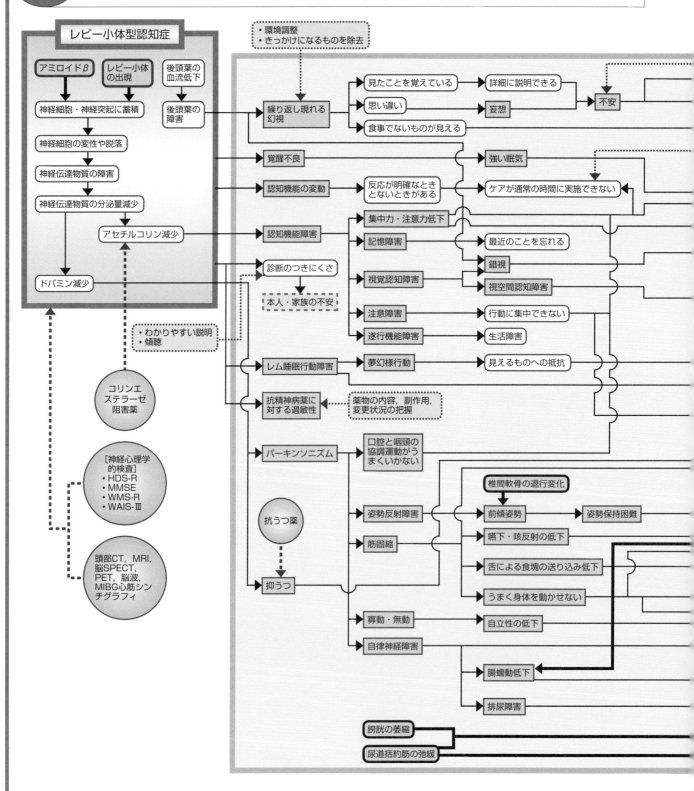

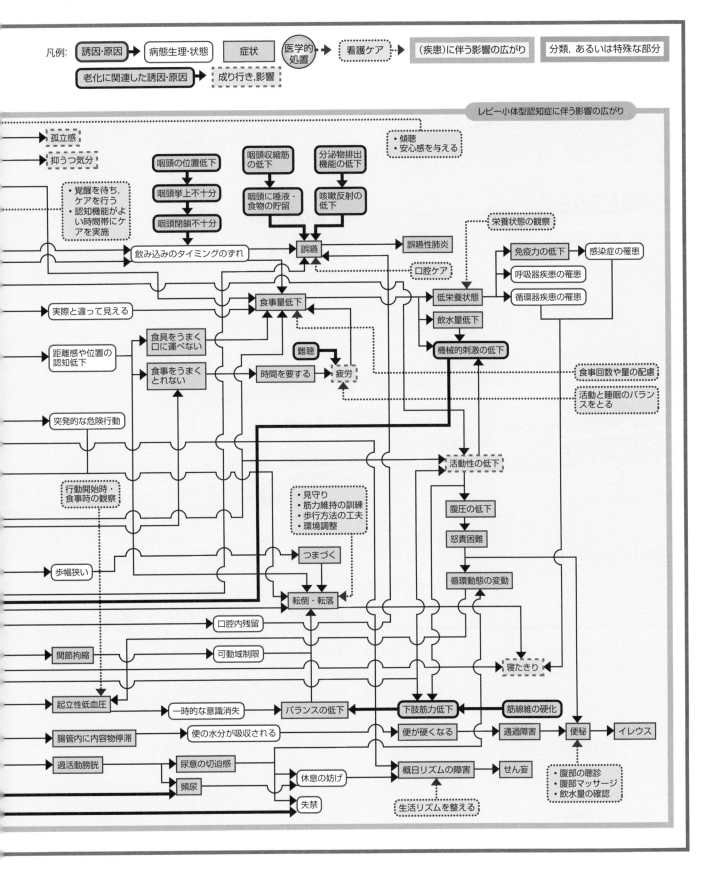

第Ⅰ部　予防的ケアを必要とする高齢者の看護ケア関連図

6 レビー小体型認知症

Ⅰ　レビー小体型認知症が生じる病態生理

1. 定義とメカニズム

　レビー小体型認知症（DLB）は，進行性の認知機能障害に加えて，特有の精神症状とパーキンソニズムを示す変性性認知症であり[1]，大脳辺縁系・皮質を中心に障害される。変性性認知症のなかでは，アルツハイマー型認知症に次いで多い疾患である。レビー小体型認知症と認知症を伴うパーキンソン病は，総称してレビー小体病といわれる[2]。

　病理学的には，大脳，脳幹から自律神経系に及ぶ神経細胞脱落とレビー小体という円形の物質の出現を特徴とする[1]。レビー小体とは，主にαシヌクレインというタンパク質で構成されている。このαシヌクレインが，脳幹から大脳皮質などの中枢神経系，末梢神経系，自律神経系の神経細胞や神経突起に蓄積する。そのため，神経細胞が変性，脱落し，ドパミンやアセチルコリンなど神経伝達物質の分泌量が減少する。ドパミンの減少により，パーキンソニズムや抑うつなどが生じ，アセチルコリンの減少では，記憶障害等の認知機能障害などが生じる。このほか，障害される範囲が広いため，多彩な症状が生じる。

2. 症状

　他の認知症と同様に，進行性の認知機能障害がある。レビー小体型認知症では，アルツハイマー型認知症と比較すると初期の段階では記憶障害が比較的軽度であることが多いが，注意障害，視覚認知障害，遂行機能障害がみられやすい。

　レビー小体型認知症の中心的な症状は，①認知機能の変動，②繰り返し現れる幻視，③パーキンソニズムである。

1）認知機能の変動

　反応が明確なときとぼんやりするなど明確でないとき

があり，日内，週単位でも認知機能のレベルの変動がみられる。初期の段階では日中の強い傾眠や眠気，覚醒したときに一過性に混乱がみられる程度であるが，症状が進むと認知機能のレベルが低下している時間が長くなる。

2）繰り返し現れる幻視

　幻視とは，援助者には見えないものが患者には明確に見えている状態である。人物や小動物が多いといわれ，現実的な内容であり，その状況を詳細に，具体的に説明できることが特徴である。

3）パーキンソニズム

　筋固縮，振戦，徐々に動きが遅くなる寡動を中心としたパーキンソン病と同じような症状（パーキンソニズム）がよくみられる。

4）その他

　特徴的な症状としてレム睡眠行動障害，抗精神病薬に対する過敏性，自律神経症状，視覚認知障害などが生じることもある。

① レム睡眠行動障害

　筋緊張を抑制する機構が障害され，機能不全が生じることにより，睡眠中に夢の内容が行動化してしまう状態をいう。例えば，寝言，大声，叫び声，暴れるなどの夢幻様の行動や突発的で危険な行動がみられる。

② 抗精神病薬に対する過敏性

　抗精神病薬の少量投与でも嚥下障害，過鎮静，パーキンソニズムの急激な出現や増悪，悪性症候群などの症状が出現しやすくなる。

③ 自律神経症状

　起立性低血圧，便秘，排尿障害などの自律神経症状の出現が初期の段階から生じる。

● 起立性低血圧：レビー小体が末梢の交感神経節，自律神経系，視床下部など血圧調整に関連する部位に出現することで神経細胞が変性し，脱落することが原因と考えられている。急な立ち上がりなど活動開始時や運動時，食事摂取後に生じやすい。高齢者は長時間の座位や臥位をとって過ごすことが多いが，排泄障害による切迫感や怒責などが急な活動や循環動態が変動し，

82

助長することで一時的な意識消失ももたらす。

- **便秘**：レビー小体の出現により副交感神経の細胞が変性し脱落する。そのため，腸蠕動運動が低下して，内容物が腸管内に留まりやすくなる。また，水分が腸に吸収されてしまうため，便が硬くなる。その結果，通過障害やイレウスのリスクも高まる。さらに，加齢による下肢筋力の低下，パーキンソニズムなどによる歩行障害でも活動性が低下することで腹圧が低下し，怒責が難しくなることも影響する。その上，摂食・嚥下障害が生じると食事量や飲水量が減少することで機械的刺激の減少や便内の水分量が少なくなるため，さらに悪化しやすくなる。加えて，老化によっても，活動性の低下，食事量や飲水量の低下，腹筋や腸の蠕動機能の低下により機械的刺激が減少することで弛緩性便秘が生じやすくなる。また，多くの身体合併症をもっていることがあり，その内服薬による便秘も生じやすくなる。特に抗精神病薬では抗コリン作用の影響も出る。

- **排尿障害**：失禁，頻尿，尿意の切迫感などの蓄尿障害が多く認められ，過活動膀胱も多い。頻尿や尿意の切迫感は休息の妨げにつながり，概日リズムの障害をもたらす。また，加齢による膀胱の萎縮や尿道括約筋の弛緩に伴い，夜間頻尿や残尿，尿失禁，排泄困難が生じやすくなる。

④ 視覚認知障害

幻視に関連したその他の症状として，視覚認知障害がある。その機序は明確にはなっていないが，特に視空間認知障害をもたらしやすい。物と物の距離感が認知しにくく，物をつかみ損ねるという行動を生じやすい。また，実際の物と違った見え方をする錯視もしばしば出現する。例えば，「スープの具が虫に見える」「洋服の柄が人間の顔に見える」などである。また，幻視以外の幻覚・妄想や抑うつも症状の一つとしてみられる。例えば，幻視によって，思い違いから妄想につながることもある。

3. 診断・検査

レビー小体型認知症の診断は，臨床診断基準［**表1**］に基づいて，問診，神経学的所見，神経心理学的検査，画像診断学的検査，身体所見などさまざまな検査を組み合わせて総合的に診断される。

問診では，既往歴，病歴聴取，前駆症状である自律神経症状，抑うつなど示唆症状や支持症状などの聴取を行う。その際，日常生活の状況からとらえることが求めら

[表1] 臨床診断基準改訂版

必須症状：ほぼ確実な DLB や DLB 疑いの診断には，以下の症状が必要
• 進行性の認知機能障害・低下

中核症状：ほぼ確実な DLB は 2 つ以上，DLB 疑いは 1 つ
• 認知機能の変動（注意・覚醒レベルの変動を伴う） • 繰り返し現れる幻視（現実的で詳細な内容） • パーキンソニズム

示唆症状：DLB 疑いに 1 つ以上の以下の症状があれば，ほぼ確実な DLB
• レム睡眠行動障害 • 顕著な抗精神病薬への感受性亢進 • 大脳基底核のドパミントランスポーターの取り込み低下

支持症状：認められやすいが，特異性があるか明らかでないもの
• 繰り返す転倒と失神 • 一過性の意識障害 • 高度の自律神経障害 • 幻視以外の幻覚 • 系統的な妄想 • 抑うつ状態 • 側頭葉内側が比較的保持（CT，MRI 画像） • 後頭葉の機能低下（SPECT，PET） • 心臓交感神経の障害（MIBG 心筋シンチグラフィの取り込み低下） • 初期からの徐波化及び側頭葉の一過性鋭波（脳波）

除外項目
• 脳血管障害が明確にある（局所の神経徴候や脳の画像による初見） • 他の身体疾患や脳病変の存在（臨床症状などで説明できる） • 重度になってからはじめてパーキンソニズムが出現

（井関栄三編著：レビー小体型認知症—臨床と病態. p6, 中外医学社, 2014., McKeith IG, Dickson DW, Lowe J et al.：Diagnosis and management of dementia with Lewy bodies：third report of the DLB consortium. Neurology 65：1863-1872, 2005. を参考に作成）

れる。症状によっては，患者本人からの聴取だけではなく，本人とともに生活している介護家族らの聴取も行う。

神経心理学的検査は，改訂長谷川式簡易知能スケール（HDS-R）や Mini-Mental State Examination（MMSE）などの認知機能検査だけではなく，ウェクスラー記憶検査（Wechsler Memory Scale-Reviced：WMS-R）やウェクスラー成人知能検査（Wechsler Adult Intelligence Scale-Third Edition：WAIS-Ⅲ）などの詳細な検査も求められる。

画像診断学的検査において，レビー小体型認知症はアルツハイマー型認知症でよくみられる側頭葉，頭頂葉の

血流の低下だけではなく，後頭葉の血流低下もみられることが特徴的である。また，脳SPECTやPETなどのイメージング検査においては，ドパミン含有の神経の変性をとらえる大脳基底核におけるドパミントランスポーターの取り込みの低下を把握する。MIBG心筋シンチグラフィは，心筋へのMIBG（メタヨードベンジルグアニジン：3（meta）-iodobenzylguanidine）取り込みを測定する。これは，早期から心臓を支配する交感神経の脱落がみられるという特徴から，その障害の程度をみるために神経核医学検査でメタヨードベンジルグアニジンの取り込みの低下について測定する。

4．治療

他の認知症と同様に非薬物療法と薬物療法が併用される。非薬物療法では，幻視や転倒の機会を減らすようにする環境調整や，運動機能維持のための理学療法が行われる。

薬物療法としては，2014年にアルツハイマー型認知症で用いられている抗認知症薬であるアセチルコリンエステラーゼ阻害薬（ドネペジル塩酸塩）が，レビー小体型認知症に対しても承認され，使用されている。また，行動・心理症状（BPSD）をコントロールするため，他の認知症と同様に抗精神病薬，抗うつ薬などが使用される。しかし，薬物に対する過敏性がみられるため，少量ずつ長時間かけて量を調整する必要がある。自律神経症状やパーキンソニズムに対しても，それぞれパーキンソン病に準じた薬物療法が行われる。

5．合併症

パーキンソニズムにより，不随意運動や口腔と咽頭の協調運動がうまくいかず，摂取しても飲み込みのタイミングがずれる。舌による食塊の送り込みもできず，口腔内に残留しやすくなる。正しい姿勢を保持できないことや嚥下反射や咳反射の低下が起きることで誤嚥性肺炎を繰り返しやすくなる。また，異物が気道に入っても排出できなくなり窒息を引き起こすことがある。

摂食・嚥下動作がうまくいかないことや，起立性低血圧の影響で座位がとれない等により，食事摂取量が低下し，低栄養状態になると免疫力の低下を生じ，感染症に罹患しやすくなる。その結果，基礎疾患の悪化をもたらす。

このほか，随伴症状により転倒しやすくなるため，骨折や硬膜下血腫などの外傷を負うリスクも高まる。転倒や症状の進行により不動となることで関節拘縮や寝たきりの状態となり，褥瘡リスクも高まる。

Ⅱ　レビー小体型認知症をもつ高齢者の看護ケア

1．観察ポイント ［表2］

診断基準に明記されている特徴的な症状に留意して観察する。

1）症状

① 認知機能障害

- **観察項目**：記憶障害，見当識障害，遂行機能障害，注意障害，視覚認知障害など
- **観察方法**：日常の生活行動を通して観察し，家族からも聴取する。症状の変動は，いつ，どのような症状が出現するかを意識する。ただし，他の身体疾患による意識障害や症状悪化によることもあるため，バイタルサインなどと総合して観察する。また，認知機能障害に関連して出現する幻視や錯視，レム睡眠行動障害などの症状がある場合は，その言動や行動をとらえる。

② 血圧の変動

- **観察項目**：血圧の変動
- **観察方法**：急な活動時に生じやすい自律神経症状による起立性低血圧などに留意する。

③ 薬物

- **観察項目**：薬物の内容，内服時間，副作用の有無と内容，内服薬の変更状況
- **観察方法**：特に薬の変更があった際には，抗精神病薬の過敏性に留意し，意識や歩行，食事摂取状況など日常生活動作に影響が出やすいため，生活機能を併せて観察する。

2）生活機能

生活機能の障害として，生活をする上でどのようなことで困難が生じているのかを意識して観察することが基本となる。また，何ができているのかもとらえる。

① 生活機能

- **移動**：パーキンソニズムでは，筋固縮や寡動・無動が出現しやすい。歩行では，小刻み歩行や突進歩行の出

[表2] レビー小体型認知症の観察ポイント

	内容	観察項目	観察方法
症状	認知機能障害	記憶障害 見当識障害 遂行機能障害 注意障害 視覚認知障害 症状の変動（いつ，どのような症状）	日常の生活行動を通して観察し，介護家族からも聴取する。
	血圧	血圧の変動	自律神経症状による起立性低血圧などに留意する。
	薬物	内容，内服時間 副作用の有無，内容 内服薬の変更状況	内服薬の薬物動態，作用時間に留意し，関連をみる。薬の変更があった際には意識や歩行，食事摂取状況など日常生活動作も併せて観察する。
生活機能	歩行	歩行の状況（小刻み歩行，突進歩行の出現の有無） 歩き方 歩容 動作のスピード	生活をする上で何ができて，どのようなことで困難が生じているのかを意識する。
	移動	ベッドからの起き上がり 寝返りの状況 筋固縮や拘縮の程度（関節可動域）	
	排泄	排便・排尿回数 便の量 失禁や残尿感の有無 腹部の聴診・触診	
	食事	摂食動作 食事摂取量 飲水量 嚥下状態（むせ込みの有無，飲み込みにくさの訴え等） 食事摂取時の表情や反応 胸部の聴診 栄養状態（TP, Alb）	
活動・覚醒状況	夜間の睡眠状況 本人の熟眠感の有無 夜間の夢幻様の行動，危険行動（大声，突発的行動等）の有無 日中の状況（活動・覚醒状況）：傾眠・過眠の有無や時間，時間帯		一時点だけではなく，1週間，1か月の経過も合わせて，経時的に症状の変化や変動をとらえる。家族にも確認する。

現の有無，寡動・無動の有無，歩き方，動作のスピード，運動量の変化に留意する。臥床状態で歩行をしていなくても，ベッドからの起き上がり，寝返りの状況，さまざまな生活動作に伴う障害，筋固縮や拘縮の程度，関節可動域を確認する。

● **排泄**：毎日の排便回数や量を観察する。排尿障害も出現しやすいため，失禁や残尿感の有無，排尿回数も合わせて確認する。

● **食事**：摂食機能，嚥下機能の低下に留意する。特に摂食動作，食事摂取量や飲水量とその推移，嚥下の状態（むせ込みの有無，飲み込みにくさの訴え等），食事摂取時の表情や反応も合わせて確認することで合併症の早期発見にもつながる。栄養状態も併せて確認する。

② **睡眠・覚醒状況**

一時点だけではなく，1週間，1か月の経過も合わせて，経時的に症状の変化や変動をとらえる。

● **夜間の入眠状況**：観察だけではなく，本人に熟眠感を確認する。レム睡眠行動障害に伴う症状である夢幻様の行動や危険行動の有無についても本人に確認するが，覚えていないことが多いため，家族に入眠状況や行動の内容，その時間帯を確認する。

● **日中の状況**：日中の活動や覚醒状況（傾眠，仮眠の有無や時間），意識障害の有無を観察する。

2．看護の目標

❶患者が転倒・転落リスクを回避しながら可能な限り残存機能を活かすことができる。
❷自らの力で合併症を起こさず安全に食事を摂取することができる。
❸本人や家族が疾患を理解し，安心して生活することができる。

3．看護ケア

レビー小体型認知症は初期において記憶障害は比較的軽度であるものの，早い段階からさまざまな精神症状や自律神経症状が出現するため，その症状一つ一つに対応していく必要がある。

1）コミュニケーションをとる上での留意

認知機能が変動するため，少し前にできたことが今はできない，会話の途中からぼんやりして集中できない，ということがある。患者は覚醒していても，反応が鈍い，できない状態である。会話がスムーズに進まない場合は，繰り返し声をかけたり大きな声を出したりしても効果はない。また，老化による難聴，動作やケアを受けることによる疲労などのため反応できないこともある。反応がないなかでケアを始めることは強制となり，急に抵抗することもある。意識レベルや集中力を観察しながら待ち，回復してから会話を再開する。

ケアや活動をする際は，認知機能がよい時間帯を選んで行い，無理をしない。疲労への配慮をし，活動と休息のバランスをとる。また，言語的コミュニケーションが難しい場合は，患者の反応や表情，様子をみてコミュニケーションをとる。

2）転倒・転落リスクへの看護ケア

パーキンソニズムは動作や行動開始時に生じやすい。また，自律神経障害による起立性低血圧も起こりやすいため，急な立ち上がり，寝起き，食後などの動作や行動開始時の転倒・転落に注意する。また，排尿障害による尿意や頻尿は，切迫感や焦りから転倒リスクとなる。老化により，感覚機能や下肢筋力，バランス機能の低下，可動域の制限も生じ，リスクを増長させる。身体疾患の状態悪化によって，歩行状態は悪化するだけでなく，症状の動揺性から瞬時に状態が変化することもあるため，常にリスクが高いという前提で行動を見守る。

しかし，リスクが高いからといって動かないようにしてしまうと廃用性障害が生じ，さらに転倒・転落のリスクが高まる。運動機能や筋力が低下しないよう，その高齢者にあった筋力維持のための訓練や，歩行方法の工夫を行う。

幻視，妄想だけではなく，夜間にレム睡眠行動障害が生じると，突然，ベッドから起き上がって転落する，歩きはじめて転倒するという事故のリスクがある。ベッド周囲の環境は，一人で動くことを想定して家具や障害物の配置を調整するなどの整備をする。

3）摂食・嚥下機能の低下に対する看護

覚醒がよい時間や，幻視がみられない時間に食事ができるように食事時間を配慮する。傾眠がある場合は，食事時間が決まっているからと無理に覚醒を促すことは避ける。食事介助の時間が30分以上になる場合は，5回食にするなど，覚醒がよいときに少量ずつ摂取できるようにする。その他，疲れていると嚥下機能は低下するため，食事前の活動に伴う疲労を残さないよう休息の時間をとる。

幻視のきっかけとなる物がないか探し，隠すなどの対策をとって，幻視が生じないようにする。また，食事に集中できるように環境を整える。個別性によるが，静かなスペースを確保する，周囲と食事時間をずらす，周囲が見えないようにするといった方法がある。

食前の口腔マッサージや嚥下体操は，筋固縮の改善のためにも効果的である。しかし，過度な刺激は新たな症状の誘発や食事への集中力を阻害することもあるため，その人にあっているかを確かめつつ行う。

食事介助方法は一般的な嚥下機能障害をもつ高齢患者のケアと同様であるが，レビー小体型認知症の患者は覚醒がよい時間では自己摂取が可能であることも多い。食事の開始時にどの程度自分でできる状態かを見極め，本人の能力を奪わないことを意識しておく。

合併症である誤嚥性肺炎，不顕性肺炎の発症リスクを低減するために，口腔ケアを行う。口腔ケアは食後30分以内の実施が望ましいが，覚醒が悪いと開口不良や誤嚥のリスクが高まるため，無理せず覚醒がよいときに行う。嚥下障害が重度の場合は，食前や就寝前にスポンジブラシなどで口腔ケアを行い，食後は食物残渣の除去に努め，口腔内の環境を整える。口腔粘膜が脆弱な場合はガーゼを用い，口腔清拭を行う。

4）幻視や視覚認知障害への看護ケア

看護ケアを行う上で，その人には見えているということを理解し，患者の内的な世界を理解しようという姿勢を示すことが重要である。幻視に伴い，患者は自分の身を守ろうとするからこそ周囲への攻撃性が増す場合がある。それが妄想につながることもある。逆に，患者には「自分しかこの状況をわかっていない」と孤立感や抑うつ気分を生み出していることもある。

見えるという患者の訴えは否定せずによく聞き，本人が納得できるように行動する。他の人には見えていないと伝えることで安心してもらえる場合もある。見えることで不安や恐怖などどのような感情をもつのかを聞き取り，その人が安心感を得られる方法を見出していく。

目に入る光や影，置いてある物などが別の何かに見えていることもある。患者の目の位置から何がどのように見えているかを確認し，環境を調整する。また，日中，夕方，夜間や平日と休日でどのように違うかなど，時間帯によって変化する環境をとらえる。特に幻視は夕方から夜間に出現しやすい。照明を明るくすると効果的な場合もあるので試してみる。

5）家族への看護ケア

レビー小体型認知症は，精神症状だけではなく，身体症状，自律神経症状など多彩な症状がみられる。最初は記憶障害も比較的軽度であるため，「認知症」という認識をもちにくいこと，受診に至っても他の認知症やパーキンソン病などとの鑑別や確定診断が難しいことが多い。確定診断がつかないことで薬物療法も困難をきたす。また，症状が変動しやすいことで治療効果の判定も難しく，治療困難をきたしやすい。そのため，家族も不安を抱えていることが多い。

また，診断がついても，さまざまな症状の出現や症状の変動に対して患者とともに戸惑いをもちやすい。そのため，まず，家族には疾患の特性や出現可能性のある症状について説明し，理解できるようにする。家族にわかりやすい言葉でその都度説明すること，また，理解できているかを確認する。

加齢によって，歩行や食事，排泄など日常生活動作にも影響が出てくる。レム睡眠行動障害があれば，危険行動が生じる。進行に伴い直接的な介護も増加するが，レビー小体型認知症の場合は，転倒・転落や窒息など事故のリスクも高いことから見守りの時間を多く要するため，直接的な介護をしていなくても家族は精神的に疲弊しやすい。しかし，見守りは周囲の者がしづらいケアがあるため，介護の大変さが伝わりにくい。そのため，家族の見えにくい負担を推察し，声をかけていくことが求められる。

進行に伴って生じる嚥下障害により経口による食事摂取が困難になると，経管栄養，胃瘻などの選択を迫られる場面がある。その選択を家族が行うことは精神的負担を生じる。また，配偶者が高齢であることが多いことからその選択を決めることが難しい状況にある，家族間でも意見が分かれることがある。また，決定しても高齢者のそのときの状態によって考えが揺らぐことがある。そのため，家族と患者自身がそのときに何を望んでいるかを考え，家族自身が結論を出せるよう支援する必要がある。

4．看護の評価ポイント

❶残存機能を活かしながら安全に行動できているか。
● 生活の自立度の変化
● 転倒・転落を避ける行動
❷安全に経口摂取できているか。
● 摂食状況
● 誤嚥の有無
❸本人と家族が安心して生活できているか。
● 疾患の理解状況
● 症状への対処状況
● 表情や言動

（杉山智子）

《引用文献》
1）井関栄三編著：レビー小体型認知症―臨床と病態．p1，中外医学社，2014．
2）小阪憲司：レビー小体型認知症：概論．日本臨牀，69（suppl 10）：339-345，2011．

《参考文献》
1）日本神経学会監，「認知症疾患治療ガイドライン」作成合同委員会編：認知症疾患治療ガイドライン2010．pp295-299，医学書院，2010．
2）小田原俊成：レビー小体型認知症の診断基準．日本臨牀 69（suppl 10）：346-349，2011．
3）平野浩彦編著，枝広あや子，野原幹司，坂本まゆみ著：認知症高齢者の食支援と口腔ケア．ワールドプランニング，2014．
4）山田律子：認知症の人の食事支援BOOK　食べる力を発揮できる環境づくり．中央法規出版，2013．
5）日本精神神経学会 日本語版用語監修，髙橋三郎，大野裕監訳：DSM-5 精神疾患の診断・統計マニュアル，医学書院，2014．

コラム 前頭側頭型認知症

1. 病態

前頭側頭型認知症とは，前頭葉と側頭葉の萎縮が特徴的な認知症である。前頭葉は思考，判断，計算，現状把握，理性の制御など，側頭葉は言語理解，聴覚，嗅覚の認識などを司っている。前頭葉と側頭葉が障害されることで，初期にはもの忘れは目立たず，人格変化や感情の抑えが効かなくなるなどの脱抑制，社会行動の変化が現れる。進行すると決まった行動を繰り返すなどの行動変化がみられ，さらには自分から何かをしようとすることが減っていく。後期になると，食事摂取が困難になり，無動・無言となり寝たきりになっていく。認知症の四大原因疾患として，アルツハイマー型認知症，血管性認知症，レビー小体型認知症，前頭側頭型認知症があるが，前頭側頭型認知症はなかでも珍しい疾患であり，比較的若い年齢で発症する場合が多い。

2. 症状とケアのポイント

代表的な症状として，「自分が病気である」という認識がない（病識の欠如），決まった行動を繰り返す（常同行動），偏った食事に関する行動（食行動異常），自分から何かをしようとする行動が減る（自発性の低下）などがある。

1)「自分が病気である」という認識がない（病識の欠如）

前頭側頭型認知症では，初期であっても「自分は病気である」という認識をもちにくいのが特徴である。他者から行動に対して指摘を受けても本人は病識がないため，指摘や制止されることで怒り出すこともある。ケア提供者は，脱抑制（状況に対して衝動的な感情や行動を抑えることができなくなること，決まり事を守らず，自分のしたいように行動する。急に服を脱ぐ，人の食事を食べるなどの突発的な行動がみられる）など理解しがたい行動があっても本人が意図しているのではなく疾患から生じている行動であると理解し，指摘や制止をせず，本人の関心を別のことに向けるように繰り返し促していくなどの対応が必要となる。

2)決まった行動を繰り返す（常同行動）

前頭葉症状の一つであり，同じパターンの行動や言葉を繰り返すことである。例えば，決まった時間に同じ行動をしたり，同じコースを繰り返し歩いたり（常同的周遊），その場の状況に関係のない言葉を繰り返したりする（滞続言語）ことがある。進行すると，テーブルを決まったリズムで叩く動作や，手で身体の一部をさするなど単純な行為を繰り返す（反復行為）こともある。時には，同じコースを歩き続けることで休息が図れず，疲労して骨折するなどの障害を生じることがある。特に高齢者では，加齢による骨粗鬆症があり圧迫骨折や疲労骨折を起こしやすい状態であることを，援助者が理解しておく必要がある。

常同行動に対しては，本人の習慣や好むものを取り入れて安心して過ごすことができる環境をつくり，繰り返し誘導する。別の行動を繰り返し促すことで新たな日課に置き換えることができ，現在の生活環境への適応が可能となる。また，生活環境を変えることが症状の緩和につながり，新たな行動パターンを構築するきっかけとなる場合もある。

＜常同行動が改善された事例＞

「さあ帰ろう」と言いながら，いたるところの鍵を開けようとしながら病棟内の廊下を歩き続けていた前頭側頭型認知症のＡさん。しかし，徐々に歩くだけの状態に変化していった。これは，「帰る」という目的をもって歩いていたのが常同化したものと考えられた。

Ａさんに対し，Ａさんの病室（自室）が居場所として定着するよう計画を立てた。まず，自宅で使用していた馴染みの寝具をもってきてもらい，Ａさんが好きなテレビをベッドから見ることができるようにベッド周囲を調整した。歩行の途中で自室へ誘導することを繰り返し，Ａさんに自分の部屋であることを認識してもらうようかかわった。

介入後，Ａさんは自室で過ごすことが定着

したため，歩行を繰り返すことはなくなった。

なお，自室で過ごす時間が増えると，歩行能力の低下や筋力低下についても注意する必要があるため，日課として，共有スペースで過ごし活動する時間を設けて対応した。

3）偏った食事に関する行動（食行動異常）

食行動では，甘いものや味のはっきりしたものを好んで食べる傾向のほか，同じものを食べ続けることなどがある。また，目に見えるもの，手にしたものをすぐに口に入れようとする口唇傾向がある。時には，偏った嗜好により安定した食事摂取ができないことや，異食（食べ物でないものを口にすること）がみられる。

食行動異常に対しては，現在の食行動に至った背景や意味を探り，食事環境（食事内容，場所，使用する物）を見直す。または，常同性を活用するなど，新たな食行動が定着するように繰り返し促す。異食の危険性がある場合は，まず食欲が満たされるように食事を小分けにして提供する回数を増やす。口に入る大きさのものは見えないところに片付ける，食べることができるものだけを置いておくなどの環境調整をして，危険性を低減する。ただし，周囲のものを排除しすぎるのは，生活の質を低下させる可能性があるため注意が必要である。

＜食行動異常が改善された事例＞

同じものを少量しか食べない，こだわりの食器がある，周囲を警戒する様子で食事を拒否するという食行動がみられた前頭側頭型認知症のBさん。家族に話を聞くと，食べることができているものは長年の好物であることがわかっ

た。また，Bさんは飲食店の店主であった。店主は通常客の前では食事をしないことから，「人前では食べない」という行動に至っているのではないかと考えられた。

そこで，まずは関係性の構築のためにかかわる回数を増やし，すぐに食べたり飲んだりできるものと，本人の食器をバッグに入れて行動に付き添った。人がいないところに座ったとき，タイミングをみて飲食物を提供するようにした。同時に，一人で食事ができる場所としてBさんの病室（自室）を活用することにした。自室で食事を摂ることができるよう，机・いすを配置し，付き添っている途中で自室への誘導を繰り返した。

安心して過ごせる居場所の提供と，本人のこだわりや嗜好を活かしながら行動変化を促していった結果，提供された食事を自室で摂取できるようになった。

4）自分から何かをしようとする行動が減る（自発性の低下）

自ら行動しようとすることがなくなり，何もしないで過ごすことが増える。このような自発性の低下に対しては，本人の状態に応じて日課を見直し，活動できるような内容を日課のなかに取り入れて促していくなど，常同性を活かしたケアが必要となる。

（松尾絵美）

《参考文献》
1）中西亜紀：前頭側頭型認知症の正しい知識と適切なケア．臨床老年看護 22（3）：33-39，2015.
2）松本一生・他：やさしく図解　認知症の原因疾患．おはよう21 26（8）：10-25，2015.

第Ⅰ部 予防的ケアを必要とする高齢者の看護ケア関連図

7 脳梗塞

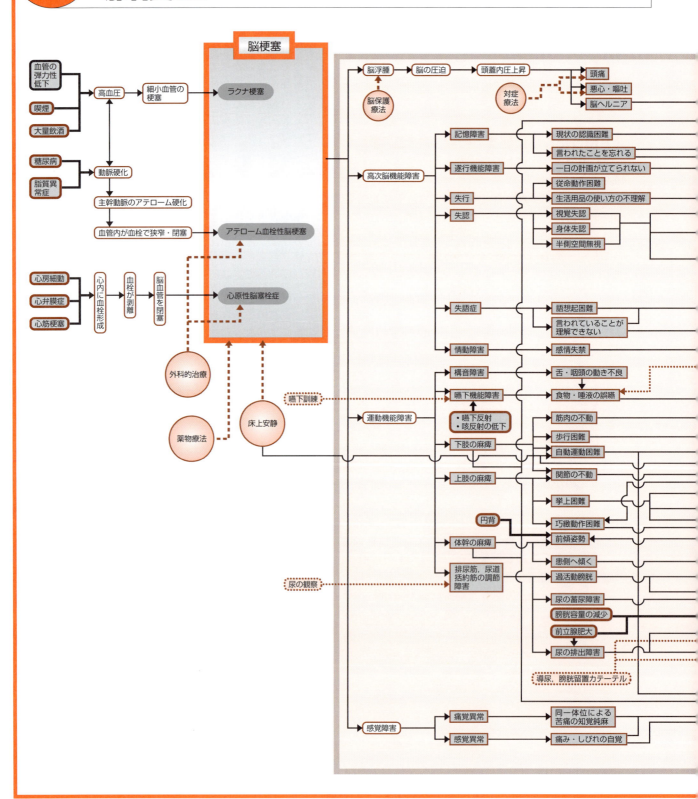

凡例: 誘因・原因 → 病態生理・状態　症状　医学的処置 → 看護ケア ⇢ （疾患）に伴う影響の広がり　分類, あるいは特殊な部分

老化に関連した誘因・原因 → 成り行き, 影響

脳梗塞に伴う影響の広がり

- 脳幹圧迫 → 呼吸障害 / 心機能低下 / 自律神経障害 → 生命の危機
- 意識障害
- 外減圧術
- 混乱
- ナースコールを押せない → 一人で歩行
- 検査やリハビリの準備ができない
- 排尿誘導などの声かけ
- 清潔・排泄・食事動作困難
- 点滴などルート認識困難 → ルートを意識せず歩行
- 病識がない → ルートを意識せず動く → ルートの自己抜去
- 食事・喫煙など自己管理ができない
- 病側の認識困難 → 障害物の認識困難 → 歩行時つまづき・打撲
- 病側の食物認識の困難 → 食事摂取困難 → 食事摂取量の減少
- in/outチェック
- 脱水
- 栄養状態低下
- コミュニケーション障害 → ストレス → 消化管潰瘍 → 消化管出血
- 安静が守られない → 血圧の変動
- ポジショニング / 口腔ケア
- 声かけ, 食事のセッティング
- 転倒・転落
- 誤嚥性肺炎
- 筋力低下 → 下肢に力が入らない → 気分の落ち込み → 不安・抑うつ
- ポジショニング / 他動運動
- 関節拘縮
- 更衣動作困難
- 清潔動作困難
- 渇中枢感受性低下
- 日常生活動作自立困難
- 家族の不安
- 介助
- 飲水・摂食動作困難 → 水分摂取量の不足 → 血液の粘性上昇 → 血栓形成 → 再梗塞
- 重心が前方にかかる
- ポジショニング
- 側弯 → 体位の保持困難 → 車いす・ベッド上座位での体位の崩れ → 皮膚のズレ発生 → 褥瘡
- 尿意切迫
- 頻尿 → 夜間頻尿 → 夜間不眠 → せん妄 ← 環境変化
- 脳機能予備力低下
- オムツ交換
- 残尿量の増加 → 尿失禁 → 皮膚の湿潤
- 尿閉 → 尿路感染症 → 発熱 → 発汗
- 皮下組織の菲薄化 → 骨突出
- 体圧分散マットレス / 体位変換
- 摘便
- 足関節の運動
- 活動の減少 → 局所への圧迫 → 局所の血流低下
- 下肢の筋収縮の減少 → 血流停滞
- フットポンプ
- 排便反射減弱
- 下剤
- 腸管運動機能低下
- 入院による環境の変化 → 腸蠕動運動減弱 → 便秘 → 怒責 → 血圧上昇

❼脳梗塞　第Ⅰ部　予防的ケアを必要とする高齢者の看護ケア関連図

7 脳梗塞

I 脳梗塞が生じる病態生理

1. 定義

脳梗塞は脳血管障害（脳卒中）の1つであり，脳血管の閉塞または狭窄により脳血流が低下することで，脳組織が虚血状態となり壊死する状態を指す。

2. 分類とメカニズム

脳血管障害は，脳血管に生じた異常によって起こる疾患の総称であり，無症候性，局所性脳機能障害，血管性認知症，高血圧性脳症の4つに分類されている。局所機能障害は，症状の持続時間によって，24時間未満の一過性脳虚血発作（transient ischemic attack：TIA）と24時間以上の脳卒中に分類される。脳卒中は，病型により，脳出血，くも膜下出血，脳動脈奇形からの頭蓋内出血，脳梗塞に分類される。

脳梗塞はさらに，原因により，アテローム血栓性脳梗塞，心原性脳塞栓症，ラクナ梗塞に分類される。脳梗塞の発症は，脳卒中の6割を占め，高齢になるほど心原性脳塞栓症が増加する［図1］。

1）アテローム血栓性脳梗塞

頸部，脳の主幹動脈の内壁にコレステロールが蓄積しアテローム（粥腫）を形成するために，動脈内腔が徐々に狭小化し，血栓が形成され閉塞し，脳梗塞を起こす。

2）ラクナ梗塞

3〜15mmの比較的小さい限局性の虚血性病変を指す。高血圧が原因となることが多い。無症候性の場合も少なくない。

3）心原性脳塞栓症

心疾患により心臓内に形成された血栓が剥離し，脳血管を閉塞し脳塞栓症を起こす。塞栓源となる心疾患には，不整脈，心臓弁膜症，心筋梗塞，心内膜炎，心筋症などがあり，心房細動が原因となることが多い。心房細動によって心房の収縮力が低下し，血液がうっ滞し血栓ができやすくなる。

3. 症状

脳血流が低下した部位や梗塞巣の大きさに応じて，神経症状が出現する［表1・図2］。

1）頭蓋内圧亢進症状

脳浮腫や出血等により頭蓋内圧が上昇すると，頭痛，悪心・嘔吐，意識障害，うっ血乳頭，外転神経麻痺などの症状が出現する。進行すると，頭蓋内圧がさらに高まり，脳の一部が小脳テントや大脳鎌，大後頭孔へはみ出す脳ヘルニアという状態へ移行する。はみ出した脳は，他の脳を圧迫して機能低下をきたす。圧迫した部位によりさまざまな症状を引き起こす。

- **間脳**：チェーンストークス呼吸，除皮質硬直，瞳孔不同

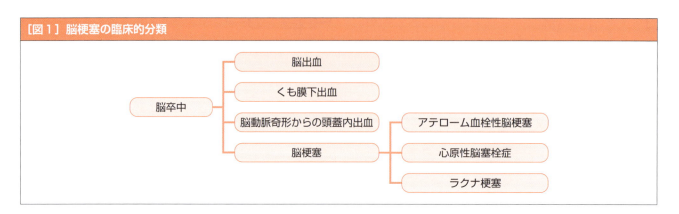

［図1］脳梗塞の臨床的分類

- 中脳〜橋上部：中枢性呼吸，除脳硬直，人形の目現象
- 橋下部〜延髄：失調性呼吸

[表1] 梗塞部位と症状

閉塞領域	主な症状
前大脳動脈領域	反対側顔面・舌・上下肢の運動麻痺，運動性失語，感覚障害，失見当知識，尿失禁，共同偏視など
中大脳動脈領域	片麻痺，感覚障害，共同偏視，同名側半盲，失語，失行，失認
前脈絡叢動脈領域	片麻痺，感覚障害，同名側半盲など
後大脳動脈領域	ウェーバー症候群，片麻痺，動眼神経麻痺，認知症，感覚障害，運動失調，同名側半盲，色覚異常，視覚失認，相貌失認など
脳底動脈領域	回転性めまい，悪心・嘔吐，意識障害，四肢麻痺，球麻痺，呼吸障害，縮瞳，瞳孔不動，眼球浮き沈み運動，幻覚・せん妄・健忘，バリント症候群
椎骨動脈領域	回転性めまい，嘔吐，嚥下障害，嗄声，感覚障害，運動失調，温痛覚障害，ホルネル症候群，しゃっくり，味覚障害など

＊図2の脳血管も参照のこと

2）高次脳機能障害

脳の損傷により，言語，記憶，行為，視覚，知覚，注意などが障害された状態をいう。

① 失認

さまざまな感覚を情報として得ても，内容や意味を理解することができない状態である。

- 身体失認：自分が病気であることや，身体の部位，左右，反側などが認識できない
- 視覚失認：見えているものが理解できない
- 聴覚失認：音や音楽を聴いても認識できない
- 視空間失認：道順がわからなくなったり，視野の半側が認識できない

② 失行

運動機能や言語理解の障害がない状態で，意図的に動作を遂行できない状態である。

③ 注意障害

一つのことに焦点を当て，対象を明瞭化する機能が障害された状態で，必要なことに注意を向けたり，注意を持続することが困難となる。

④ 記憶障害

新たに学習した情報を覚え，保持したり想起する過程

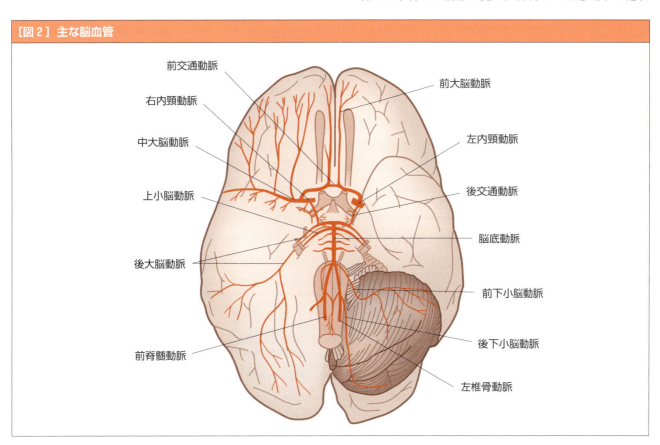

[図2] 主な脳血管

が障害された状態である。記憶には，過去に体験した出来事などのエピソード記憶，学習により得た知識などの意味記憶，家事など身体で覚えた手続き記憶などがある。

⑤ 情動障害

感情や行動を制御できなくなる状態で，感情失禁や，状況に合わない情動反応が見られる場合もある。

⑥ 遂行機能障害

一連の行動を行うために目標を立て，計画，実行する機能が障害された状態である。

⑦ 失語症

言語中枢が障害され，言葉を話したり理解する機能が障害された状態である。

相手の言葉の理解は可能であるが，自らスムーズに話すことができない運動性失語（ブローカ失語），他人の話していることや書字の理解ができない感覚性失語（ウェルニッケ失語），運動性失語と感覚性失語が合併した全失語，言語理解や発語は障害されないが言葉の想起が困難となる健忘失語などがある。

3）運動障害

運動神経は，大脳皮質運動領野から放線冠，内包，脳幹底部を経る。障害を受けた部位により麻痺が出現したり，パーキンソニズムが出現することもある。また，大脳から嚥下の指令がうまく伝わらず嚥下機能障害を起こす。

4）感覚障害

感覚神経が障害されると，触覚や温痛覚の知覚の低下（知覚鈍麻）や異常知覚（しびれ，締め付け感など）が生じる。

4．診断・検査

1）頭部 MRI（磁気共鳴画像検査）・MRA（磁気共鳴血管造影）

MRI では，変化を認めない発症 3 〜 5 時間後の急性期から梗塞巣を検出することができる。MRA は造影剤を使用せずに，頭蓋内の血管や頸動脈を調べることができる。

2）頭部 CT

発症 12 〜 24 時間後から梗塞巣を検出できる。梗塞巣は画像上黒色の低吸収域として認める。

3）頸部超音波

頸動脈狭窄，主幹動脈の狭窄及び閉塞の診断に用いる。

4）脳血流シンチグラフィ

脳の局所的な血流を調べるために行う。アイソトープを静脈注射し，X 線で描出する。

5）脳血管造影検査（アンギオグラフィ）

血管解離や急性血管閉塞が疑われる場合に行う。動脈（主に大腿動脈）からカテーテルを穿刺し，造影剤を用いて X 線下で血管を撮影する。

6）心電図・ホルター心電図

心電図は，心原性脳梗塞の原因となる心房細動などの不整脈の有無を調べるために行う。心房細動は心房がほとんど収縮しない状態になるため，血液がうっ滞し血栓ができやすくなる。ホルター心電図は 24 時間連続して心電図の記録を行い，時々不整脈が出現するような場合でも異常の検出が可能である。

7）血液検査

脳梗塞の危険因子となる糖・脂質代謝異常の有無，血栓の原因となる血液凝固能等を調べる。糖尿病や脂質異常は，血管のアテローム性動脈硬化をきたしやすい。糖尿病では HbA1c・グルコース，脂質異常は LDL コレステロール（140mg/dL 以上）・HDL コレステロール（40mg/dL 未満）・トリグリセリド（150mg/dL 以上）を参照する。

血液凝固については D ダイマーを参照する。D ダイマーはフィブリンがプラスミンに分解されて生じる物質で，血栓が存在すると上昇する。

BNP（脳性ナトリウムペプチド）は心室から分泌されるホルモンで，心房細動等により心負荷がかかると上昇する。

5．治療

1）薬物療法

① 血栓溶解療法：遺伝子組み換え組織プラスミノゲンアクチベータ（rt-PA）

発症 4.5 時間以内の脳血管障害に対し，血栓で閉塞した血管を，血栓を溶解することで開通させ，虚血を起こした脳組織に血液を還流させ神経障害を改善させる。アルテプラーゼ（アクチバシン，グルトパ）を 0.6mg/kg を

上限として，その総量の 10% を急速静脈注射し，残り
を 60 分かけて点滴静脈注射する。アルテプラーゼは優
れた血栓溶解効果をもたらすが，脳出血を合併する可能
性があり，投与に際しては ICU や SCU での十分な観察
が必要である。

血圧 185/110mmHg 以下，血小板 100,000/mm^2 以下
など，脳出血のおそれがある場合は，rt-PA 療法の適応
ではない。また，高齢者は動脈硬化から高血圧をきたし
やすく，血管が脆弱であることから，脳出血を合併する
可能性が高く，高齢者に用いる場合は特に十分な観察が
必要である。

② 抗凝固療法

発症 48 時間以内で病変の最大径 1.5cm 以上の脳梗塞
に対し，アルガトロバン（スロンノン HI，ノバスタン HI，
アルガロン等）を点滴静脈注射し，血液凝固因子の働きを
抑制する。

③ 抗血小板療法

心原性脳梗塞以外の脳梗塞の再発予防のため，血小板
の働きを抑えるアスピリン（バイアスピリン，バファリン配
合など）・クロピドグレル（プラビックス）が用いられる。

④ 脳保護療法

脳浮腫や神経細胞障害の増悪を阻止し脳を保護する目
的で，エダラボン（ラジカット）を 1 日 2 回 2 週間投与す
る。

2）外科的療法

血管の狭窄が重度で，薬物療法だけでは十分な効果が
得られない場合に行われる。

- **頸動脈ステント留置術**：大腿動脈からカテーテルを挿
  入し，ステントを使って血管を拡張する。
- **開頭外減圧術**：急性期，脳ヘルニアによる脳幹の圧迫
  を回避し，救命を目的として行われる。開頭手術で頭
  蓋骨を外し，頭蓋内の圧を軽減する。
- **頸動脈内膜剝離術**：頸動脈の狭窄に対し，血流を改善
  する目的で行われる。頸動脈を切開しアテロームを除
  去する。
- **脳血管内バイパス術**：頭蓋内の主幹動脈が行動に狭
  窄・閉塞してる場合，血管と血管をつなぎ血流を改善
  させる。頭蓋内の血管を頭蓋外の血管につなげる術式
  や，橈骨動脈や大腿動脈を採取して閉塞した血管に吻
  合する術式がある。

6．合併症

1）肺炎

脳梗塞による運動麻痺や嚥下障害に加え，加齢による
嚥下反射や咳反射の低下から，誤嚥しやすい状態とな
る。口腔内の細菌や唾液・飲食物を誤嚥することで肺炎
を引き起こす。また，症状安静によって気道分泌物の排
出が困難となり，肺炎が悪化することもある。

2）排泄障害

脳梗塞により大脳・脳幹・脊髄の排尿中枢と末梢神経
が障害されると，膀胱体部の平滑筋や内尿道括約筋の収
縮・弛緩がうまく行われず，尿の排出障害や蓄尿障害が
生じる。膀胱が不随意に収縮する過活動膀胱を呈するこ
ともある。高齢者では，脳卒中による影響のほかに，加
齢や内服薬の影響等を考慮する必要がある。

3）消化管潰瘍・消化管出血

脳梗塞により中枢神経が障害されストレスが発生する
ことで胃酸分泌が増えるため，胃粘膜に潰瘍ができやす
くなる。

4）深部静脈血栓

安静や運動麻痺により下肢の筋収縮ができなくなり血
流が停滞することで，血管内に血栓が生じやすくなる。
また，脱水によって血液の粘性が高まることで，血栓が
形成されやすくなる。

5）褥瘡

意識障害，感覚障害により痛覚が鈍麻することで，活
動性が低下したり，運動障害，安静による可動性の低下
から，局所に持続的な圧迫が加わることで褥瘡が形成さ
れる。また，ベッドの背上げや車いす乗車の際などに体
位が崩れることで，ズレが生じ褥瘡の原因となる。さら
に，高齢者は皮下組織が薄く骨突出がみられやすいため
褥瘡発生のリスクが高くなる。

6）関節拘縮・筋力低下

安静や麻痺により関節・筋肉の不動が続くと，関節拘
縮や筋力低下を引き起こす。麻痺によって前傾姿勢や側
弯となることもある。

7）抑うつ

大脳皮質・辺縁系の梗塞が原因の 1 つとされる。ま

た，脳梗塞発症後，現状が認識できるようになると，機能障害を認識することで喪失感や虚しさを感じ，うつ状態になる場合もある。

8）せん妄

高齢の脳梗塞患者は，脳そのものに病変が生じることや，老化による脳機能の予備力低下から環境変化によってせん妄を起こしやすい。落ち着かない様子や見当識障害，夜間の不眠は初期症状としてみられる。

9）再梗塞

一度脳梗塞を発症した患者は，既に危険因子となる疾患や生活習慣があるため再梗塞を起こしやすい。また，既に脳が損傷を受けているため，再発すると症状は重症化しやすくなる。

Ⅱ　脳梗塞を発症した高齢者の看護ケア

1．観察ポイント

1）急性期

● **異常の早期発見・生命徴候の把握**

脳梗塞の部位や大きさにより症状や重症度が異なるため，梗塞部位や症状を把握し，異常の早期発見のための観察を行う。また，梗塞巣の拡大や脳梗塞後の出血による脳浮腫など，生命の危機の徴候を把握する［**表2**］。

・意識レベル，バイタルサインの変化，1日尿量
・運動麻痺や言語障害の有無，程度
・頭蓋内圧亢進症状（頭痛，嘔吐，うっ血乳頭）の有無
・rt-PA療法を行う場合には，開始〜2時間は15分ごと，2〜8時間は30分ごと，8〜24時間は1時間ごとのバイタルサイン測定，NIHSS［**表3**］による症状の評価を行う（スコアが高いほど重症を意味する）。24時間以降はバイタルサイン測定，皮下出血の有無の観察を行う。血液データとして血小板，PT-INR（prothrombin time-international normalized ratio：プロトロンビン国際標準比），aPTT（activated partial thromboplastin time：活性化部分トロンボプラスチン時間）を把握する。

● **排尿障害の可能性の把握**

・前立腺肥大等の既往，抗コリン薬の内服状況

・排尿回数，排尿間隔，1回尿量，尿の性状
・腹部膨満の有無
・言語的な意思疎通が可能な場合は，尿意や残尿感を確認する。

● **安静に伴う合併症の把握**

・褥瘡：全身の皮膚状態
・関節拘縮：関節可動域（自動，他動）
・消化管潰瘍：悪心・嘔吐，腹痛，黒色便の有無
・深部静脈血栓：下肢の腫脹や色調の変化，ホーマンズ徴候の有無
・せん妄：落ち着かない様子や見当識障害，注意障害の有無（日頃の様子を家族から情報収集し，表情や言動の変化を観察する）

● **家族の心理状況の把握**

・家族の表情や言動

2）回復期

● **脳梗塞の再発のリスクの把握**

・バイタルサイン（特に血圧）
・機能障害（高次脳機能，運動機能，感覚機能など）の程度，変化

● **経口摂取開始の判断：誤嚥のリスクのアセスメント**

・覚醒状態
・嚥下機能
・麻痺の程度，関節可動域制限
・高次脳機能障害の影響
・全身状態（発熱の有無，疲労度など）

● **食事開始時：誤嚥の徴候の観察**

・むせこみや嗄声・喘鳴の有無，酸素飽和度

● **機能訓練後の心負荷の可能性の把握**

・訓練前後のバイタルサイン
・心不全徴候（呼吸苦や浮腫など）

● **機能訓練による回復状況と転倒のリスクの把握**

・運動機能や関節可動域，筋力，歩行状態等

● **脳梗塞後の抑うつ状態の把握**

・言動や行動，表情，食欲，睡眠状態

● **家族の介護負担の把握**

・家族の表情や言動
・患者の疾患や障害，今後の見通しについての理解状況

2．看護の目標

1）急性期

❶脳ヘルニアや再梗塞を起こさず，生命の危機を脱する

［表2］脳梗塞急性期の観察ポイント

1．意識レベルの観察
① JCS（Japan Coma Scale）

Ⅰ．自発的に開眼・まばたき・動作，または話している。	1	意識清明のようだが今一つはっきりしない。
	2	何月か，どこにいるのか，または周囲のものがわからない。
	3	名前，生年月日がわからない。
Ⅱ．刺激を加えると開眼，離握手，言葉で応ずる。	10	呼びかけると，開眼，離握手，または言葉で応ずる。
	20	身体を揺さぶりながら呼びかけると，開眼，離握手，または言葉で応ずる。
	30	痛み刺激を加えながら呼びかけると，開眼，離握手，または言葉で応ずる。
Ⅲ．痛み刺激を加えても，開眼，離握手，言葉で応じない。	100	刺激部位に手を持ってくる。
	200	手足を動かしたり，顔をしかめる。
	300	まったく反応しない。

② GCS（Grasgo Coma Scale）

A．開眼（Eye opeing）	E 4	自発的に
	3	言葉により
	2	痛み刺激により
	1	開眼しない
B．言葉による応答（Verval response）	V 5	見当識あり
	4	錯乱状態
	3	不適当な言葉
	2	理解できない声
	1	発声がみられない
C．運動による最良の応答（best Mortor response）	M 6	命令に従う
	5	痛み刺激部位に手足をもってくる
	4	四肢を屈曲する：逃避
	3	：異常屈曲
	2	四肢進展
	1	まったく動かさない

2．運動麻痺の観察
MMT（徒手筋力テスト）

	Grade 5	正常
	4	中程度の抵抗に抗して運動が可能
	3	重力に対して関節運動が可能
	2	重力を取れば関節運動が可能
	1	筋収縮は観察されるが関節運動にならないもの
	0	筋収縮のみられないもの

［表 3］ modified NIH Stroke Scale（NIHSS）（2001）

項　目	スコア	検　査	解　説
意識レベル質問	0＝2問とも正答 1＝1問に正答 2＝2問とも誤答	「今月の月名」及び「年齢」を尋ねる。	近似した答えは正答とみなさない。最初の答えのみを評価する。失語症例では，言語障害を十分加味して判断する必要がある。
意識レベル従命	0＝両方の指示動作が正確に行える 1＝片方の指示動作のみ正確に行える 2＝いずれの指示動作も行えない	「開眼と閉眼」及び「離握手」を指示する。	最初の反応のみを評価する。失語症例では，パントマイムによる反応を評価する。麻痺があるときは健側で評価する。
注視	0＝正常 1＝部分的注視麻痺 2＝完全注視麻痺	左右への眼球運動（追視）を指示する。	従命不能例では，頭位変換眼球反射（人形の目現象）または眼前庭反射により評価する。眼球運動神経の単独麻痺例はスコア1とする。共同偏視があり，人形の目現象，または眼前庭反射によっても反応しないときはスコア2とする。
視野	0＝視野欠損なし 1＝部分的半盲（四分盲を含む） 2＝完全半盲（同名半盲を含む） 3＝両側性半盲（皮質盲を含む全盲）	片眼ずつ対座法により，四分視野の指数を尋ねる。	言語応答できない例では，視覚刺激に対する反応や指出しにより評価する。眼疾患により単眼の失明例では，他眼により評価する。
左腕	0＝下垂なし（10秒間保持可能） 1＝10秒以内に下垂 2＝重力に抗するが10秒以内に落下 3＝重力に抗する動きがみられない 4＝まったく動きがみられない	10秒数える間，腕を挙上させる（座位90度，臥位45度）。	麻痺がある例では，健常肢から検査する。失語症例では，パントマイムなどにより指示する。意識障害例では，痛み刺激に対する反応から推定する。（除脳硬直などの）反射性の動きは，スコア4とする。
右腕	0＝下垂なし（10秒間保持可能） 1＝10秒以内に下垂 2＝重力に抗するが10秒以内に落下 3＝重力に抗する動きがみられない 4＝まったく動きがみられない	同上	同上
左脚	0＝下垂なし（5秒間保持可能） 1＝5秒以内に下垂 2＝重力に抗するが5秒以内に落下 3＝重力に抗する動きがみられない 4＝まったく動きがみられない	5秒数える間，下肢を挙上させる（臥位30度）。	麻痺がある例では，健常肢から検査する。言語による従命不能例では，非言語的に指示する。意識障害例では，痛み刺激に対する反応から推定する。（除脳硬直などの）反射性の動きは，スコア4とする。
右脚	0＝下垂なし（5秒間保持可能） 1＝5秒以内に下垂 2＝重力に抗するが5秒以内に落下 3＝重力に抗する動きがみられない 4＝まったく動きがみられない	同上	同上
感覚	0＝正常 1＝異常	四肢近位部に痛覚（pin）刺激を加える。	脳卒中による感覚異常のみを評価する。意識障害例などでは，しかめ面や逃避反応などにより評価する。
言語	0＝正常 1＝軽度の失語 2＝高度の失語 3＝無言または全失語	（呼称カードにある）物の名前を尋ね，（文章カードから）少なくとも3つの文章を読ませる。	神経学的診察中に言語理解も評価する。呼称の評価には十分な時間をとる。最初の答えのみを評価する。視覚障害例では，手の中に置かれた物の特定，自発言語，復唱により評価する。気管内挿管例や発語不能例では，書字により評価する。
無視	0＝正常 1＝軽度の無視 2＝高度の無視	両側の2点同時の（皮膚）刺激，及び視覚刺激（絵カード）を与える。	両側の2点同時の（皮膚）刺激は閉眼して行う。高度の視覚障害があっても（皮膚）刺激に対する反応が正常であれば，スコア0とする。失語があっても，両側に注意が向いていればスコア0とする。

（Lyden PD, Lu M, Levine SR, Brott TG, Broderick J: NINDS rtPA Stroke Study Group. A modified National Institutes of Health Stroke Scale for use in stroke clinical trials: preliminary reliability and validity. Stroke 2001; 32: 1310-1317)

ことができる。

❷合併症を起こさず，安全・安楽に治療を受けることができる。

2）回復期

❶転倒・転落を起こさず，安全に ADL が拡大できる。

❷残存機能を活かし，援助を受けながら日常生活を過ごすことができる。

❸再梗塞を起こさず，退院後も患者・家族が安心して生活することができる。

3．看護ケア

1）急性期の看護ケア

① 治療への援助

急性期は，再発予防の目的で安静や点滴治療が必要となる。安静度については，頭部挙上や車いす可など医師の指示を確認し，患者の状態を観察しながら進める。輸液の管理とともに，脱水や水分の過剰摂取を防ぐため，イン・アウトバランスをチェックする。また，点滴を行っていることを忘れて動いてしまったり，挿入部が気になり点滴が抜去されてしまうことも想定される。患者の理解度に合わせて，平易な言葉で繰り返し説明したり，文字や図を使って説明する。また，挿入部位が気にならないよう袖で覆う，絆創膏やルートの痛みや痒みのケアなどを行う。また，ルートに余裕をもたせて固定し引っ張られないよう留意する。

② 日常生活の援助

安静により患者は自ら日常生活動作が行えないため，患者のニードを確認しながら日常生活援助を行う。私物やナースコールなど患者の必要なものが手の届く位置にあるか確認し，患者が苦痛なく安静を守れるよう援助する。

脳梗塞発症直後は絶食となるが，医師の指示により水分，食事が摂取可能となる。疾患による影響とともに，高齢者は加齢により嚥下機能が低下しやすいため，患者の状態に合わせて水分にとろみをつけたり，スプーンで少量ずつ摂取するなどして誤嚥を防ぐ。誤嚥性肺炎予防のため，絶食期間も口腔ケアを行う。自力での歯磨きや含嗽が困難な場合には，吸引を行いながらブラッシングをしたり，スポンジブラシ等で口腔内を清拭する。

口腔内の乾燥や舌苔に対しては，こまめに含嗽を行ったり，口腔保湿剤を使用する。排泄は床上となるため，尿器を使用する。麻痺の状況に応じて身体を支えたり，

体位変換枕を使用するなど安楽な体勢で排泄が行えるように援助する。尿意が切迫する場合は，オムツや尿取りパッドを使用し，失禁による不快感や皮膚トラブル，羞恥心に配慮する。

③ 合併症の予防

● 誤嚥性肺炎の予防

誤嚥性肺炎を予防するためには，口腔内を清潔に保つ必要がある。口腔内の細菌を減らすことで，誤嚥しても肺炎を起こさない口腔内環境をつくる。また，唾液や飲食物が気管へ流入することを防ぐために，頭部を 30 度ほど挙上し頸部前屈位にする。嚥下機能に障害が見られる場合は，嚥下訓練を行い，嚥下機能の維持・回復を目指す。

● 排泄障害の予防

尿の排出障害が生じた場合には，導尿や膀胱留置カテーテルの挿入を行い，尿閉の発症を予防する。また，安静や絶食，加齢の影響，環境の変化等により便秘傾向となるが，排便時の努責により血圧が上昇するため，必要に応じて緩下剤を使用したり，摘便による排便を促す。

● 深部静脈血栓の予防

症状安静や下肢の麻痺により不動状態が続くと，下肢の血流がうっ滞し血栓を形成する場合がある。深部静脈血栓の予防には，フットポンプ等での間歇的空気圧迫や，床上でも行える足関節の屈曲・伸展運動を行う。血流のうっ滞を予防するためにも早期離床を促すことが大切である。

● 廃用性障害の予防

安静のため臥床時間が長くなると，褥瘡や関節の拘縮・筋力低下等，廃用性障害を起こす可能性も高まる。褥瘡予防には，体圧分散マットの使用や基本的に 2 時間ごとの体位変換を行う。また，尖足など関節拘縮予防のため，体位変換枕・クッションを使用し，身体との間に隙間をなくし圧を分散させる。

● せん妄の予防

脳梗塞による脳機能の低下，高齢であることそのものや，ストレス・不安，入院による急な環境の変化により周囲の状況が理解できないことなどが原因となり，せん妄を起こしやすい。まずは安心できるように声をかけ，入院し治療を行っていることを丁寧に説明する。照明の工夫で昼夜のリズムを整え，日時がわかるよう時計やカレンダーを設置するなど状況が理解できるようかかわる。

④ 心理面への援助

　急性期はモニターや点滴など医療機器に囲まれ，環境の変化から現状を理解できず不安が生じやすい。言語障害がある場合は，言いたいことが伝えられずストレスとなる。患者の表情や言動を観察し，ケアを行う際には患者が理解できるコミュニケーション方法を用いて説明する。本人や家族に補聴器や眼鏡の使用状況を確認し，スムーズにコミュニケーションが図れるようにする。失語がある場合は，ジェスチャーや図を用いたり，タッチング等非言語的コミュニケーションも活用し，患者が安心できるようかかわる。

2）回復期の看護ケア

① 生活機能回復に向けたケア

　理学・作業療法士，言語聴覚士と情報を共有し，患者に合わせた援助を行う。

　患者が訓練で習得した日常生活動作を生活のなかで活かせるようにかかわり，患者の残存能力を引き出す。少しずつできる動きを確保していくが，疲労や失敗があると能力があっても発揮できなくなってしまう。疲労や失敗がないように，生活全般で患者自身に行ってもらうことと，介助することのバランスを図る。

- 起居動作や車いすへの移乗は，患者の力を活用して行う。ベッドの高さ，ベッドマットの硬さ，ベッド柵は患者の能力を引き出すものを選択する。ベッド周囲の環境整備などを行う。
- 意識障害や麻痺により摂食・嚥下に影響を及ぼすため，食事の際は患者の意識レベルを確認し，体位変換枕や足台を使用するなどして安定した体位を保持する。医師の指示のもと，嚥下状態に合わせてとろみをつけたり，ペースト食，きざみ食など食事形態を考慮する。麻痺の程度に合わせて患者に合わせた食具を選択し，患者ができる限り自分で食事摂取できるよう援助する。半側空間無視のある患者では，麻痺側の食事を認識できないため，声かけをしたり，食器の配置換えを行う。
- 膀胱留置カテーテル抜去後，残尿感や腹部膨満がみられる場合は導尿を行い，尿路感染を防ぐ。また，高齢者は，老化に伴う大腸粘膜の粘液分泌減少や排便反射の減弱，腸管運動の低下，腹圧の低下などから便秘になりやすいため，水分摂取を促し，必要に応じて下剤を使用する。腹圧がかけられるようトイレで排泄したほうがよいため，座位バランスがとれるようになったら，排泄パターンを把握してトイレでの排泄を試み

る。

② 機能回復訓練に伴うリスクへのケア

- **心不全**

　回復期は，能力回復を目標とし活動量が増える。高齢者は予備力の低下から，運動負荷により心不全を引き起こしやすい。心不全の既往を把握することや，患者の状態に合わせて徐々に活動強度を上げていく。患者の疲労感や呼吸状態，動悸などの症状をみながら，休息する時間もつくる。

- **転倒予防**

　回復期では活動範囲が拡大し，リハビリにより患者が自信をつける時期であり，転倒転落等の事故を起こす危険もある。高齢者では麻痺の状況とともに，認知機能・空間無視・半盲など視野障害，白内障や緑内障の既往，睡眠導入剤や降圧薬など薬物の影響といった転倒リスクが多数あるため，転倒リスクに応じて予防策を講じる。記憶障害や失行，失認があると，ナースコールを押すことを忘れて動き始め，転倒する可能性がある。特に排泄に伴う転倒が多いため，排泄パターンに合わせたトイレ誘導，ベッド周囲の環境整備のほか，ナースコールのイラストを貼るなど，患者自身が安全な行動をとるよう促す方法を講じる。トイレでは安定した姿勢を保持できるように介助すること，便座や手すりの位置の配慮をするほか，必要に応じて排泄中も見守りができる位置で待機する。

④ 退院支援と生活指導

- **退院先や導入するサービスの決定**

　入院後時から退院後の生活を想定した情報収集を行う。担当ケアマネジャーがいる場合は，本人・家族の承諾のもとでケアマネジャーや訪問看護師と情報共有する。介護保険未申請の場合は患者の状況に応じて申請を進める。

　急性期病院での治療後は，回復期リハビリテーション病院への転院や，自宅への退院など療養場所を移ることになる。患者・家族・医師・療法士・医療ソーシャルワーカーなどと相談しながら退院支援を進める。患者の状況に合わせて，手すりの設置や車いすや介護用ベッドなど福祉用具の貸与，訪問看護や訪問リハビリテーションなど，必要なサービスが受けられるよう情報提供する。退院前に試験外泊を行うと，新たな問題点や必要な支援が見えてくることもあるため，問題を解決してできる限り安心して退院できるよう援助する。

- **脳梗塞再発予防のための生活指導**

　退院後も脳梗塞の再発を防ぐためには，家族への指導

も必要となる。高次脳機能障害や認知症がある場合には，生活指導や服薬管理などの自己管理が適切に行えない可能性があるため，家族も指導の対象とし，後で繰り返し確認できるパンフレットやポスターを活用するとよい。患者の危険因子や既往歴，入院前の生活を把握し，教育的にかかわる。

　再発予防において最も重要な点は，血圧管理である。薬の服用を続けることが重要であるので，確実に服用を継続するための工夫を本人・家族とともに考える。また，可能であれば自動血圧計を購入してもらい起床時と就寝前，何らかの症状を感じたときの血圧測定を行ってもらう。また，脱水から脳梗塞を引き起こす可能性もあるため，嚥下障害や心不全がない限り，水分をこまめに摂取するよう指導する。高齢者は口渇感を感じにくいため，喉が乾いていなくても，入浴前後や運動後，機能訓練の後，汗をかきやすい時期は，水分摂取を意識するよう伝える。

　退院後の服薬管理の方法や排便コントロール，体調管理については，患者の状況に合わせて本人・家族のほか，ケアマネジャーに具体的に説明する。

● 介助方法の指導

　日常生活動作に介助が必要な場合は，介助方法を家族に指導する。

- **移動**：機能訓練を見学してもらい，実際に介助してもらって注意点を伝えるとイメージがつきやすい。車いすなど，必要な物品も準備してもらう。
- **食事**：好ましい食形態や食事介助方法を指導する。経管栄養など非経口からの栄養摂取を行う場合は，少しずつ計画的に指導を進める。
- **排泄**：オムツが必要な場合は交換の方法やタイミングを指導する。緩下剤の服用など排便コントロールについても指導する。
- **高次脳機能障害への対応**：高次脳機能障害があると，運動機能が維持できていても，自分で着脱ができない，食事が開始できないなど，家族からみると不可解な行動をとることがある。家族の不安や介護負担感が増す要因となるため，できない理由を伝え，介助の方法を説明する。

4．看護の評価ポイント

1）急性期

❶ 脳ヘルニアや再梗塞，合併症を起こさず回復したか。
❷ 安心して療養生活を送ることができたか。
- 患者，家族の言動，表情

2）回復期

❶ 安全に ADL が拡大できたか。
- 転倒・転落のリスク，予防行動
- ADL の変化（回復状況）
❷ 援助を受けながら安全・安楽に日常生活を過ごすことができたか。
- 機能回復訓練の状況
- 合併症の有無
- 機能回復訓練に伴う合併症の有無
❸ 患者・家族が退院後の健康管理や注意点について理解できたか。
- 患者，家族の言動，症状
❹ 患者，家族が不安や過度な負担感をもたずに生活できているか。
- 日常生活の状況
- 介護負担感
- 指導内容の実行状況

（河西恵美）

《参考文献》
1）日本脳卒中学会脳卒中ガイドライン委員会編：脳卒中治療ガイドライン 2015．協和企画，2015．
2）日本脳卒中学会脳卒中医療向上・社会保険委員会：rt-PA（アルテプラーゼ）静注療法適正治療指針 第二版．2016．（http://www.jsts.gr.jp/img/rt-PA02.pdf）
3）水尻強志，冨山陽介・他編：脳卒中リハビリテーション，第3版．医歯薬出版，2013．
4）北川公子・他：系統看護学講座　専門分野Ⅱ　老年看護学，第8版．医学書院，2014．
5）竹村信彦・他：系統看護学講座　専門分野Ⅱ　脳・神経，第14版．医学書院，2016．
6）高嶋修太郎，伊藤義彰編：必携　脳卒中ハンドブック，改訂第3版．診断と治療社，2017．
7）小林祥泰編：脳卒中データバンク 2015．中山書店，2015．
8）水野美邦監：標準神経病学，第2版．医学書院，2012．

コラム　血管性認知症

1. 血管性認知症とは

血管性認知症（vascular dementia：VD）とは，脳出血や脳梗塞などの脳血管障害（cerebrovascular disease：CVD）の後遺症として発症する認知症の総称である。症状の進行は，脳血管障害が広範囲で急性に発症した場合では急激な変化がみられるのに対し，小規模な脳血管障害を反復して発症した場合では段階的に症状が出現するという違いがある。

2. 症状

血管性認知症でみられる症状は，遂行機能障害，注意障害，歩行障害，意欲の低下，言語障害，記憶障害，感情失禁，麻痺，しびれなどがあげられる。脳血管障害により発症した高次脳機能障害では，これらの症状が脳の損傷部位に関連して主に限局した症状として出現するのに対し，血管性認知症では症状が複合的であることが多い。一般に，高次脳機能障害は進行せず，程度によっては回復する場合もあるが，認知症は徐々に進行する。

高齢者では，加齢による身体機能の低下に加え，上記のような症状を合併することにより，ADL が低下しやすい状態になる。このため看護師は，患者の残存機能を維持できるよう，症状に合わせた介入をする必要がある。また，症状が進行する可能性を踏まえた観察も重要になる。

3. 看護ケア

主な症状に対し，看護ケアのポイントをあげる。

1）遂行機能障害への対応

血管性認知症では，記憶障害や注意障害に伴い，遂行機能障害がしばしばみられる。

物事を進めるにあたって，どのような段取りで行うのか，現在の進行具合はどうなのか，残りの作業はどの程度なのか，今まで経験してきたことの記憶から行動の過程を組み立てて，行動に移すことを遂行機能という。よって，遂行機能障害がある人で

は，「何をすべきか理解はできているが行動に移すことができない」「途中までできていたのにやめてしまった」「やり方がめちゃくちゃ」というようなことになってしまう。

看護師は，患者の理解・認識の状況に応じ，行動のきっかけとなるヒント（段取りをその都度示す，経過を示す，患者の馴染みのある方法を示すなど）を示していくことが重要である。

2）情動障害への対応

些細なことで怒ったり，泣いたりすることを感情失禁という。また，一方では意欲の低下がみられることもあり，感情の起伏が激しくなりやすい。看護師は，患者が落ち着くことができるよう静かな環境を提供する，患者が興味を示し気分転換ができるものを提供するなど，患者の感情に焦点を当てた対応をする。激昂や号泣している患者を目の当たりにすると，看護師自身もその状況に対応しきれず，動揺することもあるだろう。しかし，患者の感情の背景には不安や不満，苦痛がある。このことを理解すると，受容的な態度で接することができる。また家族も，長年ともに生活してきた人だからこそ，急に変わってしまった本人を受け入れ難いと感じやすい。家族の心理面への支援も必要となる。

3）身体運動機能障害への対応

麻痺というだけでなく，注意障害や記憶障害のほか，加齢の影響なども絡み合って転倒のリスクが高まる。患者の歩行状況と認知機能に合わせた介助や環境の調整を行う。

4）摂食・嚥下障害への対応

加齢に加え，摂食動作のための運動機能の低下や嚥下障害により，誤嚥のリスクが高まる。患者の摂食・嚥下状態を観察し，食事形態の選択，介助方法の工夫，自助具の選択などを行う。特にラクナ梗塞では障害が徐々に進行するため，誤嚥のリスクが高くなっていることに周囲が気づいていない場合があるので，注意する必要がある。

4. 脳血管障害の再発予防

　血管性認知症は脳血管障害に起因しており，脳血管障害再発の予防が認知症の悪化の予防においても重要である。脳血管障害の危険因子（高血圧，糖尿病，高コレステロール血症，不整脈など）を理解し，生活習慣の改善や服薬管理などを行う。記憶障害や運動機能障害などにより，食事や服薬管理，定期通院が困難になる場合もあるため，患者本人への指導に加え，社会資源の活用も重要となる。

（高橋陽太）

《参考文献》
1）諏訪さゆり編著：医療依存度の高い認知症高齢者の治療と看護計画．日総研出版，2006．
2）湯浅美千代編：看護師認知症対応力向上研修テキスト．東京都福祉保健局高齢社会対策部在宅支援課，2013．
3）一宮洋介：認知症の臨床―最新治療戦略と症例．メディカルサイエンスインターナショナル，2013．
4）日本認知症学会編：認知症テキストブック．中外医学社，2008．
5）服部英幸編：BPSD初期対応ガイドライン．ライフ・サイエンス，2012．

8 疥癬

第Ⅰ部　予防的ケアを必要とする高齢者の看護ケア関連図

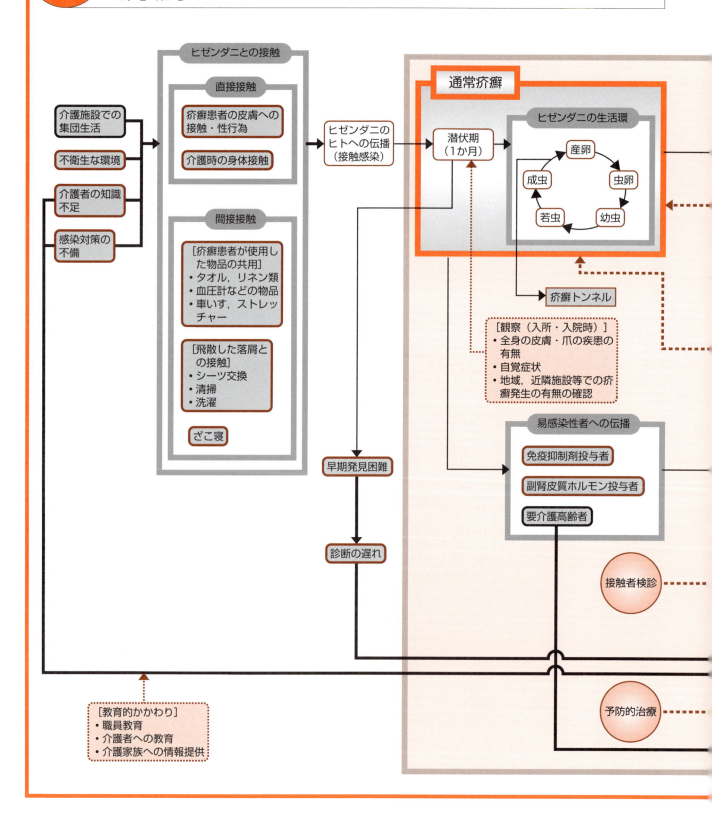

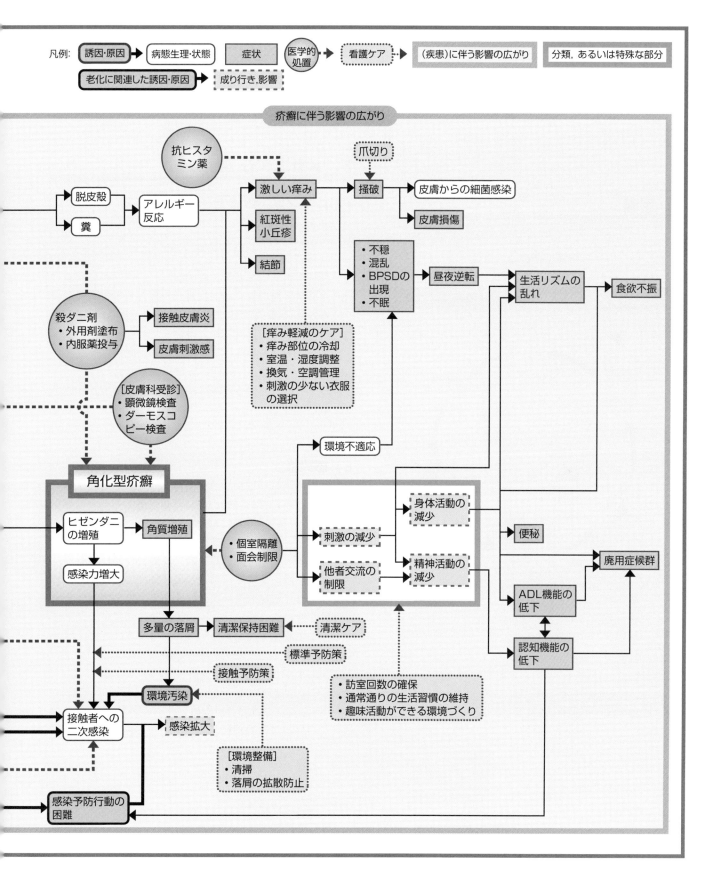

第Ⅰ部　予防的ケアを必要とする高齢者の看護ケア関連図

8　疥癬

Ⅰ　疥癬が生じる病態生理

1．定義

　疥癬とは，ヒトの皮膚角質層にヒゼンダニ（ヒト疥癬虫）が寄生し生じる感染症をいう。虫体・糞などに対するアレルギー反応による皮膚症状と痒みが主症状である。

2．メカニズム（病態生理）

1）ヒゼンダニの特徴

　ヒゼンダニは，雌が体長約300〜400μm，雄が約200〜250μmの円形をしている。卵から3〜5日で孵化した後，脱皮を繰り返しながら幼虫，若虫を経て約10〜14日かけて成虫になる［図1］。幼虫，若虫，雄の成虫は皮膚表面を移動し，皮膚角質層内や毛包内に潜んでいる。雌の成虫は産卵に適した皮膚角質層に掘った穴にいる。雌成虫は交尾後，寿命までの4〜6週の間に1日2〜4個を産卵し，糞をしながら角質層にトンネル（疥癬トンネル）を掘り進める［図2］。

　ヒゼンダニは乾燥と高温に弱く，ヒトの皮膚から離れると数時間で感染力が低下する。また，50℃，10分で死滅する。

2）感染様式

　疥癬の感染経路は接触感染であり，看護・介護ケアを実施するときなど患者の皮膚に直接接触することで感染する（直接接触感染）。また，患者が使用したタオルや寝具類の共用，ヒゼンダニを含む飛散した落屑との接触によって間接的にも感染する（間接接触感染）。ヒゼンダニはヒトの皮膚に生息しており，潜伏期間の長さから気づかないうちに感染していることがある。在宅では，十分な介護が受けられない状況や，不衛生な環境で生活しているなかで感染しているということもある。また，易感染者が集団で生活する高齢者介護施設などでは，介護行

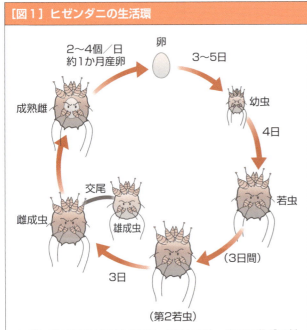

［図1］ヒゼンダニの生活環

ヒゼンダニは卵から孵化まで3〜5日かかる。卵には殺ダニ剤は効かないため，孵化するタイミングで殺ダニ剤を用いる必要がある。

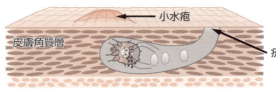

［図2］疥癬トンネル

ヒゼンダニ（雌）は角質層内に入り込み，糞や産卵をしながらトンネルを掘り進める。

為に伴う身体接触が多いこともあり，集団感染が発生しやすい。

ヒゼンダニに感染後，約1〜2か月の潜伏期間を経て症状が出現する。感染力の強い角化型疥癬では，潜伏期間が4〜5日と短いことがある。

3．分類と症状

疥癬は，ヒゼンダニが寄生する数と臨床症状から，通常疥癬と角化型疥癬に分類される［表1・2］。

1）通常疥癬

一般的にみられる疥癬を通常疥癬という。通常疥癬ではヒゼンダニの寄生数は少なく，多くは5匹以下である。特徴的な皮膚症状は，①疥癬トンネル，②激しい痒みを伴う紅斑性小丘疹，③小豆大で赤褐色の結節であり，小児や高齢者を除き頭部や顔面には現れない。

① 疥癬トンネル

疥癬トンネルは疥癬に特徴的な症状である。雌の成虫が産卵をしながら角質層内を進んでいくことで生じる白っぽく見える線状の皮疹をいう。また，疥癬トンネルの長さは5mm程度であり，トンネルの先端では虫体や虫卵が検出されることが多い。手や指間，足，腋窩，外陰部，殿部などでよくみられる。

② 紅斑性小丘疹

紅斑性小丘疹は激しい痒みを伴い，臍部を中心とした腹部，胸部，腋窩，大腿内側，上腕屈側などに生じる。痒みは潜伏期間中のヒゼンダニの脱皮殻や糞などに対するアレルギー反応であり，丘疹部分から虫体や虫卵が検出されることは少ない。また，痒みは就寝時など身体が温まる状況で増強するため不眠や睡眠不足になることが

ある。

③ 結節

赤褐色の小豆大の結節が，外陰部，腋窩，殿部などに見られる。発生頻度は7％程度と低い。結節は虫体や虫卵が検出されなくなった後も数か月以上残存し，ヒゼンダニに対するアレルギー反応の結果として激しい痒みが持続する。

2）角化型疥癬

角化型疥癬は痂皮型疥癬，あるいはノルウェーの学者により報告されたことからノルウェー疥癬などとも呼ばれる。寄生するヒゼンダニの数は100〜200万匹（多いときには500万匹以上）と，通常疥癬に比べて感染力が非常に強い。

免疫抑制剤や副腎皮質ホルモン剤の使用により免疫力が減弱している者や全身衰弱が著しい者などがヒゼンダニに感染した場合，角化型疥癬を引き起こす。また，通常疥癬に対して誤って副腎皮質ホルモン剤を外用したた

［表2］通常疥癬と角化型疥癬の特徴

	通常疥癬	角化型疥癬
ヒゼンダニの寄生数	1,000匹以下（数匹のこともある）	100〜200万匹（多いときは500万匹以上）
感染力	弱い	強い
感染者の免疫力	正常	低下している
症状発生部位	首から下の全身	顔面・頭皮を含めた全身
主な皮膚症状	小丘疹，小結節	角質の増殖
痒みの特徴	強い	不定（ない場合もある）

［表1］疥癬の分類

分類	ハイリスク群	臨床症状	鑑別を要する疾患
通常疥癬	乳幼児，性行為を行う者	激しい瘙痒（夜間に増強）紅斑性小丘疹（指間，手首，肘，腋窩，殿部，性器，乳房）＊顔面，頭皮，頸部を除く二次障害：湿疹化，擦過創，膿痂疹	ヘルペス性皮膚炎，薬物反応，湿疹，コモロシラミ寄生症，扁平苔癬，バラ色ひこう疹
角化型疥癬	要介護高齢者，要介護発達遅滞障害者（ダウン症候群），ホームレス，HIV陽性者などの免疫不全患者，移植患者，ステロイド療法や化学療法を受けている患者	乾癬状の角質増殖性丘疹（頭皮，顔面，首，爪を含む全身）二次障害：湿疹化，膿痂疹	接触皮膚炎，薬物反応，湿疹，紅皮症，魚鱗癬，乾癬

（Gerald L. Mandell et. al.: Principles and Practice of Infectious Diseases 7th edition. p3635 を一部改変）

めに発症することがある。皮疹は手足や肘頭，殿部や頭部，顔面を含めた全身の皮膚にみられる。皮膚の角質が灰色から黄白色のざらざらとした牡蠣の殻状に増殖し，その落屑には多数のヒゼンダニが存在する。爪にも感染し，爪疥癬を合併することがある。痒みがまったくない場合もある。

4．検査・診断

1）検査
① 顕微鏡検査
　疥癬の診断では，虫体や虫卵などを顕微鏡検査で確認することにより確定できる。

　通常疥癬では，疥癬トンネルや新鮮な丘疹，結節など，ヒゼンダニが生息している可能性のある場所から検体を採取する。検体の採取は眼科用ハサミを用い，疥癬トンネルなどを切除し，メスや針先などで引っかくようにする。検体は100倍に拡大した顕微鏡で観察し，ヒゼンダニの虫体や虫卵など観察できたものを記録に残す。通常疥癬では症状から疥癬が疑われた場合でも，顕微鏡検査でヒゼンダニが検出できないこともあるため，検査は1か所だけでなく回数も増やして行う必要がある。

　角化型疥癬では肥厚している角質層内に虫体や虫卵が無数に存在しているため，採取した角質の顕微鏡検査でヒゼンダニを容易に検出することができる。
② ダーモスコピー検査
　ダーモスコープという特殊な拡大鏡を用いて皮膚表面を観察し，顕微鏡検査と同様にヒゼンダニを検出する方法である。疥癬トンネルの先端で，ヒゼンダニが観察できる。

2）診断
　疥癬の診断は，臨床症状，顕微鏡検査やダーモスコピー検査によるヒゼンダニの検出，疥癬患者との接触の有無や疥癬流行の状況を踏まえて行う。ヒゼンダニが検出されれば確定診断となる。検出されない場合でも臨床症状や流行の状況から疥癬が疑われるときは顕微鏡検査などを繰り返し行い，ヒゼンダニを確認する。疥癬は潜伏期間が1か月と長いため，症状が認められた時点からさかのぼって疥癬患者との接触の機会の有無や同じような症状を有している者がいないかなどを確認することも，診断をする上で必要となる。

5．治療

　疥癬の治療は，疥癬と確定診断された患者だけでなく，疥癬患者との接触の機会があり，臨床症状を有する者も対象とする。治療薬には外用剤と内服薬があり，それぞれを単剤もしくは組み合わせて用いる。疥癬の治療が確実に行われない場合は，疥癬が蔓延したり遷延することがある。また，患者との接触により感染した可能性が考えられる者では，臨床症状が見られない場合であっても，予防的に治療を行うことが集団発生を防ぐためには重要であるため，医師の治療計画に従って徹底した治療に取り組む。

1）疥癬に対する治療 [表3]
① 外用剤
　外用剤は，通常疥癬の場合には皮疹のない部位を含めた頸部以下の全身に塗り残しがないように塗布する。なお，乳幼児や高齢者では顔面，頭部を含めた全身に塗布する。

　角化型疥癬の場合は，外用剤を顔面や頭部，耳介部を含めた全身に塗布する。また，肥厚した皮疹や爪病変は角質層を十分に除去した後に外用剤を用いる。爪疥癬は爪に外用剤を塗布した後，密封療法を行う。

　外用剤の主な副作用として，皮膚刺激感や接触性皮膚炎などの皮膚障害が生じることがある。異常が認められた場合は使用中止などの処置が必要になるため，観察を継続する。
② 内服薬
　疥癬の内服治療には，駆虫剤のイベルメクチン（ストロメクトール）を用いる。イベルメクチンは脂溶性薬物であるため，空腹時に服用する。また，副作用として肝機能障害，黄疸，血小板減少などがあり，肝機能障害がある者や高齢者では適宜肝機能検査を行う。イベルメクチン投与後は，ヒゼンダニの死滅に伴うアレルギー反応により一時的に痒みが増すことがある。毒性があるため，新しい皮疹の発生がなければ，繰り返しの投与は避ける。

　内服薬と外用剤を併用する場合は，ヒゼンダニの生態とそれぞれの薬剤の作用機序を踏まえて治療計画が立てられる。なお，内服薬はヒゼンダニの神経細胞や筋細胞に作用するため，虫卵や爪疥癬には無効である。

2）痒みに対する治療
　痒みに対しては，高齢者では中枢神経抑制による眠気

[表3] 疥癬の治療薬剤

	一般名	製剤名	特徴	使用濃度（%）	使い方	副作用	小児への適応	妊婦への適応
内服	イベルメクチン	ストロメクトール錠3mg	虫体の筋・神経細胞に作用するため，虫卵には無効 投与初期に一過性に瘙痒が強くなり，遷延することがある 肝臓で代謝されるため，肝機能障害に注意する 長期間の使用で耐性が認められているため長期連用を避ける 母乳に移行するため，授乳を中止する	200μg/kg	200μg/kgを空腹時に1回，水のみで内服 過剰に投与しない（1回投与後，虫卵が孵化する1週間後に顕微鏡検査を行いヒゼンダニを確認，もしくは臨床症状がみられる場合は追加で内服する）	肝機能障害，黄疸，血小板減少，中毒性表皮壊死融解症，皮膚粘膜眼症候群　など	体重15kg未満の小児の安全性は確立していない	安全性は確立していない
外用	イオウ	イオウ末	臭気と皮膚刺激性がある	5～10%	塗布後，24時間で洗い流し，2～5日間または7日間繰り返す	皮脂欠乏性皮膚炎，イオウかぶれ　など	適	適
	有機イオウ	チアントール		10～30%				
	クロタミトン	オイラックスクリーム10%	疥癬に対する効果は低い 小児への連用でメトヘモグロビン血症を誘発することがある	10%	塗布後，24時間で洗い流し，5日間繰り返す	熱感，刺激症状，接触皮膚炎　など	広範囲の部位に使用しない	大量または長期にわたる広範囲の使用を避ける
	安息香酸ベンジル	安息香酸ベンジル	刺激感が強く，目に入ると結膜炎をおこす 顔面・頸部の外用は慎重に行う	6～35%	塗布後，24時間で洗い流し，2～3日間繰り返し4～5日間休薬，または隔日で3回	中枢神経障害，皮膚刺激感など	2歳以下の小児には使用しない	使用を控える
	フェノトリン	スミスリンローション5%	光，空気，熱に触れると分解されやすく，残効性が少ない 他の殺ダニ剤に比べて安全性が高い	5%	1週間隔で1回30gを頸部以下の皮膚に塗布後，12時間以上経過した後に洗い流す 少なくとも2回塗布する	皮膚炎，AST上昇，ALT上昇　など	安全性は確立していない	安全性は確立していない

（日本皮膚科学会疥癬診療ガイドライン策定委員会：疥癬診療ガイドライン，第3版．日本皮膚科学会誌 125（11）：2028，2015．を参考に作成）

が起こりにくい第二世代抗ヒスタミン薬を内服する。第一世代抗ヒスタミン薬は中枢神経抑制作用が強く，眠気や集中力の低下など転倒のリスクにもつながるため，高齢者への与薬は注意する。また，抗コリン作用を有するため前立腺肥大や緑内障，てんかんを有する患者には使用しない。

3）治療の判定

治療開始後，1～2週間隔で2回連続してヒゼンダニが検出されず，新たな疥癬トンネルがみられない場合に治癒したと判断する。また，疥癬の潜伏期間を考慮し

て，ヒゼンダニが検出されないことを確認した1か月後の再検査で最終判定を行う。

4）予防的治療

角化型疥癬患者との濃厚接触があり感染した可能性が高い場合や，集団発生の危険性が高い場合には，症状の有無にかかわらず予防的な治療を行うことがある。予防的治療の実施にあたっては，集団発生の防止や発症予防といった治療に伴うメリットと保険適用外による費用負担や治療に伴う副作用などのデメリットを十分に考慮する。

6．合併症（成り行き）

激しい痒みによって，夜間の不眠や不穏，混乱など精神症状，認知症のある高齢者では行動・心理症状（BPSD）が生じやすい。角化型疥癬では感染拡大を防止するために個室隔離が必要となる。また，通常疥癬であっても，認知症などにより疥癬患者が他者に接触したり，二次感染の危険性が考えられるときは個室隔離を考慮する。

個室隔離よって，生活状況が変化するため，環境変化への不適応による混乱，外部からの刺激が制限されることによる認知機能の低下や活動範囲の縮小による活動性の低下，それに伴う廃用症候群をきたす可能性がある。食欲不振や便秘，睡眠障害など日常生活活動全般に影響を及ぼす。

Ⅱ　疥癬に感染した高齢者の看護ケア

1．発見のための観察ポイント

疥癬は1か月という長い潜伏期間の後に発症する。そのため，病院や介護施設などに入院（所）した時点では症状がなかったとしても，皮膚症状や自覚症状の有無，入院前に生活していた場所での疥癬発生の有無を確認することが感染を拡げないための第一歩となる。

自覚症状として，痒みの有無を確認するが，高齢者では痒みが出現しないことや正確に症状を訴えることが難しい場合もあるため，痒みの有無だけで判断しないようにする必要がある。また，痒みの出現に伴い，掻破行動や食欲不振，睡眠不足，落ち着きのなさといった症状を有していないかを聴取する。

痒みを訴える者がいる場合には，他覚症状である皮膚症状に留意して観察する。特に疥癬の好発部位である手指や手首などは，普段から発疹や結節，水泡がないか，また疥癬トンネルを疑わせる線状の皮疹がないかを重点的に観察する。爪疥癬では白癬と誤認する可能性があるため，皮疹などがみられる場合とあわせて皮膚科の受診を勧める。

2．看護の目標

❶痒みに伴う苦痛が緩和される。

❷治療に伴う二次障害が発生しない，または最小限にとどまる。

❸感染が拡大しない。

3．疥癬に感染した高齢者の看護ケア

1）外用剤塗布

治療計画に基づき，外用剤は塗り残しがないように全身に塗布する（通常疥癬：頸部以下，角化型疥癬：顔面・頭部を含む）。また，高齢者では通常疥癬であっても顔面・頭部にも疥癬が生じることがあるため，必要に応じて顔面・頭部を含めた全身に外用剤を塗布する。外用剤は，経皮的な吸収が促進する入浴直後の塗布は避ける。

2）内服管理

イベルメクチンを服用するときは薬の吐き出しや口腔内への残留がないかを観察し，確実に内服ができたことを確認する。嚥下障害などにより経口での内服が困難な場合には，投与直前に薬を水に溶かし，経鼻から挿入した胃管を通して注入する。服用後は副作用の観察を行う。

3）痒みの軽減

認知機能が低下した高齢者などでは，激しい痒みが不穏や混乱などを引き起こすことがあり，夜間の不眠から生活リズムの乱れにつながり，日常生活に支障をきたす。高齢者の皮膚は脆弱・菲薄化しているため，掻破により皮膚を損傷しやすい。激しい痒みに対しては抗ヒスタミン薬の内服あるいは塗布，患部の冷却により軽減を図る。室温・湿度の調節や刺激が少なく通気性のよい衣服を選択する。入眠時の環境を整えることにより痒みの増強を避ける。また，皮膚を清潔に保ち，爪切りを行うことで，皮膚の掻破による二次的な細菌感染を防ぐ。

4）日常生活の支援

通常疥癬では，標準予防策と接触予防策を実施しながら，患者が疥癬発症前と同じように食事・排泄・入浴などの日常生活行動を行えるように環境を整える。しかし，レクリエーションや他者交流のときは，感染予防対策上，患者の手や身体に長時間触れたり，タオル・寝具類を共用することは避ける。患者自身だけでなく患者と接触した者には，感染予防として流水と石けんによる手洗いを行うように説明するとともに，洗面所に誘導し手洗い行動を見守る。また，通常と異なる対応は誤解を生

み，高齢者が不信感をもつことがあるため，納得が得られるよう具体的にわかりやすい言葉で説明する。

要介護高齢者や認知症などにより患者自身が感染予防行動をとることが難しい場合，患者の普段の行動が感染拡大につながる恐れがある。そこで，高齢者が普段行っている行動や動作の特徴，理解力や認知機能を踏まえて感染の危険性がどこにあるのかをアセスメントし，行動制限を必要最小限にとどめた日常生活のなかでできる感染対策を工夫する。

5）個室隔離時の対応

個室隔離をするときは，患者本人と家族が納得できるようにわかりやすい言葉で丁寧に説明し承諾を得る。治療によってヒゼンダニが殺滅でき，治癒を確認したらすみやかに個室隔離を解除する。個室隔離期間中は二次感染を防ぐために，家族など外来者との面会を制限する。個室隔離によって，患者は活動範囲が狭くなり，他者との交流も制限され，筋力や意欲の低下などから活動性が低下したり，外部刺激が減少することでの認知機能の低下やBPSDが生じることがある。個室隔離中であってもできるだけ患者の希望を取り入れ，可能な限り通常の生活習慣を維持したり，趣味活動が継続できる環境を整えたりすることにより患者に廃用性変化が生じないように配慮する。看護師は，個室隔離により制限される患者の苦痛を理解し，二次障害の発生を防ぐためにも，訪室する機会を多くもつようにする。

4．疥癬の感染拡大防止に向けた看護ケア

1）疥癬発生の防止

疥癬は病院や施設内で発生するのではなく，外からの持ち込みによって起こる。そのため，特に疥癬のリスクの高い者の場合には，入院（所）時に本人と家族，もしくはケアマネジャーなど，本人の入院前の状況がわかる者から皮膚疾患や痒みの有無を聴き取る。入院（所）当日もしくは翌日には，入浴や清拭などの機会をつくり，全身の皮膚の観察を行うことで，早期発見につなげていく。また，疥癬に感染した看護・介護者，家族などが自分でも気づかないうちに施設内に持ち込んでいることがあるため，看護師自身も健康管理に努め，皮膚症状がある場合には皮膚科を受診する。

疥癬は接触感染により伝播するため感染リスクを考慮し，普段からリネン類の共用は避ける。また，認知症に

より他者の居室に入るなど，間接的な接触につながる行動がみられた場合には，原因や改善方法をチームで検討し対応する。

2）疥癬発生時の対応 ［表4］

痒みや皮疹が出現したときは，すみやかに皮膚科専門医を受診し，症状が出現した時期・経過・皮膚の状態などを医師に伝える。疥癬発症から潜伏期間をさかのぼり，感染した可能性のある時期に生活していた場所での疥癬の発生に関する情報を得るとともに，疥癬発生についての情報提供を行う。

感染拡大を防ぐために，疥癬の分類や患者の特徴に応じて個室隔離や面会の制限を行う。また，二次感染を予防するために，患者との接触があった職員や家族，病棟あるいは施設内の全員に対して臨床症状の有無を確認し，時間を置いて繰り返し皮膚科検診を行うよう早期に対応する。

感染予防対策は，標準予防策に感染経路別予防策である接触予防策を組み合わせる。入室時にはビニール製の個人防護具を着用し，退室前に個人防護具を外す。手指衛生は石けんと流水による手洗いを行う。患者に使用する物品はできるだけ布製を避け，アルコールでの清拭消毒により物理的にヒゼンダニを取り除く。また，患者の皮膚に直接接触する物品は専用のものを準備し，他者との共用を避ける。

ヒゼンダニを含む落屑によって環境が汚染される。室内の清掃はヒゼンダニを吸い取るように掃除機を用いる。また，角化型疥癬では清掃物品を専用のものとする。寝衣交換やシーツ交換を行うときは，寝具やリネン類に付着している落屑が拡散しないよう，落屑を内側にくるむようにして外す。室外に持ち出すときはランドリーバッグに入れ，口をしっかりと閉じる。リネン類は洗濯の前に50℃の湯に10分間浸漬する（角化型疥癬では80℃10分間）。リネン類を湯に入れると温度が下がるため，浸漬中50℃もしくは80℃を維持できるように湯温を調整する。

個室隔離を解除した後は，患者が使用していた個室を2週間空室にするか，殺虫剤を1回散布して環境中に存在するヒゼンダニを殺滅する。

なお，患者がショートステイなど短期間の入所予定や，緊急で治療を必要とする状態での入院ではない場合には，施設内での感染を防ぐために帰宅を促すこともある。その際は，患者や家族が理解し納得できるよう，入院・入所を断る理由も含め，詳しい病状と自宅での対応

［表4］通常疥癬と角化型疥癬の看護のポイント

	通常疥癬	角化型疥癬
感染予防策	標準予防策	標準予防策 接触予防策
個人防護具の着用	標準予防策を遵守する	ケア時は手袋と布製ではない長袖のガウンを着用する
個室隔離	不要	必要
清潔ケア	タオルやバスマットなどを共用しない 通常の入浴方法でよい	タオルやバスマットなどを共用しない 介助時は手袋を着用する 入浴の順番を最後にする シャワーチェアーなどはよく洗浄する
リネン類の洗濯	50℃10分間，熱水に漬けた後，通常の洗濯を行う（浸漬中に温度が下がらないように注意する）	80℃10分間の熱水消毒後に通常の洗濯を行う
室内清掃	通常の清掃を行う 床に落ちた落屑は掃除機で吸い取る	専用の清掃用具で清掃する 布製モップは使用しない 床に落ちた落屑は掃除機で吸い取る
接触者への対応	濃厚接触者以外は特別な対応は不要	接触者に対して皮膚症状の有無を確認し，必要に応じて予防的な治療を行う

方法について具体的に説明する。

3）職員・患者教育

感染症の予防には，常日頃から標準予防策を励行する必要があるため，職員が標準予防策を適切に実施できているかを確認する。また，手洗いや個人防護具の着用などを日常ケアのなかで行う必要性があることを教育するとともに，感染予防に必要な物品の準備や環境を整えることも重要である。

疥癬の発生時は，疥癬に対する正しい知識をもって患者のケアが行えるように，正しい知識の提供や具体的なケア方法について職員に周知する。

通常疥癬と角化型疥癬では感染のリスクや対応が異なるため，診断された疥癬に応じた対応を職員が統一して実施できるよう指導するとともに，マニュアル等の活用により周知徹底を図る。

疥癬は接触感染する疾患であり，感染予防には流水と石けんを用いた手洗いが効果的であること，治療計画に従って治療を行うことが重要であることを患者にわかりやすく説明する。また，疥癬は潜伏期間が長いため，患者本人だけでなく，施設に入院（所）している高齢者にも，痒みや発赤など皮膚症状が現れていないかを確認してもらうことや，気になるときにはすみやかに職員に申し出るように説明する。さらに，面会家族や外来者に対しても疥癬に関する情報提供を行い，感染対策への協力が得られるよう具体的に説明する。

5．看護の評価ポイント

❶安寧に日常生活を過ごすことができているか。
● 痒みの軽減
● 表情や言動
❷日常生活が維持されているか。
● 日常生活の自立度の変化
● 生活上の不便・不満の有無
● 二次障害の有無
❸他者への感染が生じなかったか。

（横山久美）

《参考文献》
1）日本皮膚科学会疥癬診療ガイドライン策定委員会：疥癬診療ガイドライン，第3版．日本皮膚科学会誌125（11）：2023-2048，2015.
2）和田康夫：皮膚疾患治療のポイント スミスリン® ローション．臨床皮膚科69（5）：125-128，2015.
3）和田康夫：新しい検査法と診断法 疥癬虫の生態に基づく疥癬検出法．臨床皮膚科59（5）：66-70，2005.
4）大滝倫子・他：疥癬はこわくない．医学書院，2002.
5）Gerald L. Mandell et al.: Principles and Practice of Infectious Diseases 7th edition. pp3633-3636, CHURCHILL LIVINGSTONE, 2010.

コラム 結核の感染拡大を防ぐ早期発見のポイント

1. 結核は昔の病気ではない

結核は紀元前から存在する病気で，世界ではマラリア・HIVと並ぶ「3大感染症」である。日本では明治以降に蔓延し「国民病」と呼ばれ，多くの患者・死者を出した。治療が進んだ現在でも毎年約2万人が新たに発病しており，50歳以上の中高齢者の占める割合が多い[1]。他の先進国が低蔓延国のなか，いまだに日本は中蔓延国を脱していない状況である。

2. 高齢者の結核の特徴

結核菌に感染しても多くの人は発病しない。しかし，加齢や疾患等の影響により免疫力が低下すると，肺やリンパ組織内で保菌状態にあった結核菌が活発になり，結核を発病することがある。高齢者は，咳・痰・熱など特徴的な症状が出にくいことがある上に，既往歴や自覚症状を訴えられない場合があることから，結核と気づかずに入院して，病院や施設で集団感染することが危惧される。実際に，2012年には精神科病院の認知症病棟で結核の集団感染が報告された[2]。このような感染拡大を防ぐためには，発病した結核患者の早期診断及び治療と，発病前の潜在結核感染症患者の早期発見が重要である。

3. 症状

結核が疑われる症状は，咳，痰・血痰，呼吸困難感などの呼吸器症状，発熱，寝汗，倦怠感，体重減少，食欲低下などの全身症状がある。特に，これらの症状が2週間以上続く場合，免疫が抑制されるような基礎疾患や治療がある場合には，結核を疑い対応する必要がある。診断に重要な，胸部X線・CT検査，喀痰・胃液などの結核菌検査の結果と総合して，看護アセスメントに結び付けることが早期発見に役立つ。

4. 早期発見のポイント

結核の症状に加えて，免疫力の低下が認められる高齢者では，結核の検査を行うことを推奨する。また，すべての患者に結核のリスクがあるということを念頭に置いてきめ細やかな「問診」と「観察」を行い，早期発見につとめることが重要である。高齢者は，前述した典型的な症状が出にくいことがあるため，患者だけでなく患者の家族や周囲の者も含めて，結核の既往歴と治療歴について問診し，日頃の健康状態の観察により，患者の変化に気づく必要がある。

患者に結核の既往歴があり，無治療または治療の中断がある場合には，結核の再燃を視野に入れて検査・感染対策を行う。また，患者に結核の既往歴がなく（または不明），結核患者と接触歴がある場合には，結核菌に感染して発病していない潜在結核感染症かどうかを確認する。特に，幼少期を含めて同居者や職場などに結核患者がいなかったか具体的に問診すると，有益な情報を得られることがある。潜在結核感染症は，別の疾患や治療により免疫力が低下した場合に，結核を発病するおそれがあるため注意が必要である。

5. 治療

結核患者の治療はリファンピシン（リファジン），イソニアジド（イスコチン，ヒドラ）をはじめとする抗結核薬による多剤併用療法が基本となる。多剤併用療法は6か月もの長期に渡り継続される。また，潜在結核感染症患者の発病予防の治療も同様に，抗結核薬を6か月以上服用することになる。治療途中における服薬中断は結核菌の薬剤耐性を起こす危険があるため，確実な服薬ができるよう患者を支援する必要がある[3]。

6. 結核患者のセルフケア

結核患者には，服薬期間を含めて2年程度は診察や検査が継続して行われる。高齢者の場合，腎機能

低下などの影響を受け，服薬を調整することや，服薬のセルフケアだけでなく継続した通院が困難となることも少なくないため，患者と家族を地域ぐるみで支援する必要がある。入院や施設，在宅にかかわらず，抗結核薬の服用は，看護師や保健師による直接服薬確認療法（directly observed treatment short-course：DOTS）を行い，治癒までの間，確実な服用ができるよう支援する。

結核と告げられた患者・家族は，精神的に大きなショックを受ける。心理面にも十分注意して看護を行う。

7．結核（疑いを含む）の感染対策

結核の感染対策の原則は「空気感染予防策」である。通常，疑いのある患者を含めて，患者本人と同居者らのサージカルマスクの着用，医療従事者のN95マスクの着用，個室（可能であれば陰圧室）への隔離などを行うが，結核病態別の周囲への感染性を評価した上で必要な感染対策を講じることが最も重要である。施設などでは，結核患者が発生し発見が遅れた場合に大規模な集団感染になる可能性があるため，入所時点で結核でないことを，医師の健康調査表などに基づき確認する必要がある。さらに，年1回胸部X線を行うとともに，日頃から体調の変化に注意し，呼吸器症状や全身症状がみられる場合は結核発症の可能性も考慮し，早めに受診する必要がある[4]。

（小林裕美）

《引用文献》
1）高齢者施設における結核対策の手引．東京都福祉保健局，2015.
2）医療機関における結核対策の手引き．東京都福祉保健局，2015.
3）藤本秀士編著：わかる！身につく！病原体・感染・免疫，改訂2版．南山堂，2010.
4）平成24年度厚生労働省老人保健事業推進費等補助金（老人保健健康増進等事業分）介護施設の重度化に対応したケアのあり方に関する研究事業，高齢者介護施設における感染対策マニュアル，2013.

NOTE

第Ⅰ部 予防的ケアを必要とする高齢者の看護ケア関連図

9 老衰

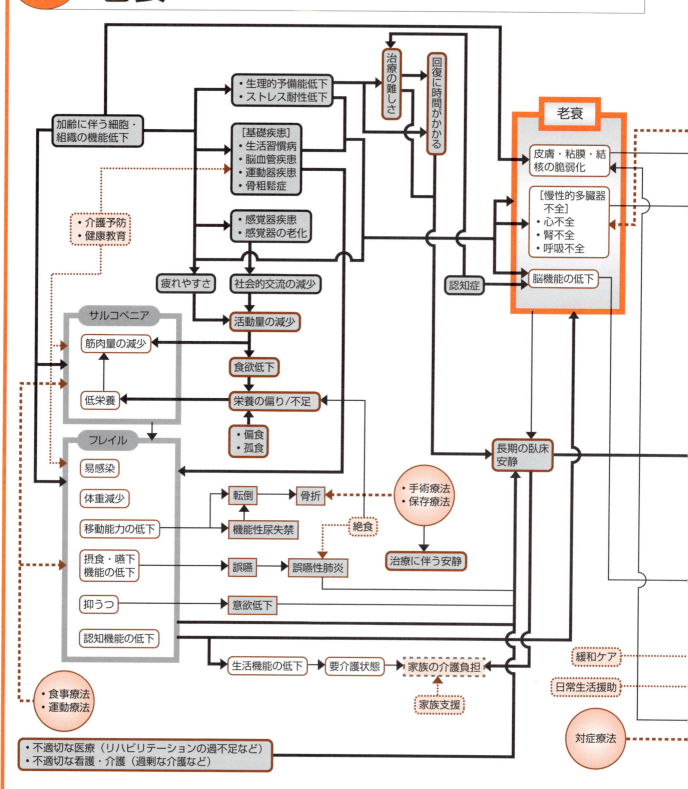

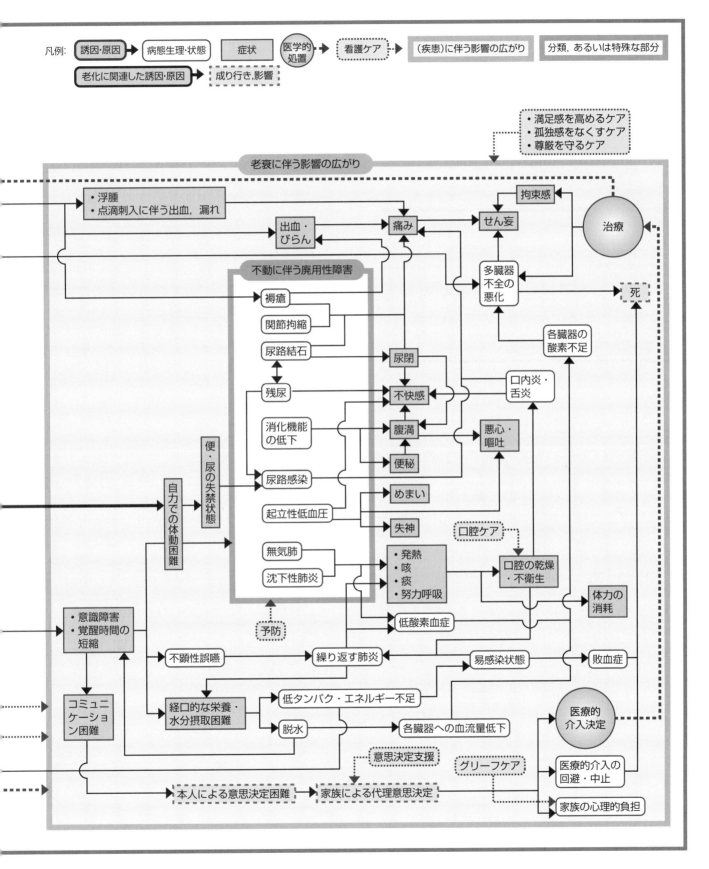

第Ⅰ部　予防的ケアを必要とする高齢者の看護ケア関連図

9 老衰

Ⅰ　老衰に至るプロセスと老衰が示す状態

1．定義

　老衰とは，老年者の生体におけるホメオスタシスの維持機構が特定の著明な臓器疾患や系統疾患なしに崩れてくる状態[1]であり，それは自然死を迎えようとする段階を意味する。つまり，死の原因となる病名がつかないことが特徴である。

2．老衰に至るプロセス

　老衰の始まりにはサルコペニア（筋肉量減少症）があるといわれる[2]。その結果，さまざまな身体機能の低下が生じ，さらには，移動能力の低下や易感染状態，摂食・嚥下機能の低下など，虚弱な状態（フレイル：frailty）に至る。この状態を背景に，転倒，骨折，誤嚥性肺炎などの老年症候群が起きる。

　その際，加齢に伴い生理的予備能の低下，ストレス耐性の低下から回復に時間がかかる。リハビリテーションの不足や不適切な看護・介護によっても日常生活動作の再獲得が遅れる。また，過剰に訓練を行うことでの筋肉等の損傷や心負荷による心不全などがあれば，さらに回復が遅延し，臥床状態が続くことになる。

　このような状態が年単位で続くなか，基礎疾患の悪化や加齢変化の進行も絡み合い，徐々に心身の機能低下が進んで，慢性的な多臓器不全状態が起こってくる。高齢になるほど認知症への罹患率も高くなることもあわせて，脳機能の低下が生じると，意識障害や覚醒時間の短縮も起こってくる。自力での体動困難が生じることで，不動に伴う廃用性障害はさらに進み，これが身体機能の低下を加速させる。

　意識障害により経口的な栄養・水分摂取は困難になる。それに先立ち，誤嚥のリスクから経口摂取が禁じられることもあるが，廃用性変化により再び経口摂取をしようとしたときに摂食・嚥下機能は思った以上に進んでおり，経口摂取ができなくなる場合もみられる。

　自力での体動が困難で，意識障害もみられ，経口的な栄養・水分摂取が困難な状態が続き，有効な治療法がない場合，あるいは治療に伴うリスクが高く，QOLの低下が予測される場合は，積極的な治療ではなく対症療法，緩和ケアが行われ，死が意識される状態となる。

　この状態で非経口的な方法が選択されなければ，徐々に脱水傾向，エネルギーとなる糖分不足が生じ，脳機能の低下が進んで呼吸停止・心停止に至る。これが老衰死，いわゆる自然死である。

　このプロセスでは，いつから老衰かを明確に決めることはできない。同じような病態であっても，ある臓器不全に関して診断，治療が試みられれば，その病名がつき，死に至れば死因もその病名となる。2016年の人口動態統計によれば，老衰は80歳以上の死因の第4位，95歳以上では第1位[3]であり，老年期に入り，年齢が高くなるほど老衰による死と判断されることが多くなる。

① フレイル

　高齢期に生理的予備能が低下することでストレスに対する脆弱性が亢進し，生活機能障害，要介護状態，死亡などの転帰に陥りやすい状態をいう。症状として，体重減少，移動能力の低下，易感染，摂食・嚥下機能の低下，認知機能の低下，抑うつなどがあり，複数の症状が絡み合い，生活機能の低下が認められる。ただし，そのまま進行するのではなく，適切な介入により健康な状態に戻る可能性がある[4]。

　フレイルの状態が進行し重度になれば，積極的な治療というよりはQOLの最適化と症状緩和に焦点を当てたエンドオブライフ・ケアを行うべき[5]といわれている。フレイルが進行した段階で疾病の診断がされない場合は，老衰ととらえられる。

② サルコペニア（筋肉量減少症）

　加齢に伴い骨格筋量の減少と骨格筋力の低下をきたした状態をサルコペニアという。サルコペニアは，栄養低下（タンパク質不足，ビタミンD低下），ホルモンの変化（性ホルモンやIGF-1），免疫・炎症性の変化が背景にあり，活動量の低下に伴って筋線維の減少と萎縮によって生じる[6]。サルコペニアはフレイルの原因の一つと考えられている。

118

3．老衰の状態から生じる苦痛や困難

老衰の状態ではさまざまな困難や苦痛，不快な症状が起こりやすい。

1）セルフケア困難

老衰の状態では，移動能力が低下し，日常生活全般を他者に依存することになる。さらには経口摂取，痰を吐き出すといった生命維持のための行為も他者に依存することになる。

2）苦痛や不快感

自分の力で動くことができなくなることで，不動に伴う廃用性障害が生じる。動けないことでの腰痛や身体の荷重に伴う痛みのほか，廃用性障害に伴ってさまざまな苦痛や不快感が生じる［表1］。

加齢の影響に加え，努力呼吸により口内は乾燥しやすいが，誤嚥のリスクや治療上の理由で絶食になると唾液による自浄作用も低下し，不衛生な状態が続くと口内炎や舌炎を生じやすく痛みも生じる。

加齢に伴う皮膚・粘膜・血管の脆弱化に加え，栄養状態が低下すると，皮膚や粘膜が傷つきやすくなり，ちょっとした摩擦でも皮膚の表皮剥離やびらんを生じる。いったん傷つくと治りにくいことから，痛みをもたらすだけでなく感染もしやすくなる。

3）コミュニケーション困難

老衰の状態では意識障害や覚醒時間の短縮化が起こりやすく，他者の言葉に対して明確な返答ができないなど，コミュニケーションがとれなくなる。そして，簡単な言葉あるいは快・不快を中心とした非言語的な表現のみが示されるようになる。

[表1] 老衰の人に生じる廃用性障害に伴う苦痛，不快感

廃用性障害の種類	代表的な苦痛，不快感
関節拘縮	体動・ケア時の疼痛
褥瘡	疼痛
尿路結石，残尿，尿路感染	疼痛，不快感
沈下性肺炎，誤嚥性肺炎	咳嗽，痰，発熱，呼吸困難
起立性低血圧	めまい，悪心，不快感，失神
消化機能の低下	腹満，悪心・嘔吐，排便困難

4．治療・処置の問題

老衰であるという判断は，治療による治癒が困難であることを前提としている。治療法があっても，治療に伴う合併症［表2］を起こすリスクが高い。そのため，治療は主として対症療法となるが，それにも苦痛を伴うようになる。

苦痛や合併症のリスクを負っても治療を選択するか，治療をしないかという治療選択は，本人の意思決定が必要になる。しかし，老衰の人では意思決定が困難な場合も多い。家族に代理意思決定が求められるが，生死を左右する決定でもあるため，心理的負担が大きい。

1）対症療法に伴う苦痛・不快の例─静脈点滴

食事が摂れなくなると静脈点滴による補液が行われるが，点滴を刺す血管がもろくなることで，針が血管内に入っていても点滴漏れを起こす。血管が細いことでちょっとした動き，点滴の量などで閉塞もしやすい。点滴漏れによる痛みもあるが，漏れや閉塞後，点滴を続けようとすると刺し直す必要がある。血管が細いとなかなか入らず，何度も針を刺され，そのたびに痛みを我慢しなければならない。刺入後の止血にも時間がかかり，大きな紫斑を残すことになる。

点滴の注入にポンプを使用している場合，閉塞や気泡混入，終了設定時のアラームやそれに伴い看護師などの出入りがあることで，わずらわしく不快と感じる場合もある。

2）対症療法に伴う苦痛・不快の例─酸素療法

酸素に水分を付加せず流量が多い場合は鼻や口の中が乾燥し，炎症を起こしやすい。マスクやラインが耳・鼻・頬に接触し長時間圧がかかる場合，炎症や皮膚の損傷を起こす。いずれも痛みを伴う。酸素マスクを使用している場合，呼吸のために必要な量が流れていなければ，息苦しさを増すことになる。一方，酸素の流量が多

[表2] 老衰の人に行う治療のデメリット

治療の種類	治療に伴う主な合併症
薬物療法	腎機能の悪化，有害反応，（服薬に伴う誤嚥）
手術療法	麻酔に伴う心肺機能の低下，腎不全，心不全，創傷治癒の遅れ，感染，合併症
放射線療法	照射部位以外の臓器へのダメージ，皮膚炎，感染

い場合には酸素を流す音が聞こえ，静かにならないことを不快と感じる場合がある。

Ⅱ 老衰の高齢者に対する看護ケア

1. 老衰の判断

　高齢であって，重度のフレイル[5]であることが前提となる。さらに，臥床時間が長く，自力での体動困難や経口摂取困難，意識障害がみられ，それらの原因が特定されないこと，さらに，ある程度の期間を経てそのような状態に至ったプロセスを踏まえて老衰と判断される。このプロセスの先に死（老衰死，自然死）に至るという判断

MEMO　医療の差し控え問題

　日本の医療では，どのような高齢者でも最善を尽くすという方針で，死を迎えるまで医療が提供されている。しかし，90歳，100歳という高齢者が増加するなかで，それが適切な医療といえるか，ようやく議論され始めている。日本老年医学会は，「高齢者の終末期の医療およびケア」に関する日本老年医学会の「立場表明」[7]において，年齢による差別をせず，本人の満足を治療の指標にすることなどを提案している。また同学会は，高齢者ケアの意思決定プロセスに関するガイドライン[8]を出し，医療・介護にかかわる意思決定プロセス，死生にかかわる意思決定プロセス，そして高齢者に対する人工的水分・栄養補給法の減量・中止をめぐる選択における留意点を示している。日本看護協会のホームページには，看護職を対象とした看護倫理教育について自己学習のための情報を提供しており，そのなかで高齢者の意思決定支援[9]についても掲載している。

　いずれにおいても，過剰な医療に伴う本人の苦痛や家族の苦悩と，医療の必要性を過小評価することで回復の見込みを断つ可能性とが危惧されている。本人と家族がどのような医療を選択するかは，その意思が揺れ動くことも前提に，さまざまな手段を用いて確かめるとともに，その決定と決定したことによる医療の結果に満足できるかをとらえていく必要性を示している。

も含まれる。

2. 看護の目標

❶心身の苦痛や不快が緩和される。
❷喜び，楽しみとなるものが継続できる。
❸本人と介護者（家族，ケアスタッフ）が心残りのない死を迎えられる。
❹家族の心身の負担が軽減される。

3. アセスメントのポイント [表3]

1）心身の苦痛と不快のアセスメント

　老衰では，全身性の変化があり苦痛・不快が生じやすい。本人からの訴えが乏しいため，予測して観察し状態を把握するほか，苦痛緩和に向けたアセスメントを行う。

2）喜び，楽しみとなるもののアセスメント

　老衰では，死も視野に入れた看護が必要となる。そのために，人生の締めくくりとなる喜び，生きる喜びにつながる生活のなかでの楽しみを継続し，本人と家族の心残りがないよう看護するために必要なアセスメントを行う。

3）家族に関するアセスメント

　老衰の高齢者の家族は，介護の負担に加え，医療や生活の場などの重要な事柄について本人に代わって意思決定することを求められる。また，大切な家族が死を迎えることに対するさまざまな不安がある。生活・生命を他者に依存し，死を迎えようとする老衰の高齢者の看護にあたって欠かせない家族への看護のためのアセスメントを行う。

4. 苦痛の予防と緩和

1）廃用性障害の進行に伴う苦痛の予防

　特に関節拘縮と褥瘡は，生じると痛みがあり，可能な姿勢や動きが制限される。本人の苦痛が増すだけでなく，重度になるとケアにも支障が出る。特に重度の関節拘縮では，膝や腰が曲がるため，亡くなった後に姿勢を整えることにも支障が出る。

　基本的な褥瘡予防ケアを実施し，ずれのない姿勢保持と適切な体位変換による除圧につとめる。清潔ケアや移

［表3］ 老衰の高齢者に対する看護に向けた観察項目

対象		観察項目
苦痛・不快	状態のアセスメントのための観察項目	• 呼吸困難：呼吸回数，努力呼吸の有無，酸素飽和度（SpO$_2$），呼吸音
		• 痛み：苦痛様表情の有無と体動や圧迫，体位による表情の変化，血圧
		• 不快さ：身体及び周囲（環境）の清潔保持状態
	苦痛・不快が生じる可能性（原因）のアセスメントのための観察項目	• 自力での体動がどこまでできるか，関節可動域
		• 廃用性障害と予防的ケア
		• 口腔の状態とケア方法
		• 皮膚の状態とケア方法
		• 基礎疾患，多臓器不全の状態，栄養状態，治療的介入の状態
		• 栄養摂取の方法，嚥下状態
		• 排便・排尿の回数・性状，腸蠕動の状態
		• 物理的環境，人的環境
現在と過去に対する満足	現在への満足度のアセスメントのための観察項目	• 表情，苦痛・不快の状態
	喜び，楽しみの援助のための把握項目（本人，家族，記録からの情報）	• 生活史，趣味，価値観，死生観，看取り・医療への希望
		• 好みの物，環境
		• 周囲の者（家族，職員等）のコミュニケーション頻度，内容
家族	家族への看護の必要性のアセスメントのための把握項目	• 家族構成，主たる介護者，家族の関係性
		• 家族一人ひとりと本人との関係性，本人の状態のとらえ方
		• 家族員それぞれの看取りへのイメージと希望
		• 主たる介護者が行っている介護内容と負担感，心理的負担の内容
		• 医師，ケアマネジャー，介護職等の関係者との関係及び要望

動の際には主要な関節をゆっくりと動かすことを確実に実施する。

2）苦痛緩和

① 呼吸困難の緩和

努力呼吸や酸素飽和度の低下がみられたら，枕の位置，ベッドアップの高さ，衣類や掛け物などを細かく調整し，より楽に呼吸ができるようにする。

酸素吸入は，自覚症状（息苦しさ）の緩和に効果がある場合に行われる。流量の過不足やマスク・ラインの圧迫による痛みや皮膚の損傷などにより，苦痛や不快感を増さないよう注意する［表4］。

② 痛みの予防と緩和

もともと痛みを生じる疾患をもっている場合には，薬による疼痛コントロールが行われる。経口摂取ができない状態では座薬や貼付薬が用いられることが多い。鎮痛

［表4］ 酸素投与の方法と注意点

投与方法	注意点
鼻カニューラ	• 酸素吸入量は5L／分程度まで（これ以上の流量を必要とする場合は別の投与方法にする） • 鼻腔の乾燥，痛みを生じやすい • 口呼吸する人へは有効でない
酸素マスク（フェイスマスク）	• 酸素吸入量は5L／分以上（これ以下の場合，マスク内の呼気ガスを再吸入することになる。息苦しさを訴える場合もある）
リザーバーマスク	• 酸素吸入量は6L／分以上（これ以下の場合，マスク内の呼気ガスを再吸入することになる。息苦しさを訴える場合もある）

薬を使用する場合は，効果の程度や時間，副作用の観察を行い，効果が乏しければ薬の種類や量，使用時間を検

[表5] 不十分・不適切なケアに伴う痛みの例
● シーツや衣類のしわ ● パジャマや靴下のゴムの締め付け ● 身体の下に入ったナースコール ● 移動介助時，強い力で支えられる ● 清潔ケア時，強い力・ゴワゴワしたタオルで皮膚をこすられる

討する。

痛みの緩和法として，罨法（温罨法，冷罨法）やマッサージがある。これらの方法は，痛み以外の感覚刺激を感知するため，痛みの感覚が軽減する。

痛みの原因に応じてより効果的な方法を選択するが，身体に触れるケアを行いながら傍らにいる，声をかけることが心理的な効果を生む。

疾患以外にも，外部からの刺激や介助の仕方などによりさまざまな痛みが生じる［表5］。ケアの後や観察時には身体の周囲の環境をよく確認する。介助の際には身体の支え方など身体に触れる介助時には，どのように力がかかるかを考えて実施する。複数でケアを実施するほうが，疼痛への配慮や安全の点から効果的な場合も多い。ケアチームで時間や人員を調整する。

3）不快感の軽減

老衰の人は，さまざまな不快があっても自分では対処できない。不快さがすぐに解消されるよう細かい点に配慮して日常生活援助を行う［表6］。十分な配慮がなされなければ苦痛が増すことになる。

4）医療処置に伴う苦痛の予防

老衰の人に医療処置を行う場合，効果（苦痛の軽減）に比べ，医療処置に伴う苦痛が大きくならないようにしなければならない。例えば，点滴を何度も刺さないよう留置しても，留置のための固定によって炎症やかゆみなどの苦痛が発生する可能性もある。観察を継続し，医療処置の効果と必要性を定期的に評価する。

5．人生の締めくくりとしてのケア

1）現在と人生に対する満足を高める

老衰の人は，家族または介護・看護職による援助を受けて生命・生活を維持している。その生を全うしたと思い締めくくることができるためには，その人の現在が概ね満足できる現状であることに加え，その人の生きてきた歴史においても，満足できるものであったと感じ取っ

てもらう必要がある。しかし，老衰の状態では，意識障害などのために本人の満足を直接知ることができないことが多い。そのため，それまでの生活や信条から予測し，本人の喜び・楽しみとなるものを生活やケアに取り入れる。例えば，好きな物を食べてもらう，音楽を流す，誇りになる物を飾り，折に触れ話しかけるなどである。

また，家族など周囲の人からその人の人生を知り，家族や介護職員など周囲の人たちがその人の人生から学んだり，意味づけたりすることも重要である。その結果，本人が会いたいであろう人に面会を依頼する，心残りだったことの整理を依頼するなど，本人の人生の締めくくりとなることを代行する具体的なかかわりにつながる。

2）孤独感をなくす

老衰の人は意識レベルが低下したり，長く眠っていたり，会話ができなくなっていたりする。しかし，何もわからないとはいえない。周囲の人の存在を感じ，声が聞こえている可能性がある。老いて死を前にした人が，一人きりにされていることの不安や孤独感は計り知れない。話しかけ，触れることは積極的に行うようにする。それが，家族や看護・介護する者の心残りをなくすことにもつながる。

3）尊厳を守る

人としての尊厳は，大切な存在として対応されることから生まれる。老いて寝ているだけのように見えても，何もわからない人ではない。高齢の人への尊敬の念を忘れずに話しかけ，援助する。

人としての尊厳はその姿にも表れる。きれいな容姿で，身に着けている物や周囲の環境も清潔であるように援助することは，その人の尊厳を守るケアとして重要である。そのため，整容や更衣は1日1回でよいというものではなく，乱れたら整えるようにする。同様に，シーツや掛け物を整え，ベッド周囲の整理整頓も行う。

これは専門職として徹底して行う必要がある。チームでケアを提供している場合は，全員が統一して実施できるようにしていく。

6．死の予測と準備

老衰で亡くなる人の子どもはたいてい60歳以上の年配者である。親も子も高齢であり，死は身近なもので

［表6］日常生活援助のポイントとその根拠

日常生活援助	ポイントとその根拠
経口摂取時の介助	・老衰の人の多くは経口摂取により誤嚥しやすい状態である。しかし，口から食べることは栄養を摂る意味だけではなく，楽しみにもなり，生きる実感にもなるため，好みの食べ物を食べたい量だけ食べる援助が行われる。
	・経口摂取により誤嚥性肺炎や窒息を起こしては苦痛を増すことになる。嚥下状態を確認しながら介助するが，時間をかけすぎても疲労が増すため，1口量やペース，呼吸とのタイミングを考慮して介助する。
口腔ケア	・口腔内は開口呼吸や絶食の影響により乾燥しやすく，細菌の繁殖も多い。口腔粘膜は傷つきやすく，炎症や感染が起こりやすい。痰や唾液の処理も十分でなければより口内の汚染が激しくなる。1日数回（汚染に気づいたらその都度），丁寧に口腔ケアを実施する。
清潔・整容のケア	・呼吸困難や発熱し体力が消耗しているときを除き，身体の清潔を保つためのケアを行う。目的は清潔維持であるが，入浴する習慣がある人では，入浴（湯につかること）は楽しみの一つであり，リラックス効果もある。入浴できたことが生きている実感や喜びにつながることもある。しかし，入浴やシャワー浴は疲労を伴う。特に入浴は心負荷が大きくなりやすい。本人の訴えが少ないからこそ，実施前に必要性（メリット）と負荷（デメリット）を査定することが重要になる。状態にあった方法（入浴・シャワー浴・全身清拭・部分清拭）を選択し，疲労や痛みが増強しないように実施する。
	・寝ていることで眼脂が付着した状態では不快であるが，自分で取ったり，誰かに取ってほしいと訴えたりすることもできなくなる。目のほか，鼻，耳などの清潔にも配慮する。
排泄ケア	・老衰では尿・便ともに失禁状態になる。排泄物はすぐに処理し，皮膚の清浄を図る。皮膚が脆弱になっているため，拭き取り時はこするのではなく軽く押しあてることで拭き取る。汚染がひどい場合は洗浄する。
	・便秘や尿閉は苦痛のもとになる。摂取量が少ないときは排便も数日に1回になるが，腸蠕動は毎日確認する。ガスが腸内にたまることも苦痛を招くため，体位変換や腹部マッサージなど，腸蠕動を促進するケアを行う。
	・排尿回数も少なくなり乏尿となる。しかし，前立腺肥大，神経因性膀胱などにより尿閉が生じている可能性もあるため，下腹部の状態や排尿をチェックすることで確認する。尿閉が起これば苦痛緩和のための導尿が必要となる。
環境調整	・気温や湿度が適切でないと不快である。さらに，老化により体温調節もスムーズにできなくなっているため，体力を消耗し，脱水を促進する場合がある。暑い，寒いなどがあっても本人が訴えることができない可能性を考えて，気温，湿度の調整を行う。

あるにもかかわらず，子は親の死を予測していなかったり，現実感をもっていなかったりする場合がある。親が死を話題にしても，子が「縁起が悪い」などと話を切り上げ，本人の死や死後に対する希望を知らないこともある。親の死を目の前にして慌てたり，後悔したりしないよう，看護がかかわったときから少しずつ死について，本人あるいは家族と話をしていくことが求められる。

老衰の人の場合，死の時期を予測するのは難しい。徐々に経過するなかで，臨死期の徴候［表7］やそれまでにない身体レベルの低下がみられたら死が予測される。離れている家族がいる場合，傍らで看取りたいという希望があれば，その家族には確実に伝えなければならない。そのため，家族の看取りの希望や連絡先を把握し，夜勤のスタッフなど関係者がすぐに対応できるように準備する。

医療機関以外では，臨死期には医師と綿密に連携をとり，適宜診察を受ける。また，死後すみやかに死亡診断をしてもらう必要がある。

施設や在宅など介護職が主としてケアにかかわってい

る場合や経験の少ない看護師たちがケアに携わる場合，死に対し恐怖を感じたり，無力感をもったりする。チームでかかわるなかでスタッフの心理状態やケア技術を把握し，支援する。

7. 家族への看護ケア

1）介護負担軽減に向けた家族支援

老衰では，その人の生命と生活の維持のため，日常生活全般にわたって援助が必要となる。家族が介護を担う場合は，介護保険制度を利用して休息をとるなど，その負担が大きくなり過ぎないよう配慮する。

［表7］臨死期の徴候

・呼吸：下顎呼吸，喘鳴（死前喘鳴）
・体温：低下
・脈：微弱，頻脈または徐脈
・尿：無尿
・意識：昏睡（刺激に対する反応がない）

2）医療介入に関する代理意思決定時の支援

老衰の状態でも，肺炎など薬物療法により改善が見込まれる病態もある。一方，回復の見込みが不確かなまま，高カロリー輸液のため中心静脈ラインの挿入や胃瘻造設などを医師から提案されると，家族は医師から詳しく説明があるほどに迷いも大きくなる。また，説明されていたとしても，決定後に「このようになるとは思わなかった」と後悔をする場合もみられる。臨死期に点滴をするか否かを考えても，しないという決定は家族にとって心苦しく難しい。しかし，点滴をすると決めた結果，心不全や浮腫に伴う苦痛が生じれば，家族は苦しむ本人の姿を見ることになる。

自分以外の人の生死を決める医療介入について決定することは，家族にとって心理的な負担が大きい。本人の状態を家族に伝えるとともに，本人の意思を予測するため，本人の性格や医療への価値観について家族と話をする。家族の求めに応じて，医師から提案されている医療介入について，具体的な方法，その結果本人がどのような状態になるか，生活はどのようになるかなどを説明する。

家族が決定したことについては，どのような決定であっても，その決定によって本人・家族がよりよい状態になるよう援助する。

3）グリーフケア

老衰の状態では，死が前提にある。家族に生じる悲嘆感情を表出してもらい，緩和していくため，ともにその人の思い出を話す，同じ境遇にある人と話題を共有するなどのグリーフケアを行う。

8. 看護の評価ポイント

❶心身の苦痛や不快が緩和されたか。

❷喜び，楽しみとなるものが継続できたか。
- 高齢者の表情，介護者の表情，満足感

❸介護者（家族，ケアスタッフ）が心残りなく本人の死を看取ることができたか。
- 本人の心残りとなるものが理解され，解消・解決されたか
- 看取り後の介護者の言動

❹家族の心身の負担が軽減したか。
- 家族の疲労度，睡眠状況
- 代理意思決定時・決定後の負担感

（湯浅美千代）

《引用文献》
1) 中橋毅，森本茂人：老年病の疫学．大内尉義，秋山弘子編集代表，新老年学　第3版，pp352-353，東京大学出版会，2010.
2) 遠藤英俊：老衰．内科 112 (6)：1161-1163，2013.
3) 厚生労働統計協会編：国民衛生の動向　2018/2019．p419，2018.
4) 日本老年医学会：フレイルに関する日本老年医学会からのステートメント．2014.（http://www.jpn-geriat-soc.or.jp/info/topics/pdf/20140513_01_01.pdf）
5) 会田薫子：超高齢社会のエンドオブライフ・ケアの動向―フレイルとエンドオブライフ・ケア．Geriatric Medicine 53 (1)：73-76，2015.
6) 鈴木隆雄：サルコペニアとその予防対策．内科 108 (6)：976-982，2011.
7) 日本老年医学会：「高齢者の終末期の医療およびケア」に関する日本老年医学会の「立場表明」2012.（http://www.jpn-geriat-soc.or.jp/proposal/pdf/jgs-tachiba2012.pdf）
8) 日本老年医学会：高齢者ケアの意思決定プロセスに関するガイドライン―人工的水分・栄養補給の導入を中心として．2012.（http://www.jpn-geriat-soc.or.jp/proposal/pdf/jgs_ahn_gl_2012.pdf）
9) 日本看護協会：高齢者の意思決定の支援．（http://www.nurse.or.jp/rinri/basis/shien/）

コラム 褥瘡

1. 高齢者の褥瘡

　高齢者は加齢変化により，皮脂や天然保湿成分（natural moisturizing factor：NMF），角質細胞間脂質が減少することで，皮膚の保湿機能，バリア機能が低下する。そのため，皮膚内の水分を損失しやすくなり，ドライスキン（乾燥肌）となる。ドライスキンは皮膚内から水分が蒸散するだけでなく，外界からのアレルゲンや刺激物，水分などが体内に入りやすくなり，乾燥する一方で，浸軟（ふやけた状態）しやすくなる。浸軟した皮膚にかかる摩擦は5倍になるといわれており，褥瘡好発部位である仙骨部は，オムツの使用や尿・便失禁によって高温多湿の環境やずれ，摩擦が加わり，褥瘡が発生しやすい。その他，食事摂取量の低下や嚥下機能の低下などにより低栄養状態であることが多く，褥瘡の治癒は困難となりやすい。

2. 褥瘡の分類とケア

　褥瘡は持続する発赤，水疱やびらんなどの真皮までの損傷，皮下組織までの損傷，皮下組織を越える損傷，関節腔，体腔に至る損傷と分類される【図1】。

　発赤や水疱形成時はマッサージを行わず，皮膚を欠損させないよう保護する。ガーゼなどで覆ってしまうと，継続的な観察が困難であるため観察が容易なフィルムドレッシング材で保護する。フィルムドレッシング材は外部からの水や細菌の侵入を防ぎ，

かつ透過性があるため，継続的な観察をしながら皮膚にかかる摩擦を軽減することができる。

　びらんや潰瘍となった際には，医師と協働し褥瘡治療を行う。褥瘡部からの滲出液が多量で褥瘡周囲が浸軟している場合，適切な湿潤環境を保持する。滲出液を吸収する薬剤としてカデキソマー・ヨウ素，ポビドンヨード・シュガーなどがある。また，吸水性の高い創傷被覆材であるポリウレタンフォームへの変更を検討する。

3. 褥瘡の発生要因

　褥瘡を発生させる要因には，個体要因と環境・ケア要因の2つがある【図2】。個体要因は患者側の要因であり，環境・ケア要因は患者を取り巻く環境や介助者がケアを実施するときの要因である。

　特に寝たきりの高齢者は，個体要因の基本的生活自立度や病的骨突出，関節拘縮，栄養状態，尿・便失禁などの要因が多くなり，褥瘡が発生しやすいといえる。そのため，個体要因を注意深く観察するとともに，環境・ケア要因の適切な調整とケアの提供が重要となる。ここでは，個体要因と環境・ケア要因に共通している「外力」「湿潤」「栄養」「自立」について，その要因と対応について述べる。

4. 褥瘡の要因とその対応

1）外力

　皮膚に圧迫や摩擦，ずれなどの外からの力が加わ

[図1] 褥瘡の分類

持続する発赤	真皮までの損傷	皮下組織までの損傷	皮下組織を越える損傷／関節腔，体腔に至る損傷

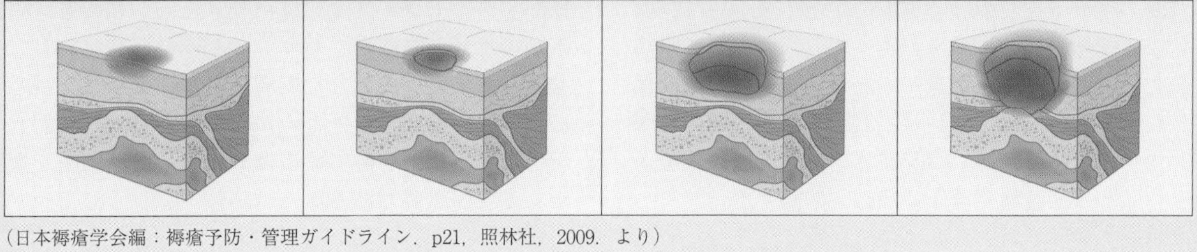

（日本褥瘡学会編：褥瘡予防・管理ガイドライン，p21，照林社，2009. より）

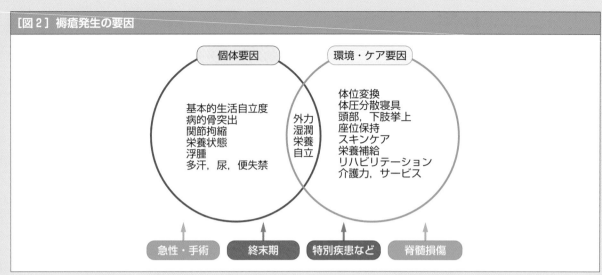

[図2] 褥瘡発生の要因

(日本褥瘡学会学術教育委員会：褥瘡発生要因の抽出とその評価．褥瘡会誌 5（1・2）：136-149, 2003. を一部改変)

ると，皮膚の内部では引っ張り，ねじり，圧迫などの力が生じる。これらの力は皮下の血管を圧迫し阻血状態となるだけではなく，再灌流障害，リンパ系機能障害，機械的変形などが加わり，細胞死，組織障害を引き起こし，褥瘡発生の要因となる。

● 対応

体位変換やポジショニングの際は，骨突出部が長時間圧迫されないよう注意することが重要である。褥瘡予防に有効とされている30度側臥位は，るい瘦著明で仙骨部が突出している場合，仙骨部と大転子部が同時にベッドと接触してしまうため，クッションなどを使用して接触を最小限にする必要がある。また，体位変換が困難である場合は，骨突出部のマットレスを押すことで局所にかかっている圧を減じる（除圧）[図3]。

高齢者では皮膚の老化に伴い皮膚のしわやたるみが生じ，体位変換など身体を動かした際に皮膚が可動・伸展しやすく，皮膚に摩擦やずれが加わりやすいため，ベッド上で頭部挙上を行うときは，頭部挙上後，ベッドをフラットに戻した後に必ず背抜き，足抜きを実施する[図4]。特に，30度以上の頭部挙上では皮膚に摩擦が生じるため，ベッドの屈曲部と大転子部の位置とあわせ，下肢挙上後に頭部を挙上させる。体位変換，ポジショニング後は，体勢が患者にとって苦痛ではないか必ず確認する。

褥瘡を有している場合には，褥瘡部に摩擦やずれ

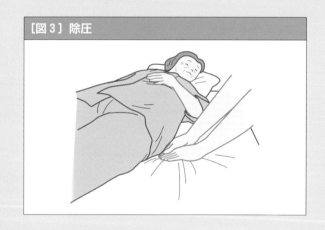

[図3] 除圧

が加わることでポケットを形成することがある[図5]。患者の身体を動かすときは，創周囲の組織にずれを起こさないよう，患者の身体を両前腕に乗せたままスライドさせるようにする[図6]。

2）湿潤

高齢者は皮膚の加齢変化によりドライスキンとなりやすい。ドライスキンはバリア機能が破綻し，外界から水分の吸収がしやすく，乾燥と同時に容易に浸軟しやすい。浸軟した皮膚にかかる摩擦は，浸軟していない皮膚の5倍といわれているため，皮膚にかかる摩擦を最小限にするためにも，湿潤環境を整えることが重要である。

[図4] 背抜き，足抜き

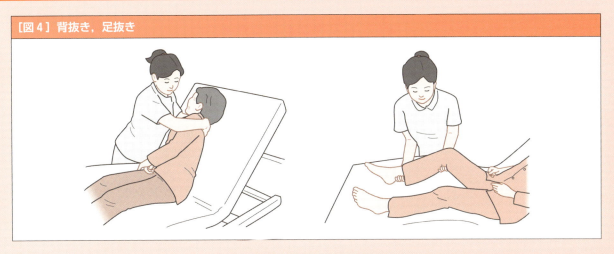

[図5] ポケット発生のメカニズム

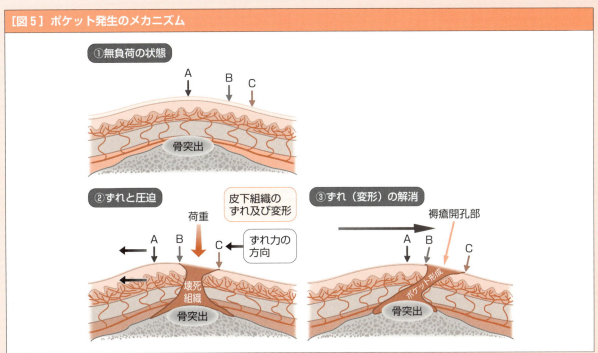

（日本褥瘡学会・在宅ケア推進協会編：床ずれケアナビ 全面改訂版．p84，中央法規出版，2017．より）

● 対応

　尿・便汚染ごとの洗浄で皮脂膜まで洗い流すことで，ドライスキンが悪化し，より浸軟しやすくなる。そのため，陰部洗浄は1回／日とし，洗浄するときはぬるま湯と弱酸性の洗浄剤を用いて，泡をあてるようにこすらずに洗浄する。その他はお尻拭きを使用することが望ましいが，尿や便を拭き取るときは，ゴシゴシ擦り取らないよう注意する。また，オムツを使用する際には尿量に合ったパッドを使用し，撥水性のあるクリームも用いて皮膚の汚染と浸軟を予防する。

　褥瘡からの滲出液が多く，褥瘡周囲の皮膚が浸軟する場合には，薬剤や創傷被覆材の検討やガーゼなどではなく，尿取りパッド（清潔なものであれば滅菌されていなくてもよい）を使用することで，褥瘡部の湿潤環境を調節することも一つの方法である。

[図6] ずれが起きないようにスライド

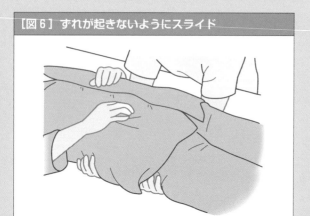

3）栄養

　高齢者の栄養状態の低下は，加齢に伴う感覚機能の変化による味覚などの変化，歯の欠損や嚥下機能の低下による食事内容・形態の変化，消化機能の低下による胃もたれ，運動量・蠕動運動の低下などから食欲不振となる。そのため，エネルギーやタンパク，微量元素が不足して筋肉が減少し，著明な骨突出，皮膚の抵抗性の減少などが生じ，褥瘡が発生しやすくなる。また，高齢者のなかには，好きな物しか食べない，時間があると食べてしまうなど栄養過多の状態になっている場合もあり，高血糖により褥瘡が発生しやすく，一度褥瘡ができると治癒が困難となることがある。

● 対応

　栄養状態の低下が食事量の低下に起因している場合は，1回の食事量を調節し，間食などの時間を設けて少量ずつ摂取できるように，食事の提供方法や栄養補助食品などを活用する。また，嚥下障害がある場合には，とろみ材などを使用し，嚥下しやすくするなど食事形態を工夫する。

　脆弱な高齢者のなかには，食欲の低下のため経口からの必要なエネルギー量が摂取できず，食事を摂取する体力や筋力が低下している場合がある。そのようなときは，患者・家族とともに，経腸栄養や静脈栄養などの経口摂取以外の方法による栄養摂取方法について検討する。

4）自立

　寝たきりの高齢者の場合，基本的生活自立度が低下し臥床時間が増加することで，同一部位にかかる圧迫や摩擦，ずれの時間，回数も増加する。皮膚に繰り返し圧迫や摩擦，ずれが加わることで，「外力」でも述べたような障害が加わり，褥瘡が発生しやすくなる。

● 対応

　同一部位に圧迫やズレ，摩擦が加わらないように，可能な限り車いすに移動する時間をつくる。座位では，尾骨部，仙骨部粒，座骨結節部等の骨突出部が座面と接触し疼痛を伴う。また，同一個所に圧迫，ずれが加わることで褥瘡が発生しやすくなる。高齢者は下肢の筋肉の萎縮により骨盤が後傾し，姿勢が崩れ仙骨部が座面と接触しやすい。車いすへの移動が患者にとって苦痛な時間とならないよう，体格にあった車いすの選択やクッションの使用，テレビの鑑賞や散歩など気分転換も同時に行う。

（瀧本渚）

《参考文献》
1）宮地良樹，真田弘美編著：新・褥瘡のすべて．永井書店，2006．
2）宮崎和子監，水戸美津子編：看護観察のキーポイントシリーズ　改訂版　高齢者．中央法規出版，2006．
3）日本褥瘡学会編：褥瘡ガイドブック．照林社，2012．
4）山田律子，萩野悦子，井出訓編：生活機能からみた老年看護過程＋病態・生活機能関連図．第2版．医学書院，2012．
5）溝上祐子編著：創傷ケアの基礎知識と実践．メディカ出版，2011．
6）田中マキ子監：ポジショニング学．中山書店，2013．
7）宮地良樹，溝上祐子編：褥瘡治療・ケアトータルガイド．照林社，2009．
8）大浦武彦：見て・考える褥瘡ケア　創面をみればすべてがわかる．中山書店，2010．

第II部

治療を受ける・継続する高齢者の看護ケア関連図

10 貧血

第Ⅱ部 治療を受ける・継続する高齢者の看護ケア関連図

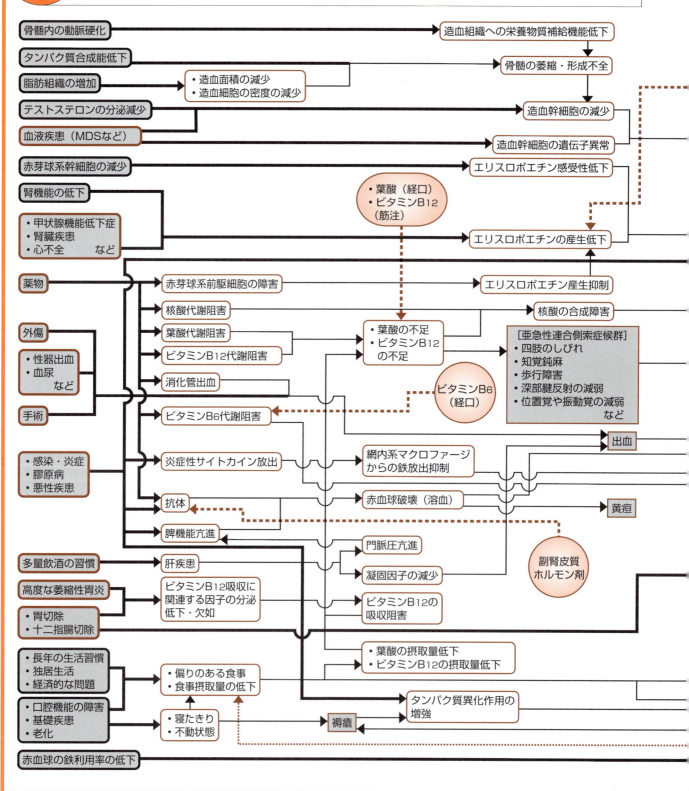

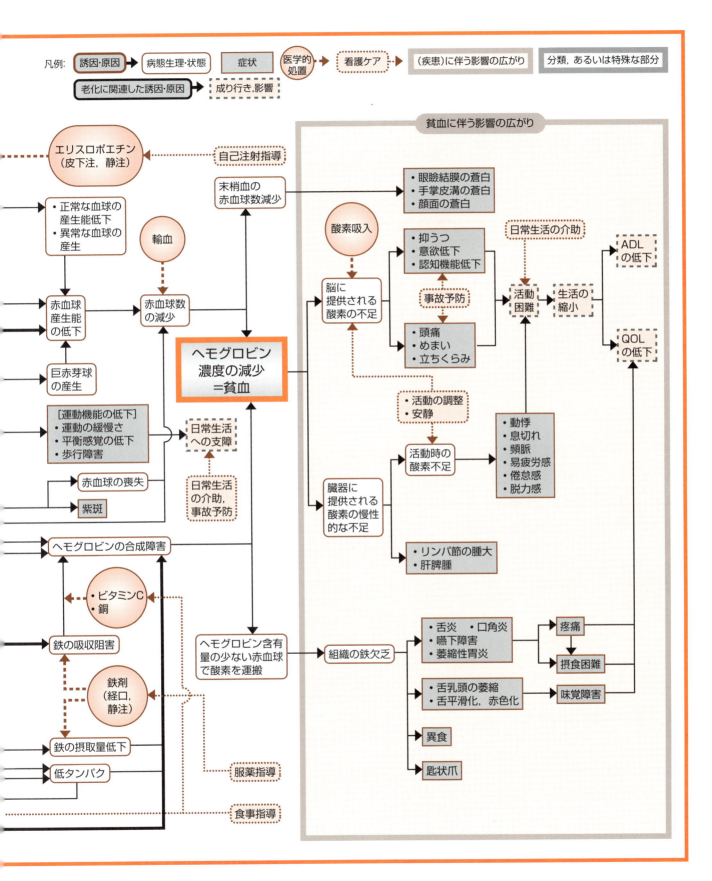

第Ⅱ部　治療を受ける・継続する高齢者の看護ケア関連図

10 貧血

Ⅰ　貧血が生じる病態生理

1．定義

　貧血とは，末梢血中のヘモグロビン濃度が基準値以下に低下した状態をいう。WHO（世界保健機関）は，ヘモグロビン（Hb）値が成人男性で13.0g/dL未満，成人女性で12.0g/dL未満の場合を貧血（anemia）としている[1)2)]。この定義を65歳以上の高齢者に適用すると約10%が，85歳以上では約20%が貧血状態となる[3)]。このなかには治療の必要がない者も含まれてしまうため，男女問わずヘモグロビン値が11.0g/dL以下の者を貧血とすることが実用的とされている[4)]。

　なお，急に立ち上がったときに血圧が低下して起こる立ちくらみやめまいは起立性低血圧症であり，脳の酸素欠乏から生じる症状は類似するが，病態は異なる。

2．メカニズム

　ヘモグロビン（Hb）は第1価鉄であるヘム（Heme）と4つのポリペプチドをもつタンパク質のグロビン（globin）から構成された，赤血球内の色素タンパクである。酸素はヘムに含まれる鉄と結合することで運搬される。そのため，鉄不足があると酸素を運ぶことができない。また，ヘモグロビンをつくる鉄やタンパクの不足などによるヘモグロビン合成障害のほか，さまざまな原因に伴う赤血球の減少によって酸素運搬能を損なうことにより貧血となる。

1）加齢による貧血のメカニズム

　高齢者では，加齢によって造血機能が低下する。65歳以上ではタンパク質の合成能が低下し，骨髄内の動脈が硬化する。骨髄内の動脈硬化は造血組織への栄養物質補給機能も低下させるため，骨髄の萎縮や形成不全が生じる。また，脂肪組織が増加し，造血面積や造血細胞の密度が減少[5)]する。また，赤血球の鉄利用率も低下する。

　その他，加齢や腎機能の低下に伴い，腎臓でつくられ，赤血球の産生に関与するエリスロポエチンの産生が低下する。また，造血に関係するホルモンであるテストステロン（男性ホルモン：アンドロゲン）の分泌減少がみられ[4)6)]，これらが総合して，末梢血の血球数，ヘモグロビン量の減少を示す。

　高齢者は，加齢による変化だけでなく，さまざまな疾患や治療の影響も加わって貧血の状態を呈するため，高齢者の貧血は複雑な病因・病態となる。

2）高齢者の貧血の原因と特徴
① 基礎疾患

　高齢者に生じやすい疾患（悪性腫瘍，心不全，感染症，骨折，消化管出血，腎疾患，血液疾患，関節リウマチ，肝硬変，甲状腺機能低下症など）によって，造血機能の低下やヘモグロビン合成障害がもたらされる。このような基礎疾患のために発生した貧血を二次性貧血という。

　高齢者に多い血液疾患として，骨髄異形成症候群（myelodysplastic syndromes：MDS）がある。MDSは60～90代で発症し，発症者の80～90%に貧血がみられる予後不良の疾患である。

② 感染・炎症

　肺炎や褥瘡など，慢性的な感染や炎症下ではタンパク質の異化作用が強くなり[7)]，栄養の取り込みや合成が阻害されて貧血となる。

③ 薬剤性の貧血

　薬剤によって赤血球破壊，ヘムの合成阻害，赤血球の産生低下がもたらされ，貧血となる[8)]。また，消炎鎮痛薬や抗血小板薬として用いられる非ステロイド性消炎鎮痛薬（NSAIDs）の長期内服では，胃潰瘍からの出血による貧血も生じやすい［表1］。

　薬剤性の造血障害では血球減少が急激に進行することも多く，早期に中止が必要な場合もある。

④ 出血による赤血球の喪失

　少量ずつ慢性的に出血が続いた場合に貧血が生じるが，活動量が低下した高齢者では症状も現れにくく，また加齢によるものと思われたりして気づきにくい。その他，手術や外傷・骨折時，及びその治療に伴う出血でも貧血になる。

● **消化管出血**：悪性腫瘍や食道裂孔ヘルニア，食道静脈

[表1] 薬剤性貧血

	機序	代表的な薬
溶血	赤血球と結びつきやすい薬に対して抗体ができ，脾臓で赤血球とともに破壊される	ペニシリン セファロスポリン テトラサイクリン塩酸塩（アクロマイシン）
	薬に対して抗体ができ，薬＋抗体が赤血球に結合し，さらに補体が結合して溶血する	テイコプラニン（タゴシット） オメプラゾール（オメプラール，オメプラゾン） リファンピシン（リファジン）
	薬により赤血球に対する自己抗体が産生され，溶血する	メチルドパ水和物（アルドメット） レボフロキサシン水和物（クラビット） フルオロキノロン
	赤血球の破壊	C型肝炎治療の抗ウイルス薬（リバビリン（レベトール））
ヘムの合成障害	ヘム合成に必要なビタミンB_6代謝を阻害	抗結核薬（イソニアジド（イスコチン，ヒドラ），ピラジナミド（ピラマイド））
赤血球産生の低下	核酸代謝阻害・葉酸代謝阻害	抗がん剤（代謝拮抗薬），抗てんかん薬（フェニトイン（アレビアチン，ヒダントール）），ST合剤 メトトレキサート（リウマトレックス）
	ビタミンB_{12}代謝阻害	パーキンソン病治療薬（レボドパ（ドパストン，ドパゾール））
	胃酸の産生を阻害することに伴うビタミンB_{12}吸収阻害	H_2ブロッカーの長期投与
	エリスロポエチン産生抑制	シスプラチン（ランダ，ブリプラチン）
出血	長期内服により胃・腸に潰瘍が発症し，出血する	非ステロイド性消炎鎮痛薬（NSAIDs）

（厚生労働省：重篤副作用疾患別対応マニュアル　薬剤性貧血．厚生労働省，2007．を参考に作成）

瘤，大腸ポリープ，憩室炎，痔核，肝硬変など，高齢者に起こりやすい疾患に伴う出血がある。ヘリコバクター・ピロリ菌感染による胃潰瘍からの出血による貧血もある。

- **泌尿器・性器出血**：尿路結石や腎嚢胞などによる腎・尿路出血も貧血の原因となり得る。女性では性器の不正出血から貧血が生じる場合がある。

⑤ 吸収障害による貧血

- **胃・十二指腸切除後**

切除後2〜9年を経過して鉄欠乏やビタミンB_{12}の欠乏が生じ，赤血球の核酸合成障害による貧血（悪性貧血）が生じる。

悪性貧血はビタミンB_{12}欠乏による貧血の代表的疾患であり，胃の高度な萎縮性胃炎を基礎病変として胃底部・体部の細胞壁から分泌されるタンパク質の内因子（IF）の分泌低下や欠如によって起こる。

⑥ 食事摂取量の低下，偏食の影響

食事摂取量の減少や偏りによって，タンパク質・鉄・ビタミン類などの不足が起こり貧血が生じる。さまざまな疾患や症状に伴う食欲低下のほか，以下の要因から影響を受ける。

- **摂食量の低下，嚥下障害**：一人暮らしの高齢者では抑うつや認知症により十分な食事摂取ができていない場合がある。パーキンソン病やラクナ梗塞など脳血管障害に伴う嚥下障害では，症状の初期にはむせるよりも飲み込みにくさから食事摂取量が低下し，家族が気づきにくいことがある。

- **多量飲酒の習慣**：多量飲酒の結果，食事摂取量の不足や栄養の偏りがあることで貧血になりやすい。また，肝障害が起こるとビタミンB_{12}や葉酸の不足に伴う貧血も生じる。

- **口腔機能の障害**：歯牙の欠損や義歯の不具合，歯周病，咀嚼機能の低下は食思不振や摂食量低下の原因となる。

- **経済的な理由**：独居高齢者では1日の食事回数を減らしたり，白米と缶詰だけといった偏った食事から貧血に陥ることある。

3．分類と症状

1）貧血の分類

貧血であるかどうかは血清のヘモグロビン量によって

決まる。

　貧血は，赤血球の大きさ（平均赤血球容積：MCV）とそこに含まれるヘモグロビン量・濃度（平均赤血球ヘモグロビン濃度：MCHC）によって分類され，小球性低色素性貧血，正球性正色素性貧血，大球性正色素性貧血の3つに分けられる [表2]。

2）貧血の症状

　貧血の自覚症状は酸素欠乏の状態として現れ，頭痛，動悸，息切れ，易疲労感，めまい，立ちくらみ，倦怠感がある。しかし，慢性的な経過をたどると代償や慣れにより自覚症状が乏しい場合がある。また，日常生活での活動量が低下していると，消費する酸素量も低下するため自覚症状を示さないことがある。

　他覚症状では，眼瞼結膜・手掌皮溝・顔面の蒼白，リンパ節の腫大，赤色平滑舌（舌乳頭の萎縮により舌が平滑となり，赤く見える状態。特に悪性貧血に伴うものは「ハンター舌炎」という。舌のヒリヒリ感や沁みる感じ，味覚障害も生じることがある），匙状爪，肝脾腫，紫斑がある。

　ビタミン B12 欠乏による大球性正色素性貧血では，亜急性連合側索症候群（四肢のしびれ，知覚鈍麻，歩行障害，深部腱反射の減弱，位置覚や振動覚の減弱等）という神経症状が認められる。

4．診断・検査

　まず，一般的な末梢血による血液検査を行う [表3]。高齢者では，成人の基準値をそのままあてはめるのではなく，加齢の影響を踏まえておく必要がある [表4]。

　また，身体症状として眼瞼結膜や手指，顔面などの蒼白，黄疸，リンパ節腫大，舌の赤味，匙状爪，肝脾腫，紫斑等を確認する。その結果を踏まえて血液検査（ビタミン B12 や葉酸），骨髄穿刺，内視鏡検査など，推定される原因について精査する。

5．治療

　原因を特定して治療を行う。薬剤性の場合は薬剤を変更する。その他，不足している赤血球や，赤血球あるいはヘモグロビンを産生する上で不足しているものを補充する。酸素欠乏の程度や緊急性に応じて酸素吸入も行われる。

[表2] 平均赤血球容積（MCV）による分類

	MCV	MCHC	特徴
小球性低色素性貧血	< 80fL	< 30%	ヘモグロビンの合成障害及び慢性的な出血などの鉄欠乏による
正球性正色素性貧血	80～100fL	30～35%	急性の多量出血，溶血（赤血球の破壊，喪失），エリスロポエチンの産生低下　などさまざまな原因による
大球性正色素性貧血	100fL <	30～35%	悪性貧血，ビタミン B12・葉酸欠乏など，赤芽球の核内での DNA 合成障害による

[表3] 貧血に関する血液検査項目

- 赤血球数（RBC）
- ヘモグロビン（Hb）
- ヘマトクリット（Ht）
- 網赤血球数（Ret）
- 平均赤血球容積（MCV）
- 平均赤血球血色素量（MCH）
- 平均赤血球血色素濃度（MCHC）
- 血清鉄（Fe）
- フェリチン
- トランスフェリン

[表4] 血液検査の高齢者の基準値

項目	上段：高齢者の基準値　下段：一般的な基準値
赤血球数 RBC	男性340～530×10000/μL　女性330～480×10000/μL 男性410～530×10000/μL　女性380～480×10000/μL
ヘモグロビン Hb	男性11～16g/dL　女性10～15g/dL 男性13～17g/dL　女性12～15g/dL
ヘマトクリット Ht	男性32～48%　女性30～43% 男性40～49%　女性36～45%

（下方浩史編：高齢者検査基準値ガイド．p212, 中央法規出版，2011.，三橋知明・他編：臨床検査ガイド 2015 年改訂版．p491, 文光堂，2015. を参考に作成）

1）輸血

　出血による貧血では，止血を図るとともに，赤血球を補充し，末梢循環系へ十分な酸素を供給するために赤血球濃厚液の輸血が行われる。慢性貧血に対する輸血は，貧血による症状があり，原因に対する治療の効果が現れない場合とされる。一般的に Hb 7 g/dL を目安として輸血が行われる[9]が，開始や目標値は高齢者の活動量や貧血の進行なども考慮される。鉄欠乏，ビタミン B12 欠乏，葉酸欠乏，自己免疫性溶血性貧血など，原因が明確で輸血以外の方法で治療可能である疾患には原則として輸血は行わない。副作用として鉄の過剰負荷があり，肝障害のある患者では黄疸の原因となるためである。

　高齢者では大量，急速な輸血に伴い虚血性心疾患や心

不全を誘発する場合がある。1日1～2単位の輸血量とし、1単位を2時間以上かけて行うのが安全である[10]。

2）補充療法

●鉄の補充

鉄欠乏による貧血では鉄剤の内服を行う。1日50～200mgの錠剤を与薬後、1週間程度で網赤血球の増加が見られ、通常2か月以内に改善がみられる。症状の改善後も貯蔵鉄の指標であるフェリチン値が正常化するまで服用を続ける[11][12]。

●ビタミン B_{12} の補充

ビタミン B_{12} 欠乏による貧血では、ビタミン B_{12} の筋肉注射を行う。与薬開始後4～5日目頃から末梢血液中に網赤血球の増加がみられるようになり、数週間かけて改善する。ビタミン B_{12} 欠乏状態で葉酸を与薬すると、急激なビタミン B_{12} の需要増加によって神経症状が悪化することがあるので注意を要する[13]。

●葉酸の補充

葉酸欠乏の場合は1日5～20mgの内服が行われるほか、葉酸欠乏の原因疾患の治療を行う。

●エリスロポエチンの補充

腎性貧血などエリスロポエチンの産生低下に伴う貧血では、エリスロポエチンの皮下注射、もしくは静脈注射を行う。エリスロポエチンの投与により血液の粘性が増加し、血栓症のリスクが増す[14]ことに注意する。

6．合併症（成り行き）

貧血による最大の問題は赤血球の酸素運搬機能低下であり、その結果生じる組織の酸素欠乏状態である。全身の酸素不足に伴い、各臓器の機能低下が生じる。特に高齢者では、運動器への支障（運動の緩慢さ、平衡感覚の低下、歩行障害）がみられる。

倦怠感やめまいなどの症状により活動ができないため、ADLの低下や認知機能の低下も生じやすい。全身の倦怠感や呼吸困難が生じると、抑うつ状態や意欲低下もみられる。その結果、全身の廃用性障害も生じやすい。

Ⅱ　貧血のある高齢者に対する看護ケア

1．観察ポイント

1）貧血に伴う症状の観察

●自覚症状： 酸素欠乏の状態として現れる、頭痛、動悸、息切れ（労作時、安静時）、易疲労感、めまい、立ちくらみ、ふらつき、倦怠感の有無を把握する。味覚障害や舌の痛みの有無についても観察する。

●他覚症状： 眼瞼結膜の状態、顔色、リンパ節の腫大、舌の状態、爪の形状や色、肝脾腫の有無、皮膚の色や状態（紫斑の有無）を観察する。また、動き方（緩慢ではないか）、歩行の様子、意欲や認知機能の変化を観察する。

2）貧血の原因にかかわる内容の観察

● 既往歴の確認、基礎疾患の有無とその状態、治療の状況（手術歴や使用している薬の内容・種類など）
● 出血を起こしやすい疾患や状況
● 感染徴候、炎症の程度（CRPなど）、治療の状況
● 潜血便や黒色便の有無、食欲や悪心、胃痛・腹痛の有無
● 食習慣や嗜好の把握、食事の内容・回数・量
● 食事の摂取にかかわる価値観や経済状況

3）治療の経過の観察

治療の効果について、新たな症状が出たり、悪化した症状が出たりしていないか、定期的に全身を観察して評価する。高齢者の場合は、抑うつ状態や認知症の症状を呈することがあるので、日頃の言動の様子について家族も含めて話を聞き評価する。認知症や脳梗塞等による高次脳機能障害がある高齢者が、自覚症状や下血、鉄剤の副作用などをうまく言語化できないときには、家族やかかわっている福祉職などに観察してもらい、聴取する。

2．看護の目標

❶適切な治療やセルフケアが継続できる。
❷新たな症状や合併症が出現しない。
❸貧血の症状による転倒や事故を起こさない。

3．看護ケア

1）適切な治療とセルフケアの継続に向けた看護ケア

① 服薬，自己注射の指導

補充療法として，鉄剤，葉酸，ビタミンB_6の服用やエリスロポエチンの自己注射が行われる場合は，その必要性と，服用時の注意点／注射の方法と注意点，副作用の観察などの留意点を説明する。鉄剤の服用による黒色便では，消化管出血と混同される可能性があるので，具体的に説明する。

家族の協力が得られる場合は，家族とともに説明を受けてもらう。高齢者の単独世帯や要介護の高齢者世帯など，治療の継続が困難な場合は社会資源の活用を検討する。

② 栄養指導

不足している栄養素を食事から摂取するよう，それぞれが多く含まれる食品を紹介する［表5］。鉄欠乏性貧血では健康な赤血球をつくるために，良質なタンパク質と溶けやすく吸収に適した2価鉄であるヘム鉄を含む食品を十分摂ること，そして，鉄分の吸収を促進するビタミンCとともに摂取するよう指導する。また，銅は腸管からの鉄の吸収を助け骨髄でのヘモグロビン合成の際に鉄の利用をよくする働きをするため，不足していないかを確認する。

これらの食品をバランスよく積極的に摂ることが大切であるため，食品を紹介するだけでなく，具体的な献立や工夫を説明する。また，管理栄養士による指導や相談を受けることができるよう調整する。

食事をつくらない場合や食事量全体が少ない場合など，その高齢者の状況からみて最も効果的な方法を個別に考えて指導する。

③ 家族への指導

貧血の治療や食事療法は，赤血球が新たに造血されてから効果が現れるため，時間がかかる。治療の継続は本人だけでなく，受診に付き添ったり，調理を担ったりする家族の努力や協力が必要であることから，家族にも必要性を説明し，治療の継続のための協力を求める。

2）貧血症状の緩和と事故予防のための看護ケア

労作時の息切れやふらつき，立ちくらみなどの貧血の症状は，バランス機能や歩行機能が低下しがちな高齢者の転倒や転落等，事故の原因になり得る。特に独居の場合は無理をしがちで，症状があっても動くことで事故を起こしやすい。症状が現れたら活動を控えるように説明する。また，症状出現や悪化の様子を聞き，前兆となる症状があればその時点で活動を控えるよう促す。

症状の悪化は貧血の原因となっている疾病の悪化を意味するため，定期受診の前でも重視するように説明する。

3）QOLの低下を予防するための看護ケア

入院加療中，貧血症状が強い場合や出血など原因疾患の悪化の可能性がある場合は安静が指示される。治療が円滑に進むよう援助するとともに，日常生活への支障がないよう介助を行う。

在宅では，貧血の症状のために外出や活動を控えて家に閉じこもったり，薬の副作用によって食欲や意欲の低下がみられたりする場合がある。また，食事療法を厳密に行おうとすることによりストレスも生じやすい。症状や治療が高齢者の生活に及ぼす影響について，その高齢者の性格や状況から予測し，活動の仕方や食事療法の工夫を説明する。薬の副作用についてはあらかじめ症状を説明しておき，医師に相談できるよう支援する。

[表5] ヘモグロビン合成・赤血球合成に必要な栄養素を多く含む食品の例

ヘム鉄を多く含む食品
- 牛肉・豚肉・鶏肉やレバー，血合いの部分が多いカツオ，イワシ，マグロ

良質なタンパク質の食品
- 鶏卵，鶏肉，アジ，タラ，マグロ，豆腐，納豆，牛乳，プロセスチーズ

ビタミンCを多く含む食品
- 葉野菜，ブロッコリー，ピーマン，いちご，柿，パパイヤ，じゃがいも，さつまいも

ビタミンB_{12}を多く含む食品
- 牛・豚レバー，牛肉，豚肉，卵黄，チーズ，納豆

葉酸を多く含む食品
- 牛・豚・鶏レバー，うなぎ，卵黄，枝豆，ほうれん草，納豆

銅を多く含む食品
- エビ，カニ，いか，牛レバー，ココア，チョコレート，大豆，牡蠣，きくらげ

（中村丁次，松崎政三，宮本佳代子：すぐに役立つ栄養指導マニュアル―ベッドサイド・在宅での実践栄養食事指導，改訂3版．pp72-73，日本医療企画，2011.，冨野康日己編：症状・疾患別　食事指導の看護へのいかしかた，第2版．pp248-251・266-269，医歯薬出版，2005.を参考に作成）

4．看護の評価ポイント

❶適切な治療やセルフケアが継続できているか。
- 治療・セルフケアの実施状況

- 治療やセルフケアに伴う苦痛やストレスの有無
❷悪化や合併症を起こしていないか。
- 貧血を示す血液データ
- 合併症
❸貧血の症状が緩和されているか。貧血の症状があるときの対処方法を患者が理解し，実施できているか。
- 貧血の症状
- 貧血の症状出現時の行動
- 生活の状況

(阿部詠子)

《引用文献》
1) 医療情報科学研究所編：病気が見える vol. 5 血液，第2版. p34，メディックメディア，2017.
2) 千葉滋編：Principle and Practice 血液・造血器・リンパ系―医学生・レジデントのための必修エッセンス. p55，文光堂，2015.
3) Patel KV: Epidemiology of anemia in older adults. Semin Hematol 45: 210-217, 2008.
4) 大田雅嗣：高齢者の貧血. 血液フロンティア 28（11）：1579-1584, 2018.
5) 高崎優：高齢者の特性に基づく診断・治療と問題点 高齢者貧血―病態と診療上の問題点. 内科 87（2）：302-306, 2001.
6) 中西健：高齢者の腎性貧血. 血液フロンティア 29（1）：27-34, 2019.
7) 鈴木文：褥瘡と栄養. 昭和学士会誌 74（2）：120-127, 2014.
8) 厚生労働省：重篤副作用疾患別対応マニュアル 薬剤性貧血. 厚生労働省，2007. (https://www.mhlw.go.jp/topics/2006/11/dl/tp1122-1f05.pdf)
9) 前掲書2)，p163.
10) 堤久，大田雅嗣：高齢者の貧血. 日本内科学会雑誌 95（10）：2021-2025, 2006.
11) 前掲書2)，p185.
12) 前掲書1)，p47.
13) 前掲書2)，pp190-191.
14) 日本透析医学会慢性腎臓病患者における腎性貧血治療のガイドライン改訂ワーキンググループ：2015年版 日本透析医学会 慢性腎臓病患者における腎性貧血治療のガイドライン. 日本透析医学会雑誌 49（2）：89-158, 2016.

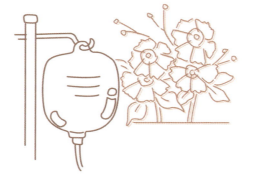

第Ⅱ部 治療を受ける・継続する高齢者の看護ケア関連図

11 大腸がん

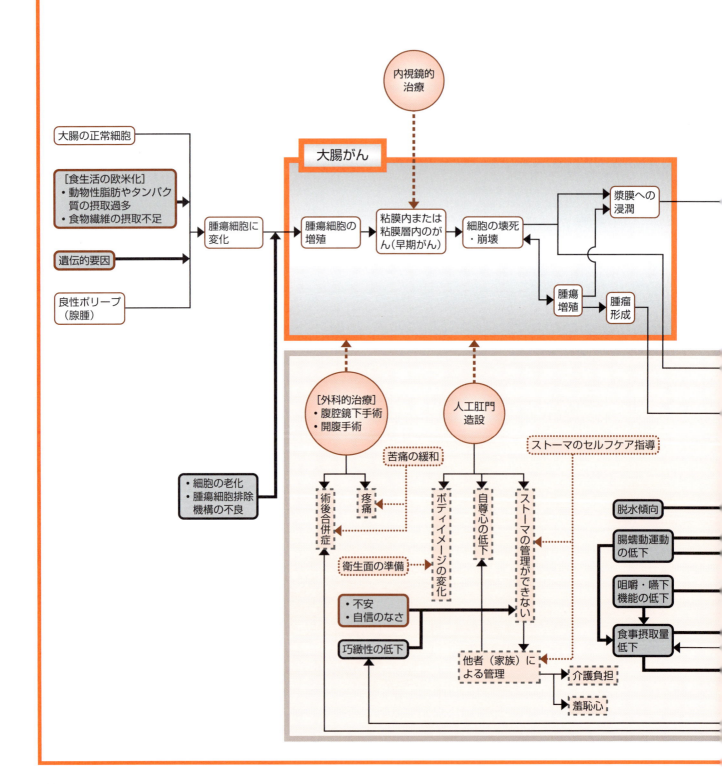

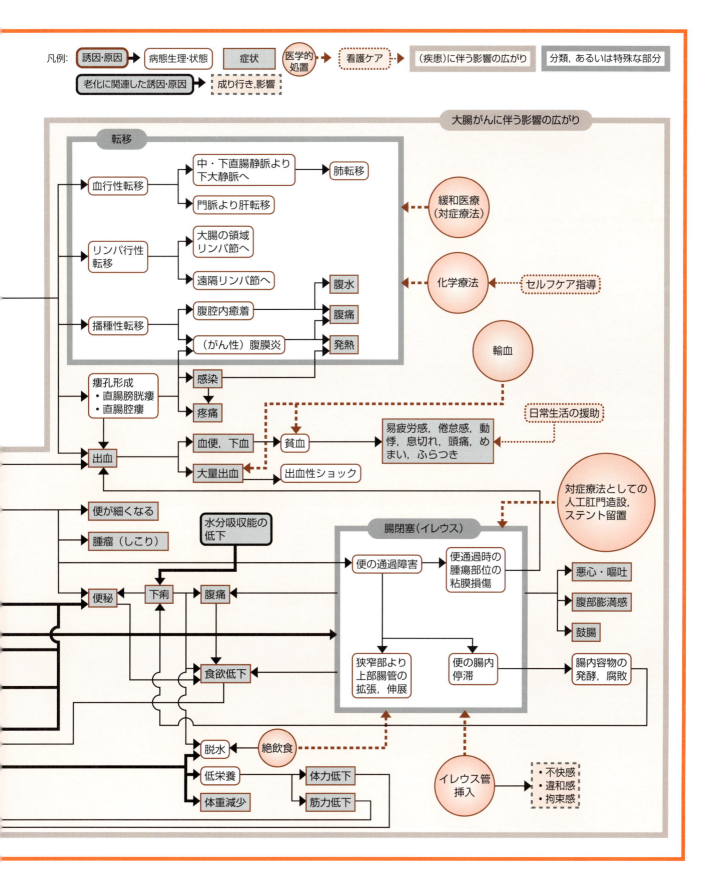

⓫ 第Ⅱ部 治療を受ける・継続する高齢者の看護ケア関連図　大腸がん

第Ⅱ部　治療を受ける・継続する高齢者の看護ケア関連図

11　大腸がん

Ⅰ　大腸がんが生じる病態生理

1．定義

　大腸は小腸を囲むように外側にあり，結腸（盲腸，上行結腸，横行結腸，下行結腸，S状結腸）と直腸（直腸S状部，上部直腸，下部直腸，肛門管）からなる。大腸がんとは大腸に発生する悪性腫瘍である。組織型の多くは腺がんである。

　わが国の大腸がん患者数はがんのなかで最も多く，がんの死亡全体に占める割合は男性が第3位，女性は第1位である。また，年齢別では男女ともに50歳代から急増し，特に85歳以上の女性は急増している[1)2)]。部位ではS状結腸がんと直腸がんで約7割を占める。

2．メカニズム

　大腸がんは，大腸粘膜に良性のポリープ（腺腫）ができ，その一部が悪性化したものと，正常な粘膜から直接がんに発生するもの（デノボがん）がある[図1]。がんの進行は遅く，次第に大腸の壁に深く侵入して，徐々にリンパ節や肝臓，肺などの臓器に転移する。

　食生活の欧米化，特に動物性脂肪やタンパク質の摂取過多，食物繊維の摂取不足が一因といわれ，また，5％前後は遺伝的素因で発生するといわれている。

3．分類と症状

1）分類
（1）進行度（stage）分類

　がんの大腸壁への深達度と，リンパ節転移や遠隔転移の有無により，進行度（stage）を示す[表1]。

- T（原発腫瘍）：大腸がんが発生した部位の壁に，どの程度到達したかを評価する。

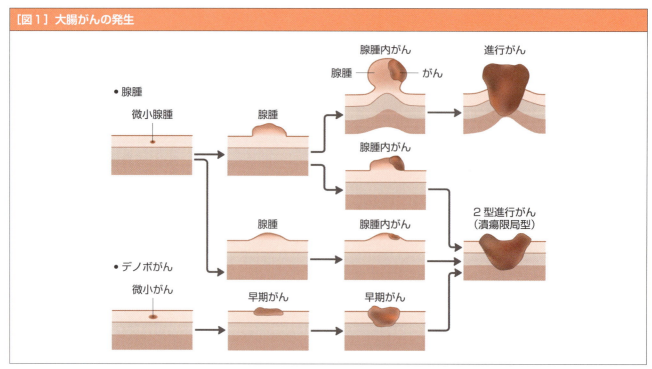

[図1] 大腸がんの発生

（山本雅一総監修：全部見える消化器疾患. p166, 成美堂出版, 2013. より）

140

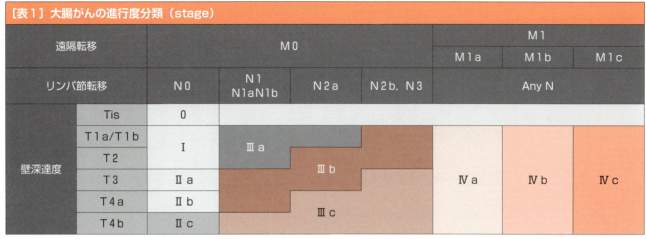

[表1] 大腸がんの進行度分類（stage）

(大腸癌研究会編：大腸癌取扱い規約，第9版．p19，金原出版，2018．より）

[表2] 壁深達度〔T〕に関する分類

- TX：壁深達度の評価ができない
- T0：癌を認めない
- Tis：癌が粘膜内（M）にとどまり，粘膜下層（SM）に及んでいない
- T1：癌が粘膜下層（SM）までにとどまり，固有筋層（MP）に及んでいない
- T1a：癌が粘膜下層（SM）までにとどまり，浸潤距離が1000μm未満である
- T1b：癌が粘膜下層（SM）までにとどまり，浸潤距離が1000μm以上であるが固有筋層（MP）に及んでいない
- T2：癌が固有筋層（MP）まで浸潤し，これを越えていない
- T3：癌が固有筋層（MP）を越えて浸潤している
- 漿膜を有する部位では癌が漿膜下層（SS）にとどまる
- 漿膜を有しない部位では癌が外膜（A）までにとどまる
- T4：癌が漿膜表面に接しているかまたは露出（SE），あるいは直接他臓器に浸潤している（SI/AI）
- T4a：癌が漿膜表面に接しているか，またはこれを破って腹腔に露出している（SE）
- T4b：癌が直接他臓器に浸潤している（SI/AI）

(大腸癌研究会編：大腸癌取扱い規約，第9版．pp10-11，金原出版，2018．より）

- N（所属リンパ節転移）：身体の各部位には，所属リンパ節（＝領域リンパ節）がある。大腸がんとその原発巣と直結したリンパ節ごとに，転移したがんの個数で評価する。
- M（遠隔転移）：遠隔転移の有無，転移がある場合には，大腸がんで転移しやすい臓器（肝臓，肺，卵巣）1つと所属リンパ節以外のリンパ節に限局する転移，2つ以上の臓器または腹膜転移があるかで評価する。

①壁深達度分類（T）[表2・図2]：がんが粘膜（M）と粘膜下層（SM）にとどまるものは早期がん，固有筋層（MP）以上の深部に浸潤したものは進行がんである。
②リンパ節転移（N）[表3]：大腸の領域リンパ節として，腸管傍リンパ節，中間リンパ節，主リンパ節の3群と，下部直腸では側方リンパ節を加え，これらへの転移を扱う。これら以外は遠隔転移となる。
③遠隔転移（M）[表4]：②に示した以外は遠隔転移となる。

（2）肉眼的分類 [図3]

肉眼的形態による見た目の形で，0型〜5型に分類されている。0型はがんが粘膜内または粘膜下層までにとどまるもので，早期がんにあたる。隆起型と表面型に大別される。1型〜5型が進行がんである。

2）症状

早期がんではがんが限局しており，大腸の機能に影響しないため，症状はほとんど現れない。進行すると，右側の大腸（上行結腸，横行結腸）のがんでは腫瘤（しこり）や出血に伴う血便や貧血が現れる。左側の大腸（下行結腸，S状結腸，直腸）のがんでは出血による血便，下血のほか，便秘・下痢，便が細くなるといった便通異常が出現する。病状が進行し，腫瘤が大きくなると腸を閉塞し

[図2] 壁深達度

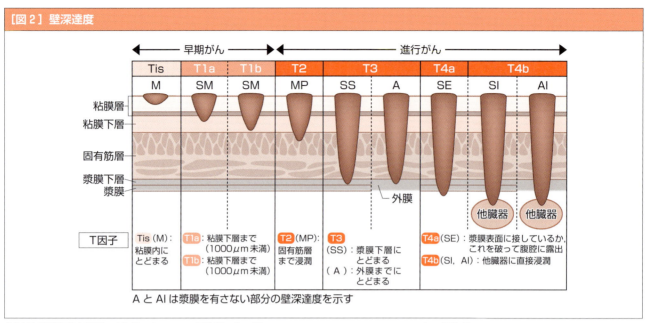

(医療情報科学研究所編：病気がみえる vol.1 消化器, 第5版. p204, メディックメディア, 2016. を一部改変)

[表3] リンパ節転移〔N〕に関する分類

- NX：リンパ節転移の程度が不明である
- N0：リンパ節転移を認めない
- N1：腸管傍リンパ節と中間リンパ節の転移総数が3個以下
- N1a：転移個数が1個
- N1b：転移個数が2～3個
- N2：腸管傍リンパ節と中間リンパ節の転移総数が4個以上
- N2a：転移個数が4～6個
- N2b：転移個数が7個以上
- N3：主リンパ節に転移を認める。下部直腸癌では主リンパ節および／または側方リンパ節に転移を認める

(大腸癌研究会編：大腸癌取扱い規約, 第9版. p15, 金原出版, 2018. より)

[表4] 遠隔転移〔M〕に関する分類

- M0：遠隔転移を認めない
- M1：遠隔転移を認める
- M1a：1臓器に遠隔転移を認める（腹膜転移は除く）
- M1b：2臓器以上に遠隔転移を認める（腹膜転移は除く）
- M1c：腹膜転移を認める
- M1c1：腹膜転移のみを認める
- M1c2：腹膜転移およびその他の遠隔転移を認める

(大腸癌研究会編：大腸癌取扱い規約, 第9版. p15, 金原出版, 2018. より)

[図3] 肉眼的分類

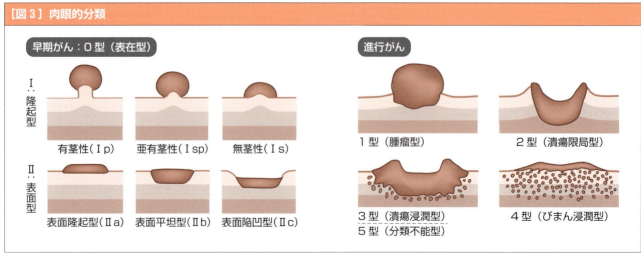

(山本雅一総監修：全部見える消化器疾患. p168, 成美堂出版, 2013. より)

[表5] 大腸がんの主な検査と特徴

目的	検査法	内容，特徴
スクリーニング	便鮮血反応	陽性の場合，診断のための検査を行う。
症状や影響の把握	血液検査	腫瘍マーカー（CEA，CA19-9）を調べる。手術後の再発チェックや抗がん剤治療の効果判定にも用いる。
		貧血（RBC，Hbの低下等）の程度，栄養状態の低下（TP，Albの低下）の有無を確認する。健診や別の疾患の検査により貧血が発見され，診断につながる場合がある。
診断	直腸指診	肛門から指を入れて，直腸内の腫瘍を検索する。
	注腸造影検査	肛門から液体と空気を注入し，がんの位置や大きさの評価と，周囲の臓器との位置関係を調べる。
	大腸内視鏡検査	肛門から内視鏡を挿入して大腸全体を確認し，がんの疑いがあれば細胞を採取し，早期がんであれば切除が可能である。
治療方針の決定	CT，腹部超音波検査，MRI	大腸がんと周囲臓器との位置関係の把握し，リンパ節転移・腹膜播種の有無，血行性転移による肺転移・肝転移の有無を調べる。MRIでは特に直腸がんの周囲への広がりや肝転移が詳細にわかる。

（閉塞性イレウス），腹痛や嘔吐などの症状が起こる。

4．診断と検査

大腸がんの主な検査法を[表5]に示す。

診断のために行われる注腸造影や大腸内視鏡検査では，腸内を洗浄するため下剤を服用する前処置が必要となる。また，前処置が不十分であると詳細な検査ができないため，食事と服薬について丁寧に説明し実施できるようにする。高齢者では，下剤の影響による血圧低下，腸の穿孔や閉塞のリスクに注意する必要がある。抗血栓薬や抗凝固薬を服用している場合は出血のリスクも高くなるので慎重に行う必要がある。

5．治療

内視鏡的治療，外科的治療とその術式，また放射線治療・化学療法などの補助的治療の選択は，がん病変の進行度や転移の有無や全身状態によって決定する[図4]。

1）内視鏡的治療

リンパ節転移の可能性がほとんどない粘膜内がんと粘膜下層浸潤がんのうち，浸潤程度が軽いものが対象となる。肛門より内視鏡を挿入して切除する。合併症には出血と穿孔がある。

- **ホットバイオプシー**：5mm以下のポリープを鉗子で把持し，通電して焼灼切除する。
- **ポリペクトミー**：有茎性やポリープの基部をスネアで絞扼し，通電して焼灼切除する。
- **内視鏡的粘膜切除術（EMR）**：ポリペクトミーが困難ながんに対して用いる。がんの粘膜下層に，生理食塩水を注入して隆起させ，ポリペクトミーと同様に焼灼切除する。
- **内視鏡的粘膜下層剥離術（ESD）**：EMRでは一括切除

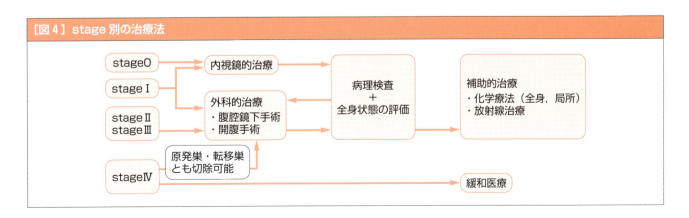

[図4] stage別の治療法

できない大きな早期がんに対して用いる。がんの粘膜下層に薬液を注射して隆起させ，電気メスを用いて粘膜下層から剥離する。

2）外科的（手術）治療

大腸がんに最も有効な治療は，手術によりがんを除去することである。高齢者でも非高齢者と同様に進行し，がん切除により死亡率は低下するため，『大腸癌治療ガイドライン』に沿って根治治療をしたほうがよい[3)]とされ，がん病変とその前後の腸管の切除，リンパ節郭清が行われる。リンパ節郭清は術前の検査による臨床所見と術中所見によるリンパ節転移の有無，腫瘍の深達度によって決定される。直腸がんが肛門近くにあり，腸管を吻合できない場合は人工肛門が造設される。また治療の過程で一時的に人工肛門を造る場合もある。[表6]に大腸がんで用いられる術式の特徴と生じやすい合併症，人工肛門造設術に伴う合併症とその影響について[図5]に示す。

高齢者では，併存疾患への対応や合併症予防を十分に行う必要がある。また，高齢者では，創が小さく身体への負荷が少ない腹腔鏡下手術が行われることが多いが，がんの進行度や体格，併存する疾患などにより腹腔鏡下手術が可能か判断される。

手術後の合併症として，縫合不全，腸閉塞，創感染が

ある。また，手術の後遺症として，排尿障害，性機能障害（特に男性），排便障害（排便回数の増加，便失禁など）がある。

3）補助的治療

手術でがんの残遺がない状態で切除が行われたstage Ⅲの大腸がんに対して，手術後の再発予防のために化学療法が推奨されている。4〜8週間後に開始し，6か月の実施が標準である。副作用として肝障害や腎障害が生じやすいため，実施にあたってはこれらの機能や全身状態が良好であることが条件となる。

また，放射線治療も補助療法として行われることがある。照射は，手術前（原発巣の縮小効果，手術中の播種の予防），手術中（切除不足を補い再発を抑制する），手術後（高リスク者に対する再発予防）に行われる。化学療法と並行して行われる場合もある。

4）緩和医療

緩和医療は，患者のQOLの維持，向上を目的とした医療・ケアの総称である。がんの診断がついた時点から終末期までを包括する医療であるが，特にstage Ⅳのがんにおいて，手術療法での根治治療が困難な状況や，がんによる症状がある場合に，症状出現を予防する医療，症状を緩和する対処が必要となる[表7]。高齢者の場合

［表6］大腸がんで用いられる術式の特徴と生じやすい合併症

術式	結腸切除術	直腸切除術	腹会陰式直腸切除術（人工肛門造設術）
特徴	• 切除方法として，結腸右半／左半切除，回盲部／S状結腸切除，部分／全結腸切除がある。 • 結腸切除とともにリンパ節転移予防として，がんのある部位の動脈切離とその血管に沿ったリンパ節郭清を行う。 • 結腸は小腸より血流が少なく，動脈を切離する影響も加わり，吻合部位の血流低下が生じる。 • 結腸とその周囲の剥離した傷が小腸などの臓器に癒着するリスクがある。	• 腫瘍の位置によって術式が異なる。高位前方切除，低位前方切除，超低位前方切除術（より肛門に近い），内肛門括約筋切除などがある。 • 縫合不全のリスクが高い場合，回盲部や一時的に人工肛門を造設することがある。 • 内肛門括約筋切除を行うと，回腸などで人工肛門の造設や残存腸管内の残渣物による吻合部減圧目的で経肛門的減圧ドレーンが留置される。 • 側方リンパ節郭清を行った場合は，閉鎖神経，自律神経に障害が出ることがある。	• 口側の切除した断端部を腹壁より出して人工肛門（ストーマ）を造設する。 • 直腸間膜と直腸を一緒に切除するため，骨盤内に大きな死腔ができる。 • 小腸が骨盤内に落ち込み，腸閉塞（イレウス）を生じることがある。
生じやすい合併症	• 縫合不全 • 麻痺性／癒着性イレウス • 感染（SSI）	• 縫合不全 • 麻痺性／癒着性イレウス • 自律神経（直腸周囲）障害：排尿障害，性機能障害，排便機能障害 • 閉鎖神経（腰椎2〜4番目からの末梢神経）障害：下肢の内転筋運動障害による歩行障害・歩行困難 ＊側方リンパ節郭清を	• 骨盤内膿瘍 • 創部感染 • イレウス • ストーマ合併症：出血，壊死，脱落，ストーマの粘膜皮膚接合部離開・膿瘍 • ストーマ周囲の皮膚障害 • 排尿障害

[図5] ストーマ造設術に伴う合併症（腹会陰式直腸切除術：マイルズ術の場合）

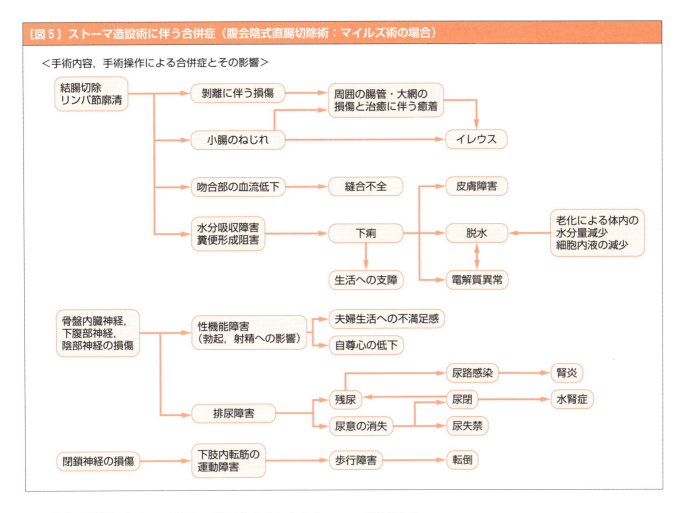

は，疾患の影響に加えて予備力の低下もあることから，これらの対処の影響も受けやすい。対処に伴う合併症やQOLの低下も考慮し，どのような医療を行うかを決定する必要がある。

II 大腸がんにより手術を受ける高齢者の看護ケア

1. 術前の観察ポイント

大腸がんは自覚症状が出現しにくく，特に高齢者では重度の貧血や腸閉塞など重篤な状態になって発見されることも多い。手術を受ける場合は，消化器症状と栄養状態，基礎疾患など手術による合併症などのリスクについて把握する。また，手術を受けるにあたっては，心肺機能や腎機能といった恒常性維持のための機能を把握する必要がある。

手術の理解や受け入れに関する心理面も重要である。消化管ストーマを造設する場合は，精神面での自尊心の低下やそれに伴う社会からの孤立，活動参加の狭小化が問題となる。そこで，精神面，退院後の活動予定と消化管ストーマ管理を行うセルフケア力や家族・社会福祉などのサポート体制について把握する。

1) 消化器症状

- 食欲：食欲の有無，食事の摂取量・内容
- 悪心・嘔吐：悪心・嘔吐の有無，吐物の量・性状
- 腹痛：腹痛の有無・性質，出現の仕方・要因（食事，排便との関連），持続時間
- 腹部聴診音：腸蠕動音の有無，程度，金属音（機械的イレウス：腸閉塞の状態）の有無
- 便通の異常：便の量と性状，下痢の場合は1回の量・1日の回数，便秘の場合は排便がない日数，便柱の狭小化の有無，便秘と下痢の有無と関連性，残便感・し

[図5] つづき

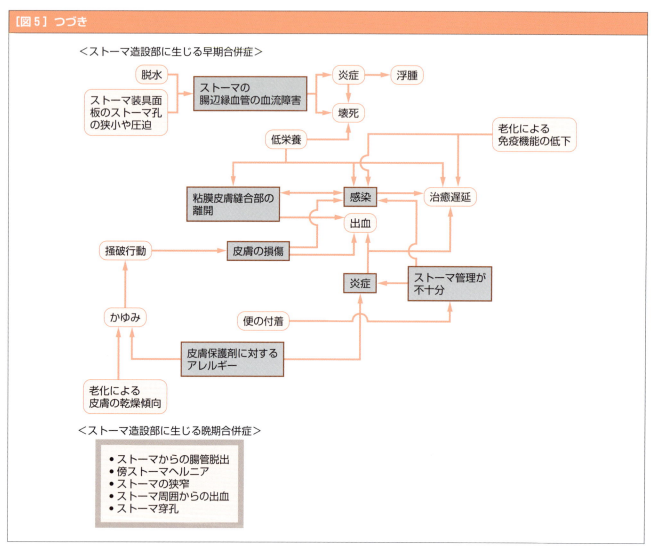

[表7] がんによる苦痛と緩和医療	
がんにより患者にもたらされる苦痛	症状緩和のための処置
骨盤内再発や骨転移などによる疼痛	神経ブロック，放射線照射，疼痛となる病巣の除去（姑息的切除）
腫瘍による腸閉塞	原因病巣の除去（姑息的切除），原因病巣の拡大防止（化学療法），原因病巣を避ける経路を造る（バイパス手術，人工肛門造設など）
腫瘍の圧迫や転移による尿管閉塞	尿管ステント留置など

ぶり腹（裏急後重：便塊によらない直腸―排便反射）の有無，腹部膨満感・鼓腸の有無，食欲低下，悪心・嘔吐など随伴症状の有無
- 出血：下血の有無，量と性状

2）全身状態

- バイタルサイン
- 貧血症状：動悸，息切れ，めまい，ふらつき，倦怠感，頭痛
- 栄養状態：体重減少，筋力低下，体脂肪の低下，血液検査（TP，Alb の低下）
- 脱水：口渇の有無，舌の乾燥，皮膚の乾燥
- 電解質異常：低張性脱水に伴う低 Na 血症の有無
- 全身倦怠感
- 腹部腫瘤

3）検査データ

- 血液検査：腫瘍マーカー，貧血（RBC，Hb，Ht，Fe の減少），栄養状態，肝機能，腎機能（クレアチニン（Cr），糸球体濾過量（GFR），クレアチニン・クリアランス（CCr）），

電解質
- 診断に関する検査結果：便潜血，腹部 CT，エコー検査，MRI，注腸造影検査，大腸内視鏡検査
- 手術に向けた心・肺機能に関する検査結果：心電図，エコー検査，肺機能検査

4）既往疾患とその治療
- その疾患が根治しているか持続しているか
- その症状とコントロール状態（特に，糖尿病，COPD 等）
- 使用している薬物

5）日常生活習慣と ADL
- 入院前の食事，睡眠，運動習慣，喫煙歴
- 入院前の IADL，BADL（検査，治療経過により変化があった場合は現在の状況も）
- 退院後の活動予定

6）精神面
- 大腸がんに罹患したことや手術を受けることに対する受け止め方
- 術後合併症についての理解の仕方

7）消化管ストーマを造設する場合の準備状況
- ストーマについての理解の仕方，ストーマに関する思い，発言内容
- ストーマケアを自分で実施しようとしているか，医療者・家族に委ねようとしているのか
- ストーマケア用品を取り扱う上でのセルフケア力（視力，手指の巧緻性，筋力など），取り扱い方法の理解

8）家族のサポート状況と社会資源利用の準備状況
- 家族のサポート状況，主介護者となる家族の理解力，サポートへの意欲・負担感
- 要介護度（要介護認定の申請状況），介護保険についての理解・利用状況

2．看護の目標

1）術前の看護目標
❶大腸がんに伴う諸症状，苦痛が緩和される。
❷手術に対する心身の準備ができる。

2）術後の看護
❶術後の合併症が生じず，すみやかな回復過程をたどる。

❷セルフケアを獲得し，術前と同じ家庭生活・社会生活を送ることができる。

3．看護ケア

1）術前の看護ケア
① 大腸がんによる症状・苦痛を緩和する
　大腸がんにより生じやすいイレウスに伴う悪心・嘔吐，腹痛に対し，イレウス管を挿入して症状の改善を図る。貧血や栄養状態が悪化している場合は日常生活の介助を行う。
② ストーマ造設への心身の準備
　消化管ストーマを造設する場合，医師から患者にどのような説明がなされたかを確認し，患者からも話を聞いて，患者がストーマを理解できているか，拒否的であるかなどを判断する。受容的な言動があっても受容できているとは限らないため，時間をかけて話を聞く。
　ストーマサイトマーキングは，腸の状態だけでなく，患者の体格や皮膚の状態，視野や手指の状態，日頃の生活状況などを総合的に判断して決定する。

2）術後の看護ケア
　侵襲の少ない腹腔鏡の手術が望ましいが，問題点としては手術時間が長いということがあげられる。縫合不全，腸閉塞，創感染の合併症は，手術時間が長い，出血量が多い，術後の血圧・心拍数低下など全身状態に影響する[3]。術後は 30 分〜1 時間ごとにバイタルサインを測定し，生じやすい症状を観察して，すぐに対応できるようにする。
　高齢者の術後に出現しやすい合併症として，せん妄と誤嚥性肺炎がある。せん妄の予防策としては，疼痛を緩和すること，睡眠が十分とれるよう術後の環境に配慮すること，見当識を補うように環境や対応に配慮すること，手術翌日から離床する（歩くこと）を行う。離床時に起立性低血圧や疼痛が生じやすいので，徐々に起こす，複数の看護師で対応するなど，患者の不安を緩和し，転倒事故が起きないよう慎重に行う。
　誤嚥性肺炎の予防として，術前から術後にかけて嚥下機能を低下させないことが求められる。絶食期間中の口腔ケア，苦痛が緩和されている時期の会話は重要である。また，できる限り嚥下しない時間と腸の動かない時間を減らす。つまり，術前は可能な時間まで水分摂取を促し，翌日には栄養剤を摂取し，可能であれば粥食へと食事の段階を進めていくことが望ましい。絶食期間が長

い場合や，術後の水分摂取時に，むせるなど，嚥下に問題があると予測された場合は，嚥下機能を把握する検査を行い，慎重に進める。

3）退院に向けたセルフケア指導

がんを患ったという心理的な負担の上に，手術が終わったかと思えば術後さまざまな管理が求められるなど，患者の負担感は大きくなる。患者の理解の仕方や生活習慣を把握し，患者にできるところから学んでもらう。一般的な管理方法や理想的な学習成果を求めるのではなく，患者のQOLと安全面からみて最小限必要なセルフケアに絞って指導する。また，家族等からサポートがうけられるよう調整する。患者の希望や好みの方法を聞いて取り入れ，患者自身ができるところを増やし，自己効力感を高めるようにする。

① 化学療法に関するセルフケア指導

術後に補助的治療として化学療法が行われる場合，まず抗がん剤の副作用や費用について本人が理解し選択したかを確認する。経口の抗がん剤の内服管理が可能かアセスメントし，飲み忘れや過剰に内服することがないように，管理する方法を患者自身や家族と話し合って決める。副作用とそれが生じやすい時期について説明し，慌てずに対処できるよう指導する。

② 消化管ストーマに関するセルフケア指導

術後は看護師によりストーマの観察，装具の交換，洗腸などの処置を行う。術後よりストーマを見るところから始め，便やガスの処理方法，装具の交換方法，浣腸の方法などを指導する。患者自身が実施できない場合は家族が実施できるよう，指導する。不安や質問がないか，適宜確認する。患者自身の場合でも家族が行う場合でも，自分でできるという自信がもてるように指導していく。

退院に向けては，ストーマ装具等用品の購入先，購入方法，相談先を伝える。

③ 術後合併症として排便機能障害，排尿機能障害が生じた場合のセルフケア指導

失禁が生じた場合は，適切なオムツの装着や下着の工夫，漏れる前の対処，スキンケアの必要性や方法について指導する。便秘の予防は，イレウスを予防するためにも重要である。排便習慣が継続できるよう，定時のトイレ誘導，排便環境を調整するほか，緩下剤の使用も考慮する。

尿閉が生じた場合は導尿が必要となる。長期にわたる場合は自己導尿を指導することになる。本人や家族のセルフケア力を把握して，セルフケアの獲得に至るまでの指導方法を工夫する。ステント留置などの処置が必要となる場合もあるため，排尿の状況について日記形式で書きとめてもらうなどして把握する。

排便機能障害や排尿機能障害が生じると，自分への価値を低くとらえやすいため，看護師からの言葉や態度に注意する。疾患と手術の影響であることについて正しくとらえることができるように，丁寧に説明する。セルフケア指導では患者の羞恥心に配慮し，場所など環境を工夫する。

4．看護の評価ポイント

1）術前の看護の評価

❶大腸がんに伴う諸症状，苦痛が緩和されたか。
❷心身の準備が整い手術に臨めたか。
● ストーマ造設とその管理について理解して手術に臨めたか
● 適切なストーマサイトマーキングができたか

2）術後の看護の評価

❶すみやかな回復過程をたどったか。
● 早期に離床できたか
● 術後の合併症，特にせん妄は生じずに回復過程をたどったか
● ストーマ造設術の場合，ストーマ自体の合併症を生じなかったか
● 術後の苦痛は軽度で経過できたか
● 患者は回復を実感できたか
❷セルフケア方法を本人または家族が獲得できたか。
● 消化管ストーマ造設術の場合：ストーマ管理のセルフケアを獲得できたか（サポートを受けてケアできるようになったか，サポートする家族等が管理できるようになったか）
● 排便機能障害，排尿機能障害，性機能障害が生じた場合：正しいボディイメージをもち，自己効力感，自尊心の低下が生じなかったか，機能障害に対するセルフケアを獲得できたか（または，サポートを受けてケアできるようになったか，サポートする家族等により対応できるようになったか）
❸術前と同じ家庭生活・社会生活に戻ることができたか。

（菜子嘉美）

《引用文献》

1）厚生労働統計協会編：国民衛生の動向　2018/2019．pp63-64，2018．
2）「がんサポート」編集部編：最新大腸がん特集 大腸がんは早期発見の場合　9割が治る．がんサポート 13（8）：20-25，2015．
3）中野大輔，がん・感染症センター駒込病院大腸外科監：高齢者の大腸がん治療では併存疾患対策を十分に．がんサポート 13（8）：32-37，2015．

《参考文献》

1）大腸癌研究会編：大腸癌治療ガイドライン医師用 2016 年版．金原出版，2016．
2）大腸癌研究会編：患者さんのための大腸癌治療ガイドライン，2014 年版．金原出版，2014．
3）渡邊五朗，宗村美江子編：消化器看護ケアマニュアル．中山書店，2014．
4）山本雅一総監修：全部見える消化器疾患．成美堂出版，2013．
5）一般社団法人日本がん看護学会教育・研究活動委員会コアカリキュラムワーキンググループ編：がん看護コアカリキュラム日本版　手術療法・薬物療法・放射線療法・緩和ケア．医学書院，2017．
6）国立がん研究センターがん情報サービスホームページ，大腸がん．（https://ganjoho.jp/public/cancer/colon/）

コラム 化学療法を受ける高齢がん患者

1．患者の状況に応じたかかわり

　がんに対する標準化学療法は，分子標的治療薬の登場によって，組織型や遺伝子変異型に基づいた薬剤の選択が行われるようになり，治療の個別化が進んでいる。そのため，患者の治療計画に合わせて看護支援をしていく必要がある。高齢者は加齢に伴う身体機能の低下や，またがん以外にも疾患を併せ持つことが多く，治療をきっかけに全身状態が悪化したり，治療に伴う有害事象が強く出現したりする可能性がある。そのため，患者や家族が化学療法に伴う有害事象に対処できるよう支援していくことが大切である。

　また，治療過程においては，患者自身によるセルフケアが困難となる場合もあり，療養環境を調整することも必要となってくる。まずは在宅で療養を続けていくことができるよう，マンパワーの確保や社会資源の活用を検討し，環境を整える。そして，在宅での療養が困難である場合は，療養環境を在宅から施設やホスピスなどへ移すことが検討される。療養の場を移る決定がなされた場合には，看護が継続されるように情報提供を行う。

　さらに，状況によっては，化学療法を継続するのか，変更するのか，中断するのかといった意思決定が患者に求められることもある。

　看護師はこれらのことについて患者や家族の置かれた状況にあわせてさまざまな支援をしながら，患者が治療に臨むことができるようかかわっていくことが重要である。

2．化学療法に伴う有害事象と対処置

　外来化学療法が増えるなか，有害事象の多くは患者が自宅で療養する期間に出現する。特に高齢者は，身体機能の低下から有害事象によって重篤な状態に陥ることも考えられる。そのため，患者や家族に化学療法に伴う有害事象とその対処について伝え，患者自身がセルフモニタリングできるよう支援していくこと，そして必要時に外来受診をし，どのようなことでも相談できるよう環境を整えておくこ

とが大切になる。点滴による化学療法に伴う有害事象と看護援助，指導内容について[表1]にまとめる。高齢患者は老化に伴う身体機能の低下があるために，有害事象をきっかけにADLの低下や精神状態・認知機能に変化をきたす可能性がある。そのため，さまざまな可能性を考えながら化学療法を続けられるよう支援する必要がある。

3．セルフケアの支援

　初回化学療法の場合や治療薬を変更する場合は，入院し治療を行っているが，その他の治療は外来で行うことが増えてきている。そのため，入院中に看護師が治療の有害事象を観察することはもちろん，退院後には患者がセルフモニタリングや感染予防，内服薬の管理といったセルフケアを獲得できるよう，入院早期からかかわっていくことが必要である。そして，外来通院への移行後においても，自宅でのセルフケアについて評価しながら引き続き支援していくことが求められる。

　高齢の患者は長年の生活習慣や対処行動が確立していると考えられる。支援する際にはまずそのことを理解し，患者が取り入れられることから調整し，生活を再構築できるようかかわっていく。また有害事象によっては，患者自身でのセルフケアが困難となることもあり，その場合にはキーパーソンとなる家族への指導も必要である。しかし核家族化が進み，独居や高齢者の二人暮らし，さらには家族が遠方であるなどマンパワーが確保できない場合もある。患者，家族だけではセルフケアが困難な場合には，介護保険など社会資源を活用し，療養環境を整えることも求められる。

4．意思決定の支援

　化学療法を行うという意思決定はもちろんであるが，高齢者には治療を継続するのか，変更するのか，中断するのかといった意思決定も必要となってくる。高齢者においては，治癒や延命からQOLや症状緩和に治療の重点を移す場合もあり，患者がど

[表1] 化学療法に伴って生じやすい有害事象に対するセルフケア方法と看護援助

有害事象	患者による セルフケア方法	看護援助
アナフィラキシーショック	● 自覚症状（冷汗，呼吸困難感，喘鳴，蕁麻疹など）出現時や普段と違う変化を感じたときに，医療者にすぐに伝える。	早期発見 ● アレルギーや過敏症の有無を治療前に確認する。 ● 自覚症状には個人差があり，また遅延して出現する場合もあるため，普段と違う変化に注意するよう伝える。 ● 患者によるセルフモニタリングだけでなく，同席している家族がいる場合には協力を得ながら，治療開始後1時間，特に最初の10分以内は十分な観察をする。
血管外漏出	● 点滴刺入部の安静につとめる。 ● 点滴刺入部やその周囲の灼熱感，発赤などの違和感がみられたら，我慢せずすぐに医療者に伝える。また，抗がん剤投与中は異常がない場合も，遅延性の皮膚障害が起こることもあるため，帰宅後も観察を行い，必要時は受診する。	予防的対処 ● 手背や肘関節周囲など安静が保ちにくい場所の静脈穿刺は避ける。 ● 静脈確保が難しい場合であっても，24時間以上経過した末梢静脈ラインの使用は避ける。やむを得ない場合は十分に観察を行う。 ● 刺入部の安静のため，どのような動作を避けたほうがよいのか，具体的に患者に伝える。 ● 加齢に伴い血管の弾力性が低下し血管自体も細くなるため，血管外漏出のリスクを十分にアセスメントする。 ● 精神状態や認知機能に合わせ，刺入部及びラインの確実な固定，必要時は刺入部が気にならないように洋服で隠すなど患者にあわせた配慮を検討する。 ● 自覚症状が出現した場合にはすでに組織侵襲が疑われる場合が多いため，抗がん剤投与開始時より十分に観察をする。 早期発見 ● セルフモニタリングできるよう具体的な症状とともに，少しの違和感も我慢しないよう患者と家族に伝える。
骨髄抑制	● 感染予防（うがい，手洗い，マスクの着用）と口腔ケアを十分に行う。 ● 骨髄抑制が生じている時期の感冒症状（発熱，咳嗽など）や転倒には十分注意し，自己判断せず必要時は受診をする。 ● 倦怠感がある場合には無理せず介助を依頼し，身体疲労を少なくする。	予防的対処 ● 口腔ケアを徹底し，清潔を保つよう伝える。 ● 骨髄抑制が現れる時期を伝え，この時期はできるだけ外出や生ものの摂取を控えるよう伝える。また，出血傾向となる場合もあり，転倒には十分注意するよう伝えるとともに，患者の周囲環境の調整をする。 早期発見 ● 感冒症状出現時はすみやかに受診するよう伝える。 ● 転倒して頭をぶつけた場合は，吐き気やめまい，頭痛，麻痺など，関節の場合は関節の変形や腫れ，痛み，運動制限がみられる場合があり，自己判断せず，必要時は受診するよう伝える。
倦怠感	● 身体疲労を少なくする。 ● 症状がある場合は無理せず介助を依頼する。 ● 散歩など気分転換を図る。	予防的対処 ● 誘発因子（痛み・貧血・睡眠障害・栄養不足・心的ストレスなど）の軽減につとめ，ADLの介助を行う。 ● 患者の長年の生活習慣にあわせた活動と休息のバランスを考える。 ● 患者に確認し，必要な物を取りやすい位置に配置する。 症状緩和 ● ADL低下を予防することを視野に入れて，散歩など気分転換を図る。また患者と相談しながら，無理をせず少しずつ活動量をあげていけるよう調整する。

[表1] つづき

悪心・嘔吐	• 症状が落ち着いているときに食べたいものを摂取する。 • 可能な限り水分摂取を心がける。 • 水分摂取も困難な場合は受診する。	**予防的対処** • これまでの治療で嘔吐した経験があるのか確認する。 • 症状出現時は我慢せずに制吐薬の使用で対処できることを伝える。 • においに敏感になることを想定し，換気，食事の場などの環境調整をする。 **嘔吐時の不快感軽減** • 嘔吐時は安楽な体位を援助し，嘔吐後に含嗽できるよう援助する。 **水分・食事摂取への援助** • 嗜好を考慮し，食事の内容や形態を工夫する。 • 食事摂取量が確保できない場合は，栄養補助食品等も検討し低栄養となることを防ぐ。低栄養は倦怠感やADLの低下，さらには精神状態に変化をもたらす可能性もあるため注意する。 • 水分摂取も困難な場合は受診するよう伝える。
脱毛	• 毛髪がからまらないよう洗髪前などにブラッシングをする。 • 抜けた毛髪は粘着テープなどで片付ける。 • 脱毛が始まってからは，シャンプーは刺激の少ないものを使い，指の腹でやさしく洗い頭皮の清潔を保つ。	**心理的なサポート** • 脱毛に伴う容姿の変化について伝え，短髪にしたり，帽子やウィッグなどで容姿を整えたりする準備を患者とともに考える。 • 脱毛は一時的であり，個人差があるものの，再び生えること，その場合に髪質が変化する場合があることを伝える。 • 環境整備をし，抜けた毛髪を片付ける。 • 容姿の変化にショックを受ける場合もあり，患者に寄り添い対応する。

のような思いをもって化学療法を選択し治療を受けてきたのかを十分把握しておくことも必要である。さらに，どのような生活をどのように送りたいかなど，患者の思いや価値観を理解しながら支援していくことが求められる。

また患者によっては，自身が脆弱な存在であると感じ，家族に迷惑をかけたくないなどと周りの人に配慮し，自分の思いを表出できない場合もある。看護師は患者の思いが表出できるよう働きかけ，時に，代弁者として家族との間を取り持つことも必要である。

認知機能が低下し患者の理解が十分に得られない場合や，意思確認が困難な場合には，意思決定が家族に委ねられるが，キーパーソンとなる家族が高齢者であることも多い。家族が，患者の状態を正しく理解できるよう配慮した上で選択ができるよう支援するとともに，最終的な意思決定が患者の意思を尊重したものとなるよう調整する。患者や家族の意思決定後，看護師はその決定を支持しながら，治療に臨むことができるようかかわる。

5. 患者・家族との関係構築

患者は化学療法の治療計画に合わせて短期間の入院を繰り返したり，外来通院で治療を行ったりするために，看護師がかかわる時間は限られている。高齢者であれば，加齢に伴う主要臓器の機能低下や，またがん以外にも疾患を併せ持つことが多く，治療中に急激に全身状態が悪化することもあり得る。医療者は患者に起こり得る変化を予測できるが，患者や家族においては医療者から起こり得る変化を伝えられていたとしても，具体的にイメージができずに漠然としていることも多く，急激な病状の変化に戸惑うなかで終末期へと移行してしまう事例も少なくない。患者が明確に意思表示できるうちに，家族と話し合えるうちに，残りの時間をどこでどのように過ごしたいのか，今後について考える時間をもてるよう働きかけることも重要である。そのためには，看護師が意識的に，患者や家族との関係性を築くことができるようかかわっていくことが必要となる。

(小林裕江)

《参考文献》
1) 堀内ふき,大渕律子,諏訪さゆり編：ナーシング・グラフィカ 老年看護学① 高齢者の健康と障害,第4版.pp110-113,メディカ出版,2013.
2) 榮木実枝,奥村栄編:がん看護セレクション 肺がん患者ケア.pp124-134,学研メディカル秀潤社,2012.

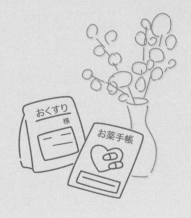

第Ⅱ部 治療を受ける・継続する高齢者の看護ケア関連図

12 消化性（胃・十二指腸）潰瘍

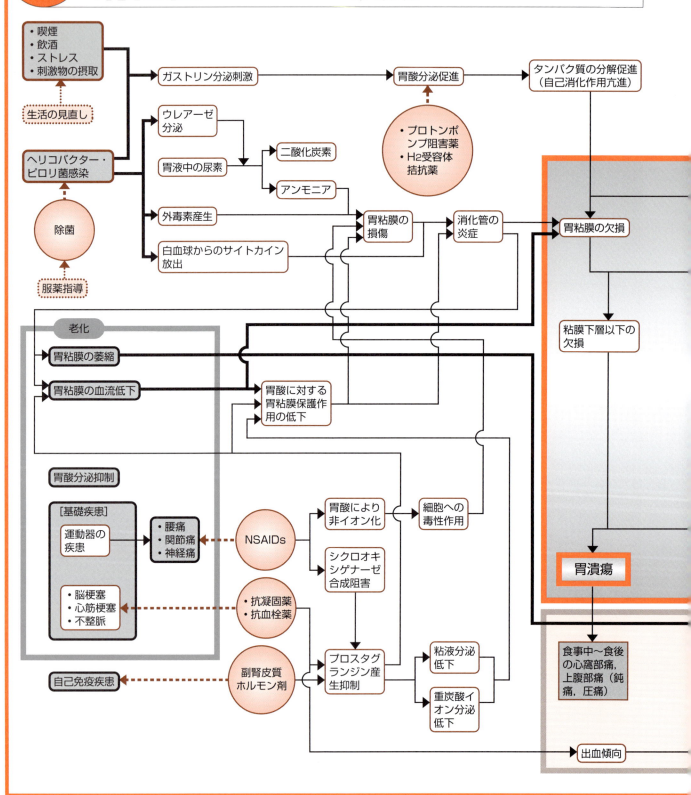

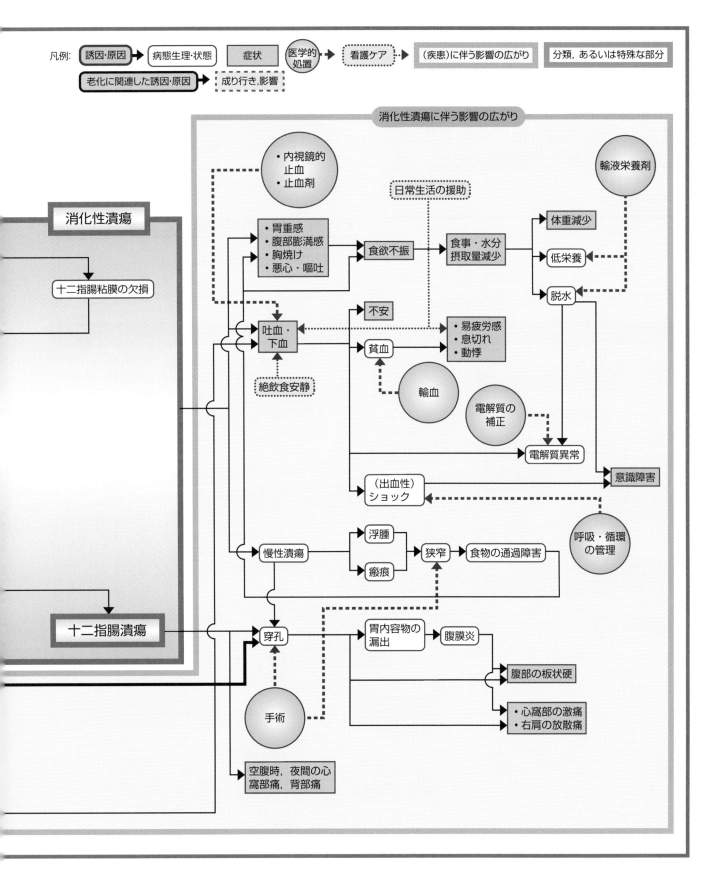

第Ⅱ部　治療を受ける・継続する高齢者の看護ケア関連図

12 消化性（胃・十二指腸）潰瘍

Ⅰ　消化性潰瘍が生じる病態生理

1．定義

　消化性潰瘍とは，何らかの原因で粘膜の防御機能，修復が妨げられたときに上部消化管が損傷を受け，粘膜下層以下までが欠損した状態をいう。消化性潰瘍は潰瘍の部位により，胃潰瘍と十二指腸潰瘍がある。そのうち胃潰瘍は，胃底腺の粘膜から分泌される胃酸，ガストリンなどの自己消化作用によって，胃粘膜が欠損した状態である。十二指腸潰瘍は，胃酸分泌抑制機構が損なわれたことによる，十二指腸の粘膜下層より深部の粘膜が損傷を受け欠損した状態である。

2．胃・十二指腸の解剖と生理

1）胃の解剖と生理　［図1］

　胃は，食道につながる噴門から十二指腸につながる幽門までの臓器である。胃は，食道から送られてきた食物

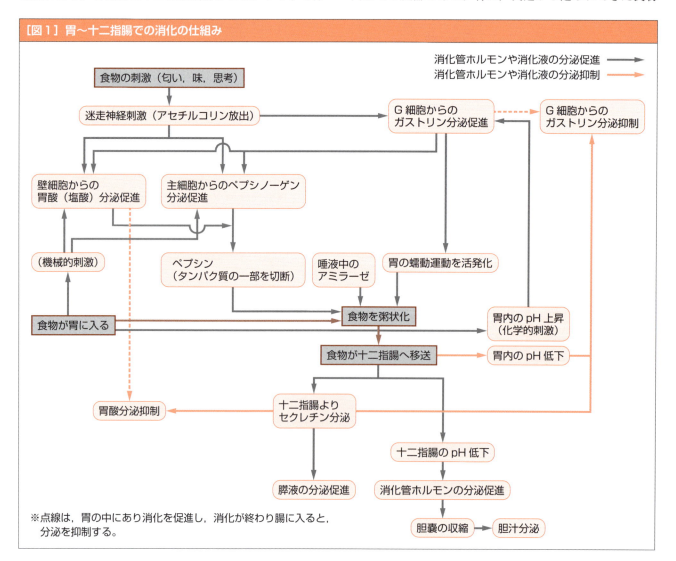

［図1］胃～十二指腸での消化の仕組み

※点線は，胃の中にあり消化を促進し，消化が終わり腸に入ると，分泌を抑制する。

[図2] 胃の解剖

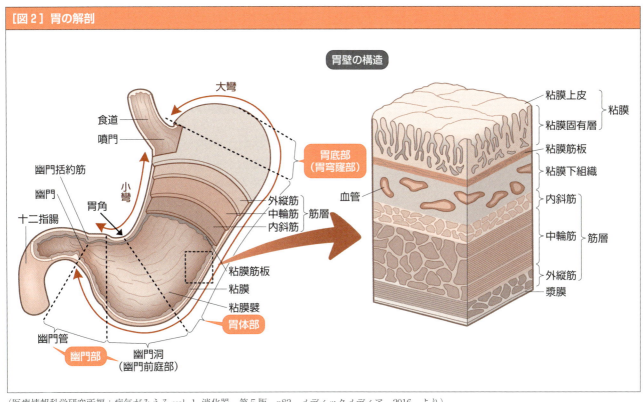

（医療情報科学研究所編：病気がみえる vol. 1 消化器，第5版．p82，メディックメディア，2016．より）

を一時的に貯蔵して，胃液の胃酸と消化酵素によって粥状化し，十二指腸に送り込む働きをしている。胃壁は，粘膜，筋層，漿膜の3層からなり，粘膜の表面には胃液を分泌する胃腺がある［図2・3］。

　食物を見たり嗅いだりする刺激によって，迷走神経からアセチルコリンが放出され，胃腺（主細胞）からペプシノーゲンが分泌される。ペプシノーゲンは胃壁（壁細胞）から分泌された胃酸（塩酸）によって活性化されペプシンになり，タンパク質の一部を切断する。また，迷走神経の刺激により幽門腺の内分泌細胞（G細胞）よりガストリンが分泌されることによって胃酸の分泌が促進される。また，ガストリンは胃の蠕動運動を活発化する。

　食物が胃の中に入ることでの機械的刺激は，胃酸の分泌を促進させる。また，食物が胃の中に入ることで胃内のpHが上昇するという化学的刺激によって，ガストリンの分泌が促進される。

　胃の内容物が十二指腸に流入すると，十二指腸の粘膜からセクレチンが放出され，膵液の分泌が促進される。胃の内容物の流入によりpHが下がると消化管ホルモンの分泌が促進され，胆嚢の収縮が起こり胆汁が分泌する

[図3] 胃と十二指腸

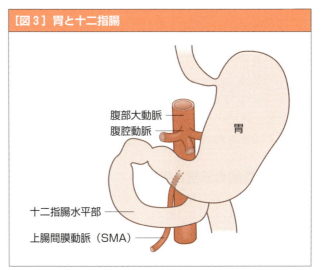

（医療情報科学研究所編：病気がみえる vol. 1 消化器，第5版．p83，メディックメディア，2016．より）

など，消化が進む。

　一方で，胃の内容物が十二指腸へと排出されて胃の中のpHが低下すると，ガストリン分泌は抑制される。また，十二指腸から放出されるセクレチンが胃酸分泌を抑制するなど，胃内での消化が終われば胃酸分泌にブレー

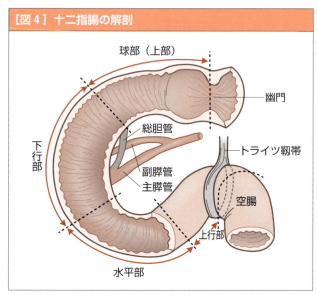

[図4] 十二指腸の解剖

（医療情報科学研究所編：病気がみえる vol.1 消化器．第5版．p82．メディックメディア，2016．より）

キをかけるように作用する。

　胃酸はpH1〜2の強酸で、殺菌をする防御作用がある。強い酸性により胃や十二指腸粘膜が損傷しないようにする必要がある。胃の副細胞や胃粘膜細胞から分泌される胃粘液が胃粘膜を覆うことによって保護しているほか、重炭酸イオンを分泌することで細胞表面では中和を図っている。その他、プロスタグランジンなども胃粘膜が傷害されない仕組みにかかわっている。また、胃幽門部、十二指腸、膵臓からはソマトスタチンが分泌され、胃酸やガストリンの分泌を抑制して胃壁を保護している。このように、胃や十二指腸が胃液で自己融解しない仕組みがつくられている。

2）十二指腸の解剖と生理

　十二指腸は、胃の幽門からつながり、長さ25cmほどでC字形をしている [図4]。球部、下行部、水平部、上行部の4部に区別されている。

　十二指腸は、胃から送られてきた強酸性の内容物をアルカリ性の分泌物で中和して粘膜を保護し、胆汁と膵液を加えて栄養分を消化する。

3．メカニズムと症状

　胃潰瘍の好発年齢は40〜60歳であるが、高齢者では女性の割合が増加している。高齢者は胃潰瘍が多く、十二指腸潰瘍は少ない。十二指腸潰瘍の好発年齢は20〜40歳であるが、高齢者は、NSAIDs（非ステロイド性消炎鎮痛薬）の使用、並びに血液凝固を阻害する働きをもつ薬との併用（NSAIDsと糖質ステロイド、抗凝固薬等）による出血性潰瘍が多いのが特徴である。

1）消化性潰瘍のメカニズム

　消化性潰瘍の主な原因は、ヘリコバクター・ピロリ菌感染とNSAIDs内服である。これらによって、胃粘膜を傷害する力が胃粘膜を保護する力よりも過剰となった場合に潰瘍が形成される。

①ヘリコバクター・ピロリ菌感染

　ヘリコバクター・ピロリ菌はウレアーゼを分泌して胃液中の尿素をアンモニアと二酸化炭素に分解する。このアンモニアが胃酸を中和するため、ヘリコバクター・ピロリは胃の中でも生育できる。このときに生じるアンモニアが、胃粘膜を傷害する。また、ヘリコバクター・ピロリが産生する外毒素（細胞空洞化毒素：VacA）も胃粘膜を損傷する。さらに、菌が胃粘膜の表面に存在し続けることで白血球からのサイトカインが放出され続け、慢性的な炎症を引き起こす。その結果、胃粘膜が萎縮して脆弱化し、胃粘膜の防御機構が機能せず、胃潰瘍が発生する。胃幽門部G細胞からのガストリン分泌が増加し、胃酸の分泌を促進することから高酸となる。その結果、潰瘍が発生するため、胃潰瘍は胃底腺と幽門腺の境界である胃角部小弯側に好発する。高齢になると、胃粘膜の萎縮により幽門腺と胃底腺の境界の位置が食道方向に上昇するため、通常の好発部位より高位に胃潰瘍が発生する。

　ヘリコバクター・ピロリ菌の感染に伴う高酸による刺激は十二指腸潰瘍も生じさせる。特に、粘膜下層と筋層が薄い十二指腸の胃から十二指腸に通じる十二指腸球部前壁（腹部側）に好発する。

②NSAIDs内服

　NSAIDsは、胃酸により非イオン化し、脂溶性に変化して細胞内に蓄積して胃粘膜に対する直接的な毒性作用を示す。また、胃粘膜で合成され胃粘膜の保護的な役割を促進するプロスタグランジンを合成する酵素であるシクロオキシゲナーゼを阻害する。その結果、粘液分泌低下、重炭酸イオン分泌低下、粘膜血流の低下といった防御機能を低下させ、胃酸による胃粘膜の炎症をもたらして潰瘍が発生する。

③その他の要因

　喫煙、飲酒、ストレスがあると迷走神経が刺激され、胃酸の分泌が増すとともに、内臓の神経が刺激されて胃の粘膜の血流が低下し、胃粘膜の防御機構の働きが低下

するため，潰瘍発症のリスクが増す。これは，香辛料や消化の悪い食べ物の摂取，冷たすぎる・熱すぎる食べ物でも同様である。

高齢者では，薬が誘因となる潰瘍も多い。潰瘍を生じやすい薬の併用（NSAIDsと糖質ステロイド，抗凝固薬等）を併用すると，消化性潰瘍のリスクはさらに高まる。抗血栓薬や抗血液凝固薬の服用時は，潰瘍で生じた出血を増強させ，貧血や多量の出血につながる[表1]。

2）消化性潰瘍の分類

消化性潰瘍は，粘膜の欠損の深さにより，びらんと潰瘍に区別される。びらん（Ul-Ⅰ）は表在性で粘膜内の組織欠損であり，潰瘍は粘膜下層に及ぶ損傷である。欠損の深さにより，Ul-Ⅱ～Ul-Ⅳに分類されている[図5]。

消化性潰瘍は大きさ，深さ，形，数，部位が異なり，活動期か治癒過程期かステージ分類されている[図6]。

[表1] 高齢者で潰瘍を生じやすい薬

使用目的	使用する薬	潰瘍発生の機序
虚血性心疾患，脳血管疾患などの血栓予防	便鮮血反応 抗血栓薬	シクロオキシゲナーザ阻害によりプロスタグランジン生産抑制を起こし，胃酸分泌が亢進し，胃粘膜の血流が低下することにより，潰瘍が形成される。
疼痛緩和	NSAIDs（非ステロイド性消炎鎮痛薬）	

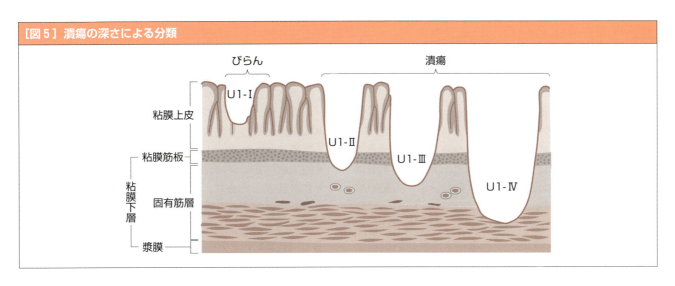

[図5] 潰瘍の深さによる分類

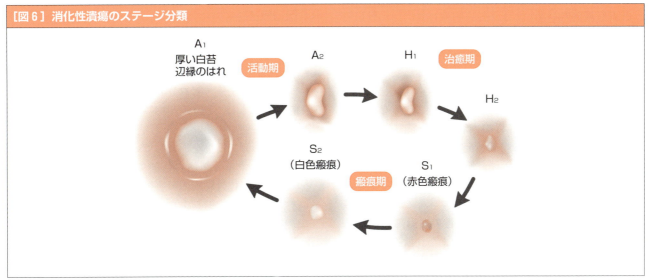

[図6] 消化性潰瘍のステージ分類

（杉本恒明，矢崎義雄総編集：内科学，第9版．p827，朝倉書店，2007．，松田明子・他：系統看護学講座　専門分野Ⅱ　成人看護学⑤　消化器，第13版．p164，医学書院，2011．を参考に作成）

3）消化性潰瘍による症状

① 自覚症状

消化性潰瘍では，潰瘍による消化管への刺激により心窩部痛から上腹部の繰り返す鈍痛，圧痛が出現する。胃潰瘍の場合は食後に心窩部痛が，十二指腸潰瘍では空腹時，夜間に心窩部痛，背部痛が出現するが，食事を摂取すると軽減する。消化性潰瘍では，その他に胃重感，腹部膨満感，胸やけなどの胃部症状が出現し，悪心・嘔吐が出現する場合がある。

高齢者では無痛性の胃潰瘍が多く，十二指腸潰瘍は出血性が比較的多いのが特徴である。NSAIDs 内服による潰瘍では，鎮痛効果のために無症状の場合がある。胃重感や曖気（げっぷ），胸やけ，悪心・嘔吐をきたす場合も多い。高齢者の場合は自覚症状に気づきにくい。症状があっても年齢のせいや他の病気を理由にすることで発見が遅れ，貧血症状や血液検査（Hb 値）によって発見されたり，突然の出血で発症に気づくことがある。

② 合併症

消化性潰瘍の合併症は，出血，穿孔，狭窄である。潰瘍底の露出血管が動脈性出血の場合，吐血，下血する。多量に出血がみられると出血性ショックになる。消化性潰瘍は出血の部位により症状が異なり，胃潰瘍の場合は上部消化管の出血のため，吐血が多い。十二指腸の症状は，下血（タール便）が多いが，出血量が多い場合は，鮮血色になることもある。少量の出血が続く場合では易疲労感，息切れ，動悸などの貧血による症状が出現する。

十二指腸は，胃に比べて粘膜下層と筋層が薄く，胃液分泌調整機構のバランスが崩れた場合，胃十二指腸につながる十二指腸球部前壁に穿孔が起こりやすい。穿孔は深い潰瘍ができて潰瘍底を破って腹膜に突き抜けた状態である。穿孔の症状は突然の心窩部の激痛，右肩の放散痛，悪心・嘔吐を伴う腹部の板状硬という症状を示す。板状硬は筋の防御反応で腹部が板のように硬くなった状態である。穿孔によって胃の内容物が腹膜に漏れ出すと，急性腹膜炎腹による膜刺激症状として激しい腹痛が出現し，炎症による発熱，浅呼吸，頻脈が出現する。

幽門狭窄は消化性潰瘍による浮腫や瘢痕によって，幽門または十二指腸球部に狭窄をきたす。その結果，食後の心窩部痛，狭窄が進行すると食物の通過障害が起こり，胃の膨満感，嘔吐が出現する。また食欲不振が続くことで体重減少，低栄養状態となることがある。

4．検査・診断

- X 線二重造影法：検診ではバリウムと空気を入れ，X 線で造影することが多い。胃に形成された潰瘍が治癒する過程で瘢痕化し，胃の変形をきたしている状態であるニッシュ像が潰瘍の治癒過程でみられる。
- 内視鏡検査：消化性潰瘍の診断の確定に有効である。内視鏡的に胃・十二指腸の潰瘍の形状，部位，潰瘍のステージを特定する。
- 病理組織検査：内視鏡検査時に胃粘膜の組織を採取し，細菌培養，ウレアーゼテスト，組織検査の切片染色標本からヘリコバクター・ピロリ感染の有無を確認する。組織生検により胃がん，悪性リンパ腫などとの鑑別診断が行われる。
- 迅速ウレアーゼ試験：内視鏡検査時に実施し，ヘリコバクター・ピロリの感染の有無を調べる。
- 尿素呼気試験：ヘリコバクター・ピロリの感染の有無を調べるために行う。内視鏡検査を行わずに実施できる方法で，患者への侵襲が少ない。
- HP 血清（尿中）抗体検査：ヘリコバクター・ピロリの特異抗体を検出し，消化性潰瘍の原因を特定する。
- 便潜血反応：便に混入する血液の有無を確認する。
- 血液検査：赤血球，Hb，Ht の検査結果から，貧血の有無を把握するために行う。

5．治療

1）消化性潰瘍の治療

① 薬物療法

- 止血剤の投与（点滴）

  出血のある場合は，点滴により止血剤を投与する。

- 粘膜保護薬の内服

  ヘリコバクター・ピロリ陽性の場合に除菌療法として除菌薬とともに，PPI（プロトンポンプ阻害薬）と H_2 受容体拮抗薬を使用する。

  薬物の影響で潰瘍を形成している場合は，原因となる薬物を中止する。鎮痛の目的で NSAIDs を使用している場合は，消化管粘膜の障害の低い薬剤としてアセトアミノフェン，選択的シクロオキシゲナーゼ 2 阻害薬などに変更する。

② 生活習慣

酒，コーヒー，香辛料などの刺激物は胃液分泌を促進するため，控えるよう指導する。また，喫煙は粘膜の血流を減少させ，粘膜の防御機能が低下するため，禁煙を

促す。

2）出血性潰瘍の治療

① 輸液，呼吸管理

出血性潰瘍の治療では，出血による全身状態を安定させるために補液を行う。呼吸困難や低酸素状態がある場合は，酸素を使用する。NSAIDs を内服している場合は中止し，吐血，下血時は絶飲食，経鼻胃管チューブを留置する。多量の出血がある場合は，輸血を行うこともある。

② 内視鏡的治療

出血性潰瘍の内視鏡的治療としては，内視鏡的止血法を行う。再出血のリスクがある場合に行われる。内視鏡的止血法には，クリップ法，薬剤局注法，熱凝固法などがある。クリップ法は，潰瘍部の露出血管をクリップで把持し止血する方法である。薬剤局注法は，無水エタノール，高張ナトリウム・エピネフリンを潰瘍周囲に注入し止血する方法である。熱凝固法は，潰瘍部分に熱を加え止血する方法である。

③ 手術療法

内視鏡的止血法で止血できない場合は，胃切開，露出血管縫合止血，潰瘍縫縮術を行う。

狭窄している場合は，胃・十二指腸を吻合，広汎胃切除などを行う。

3）消化性潰瘍が穿孔している場合

消化性潰瘍が穿孔し，腹膜炎が広範に広がっている場合は，手術適応となり，腹腔内ドレナージと穿孔部閉鎖が行われる。出血性潰瘍の場合，高齢者は全身状態が悪化しやすいため，より迅速に手術に移行する。

Ⅱ　消化性潰瘍の治療を受ける高齢者に対する看護ケア

1．観察ポイント

1）消化性潰瘍が疑われるときの観察

重症化する前に治療ができるよう，出現する可能性のある身体症状や変化し得る検査値を観察する。高齢者は特に，消化性潰瘍の典型的な症状が現れにくいため，自覚症状だけでなく，原因となる要因や身体面の変化を予測して観察する。

- 消化器症状：部位（心窩部痛，上腹部痛等），性質，持続時間，食事との関係，悪心・嘔吐，吐血，下血（便の性状，色，量），食欲不振
- 食欲，食事摂取量
- バイタルサイン（体温，血圧，脈拍，呼吸数）
- 血液データ：貧血の程度—RBC，Hb，Ht
  出血傾向—Plt
  栄養状態—TP，Alb，身長，体重，BMI
  炎症反応—WBC，CRP
  潰瘍による体組織の欠損の状態—BUN，クレアチニン
  潰瘍による体組織の欠損の状態：肝機能—AST，ALT
  体液喪失の状態：電解質—Na，K，Cl
- 貧血状態：眼瞼結膜，爪床色，顔色，動悸・息切れなどの自覚症状
- 便潜血反応
- ヘリコバクター・ピロリの有無
- 既往歴，治療薬の種類（特に NSAIDs，抗凝固薬）・内服状況の確認
- 生活習慣：食習慣（食事の回数，量，内容），飲酒の有無，喫煙の有無，嗜好品の摂取状況

2）急性期（出血性潰瘍の時）の観察

1）の観察内容に加え，出血に伴う合併症に関する観察が重要になる。

- バイタルサイン：血圧低下，頻脈，呼吸速迫が生じていないか，意識レベルの低下がないか
- 痛みの変化（強さ，性質，持続時間等），症状の変化
- せん妄の症状

3）回復期の観察

1）の観察内容に加え，今後の自己管理に向けた情報を把握する。

- 食生活：食事の内容，1回の食事時間，回数，咀嚼能力，嗜好
- 生活習慣：食事を摂取する時間，喫煙，飲酒，嗜好品の摂取状況
- 服薬状況
- 疾患，治療に関する理解度，家族の協力体制

2．看護の目標

1）急性期の看護

❶合併症を起こさず，安全に治療が受けられる。

161

❷治療に伴う苦痛・不安が軽減する。

2）回復期の看護
❶消化性潰瘍の再発予防に向けたセルフケアが獲得できる。

3．看護ケア

1）急性期（出血性潰瘍）の看護ケア
① 絶飲食の遵守
● 出血性潰瘍では止血が確認されるまでは絶飲食とし，緊急に治療が進められる。
● 適宜，口腔ケアや含嗽を行い，口腔の清潔を保ち，口腔の不快感を取り除く。
② 上部消化管内視鏡治療時の看護ケア
● 上部消化管内視鏡治療前に，事前に用いる麻酔薬などへのアレルギーがないことを確認する。咽頭麻酔を行う場合，嚥下障害がある高齢者では，誤嚥に注意し，スプレーなど安全な方法を選択する。
● 副交感神経遮断薬を使用するが，高齢者では虚血性心疾患，緑内障，前立腺肥大など禁忌となる疾患をもっていることがある。既往疾患や使用している薬を確認する。副交感神経遮断薬が使用できない場合はグルカゴンを使用する。このときには，血糖値が上昇する副作用があるため，糖尿病がある場合は使用について医師に確認する。
③ 上部消化管内視鏡治療後の看護ケア
● 内視鏡治療後，前処置に用いる麻酔薬（リドカイン）の作用時間と年齢を考慮して飲水を開始する。高齢になるほど作用時間が延長し，70歳以上では60分後からとなる。治療の影響や個別性があるため，治療終了時に医師に飲水開始時間を確認し，患者に説明する。
● 飲水開始の時間にバイタルサインと状態を観察し，会話や空嚥下に問題がないことを確認する。飲水開始時は付き添って介助し，嚥下の状態を観察する。
④ 安静に伴う苦痛の除去と日常生活の援助
● 消化性潰瘍により出血が生じているために，安静を保持することの必要性を説明する。
● 安静保持に伴い，腰背部痛や肩痛が出現しやすい。ベッドマットは患者にあったものとし，定期的な体位変換，リラクゼーションを促す。
● 尿意・便意がある場合のコールの仕方を説明し，手元に置く。下血の可能性があるので，便意がある場合は必ず付き添う。

⑤ 不安に対する援助
● 慌ただしく治療が進む中，状況が理解できず不安な高齢の患者もいる。高齢者が理解できるように入院，治療に関する内容について丁寧に説明する。
● 高齢者の話したいことを傾聴し，わからないことがある場合は質問できるように問いかける。

2）回復期の看護
① 再発予防に向けたセルフモニタリング方法と生活面の指導
● 消化性潰瘍の症状について説明し，患者自身が観察できるよう指導する。
● 食事は消化しやすい食事を摂取するよう指導する。家族が食事をつくる場合は家族にも指導する。
● 飲酒の制限，禁煙，コーヒー，香辛料などの嗜好品の制限について説明する。
● 退院後の定期的に受診をする必要性を説明し，受診の予約手続きをする。
② 再発予防に向けた服薬方法の指導
● 薬物療法を継続する場合は，服用方法について患者に説明する。指示通り内服できるよう患者の生活状況や支援者（家族等）の状況に合わせて服用方法・確認方法を工夫する。
● 適切に服用できない可能性がある場合はサポートできる家族に説明する。またはサービスの活用を検討する。
● NSAIDsが原因の場合は別の薬に変更するか，中止される。中止・変更後，痛みなどの症状について医師に報告するよう説明する。

4．看護の評価ポイント

1）急性期
❶治療に伴う合併症を起こさずに回復できたか。
● 飲食再開までの期間
● 合併症（特にせん妄）の有無
● ADL
❷治療時の苦痛・不安は最小限に抑えられたか。
● 表情・言動

2）回復期
❶再発予防に向けたセルフケアが獲得できたか。
● 患者が自分に生じる可能性のあるものとして消化性潰瘍の症状を述べることができたか

162

- 定期的に受診について理解し，通院手段を述べること
ができたか
- 患者が消化性潰瘍再発予防のための食事について理解
でき，退院後の食事の管理を遂行する自信がもてたか
- 患者が消化性潰瘍再発予防のための服薬管理方法を理
解でき，退院後に遂行する自信がもてたか

(仁科聖子)

《参考文献》

1）医療情報科学研究所編：病気がみえる vol. 1　消化器，第5版.
pp82-107，メディックメディア，2016.
2）上西紀夫，菅野健太郎，田中雅夫，滝川一編：講義録　消化器学.
pp251-259，メヂカルビュー社，2005.
3）田村君英，星野洋編：消化器内視鏡技師・ナースのバイブル.
pp158-179，南江堂，2008.
4）日本消化器病学会編：消化性潰瘍診療ガイドライン2015，改訂第2
版. 南江堂，2015.
5）林紀夫，日比紀文，坪内博仁編：標準消化器病学. pp211-214，医
学書院，2003.
6）落合慈之監，小西敏郎，松橋信行編：消化器疾患ビジュアルブック.
pp60-71，学研メディカル秀潤社，2009.
7）原澤茂，高橋信一編：ヘリコバクター・ピロリ―最新知見からの報告.
pp140-147，医薬ジャーナル社，1996.
8）井上智子，佐藤千史編：疾患別看護過程＋病態関連図. pp360-374，
医学書院，2008.
9）福島雅典日本語版総監修：メルクマニュアル第18版日本語版. 日
経BP社，2006.
10）杉本恒明，矢崎義雄総編集：内科学，第9版，pp825-830，朝倉書店，
2007.
11）大内尉義，秋山弘子編集代表：新老年学，第3版. p847・p1350，
東京大学出版会，2010.
12）松田明子・他：系統看護学講座　専門分野Ⅱ　成人看護学⑤　消化
器，第13版. 医学書院，2011.

13 腸閉塞（イレウス）

第Ⅱ部 治療を受ける・継続する高齢者の看護ケア関連図

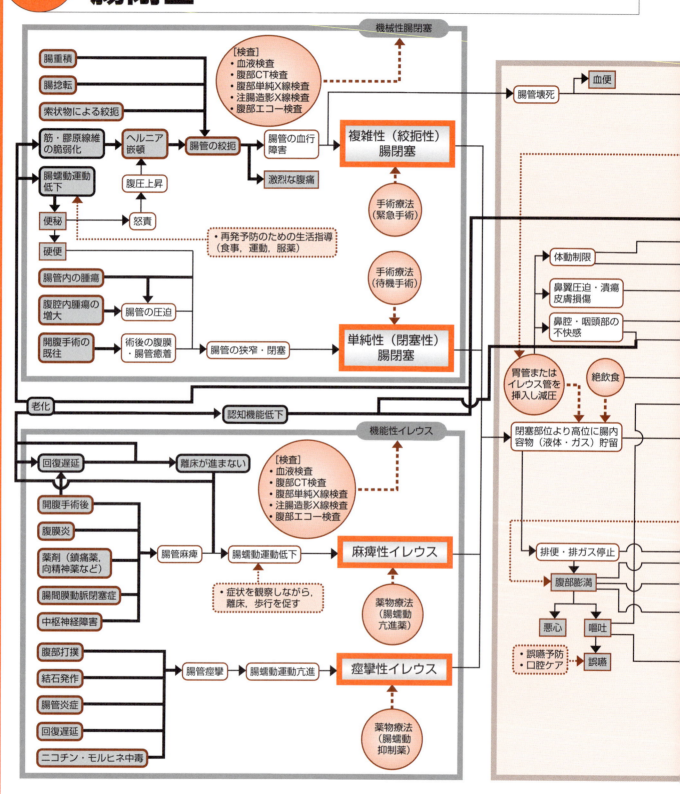

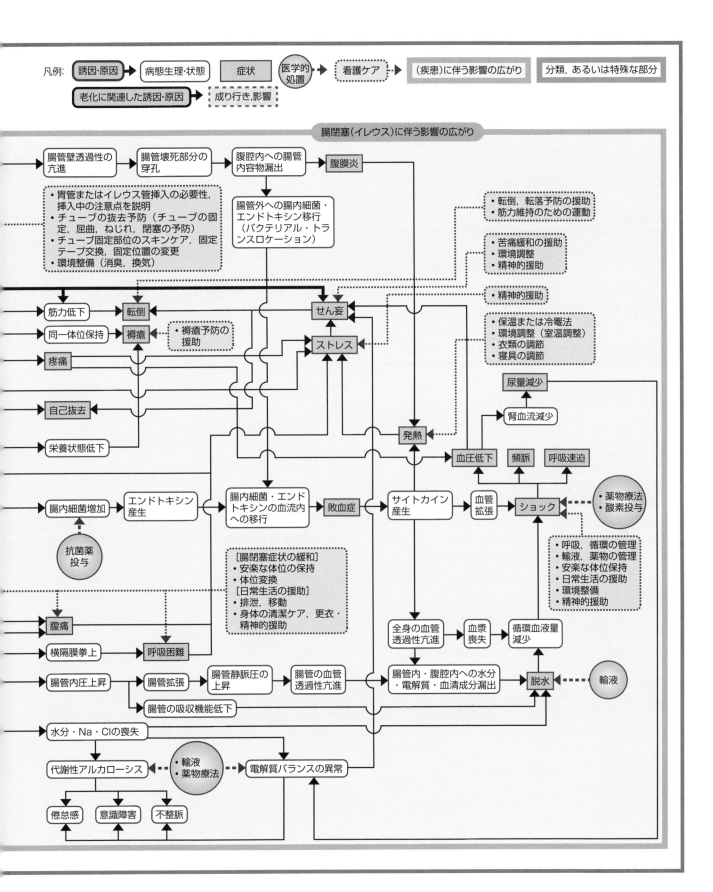

第Ⅱ部　治療を受ける・継続する高齢者の看護ケア関連図

13 腸閉塞（イレウス）

Ⅰ　腸閉塞（イレウス）が生じる病態生理

1．定義

　腸閉塞（イレウス）とは，腸管内腔を閉塞する腫瘍や狭窄，あるいは腸管の蠕動運動の障害などによって，腸管内容物の肛門側への輸送が障害される状態のことである。

2．分類とメカニズム

　腸閉塞（イレウス）は原因によって，機械性腸閉塞と機能性イレウスに分類される［表1・図1］。『急性腹症診療ガイドライン』では，機械性腸閉塞はイレウスと呼称せず腸閉塞とし，機能性イレウスのみをイレウスとしている[1]。

1）機械性腸閉塞

　機械性腸閉塞は，腸管の器質的原因により腸管内腔の閉塞をきたしたものであり，単純性（閉塞性）腸閉塞と複雑性（絞扼性）腸閉塞に分類される。腸閉塞の90%以上は機械性腸閉塞である。

① 単純性（閉塞性）腸閉塞

　単純性（閉塞性）腸閉塞は，腸管癒着や大腸がんなどの腫瘍により腸管の閉塞が生じる。血行障害は伴わない。腸管癒着による癒着性腸閉塞は，開腹手術後に腹膜や腸管の癒着により発生し，閉塞性腸閉塞のなかで最も多い。

　高齢者では，がんが原因となる腸閉塞が増加する。大腸がんのように腸管内の腫瘍が増大し腸閉塞を起こすものと，卵巣がんのように腸管外の腫瘍が増大して腸管を圧迫し腸閉塞を起こすものがある。特に，高齢者は症状を自覚しづらいことや，検診の機会が少なくなるため，疾患が進行し症状に気づいた時点で，閉塞性腸閉塞を起こしていることがある。

② 複雑性（絞扼性）腸閉塞

　複雑性（絞扼性）腸閉塞は，腸管や腸間膜の絞扼により腸管の血行障害を伴う腸閉塞である。炎症などによって生じた索状物による腸管の絞扼，腸捻転，口側腸管が肛門側腸管に入り込んで陥頓を起こす腸重積症，ヘルニア嚢内に腸管が陥頓して起こるヘルニア嵌頓が主な原因となる。

　高齢者では，加齢による筋・膠原繊維の脆弱化によって鼠径ヘルニア，閉鎖孔ヘルニア，大腿ヘルニアが増加する。さらに，慢性便秘や前立腺肥大症による排泄障害に伴って腹圧が上昇し，ヘルニア嵌頓による絞扼性腸閉塞が起こりやすくなる。

2）機能性イレウス

　機能性イレウスは，腸管の器質的病変は認めないが，腸管の麻痺もしくは痙攣により腸蠕動運動の異常をきたし，腸内容物の通過障害が生じたものである。

① 麻痺性イレウス

　麻痺性イレウスは，腸管壁の神経や平滑筋の障害，腸管血行障害により腸管が麻痺し，腸蠕動運動が減弱・停

[表1] 腸閉塞（イレウス）の分類と原因

分類		病態	原因
機械性腸閉塞	単純性（閉塞性）腸閉塞	●腸管の腫瘍や狭窄により，腸管内腔が閉塞する。血行障害を伴わない。	●腫瘍，術後の腹膜・腸管癒着，結石，硬便など
	複雑性（絞扼性）腸閉塞	●索状物やヘルニアなどにより腸管が絞扼し，腸管の血行障害を伴う。	●腹腔内の索状物による絞扼，腸捻転，腸重積症，ヘルニア陥頓，腸管結節形成症など
機能性イレウス	麻痺性イレウス	●腸管麻痺により，腸蠕動運動が低下する。	●開腹手術後，腹膜炎，薬剤，腸間膜動脈血栓・塞栓症，中枢神経系の障害など
	痙攣性イレウス	●腸管痙攣により，腸蠕動運動が亢進する。	●腹部打撲，結石・胆石発作，炎症，神経疾患，ニコチンやモルヒネ等の中毒など

166

止した状態である。麻痺性イレウスは高齢者に起こりやすい。加齢による腸蠕動運動の低下に加え，主な原因疾患として，消化管穿孔やがんの進行に伴って生じる腹膜炎，脳血管障害などの中枢神経系障害，腸間膜血管の血栓・塞栓症があげられる。また，一般的には，開腹手術後に発生することが最も多い。

高齢者では麻酔の影響が遷延しやすいことと術後の離床が進まないことにより，術後の腸蠕動運動の回復が遅れ，麻痺性イレウスへと進行しやすい。

② **痙攣性イレウス**

痙攣性イレウスは，腸管の一部が痙攣性に収縮し，腸管内容物の輸送が障害された状態である。主な原因は外

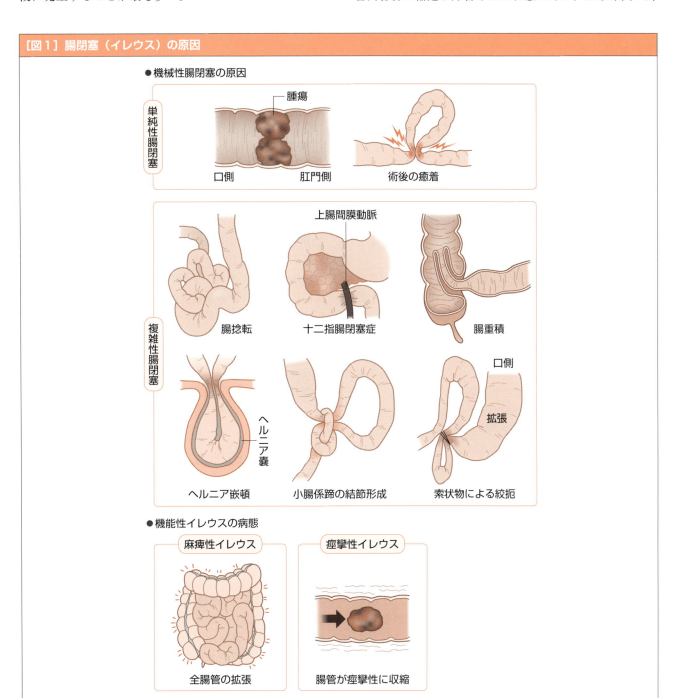

[図1] 腸閉塞（イレウス）の原因

（落合慈之監，針原康，小西敏郎，松橋信行編：消化器疾患ビジュアルブック，第2版．pp236-237，学研メディカル秀潤社，2014．より）

傷, 手術, 神経障害, 薬物中毒, 胆石などであるが, 発生頻度は低い。

高齢者では, 向精神薬, パーキンソン病治療薬（抗コリン薬）, 鎮痛薬などの薬剤, 胆石発作が原因となり, 痙攣性イレウスを引き起こす可能性がある。

3. 病態と症状

1）病態

① 腸管の器質的変化

腫瘍, 癒着などの器質的な障害によって腸管が閉塞すると, 閉塞部位より口側腸管に液体（消化液や摂取物）とガス（主に嚥下した空気）が停滞し貯留する。そして, 腸内容物（液体・ガス）の貯留によって腸管内圧が上昇し, 腸管が拡張する。さらに, 腸管の拡張により腸管壁の静脈が圧迫されると, 血管透過性が亢進し水分や電解質が腸管内や腹腔内に漏出する。

絞扼性腸閉塞では, 腸壁や腸間膜血管の絞扼によって腸管の血行障害をきたし, 腸管壊死が急速に進行する。

② 水分・電解質の喪失

前述のように, 腸管拡張, 血管から腸管内への水分・電解質（Na, K, Cl）の漏出により, 腸管内に多量の水分が貯留する。さらに, 胃液, 腸管内容物の嘔吐により, 水分・電解質の喪失, 脱水が生じ, 血中の Na, Cl 濃度が低下すると代謝性アルカローシスとなる。

③ ショック

脱水により, 循環血液量, 細胞外液が減少する。脱水が進行すると全身の循環不全が生じ, 循環血液量減少性ショックとなる。また, 腸管内容物の停滞・貯留により腸管内で大腸菌などの腸内細菌が増殖する。腸管壁の透過性亢進により, 増殖した細菌や有毒物質が血流内に移行し, エンドトキシンショック, 敗血症をきたす。

2）症状・臨床所見

患者の自覚症状として, 腹部膨満感, 悪心・嘔吐, 腹痛, 排ガス・排便の停止がある。血行障害を生じる複雑性（絞扼性）腸閉塞では, 血便がみられることもある。高齢者では, 症状や経過が典型的でないことや, 症状を自覚しづらいことから, 排ガスや排便がない状態を通常の便秘と思い込み, 時間が経過し悪化・急変することもある。また, コミュニケーション能力の低下により, 症状を他者に伝えることが難しい高齢者では, 症状が見逃され, 同様に悪化・急変を招くおそれがある。

① 腹部膨満感

腸管内容物の停滞・貯留によって腸管が拡張し, 腹部膨満感が出現する。閉塞部位が腸管口側（高位）であれば, 嘔吐によって貯留物が減少し腹部膨満感は軽減するが, 大腸など腸管肛門側（低位）に閉塞がある場合は, 徐々に腹部膨満感が増強する。

② 悪心・嘔吐

閉塞部位が腸管口側（高位）の場合, 腸閉塞（イレウス）発症後, 早期に悪心・嘔吐が出現する。閉塞部位が腸管肛門側（低位）の場合, 悪心・嘔吐はそれほど強くないが, 腹部膨満感に伴い悪心が出現し糞便臭を呈する。高齢者では嘔吐により誤嚥を起こしやすいため, 誤嚥を起こさないよう体位の工夫が必要である。

③ 腹痛

腸閉塞発症早期の腹痛は軽度で間欠的であるが, 徐々に増強する。複雑性（絞扼性）腸閉塞では, 急激で持続的な強い腹痛が出現し, ショック症状を呈することもある。

④ 排ガス・排便の停止

腸内容物の肛門側への輸送が障害されるため, 排ガス・排便が停止する。腸管口側（高位）の閉塞では, 閉塞部位より低位にある腸管内容物の排泄が見られることがあるが, 腸閉塞（イレウス）の進行に伴いなくなる。

⑤ 呼吸循環障害

腸管の拡張により腹部膨満となり, 横隔膜が拳上され呼吸困難が生じる。また, 脱水により循環血液量が減少すると, 血圧低下, 頻脈, 顔面蒼白, 尿量減少などのショック症状が出現する。

4. 診断・検査

1）問診

複雑性（絞扼性）腸閉塞は緊急性が高いため, 腸閉塞（イレウス）の診断に際しては, 複雑性（絞扼性）腸閉塞かどうかの判断が最も重要となる。

症状や経過の聴取, 観察とともに, 開腹手術, 悪性腫瘍などの既往歴, 服用している薬剤, 慢性便秘の有無について聴取する。高齢者では, 認知機能低下, 難聴, 構音障害などにより, 本人が症状を話すことが難しい場合もある。また, 症状による苦痛増強時や全身状態の悪化時は本人からの聴取が困難になるため, 家族や付き添い者より情報を得る。

2）身体所見

複雑性（絞扼性）腸閉塞の初期，あるいは進行した単純性（閉塞性）腸閉塞では，腹膜刺激症状として強い圧痛，筋性防御（defense）がみられる。視診により，腸管不穏（亢進した腸管蠕動運動を腹壁から認める）が確認されることがある。

単純性（閉塞性）腸閉塞では，聴診により腸蠕動に伴う金属性音（金属性の高く響く音）が聴取される。麻痺性イレウスでは腸蠕動運動が低下するため，腸蠕動音が減弱あるいは聴取不能となる。

3）検査
① 血液検査

複雑性（絞扼性）腸閉塞では，白血球数，C反応性タンパク（CRP），乳酸脱水素酵素（LDH），クレアチニンフォスフォキナーゼ（CPK）の上昇がみられる。

脱水になると，Na，Cl，Kなどの電解質異常をきたす。また，細胞外液の減少に伴う血液濃縮により，ヘマトクリット値，血清総タンパク（TP），血清アルブミン（Alb），血清尿素窒素（BUN），血清クレアチニン（Cr）の上昇がみられる。

② 画像診断

腸閉塞（イレウス）の診断に必要な検査はいずれも低侵襲であるため，安心して検査を受けられるよう説明し，不安を緩和する。高齢者では，検査室や検査台への移動時に転倒しやすいため，移動を援助し転倒を予防する必要がある。また，検査中に全身状態が急変する可能性もあるため，全身状態の観察が必要である。

● 腹部単純X線検査

腹部単純X線撮影は，特に単純性（閉塞性）腸閉塞の診断において大変重要である。X線像の特徴的な所見として，拡張した腸管のガス像，立位正面像で腸管内の液体貯留とその上層にガス像を形成するニボー（niveau）が確認される。

小腸の閉塞では，拡張した小腸のしわがコイル状に重なって見えるケルクリング輪状ひだ，大腸の閉塞では，結腸隆起（ハウストラ）を認める。麻痺性イレウスでは，ニボーを伴わない著明な腸管拡張像を認める。

● 腹部エコー検査，CT検査

腹部エコー検査やCT検査は，腸管拡張の程度，腸管内容，腸管壁の状態，腹腔内への腹水貯留の有無，腸閉塞の原因検索，腸管への血流の状態を診断するために行う。複雑性（絞扼性）腸閉塞を鑑別するために，CTは必須の検査である。CT検査では，狭い空間で身動きが制限され不安が増強しやすい。検査台からの転落の危険性もあるため，患者の理解度に応じて検査中は身体を固定するなど，転落予防策を行う。

● 注腸造影X線検査

単純性（閉塞性）腸閉塞が疑われる場合は，ガストログラフィンなどの造影剤を用いた注腸造影X線検査を行い，腸管閉塞の状態を確認する。高齢者では，造影剤使用後に便秘となりやすいため，緩下剤を用いるなど，排便への援助が必要となる。複雑性（絞扼性）腸閉塞が疑われる場合や腸管穿孔が疑われる場合，注腸造影X線検査は禁忌である。

5．治療

血行障害を伴う単純性（閉塞性）腸閉塞では緊急手術が必要となるが，血行障害がなければ，まずは保存的治療が選択される。

1）保存的治療
① 腸管の減圧

経鼻的に胃管またはイレウス管を透視下で挿入し，胃腸管内容物を吸引して腸管の減圧を行う［図2］。減圧効果が低い場合は，間欠的持続吸引器に接続し吸引する。

腸管内容物の吸引により拡張した腸管の循環障害が

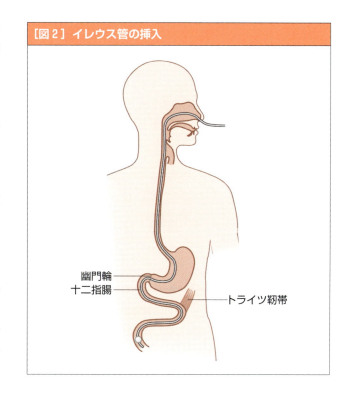

［図2］イレウス管の挿入

改善されると，腸蠕動運動が回復する。単純性（閉塞性）腸閉塞で，胃管・イレウス管による減圧開始より1週間程度経過しても，吸引量の減少がみられず500mL/日以下にならない場合は，手術療法を検討する。

② 輸液と電解質補正

腸管内への水分・電解質の漏出，嘔吐，食事や水分が摂れないことにより，脱水となっているため，脱水，電解質補正，栄養補給のために輸液を行う。高齢者や心機能が低下した患者では，急速な輸液により心不全となる可能性があるため，ショック状態でなければ24〜48時間をかけて脱水を補正する。脱水，電解質補正の状態は，電解質，ヘマトクリット値のチェック，尿量，バイタルサインの測定により評価する。

③ 薬物療法

● 抗菌薬投与

腸管内で腸内細菌が増殖し，エンドトキシンショックや敗血症のおそれがあるため，抗菌薬を投与する。

● 機能性イレウスに対する薬物療法

麻痺性イレウスに対しては，腸管麻痺の原因に対する治療のほかに，腸蠕動亢進薬（ネオスチグミン，プロスタグランジン，パンテノール）を投与する。痙攣性イレウスに対しては，腸蠕動抑制薬（硫酸アトロピン，ブチルスコポラミン臭化物）を投与する。いずれも自律神経に作用する薬剤であり，高齢者では副作用の出現に注意する必要がある。

2）手術療法

複雑性（絞扼性）腸閉塞，腸管穿孔による腹膜炎が疑われる場合は緊急手術の適応となる。保存的治療で改善しない場合や，短期間で腸閉塞を繰り返す場合，腫瘍などによる高度の腸管狭窄・閉塞がある場合も手術が検討される。

Ⅱ 腸閉塞（イレウス）の保存的治療を受ける高齢者の看護ケア

1．観察ポイント

1）腸閉塞（イレウス）症状の観察

● 胃管またはイレウス管の挿入後は，腹部膨満感，悪心・嘔吐，腹痛の軽減がみられているかを確認する。また，腹痛が持続する場合には，部位や痛みの程度，

持続時間あるいは出現頻度を観察する。
● 腸蠕動運動回復を評価するために聴診を行い，腸蠕動音を聴取する。また，排ガス，排便の有無を確認する。
● 高齢者では，重症度のわりに明らかな症状がみられないことや，具体的に症状を伝えられないことがあるため，看護師の観察が重要となる。

2）腸閉塞（イレウス）に伴う水分及び電解質喪失に関する観察

● 脱水，ショックを予防できるよう，水分出納バランスの観察が重要である。絶飲食となるため，体内に入る水分は輸液のみとなる。輸液量と排泄量とのバランスをみる。排泄量として，胃管またはイレウス管からの排液量・色・性状，嘔吐の回数・量・性状，尿量を観察する。
● 脱水，電解質異常を示唆する所見として，皮膚・口腔内の乾燥の有無，脱力感，倦怠感，バイタルサイン（血圧，脈拍，呼吸，体温）の変化，意識レベル低下の有無を観察する。
● 血液検査結果の変化にも着目する。
● 高齢者では，脱水が進行しても症状が典型的ではなく，自覚症状に乏しいことがある。活気がない，傾眠傾向にある，身体に力が入らない，といった様子がないかを観察する。

3）胃管またはイレウス管挿入中の観察

● 胃管やイレウス管の挿入中は，効果的に排液が行われているか，排液量の変化や性状の変化はないか，管が適切な位置で固定されているかを確認する。
● 管による皮膚や鼻腔の損傷はないかを観察する。
● 管の挿入に伴う痛みや不快感を把握する。
● 管の挿入に関する理解状況，せん妄など意識レベルの変化を把握する。

4）日常生活の状態

● 腸閉塞の症状や胃管またはイレウス管挿入に伴う心身の苦痛（ストレスの状態），行動が制限されることによる日常生活への影響，日常生活の状況について観察する。

2．看護の目標

❶腸閉塞（イレウス）の症状が軽減し，安楽に過ごせる。

❷体液・電解質バランスが維持され，脱水やショックが生じない。

❸治療に伴って生じる事故や心身に及ぶ二次障害が生じない。

❹退院後の生活における留意点を理解し実施できる。

3．保存的治療時の看護ケア

1）効果的な治療及び症状緩和のためのケア

① 腸閉塞症状の回復と症状緩和のケア

- 腹部膨満感，悪心・嘔吐，腹痛などの腸閉塞の症状が緩和できるよう，安楽な体位保持，体位変換，腹部温罨法，身体の清潔，含嗽や口腔ケア，排泄などの日常生活の援助を行う。
- 腸蠕動運動を促進するために，医師の指示を確認し，患者の症状を観察しながら離床を促す。高齢者では数日間安静が続くと，筋力をはじめとする身体機能の低下を招くため，離床の援助では，ファウラー位，座位，端座位，立位，歩行と段階的に進め，循環動態の変動や転倒を予防する。イレウス管や点滴ラインを整理し，動作時に引っ張られないようにする。安静の長期化やイレウス管挿入によって離床に対し消極的になりやすいため，離床の目的や効果をわかりやすく伝え，患者の意欲を引き出せるかかわりが求められる。
- 高齢者では，嘔吐時に誤嚥するリスクが高いため，誤嚥を予防できる体位の工夫，吸引の準備が必要である。

② 胃管またはイレウス管挿入中のケア

- 胃管・イレウス管の挿入に伴う苦痛や不快感は強いが，挿入の必要性，挿入中の注意点を繰り返し説明し，安全・安楽に過ごせるよう援助する。
- 胃管・イレウス管の抜去を予防し，排液が効果的に行われるために，イレウス管の屈曲・ねじれ・閉塞が起こらないよう注意し，固定を確実に行う。
- イレウス管の留置が長期化する場合，イレウス管が尾翼を圧迫し潰瘍を形成することや，固定テープによる皮膚損傷を起こすことがあるため，固定部位のスキンケアを行い，固定テープは毎日交換し位置を変える。
- イレウス管抜去のリスクがある場合は，固定方法を工夫するなど自己抜去防止策を行う [**表2**]。
- 排液が臭気を伴うことがあるため，消臭，換気に配慮し，快適な環境で過ごせるよう援助する。
- 絶食中は唾液分泌の減少に伴い口腔内が乾燥しやすく，不快感や口臭が強くなる。さらに口腔内細菌が増

［表2］イレウス管自己抜去防止策

- 皮膚を圧迫せず，苦痛がない位置でイレウス管を絆創膏で確実に固定する。
- イレウス管は体動を妨げない程度の長さを確保し，ゆとりをもたせる。
- イレウス管を寝衣の下に通すか寝具等で保護し，目につかないようにする。

加し，汚染した唾液の誤嚥によって肺炎のリスクが高まる。そのため，イレウス管挿入中も1日3回（朝・昼・夜），口腔ケアを行う。

2）体液・電解質バランスの維持と脱水・ショック予防のためのケア

- 体液・電解質バランスの維持と脱水・ショックの予防のため，観察結果から変化を予測して医師に報告し，輸液管理を行う。
- 高齢者の場合，排液量増加によって容易に脱水となりやすい。症状の悪化，急変の可能性もあるため，悪化の可能性を念頭に観察し，意識障害やショック症状を認めた場合は，すみやかに緊急処置を行う。

3）疾患や治療に伴い発生する事故・二次障害予防のケア

- 患者は胃管またはイレウス管，点滴が挿入されており，身体に複数のラインが留置されている状態である。また，腸閉塞の症状や胃管・イレウス管の挿入によって，自力での体動が困難となる患者もいる。これらによって廃用性変化が起こり，転倒・転落のリスクが高まる。転倒・転落予防のために，体動を妨げないようラインの管理を行う。また，関節可動域訓練は安静時より行い，状態が安定したら離床を進める。
- 症状に伴い体動が困難となることや絶飲食に伴う低栄養により，筋力低下や褥瘡が生じる可能性があるため，早期から予防のための援助を行う。

4）精神面のケア

- 腸閉塞の症状や胃管・イレウス管の挿入，絶飲食により，患者は強い苦痛やストレス，不安を感じている。病状や予定される検査，治療，今後の経過について患者が理解できるよう説明を行い，不安の軽減に努める。
- ［表3］に示すように，患者の苦痛を緩和し日常生活上のニーズを充足できるよう援助することも，ストレスや不安の軽減につながる。

［表3］苦痛緩和のケアのポイント

苦痛の内容	苦痛緩和のケア
腹痛・腹部膨満感	・セミファウラー位，側臥位など，症状を緩和できる体位を整える ・患者の好みに応じて，腹部温罨法を行う ・排ガス，排便の援助を行う
悪心・嘔吐	・嘔吐時の誤嚥を予防する体位（側臥位）をとる ・イレウス管による減圧が効果的に行われるようにする ・含嗽や口腔ケアを行い，口内の不快感を解消する ・嘔吐を誘発する環境（臭気・照明・音など）を避け，環境を整える
イレウス管の違和感	・鼻翼や顔を圧迫しない位置で固定する ・体動時にイレウス管が引っ張られないように固定する
ストレス・不安	・状況や検査・治療について高齢者がわかるように説明する ・患者の訴えや表情を観察し，傍らに寄り添う姿勢でかかわる ・できるだけ静かに休める環境を整える ・身体の清潔を保ち，快適に過ごせるようにする ・睡眠がとれるよう援助する

5）再発予防のための生活指導

- 単純性（閉塞性）腸閉塞では，症状が改善しても再発する可能性がある。再発を予防するために，日常生活における食事，活動，服薬などの生活指導を行う。
- 退院後，症状出現時はすみやかに受診するよう説明する。

4．看護の評価ポイント

❶腸閉塞の症状が軽減・改善し，安楽に過ごすことができたか。
- 腸閉塞（イレウス）症状
- 離床，回復までの期間
- 患者の表情，言動

❷体液・電解質バランスが維持され，脱水やショックが予防されたか。

❸治療に伴って生じる事故や心身に及ぶ二次障害が予防されたか。

- 転倒・転落事故のリスク
- ルート類の事故のリスク
- 廃用性変化の有無
- ADL

❹退院後の生活上の留意点を理解し，実施する自信がもてたか。
- 日常生活上の留意点を述べることができるか
- 症状出現時の対処方法を述べることができるか
- 退院後の不安

（川上和美）

《引用文献》
1）急性腹症診療ガイドライン出版委員会編：急性腹症診療ガイドライン2015．p16，医学書院，2015．

《参考文献》
1）北島政樹監，加藤治文，畠山勝義，北野正剛編：標準外科学，第12版．pp552-558，医学書院，2010．
2）小川聡総編集：内科学書 vol．4，改訂第8版．pp181-185，中山書店，2013．
3）野村昌史：腸閉塞の診療戦略．藤田直孝企画：緊急時に迷わない！消化器症状への救急対応，消化器Book 07．pp114-122，羊土社，2011．
4）落合慈之監，針原康，小西敏郎，松橋信行編：消化器疾患ビジュアルブック，第2版．学研メディカル秀潤社，2014．
5）浅香正博，菅野健太郎，千葉勉編：消化器病学 基礎と臨床．pp804-805，西村書店，2013．
6）溝田友里，山本精一郎：最新大腸がん統計．医学のあゆみ253（10）：963-970，2015．
7）高山浩史，八塩章弘，上條泰，岡元和文：特集 高齢者の救急医療Ⅲ 高齢者内因性の救急疾患と処置 排泄機能障害 イレウス．日本臨牀71（6）：1027-1030，2013．
8）山内靖，山下裕一，白日高歩：高齢者に特有な症状・症候別の救急処置 イレウス．臨牀と研究82（4）：630-634，2005．
9）富松昌彦，川野良子編：消化器ベストナーシング．pp121-125，学研メディカル秀潤社，2009．
10）尾崎麻依子：経鼻胃管・イレウス管．プロフェッショナルがんナーシング 5（1）：52-53，2015．
11）山口瑞穂子，関口恵子監：疾患別看護過程の展開，第4版．pp344-354，学研メディカル秀潤社，2013．
12）雄西智恵美，秋元典子編：成人看護学 周手術期看護論，第3版．ヌーヴェルヒロカワ，2014．
13）井上智子，佐藤千史編：緊急度・重症度からみた症状別看護過程＋病態関連図，医学書院，2008．
14）梅村穣，松嶋麻子，小倉裕司：循環管理の視点からseptic shockを診る．ICUとCCU 39（7）：401-409，2015．
15）向井美惠，鎌倉やよい編：摂食・嚥下ベストナーシング．pp174-177，学研メディカル秀潤社，2010．

NOTE

第Ⅱ部　治療を受ける・継続する高齢者の看護ケア関連図

⓭腸閉塞（イレウス）

14 洞機能不全症候群

第Ⅱ部 治療を受ける・継続する高齢者の看護ケア関連図

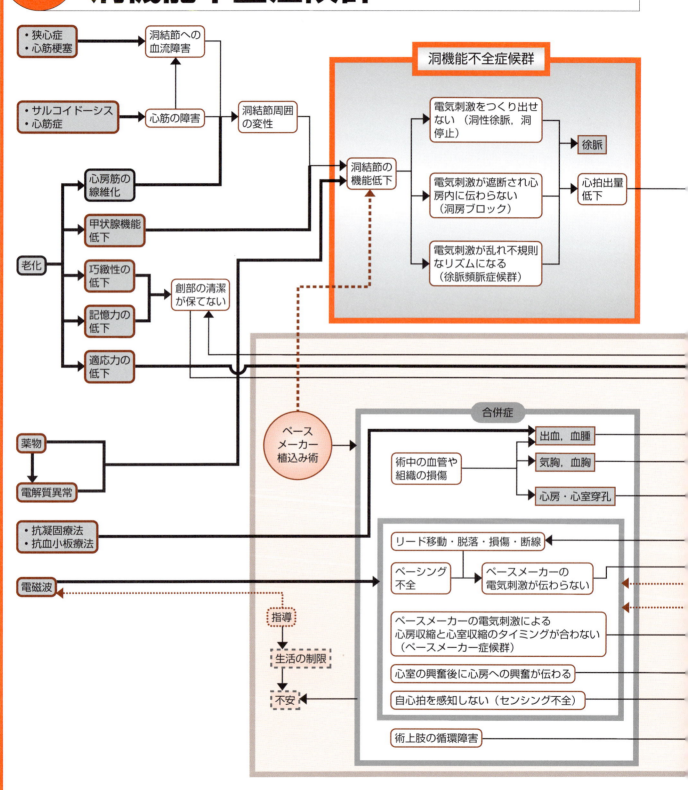

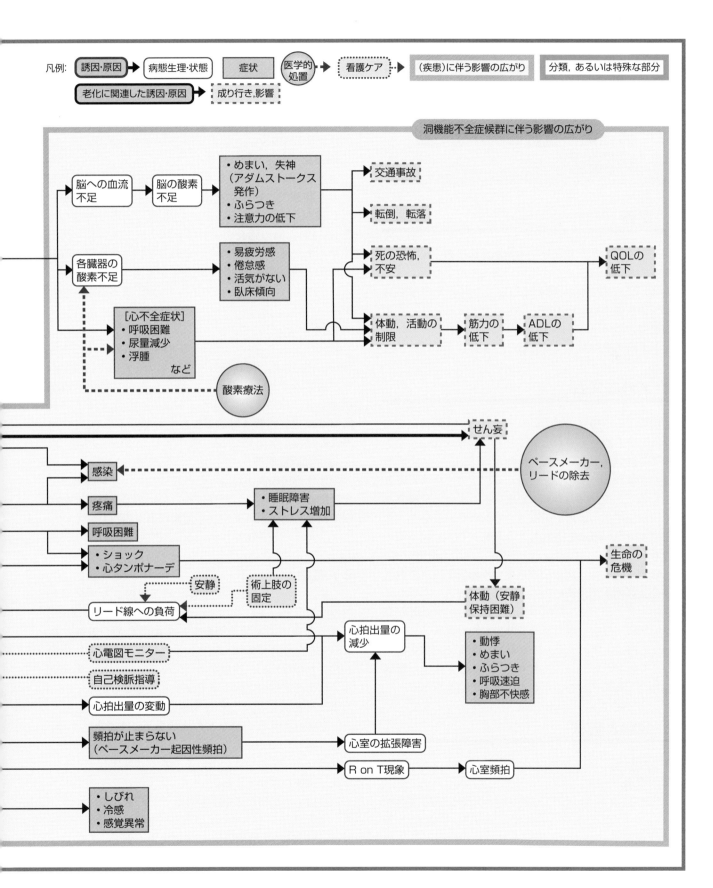

第Ⅱ部　治療を受ける・継続する高齢者の看護ケア関連図

14　洞機能不全症候群

Ⅰ　洞機能不全症候群が生じる病態生理

1. 定義

　刺激伝導系の始まり部分である洞結節は右心房の上方にあり，通常は規則正しく電気興奮し電流を心房に伝えている。この洞結節や周辺に起こった何らかの障害によって徐脈性不整脈や心停止が起こり，それに伴って脳への血流が障害され，めまいや失神，息切れなどの症状を起こす疾患を総称して洞機能不全症候群という。

2. メカニズム

　加齢による心房筋の線維化などから起こる洞結節周囲の変性，狭心症や心筋梗塞により冠状動脈が狭窄することによる洞結節への血流障害，サルコイドーシス，心筋症などが原因で，洞結節またはその周辺の心房筋に障害が生じることで起こるといわれている。また，電解質異常や甲状腺疾患，高血圧治療薬や精神疾患治療薬などの薬物によって引き起こされることもあるが，原因不明の場合も多い。
　心臓のリズムは，刺激伝導系という心筋を流れる電気信号によって支配されている。洞結節や周辺の心房筋に障害が生じることで，①電気刺激をつくり出すことができない状態，②電気刺激をつくり出したが遮断されてしまい，心房より下に伝わらない状態，③電気刺激を活発につくり出したり急に休んだりとリズムが不規則な状態となり，これら3つのいずれかによって徐脈を伴う。

3. 分類と症状

1）分類
① 洞性徐脈
　常に心拍数が60回／分未満になる状態を洞性徐脈（sinus bradycardia）という。P波，QRS波，T波があり脈拍は規則正しいが，リズムが遅いのが特徴で，活動（運動）時も心拍数の上昇がみられない。そのため心拍出

量が増加せず，労作時息切れや倦怠感，易疲労感などの症状が生じやすい。

② 洞停止
　洞停止（sinus arrest）は洞房結節の興奮が一時的に止まった状態で，通常はP波，QRS波，T波があるが突然P波がなくなり，その後のQRS波，T波も生じなくなる。PP間隔の延長が長い場合は，自動能により房室接合部または心室のどちらかが刺激を出し，心臓の収縮を補う「補充収縮」が出て，心拍が再開されることが多い。このような場合はP波がなくQRS波のみの心拍となる。

③ 洞房ブロック
　洞房ブロック（sinoatrial block）は洞房結節で生じた興奮が一時的に心房内に伝わりにくくなっている状態である。通常はP波，QRS波，T波があるが，突然P波がなくなり，その後のQRS波，T波も生じなくなる。洞結節では電気興奮は規則正しく生じているため，PP間隔は前後の正常なPP間隔の整数倍になる。

④ 徐脈頻脈症候群
　発作性心房細動が起こったと思ったら，急に興奮が止まり，心停止が起こった後に通常の脈拍に戻るような状態である。洞停止時間が長く補充収縮が出現しにくいため，失神などの重篤な状態となりやすい。

2）症状
　心臓から脳への血流が急激に減少し起こるアダムストークス発作（めまいと失神発作）が代表的な症状である。発作の前後での記憶が明瞭なことが多いのが特徴である。失神発作時に転倒や転落による怪我や交通事故なども起こり得るため，注意が必要である。さらに，失神発作等により死への恐怖や不安が生じることもある。
　また，徐脈により十分な酸素供給ができない状態だと，息切れや易疲労感などの症状を起こすこともあり，日常生活に支障が起こりやすい。特に，呼吸数の増加，活気がない，ぼんやりしている，すぐに臥床しようとする等は重要な徴候となる。
　さらに，心拍出量の低下が伴うと，呼吸困難，肺うっ血，体重増加，尿量減少などの心不全症状が現れ，体動や運動が制限され活動性の低下に大きく影響する。

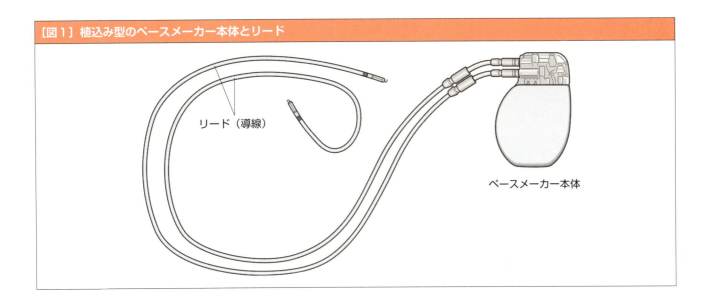

[図1] 植込み型のペースメーカー本体とリード

4. 診断と検査

1) 診断
　心電図の徐脈所見と自覚症状（失神，めまい，ふらつきなど）との関連性を確認する。高齢者の場合，自覚症状の訴えが明瞭でないこともあるため，診断や治療に時間を要することもある。また，徐脈は基礎疾患（甲状腺機能低下症，低酸素症，高カリウム血症など）から二次的に発現することもあるため，鑑別検査が行われることもある。

2) 検査
- 心電図：安静時心電図，運動負荷心電図，ホルター心電図，イベントレコーダー
- 洞結節機能評価：電気生理学検査
- 胸部X線
- 心臓エコー検査
- 血液検査：電解質（Na, K, Ca, Mg），脳性ナトリウム利尿ペプチド（BNP），炎症所見（WBC, CRP）

5. 治療

1) 症状がない場合
　治療は不要であり，経過観察をする。

2) 症状がある場合
　失神，めまい，息切れなどの症状がある場合は，体内式ペースメーカー植込みの適応となる。ペースメーカーは人工的に心筋に電気刺激を与え，心拍出量を確保する目的で装着する。ペースメーカー[図1]は本体（ジェネレーター），電極リード線，刺激電極，電源用電池で成り立ち，重さは20g程度である。種類には，一時的（体外式）ペーシングと植込み型（恒久式）ペーシングがある。

① ペースメーカーの機能と設定
　ペースメーカーの機能については，ICHD（Inter-Society Commission for Heart Disease）コード[表1]を用いて，3文字で表されることが多い。1文字目は刺激（ペーシング）電極の部位，2文字目は心房や心室の興奮による電位を感知（センシング）する電極の部位を表す。3文字目は電位を感知した後のペースメーカーの反応について示している。I（抑制：inhibited）は，P波やQRS波を感知した際にペースメーカーを抑制し刺激しないことを表し，T（同期：triggered）はP波を感知した際に同期して刺激することを表す。D（抑制と同期：demand）はP波やQRS波を感知した際に心房や心室への刺激を抑制する，またはP波を感知してから一定時間が経過してもQRS波を感知しない際にP波を同期して心室を刺激するこ

[表1] ICHD（Inter-Society Commission for Heart Disease）コード

1文字目 刺激：ペーシング部位		2文字目 感知：センシング部位		3文字目 応答様式	
A	心房	A	心房	I	抑制
V	心室	V	心室	T	同期
D	心房・心室両方	D	心房・心室両方	D	抑制と同期
O	なし	O	なし	O	なし

とを表す。

● 設定の例

・AAI：刺激部位は心房（A：atrium），感知部位も心房（A：atrium），心房でP波を感知した際に心房を刺激しない（I：抑制）を表す。AAIは刺激伝導系が障害されていない患者に適応する。

・VVI：刺激部位は心室（V：ventricle），感知部位も心室（V：ventricle），心室でQRS波を感知した際に心室を刺激しない（I：抑制）を表す。VVIは患者の心室での興奮が出ない，または遅れた際にのみ，ペースメーカーで心室を刺激し，設定した心拍数を維持できるようにする。

・DDD：心房と心室（D：dual）で刺激及び感知をし，P波やQRS波を感知した際には心房や心室を刺激しなかったり刺激したりすることを表す。心房と心室を正常な心臓のように拍動させる設定である。

・レート応答（レスポンス）型：体動や胸郭の動き，血液の温度等を感知するセンサーが内蔵されているペースメーカーで，酸素消費量の増加に応じて自動的に心拍数を増やすことができる。このような機能をレート応答（レートレスポンス）機能と呼び，ペースメーカーの設定の4文字目にRで表す。

② 一時的（体外式）ペーシング

リードを右鎖骨下静脈，内頸静脈または右鼠径静脈から挿入し，右心室内に留置する。電極は体外にある刺激発生装置と接続する。感染を引き起こすリスクが高く，数日の使用のみで長期留置はできない。緊急時には一時的に体外式ペースメーカーを使用するが，継続的なモニタリングが必要なことから，集中治療室等で管理することも多い。

③ ペースメーカー植込み手術

ペースメーカー植込み手術は，局所麻酔または場合により全身麻酔下で行い，手術時間は約1〜2時間ほどであることが多い。手術は，左または右前胸部の皮下に約5cmほど切開し皮下に本体を植込むためのペースメーカーポケットをつくり，透視下で1〜2本のリードを鎖骨下静脈を介して心臓内に留置しリードと本体を接続した後，ペースメーカーポケット内に本体を植込む。手術後の入院期間は抜糸までの約1週間〜10日前後である。

④ ペースメーカー植込み手術に伴う合併症

● 出血，血腫

術前に抗凝固療法や抗血小板療法を行っている患者に起こることが多く，術後出血や皮下に血腫をつくりやすい。また，血腫が形成されると，疼痛，創部離解，感染の温床となる。

● 気胸，血胸

手術中に注射針やリードが肺に到達し，その刺した部分から空気が漏れ，胸腔内に空気がたまる気胸が生じることがある。また，稀にリード挿入時に静脈や動脈を刺してしまい，出血が胸腔内に溜まり血胸が起こることもある。

● 血管損傷，心房・心室穿孔

リードを静脈内で進める際に，血管や心房・心室の壁を貫通してしまう血管損傷，心房・心室穿孔が起こることがある。心タンポナーデやショックに陥り，重篤な状態を引き起こすことがある。

● リード移動・脱落・損傷・断線

植込んだリードが心臓内で安定するまでに1〜2か月ほどかかるといわれている。安定する前に創部や術上肢の安静が保てないと，リードの先端が心臓内の組織から抜け落ちたり，動いたり，リード線に大きな負荷がかかることによって損傷や断裂などが起こることがある。本体からの電気刺激が心筋に伝わりにくくなり，ペースメーカーが機能しなくなる可能性がある。

● 感染

感染は最も重篤な合併症であり，ペースメーカー感染を起こすと本体とリードの抜去が必要となり，治療は非常に困難となる。術後の血腫などが感染の温床となることが多く，ポケット内に感染を起こすと膿や滲出液が貯留して敗血症など生命の危険が生じる。また退院後に創部を清潔に保てないことで，感染を引き起こすこともある。

● 術上肢の循環障害，浮腫

静脈内にリードを通過させているため，循環障害を起こすことがある。

● ペースメーカー症候群

心房収縮と心室収縮のタイミングがあわずに，心臓からの拍出量が変動することにより，動悸，めまい，ふらつき，呼吸促迫，胸部不快感などの症状が出現する。ペースメーカーの設定変更等の対応が必要となる。

● ペースメーカー起因性頻拍

DDDやVDDの設定時に，心室の興奮後に心房に向かって興奮が逆行して伝わり心房が興奮すると，ペースメーカーがこれを感知して心室ペーシングを作動させてしまい，頻拍が続く状態となる。このような場合，緊急処置が必要となる。

● ペーシング不全，センシング不全

ペーシング不全とは，ペースメーカーの刺激（スパ

178

イク波）に続いて正しい波形が出現しない状態である。ペーシング不全の頻度が多い場合には必要な心拍を維持できないため，アウトプットの設定の変更等が必要になる。

センシング不全とは，自心拍を感知せずにペースメーカーの刺激（スパイク波）が出る状態である。RonT現象から心室細動が誘発される危険もあるため，注意が必要である。どちらの場合も，医師に報告し迅速な対応をすることが重要となる。

Ⅱ　洞機能不全症候群の高齢者に対する看護ケア

1.　観察ポイント

1）ペースメーカー植込み手術を受ける前

- **自覚症状の有無と程度**：失神，めまい，息切れ，易疲労感，心不全の症状（呼吸困難，肺うっ血，体重増加，尿量減少，浮腫など）の有無と程度
- **心電図**：心拍数，不整脈の種類
- **日常生活の制限，活動性の低下の有無**：症状に伴い活動量が低下することによる筋力の低下，ADL低下，生きがいや楽しみの制限の有無など
- **全身状態の把握**：採血，心電図等の生理機能検査，胸部X線などの画像検査結果から，貧血（RBC，Hb，Ht）や出血傾向（PLT，PT，PT-INR，APTT，ACT）の有無，栄養状態（TP，Alb，ChE）や電解質バランス（Na，K，Ca，Mg），麻酔や造影剤の影響を受けやすい肝機能（T-BIL，AST，ALT，LDH，Alb，ChE），腎機能（BUN，Cr），耐糖能データ（血糖値，HbA1c），さらに感染徴候の有無（WBC，CRP）等を把握する。
- **認知機能**：認知機能低下の有無，程度の把握は，術前スケジュールに沿って準備を行うために必要となる。また，安全な術後管理のための情報になるため，術前に観察する。
- **手術に対する受け止め，不安の有無**：表情，言動，睡眠状態などへの影響の有無
- **薬剤の服用**：指示されている内服薬などの服用状況
- **酸素療法，点滴，膀胱留置カテーテル等がある場合**：投与量，挿入部異常の有無，固定状況の確認

2）一時的ペーシングを使用している場合

- **バイタルサイン変動の有無**：脈拍数，血圧，呼吸数，SpO_2，体温の変化
- **自覚症状の有無**：動悸，めまい，息切れ，気分不快，意識レベルの低下
- **ペースメーカーの作動状況**：リードの挿入の長さ，リードとジェネレーター部分の接続状態，ジェネレーターの電池残量，ペースメーカーの種類，設定（セットレート，アウトプット，センス）など。体外式の場合，ペースメーカーの作動状況は電気の点滅で確認ができるため，心電図モニターとともに作動状況を観察する。また，セットレート，アウトプット，センス等の各種設定変更の有無についても確認を行う。
- **ペースメーカーの設定**：［表1］参照
- **心電図**：心拍数，不整脈の有無や種類，ペーシング不全やセンシング不全の有無
- **ADL低下の有無**：リードとペースメーカー本体が外れないようにベッド上安静が必要となり，活動が制限されることが多いため，筋力の低下やADLの低下が起こりやすい。
- **せん妄の有無**：集中治療室等での治療に伴う環境の変化や活動制限，病状による低酸素等により，せん妄を引き起こす可能性がある。生命に直結する体外式ペースメーカーやライン類の自己抜去等の事故を未然に防ぐためにも，せん妄症状の早期発見が重要となる。
- **感染**：使用期間が長くなるほど感染のリスクが高くなるため，リード挿入部の発赤，全身状態（発熱，倦怠感など）や炎症所見などの検査データによる感染徴候を観察する。
- **日常生活への影響**：リード挿入部の安全を保持するため，食事，清潔，更衣，睡眠，排泄行為が制限されることが多い。これら日常生活への影響の有無と程度を観察し援助の必要性についてのアセスメントにつなげる。

3）ペースメーカー植込み手術後

- **バイタルサインの変動**：脈拍数，血圧，呼吸数，体温の変化
- **自覚症状の有無，術前との変化**：動悸，めまい，疲労感，冷感など。ペースメーカー症候群の症状（動悸，めまい，ふらつき，呼吸促迫，胸部不快感など）の症状の有無を観察する。心電図の変化とともに，これら自覚症状の有無について確認する。バイタルサインの変化も自覚症状とあわせて観察しアセスメントすることが重

要である。

- **心電図**：ペーシング不全，センシング不全の有無，頻脈
- **ペースメーカーの設定**：[表1] 参照
- **ペースメーカー作動状態の把握**：種類，設定（セットレート，アウトプット，センス）など。設定通りに作動しているか，心電図モニターによる定期的な観察が必要となる。作動状態の異常を発見した場合，医師に迅速に報告し設定変更等を依頼する必要があるため，モニターによる観察が重要となる。
- **血液データ**：栄養状態（TP，Alb，ChE）や電解質バランス（Na，K，Ca，Mg），肝機能（T-BIL，AST，ALT，LDH，Alb，ChE），腎機能（BUN，Cr），耐糖能データ（血糖値，HbA1c）の数値の変化や異常の有無等を観察する。
- **尿量，尿比重**：造影剤を使用した場合，造影剤の排泄状況を尿量，尿比重で確認する。継時的に尿比重の推移を観察することが必要である。造影剤を使用すると浸透圧の関係で尿量は増加するが，高齢者は腎機能が低下しやすいことに加え，体動制限などに伴い尿閉を起こす可能性もあるため，水分出納バランスとともに尿意の有無，下腹部の膨満感も観察する。
- **疼痛の有無，程度**：高齢者は痛みを表現することが難しいことがある。状況にあわせて疼痛スケール（NRS，フェイススケールなど）を使用し，継時的に観察する。また，鎮痛薬を使用した際には，使用頻度や鎮痛薬の副作用についても観察が必要である。
- **合併症の有無**
  ❶ ポケット内の血腫：創部の腫脹，疼痛，創部離開の有無を定期的に確認する。血液データから貧血や出血傾向の所見の有無についても把握する。
  ❷ 気胸，血胸：呼吸苦，酸素飽和度の低下，聴診による呼吸音の減弱などを観察する。胸部X線は重要な所見となるため，撮影後には必ず確認する。
  ❸ 心タンポナーデ症状：Beckの三徴（頸静脈怒張，低血圧，心音減弱），奇脈，吸気時に頸静脈の怒張が顕著となるKussmaul徴候等の有無を早期発見できるよう，術直後は定期的に観察する。
  ❹ 感染：創部の感染症状（発赤，腫脹，熱感，膿，滲出液）とともに，全身状態（発熱，倦怠感など）や炎症所見などの検査データによる感染徴候を把握する。
  ❺ 術上肢の循環障害・浮腫：橈骨動脈や上腕動脈の触知，末梢冷感の有無，浮腫の有無・程度，皮膚色，しびれ等の感覚異常や神経障害の有無について観察

する。
- **せん妄の有無**：高齢者にとって手術侵襲，術後の治療や安静，活動制限などは，せん妄を起こすリスクとなる。せん妄によって，創部の安静や清潔が保てず，リード移動や感染などの重篤な合併症を未然に防ぐためにも，せん妄症状の早期発見が重要である。
- **日常生活への影響**：病状や施設によって異なるが，手術後数時間～数日はベッド上安静が必要となる。創部の安静のために抜糸まで術上肢は固定することが多く，食事，清潔，排泄，更衣などの実施が困難となりやすい。これら日常生活への影響の有無と程度を観察し援助の必要性についてのアセスメントにつなげる。
- **退院後の生活に向けたセルフケア能力**：術後創部の安静，感染徴候の観察，ペースメーカー植込みによる生活上の制限（電磁波への注意）の理解，自己検脈，定期的な受診などが必要となる。これらに関するセルフケア能力をアセスメントし，必要な支援につなげることが重要となる。

2．看護の目標

1）治療が不要な時期
❶ 洞機能不全の症状と日常生活上の注意点について理解できる。
❷ 定期的に受診ができる。

2）ペースメーカー植込み手術が必要な時期
❶ 不整脈によって生じる身体的症状が改善し，安全に手術に臨むことができる。
❷ 症状に対する不安やストレスが緩和する。
❸ ペースメーカー植込み手術の受け入れができ，情報や知識を得ることができる。

3）ペースメーカー植込み術後
❶ 術後合併症が生じない，または適切に対処される。
❷ 術上肢固定による身体的苦痛が緩和される。
❸ 活動制限が強いられることを理解し，精神的苦痛が緩和される。
❹ 患者または家族が，ペースメーカーの作動トラブルや不整脈の早期発見のために必要な自己検脈を正しく実施できる。
❺ 患者または家族が，退院後の生活に必要な注意点について理解できる。

3．ペースメーカー植込み術前後の看護ケア

1）術前の看護ケア

- 心肺蘇生対応の準備：緊急時に備えて救急カート，一時的ペースメーカーがすぐに使用できるよう，整備，確認をする。
- 転倒・転落予防の援助：突然の失神やめまい等による転倒や転落等に備え，ベッド周囲環境は常に整備し，歩行時は付き添う。
- 心理的安寧への援助：疾患や手術に対する不安・恐怖が強い場合は，患者の認知機能やストレスコーピングにあわせて情報を提供する。またリラクゼーション法（マッサージ，温罨法，アロマセラピー，音楽療法，タッチなど）を用いて緊張を緩和することも効果的である。
- 酸素療法が行われている場合：指示量を確実に投与する。
- 心身の安静の管理：心不全症状を伴う場合，心負荷を少なくするために体動・運動の制限が必要であることを説明する。心身の安静が保てるよう，療養環境を整える。
- 日常生活への援助：体動が制限されている場合，食事，清潔，更衣，排泄等については一部または全介助が必要となる。心負荷を考慮し，安楽な方法を工夫して援助を実施する。
- リハビリテーション：高齢者は体動制限により容易に筋力の低下，ADLの低下につながる。医師の指示のもとで理学療法士と協働し，ベッド上で可能なリハビリテーションを計画し実施する。
- 術後感染のリスクを最小限にする：手術前日はシャワー浴または清拭による皮膚の清潔を保つ。シャワー浴は背面のあるいすに座ってできるよう配慮し，安全の確認と確保をする。
- 絶飲食の遵守：絶飲食の時間が守れるよう，患者の認知機能にあわせて説明し，病室内の環境を整える。家族にも説明し，絶飲食が遵守できるように協力を得る。
- 手術に向かう前の身体準備：義歯，指輪，時計，ヘアピン，ウィッグ，磁石，ネックレスなどの装飾品やコンタクトレンズ等は外すことを説明し，確認する。補聴器は手術中のコミュニケーションのために必要となることが多いため，担当医に相談・確認を行い準備する。
- 術後に必要となる活動の制限に関する事前指導：術後の安静や術上肢を固定することなど活動に制限が生じることについて説明する。
- 退院後に必要となる活動の制限に関する事前指導：退院後も，リードが心臓内で安定する1～2か月頃までは，術上肢を激しく動かしたり，重い荷物を持つのを避ける必要性があることを説明する。ゴルフ，テニス，水泳を趣味にしている高齢者も多いので，その時期はできないことを伝える。また，リードが安定しても，激しく身体がぶつかる運動（格闘技やラグビーなど）や，ぶら下がり健康器など腕を激しく使う運動や作業はリードの損傷につながる。運動については事前に医師に相談することを指導する。退院後の日常生活の状況を把握し，術後の活動の制限により患者の希望する生活への支障が最少となるよう，医師に情報を伝えて調整する。独居等で生活上の支援が得られにくい場合は，社会資源を活用し上肢の安静が保てる方法について患者や家族とともに考え，準備を進める。

2）術後の看護ケア

● 疼痛緩和

必要時は医師の指示に従って鎮痛薬の使用を行う。術上肢の固定や体動制限に伴う疼痛も考慮し，枕やタオル等を用いて安楽な体位がとれるよう援助する。

● せん妄予防ケア

環境の配慮，安静指示内での座位時間の増加，体動制限による苦痛の緩和，睡眠剤使用調整と安眠環境整備，疼痛コントロール，訪室回数の増加，安全なルート管理の徹底，補聴器やメガネの使用，家族への情報提供とケア協力依頼等を行う。

● 合併症の予防

❶リード移動・脱落・損傷・断線：リードの先端が心臓内で安定するよう，術後は包帯や三角巾で術上肢を固定し，挙上動作を制限する。

❷感染：入院中は確実な抗菌薬の投与を行う。高齢者は創傷治癒過程の遅延しやすいため，創部の安静と清潔を保持する。消毒時は清潔操作を遵守する。抜糸後は創部を泡で優しく洗い清潔を保持し，シャワーのお湯は直接創部にかからないようにし，痂皮は無理に取り除かないように注意する。創傷治癒過程で瘙痒感を認めることがあるが，創部を引っかいたりしないよう説明する。また，感染症は退院後に発見されることが多いため，患者や家族に抗菌薬の確実な服用とともに早期に発見・対処ができるよう，感染徴候（発熱，倦怠感，創部の発赤・腫脹・熱感・疼痛・滲出液や膿の有無）の観察方法と症状を認めた際の受診の必要性について指導

する。

● **日常生活への援助**

術後安静，術上肢の固定等による体動制限から，食事，清潔，更衣，排泄等については一部または全介助が必要となる。食事については，パンやおにぎり，フォークなどで食べやすいおかずにするなど，食事形態を工夫する。

● **セルフケア支援**

その高齢者の生活状況，身体状況，理解力など個別性にあわせて支援方法を計画する。丁寧に説明し，実行できるように伝える。

❶ ペースメーカー手帳の携帯：ペースメーカー手帳は，ペースメーカーの種類，設定などが記述されており重要な記録となる。外国語表記もしているため，定期受診時のみでなく外出時や旅行など常時携帯することを勧める。また，携帯忘れがないよう，普段使用するカバンやポーチなどのなかに，財布や保険証と一緒に保管することも提案する。

❷ セルフモニタリング：高齢者や家族が異常の早期発見ができると，早期対応が可能となり，生命の危険性を回避することができるため，セルフモニタリング項目や方法について高齢者や家族に指導することが重要となる。合併症，自己検脈，ペースメーカー植込み部位の観察方法をモニタリング項目とし，異常時には受診または病院へ連絡するよう指導する。高齢者は指先の感覚が鈍くなることもあり，自己検脈ができるようになるまでに時間を要する。さらに，不整脈があると脈がわかりにくいため，橈骨動脈や頸動脈など測りやすい部位を一緒にみつける。正確に脈拍数を数えることが難しい場合には，リズムや強さを覚えてもらい，異常のサインに気づけるようにすることも大切である。

● **電磁障害の予防**

安全に関する重要な情報であり，注意事項が多くあるため，メーカーが作成しているパンフレットや写真等を活用して指導する。その高齢者の生活をよく把握し，危険が生じやすいところを重点的に指導する。

❶ 家庭内

▶ 身近な機器（IH 機器，電動工具）によっても電磁障害の危険があるため，植込み部位に近づけない。また，肩コリ治療器等の低周波治療器，電気風呂，医療用電気治療器等，高周波治療器，筋力増強用の電気機器（EMS），体脂肪計等の，身体に通電し強い電磁波を発生する機器は使用しないことを説明す

る。さらに，マグネットクリップやマグネット式キーなどを植込み部位の上にあてることや，胸ポケットに入れることは避ける必要がある。

▶ 麻雀をする高齢者の場合，全自動麻雀卓での遊戯は避けなければならないことを説明する。

❷ 屋外

▶ 携帯電話端末（PHS，コードレス電話含む）を使用する際は，植込み部位と反対側の耳にあてるか，植込み部位から 15cm 以上離して通話や操作をするように説明する[1]。

▶ スマートキーシステム搭載自動車を使用している場合は，車両に寄りかかったり，車内をのぞくなど植込み部位を車体に近づける動作を避ける必要があることを説明する。また，高齢の乗車中には，車外にスマートキーを持ち出さないことを家族に必ず指導する。さらに近年では，電気自動車の急速充電器がペースメーカーの作動に干渉することが明らかとなっており，注意が必要となっている[2]。農機（草刈り機，耕運機）やオートバイなどの露出したエンジンの電磁波も，ペースメーカーの作動に影響を及ぼすことがあるため，使用時にはエンジンに身体を近づけないよう説明する。

▶ 飛行機を利用する場合，空港での金属探知機は禁忌となるため，必ず空港職員に申し出るよう説明する。

▶ さらに，鉄道の駅の改札口，バス乗車口，自動販売機等やオフィス・マンションの入退出管理等で身近に使用されているワイヤレスカード（非接触 IC カード）システムを使用するときは，植込み部位がワイヤレスカード読み取り機から 12cm 以上離れるように指導が必要である。

❸ 医療施設

▶ MRI や心臓 MDCT などでは，ペースメーカーの作動異常が生じるため，特定のペースメーカー以外は禁忌とされている。検査必要時は循環器担当医と必ず相談し対応する。

● **定期的な検診**

電池寿命や作動状況の確認，必要時は設定の変更などが必要となるため，ペースメーカー植込み後は定期的な受診が重要である。

● **心理的支援**

ペースメーカーの誤作動や生活の制限（前述した電磁障害の予防，創部や術上肢の安静のための運動制限など）に対する不安を感じやすい。高齢者や家族の不安や思いに配慮し，正しい情報提供や支援を行う。

4．看護の評価ポイント

1）治療が不要な時期
❶洞機能不全の症状と日常生活上の注意点について述べることができ，意識した日常生活を過ごしているか。
❷医師の指示に従い，定期的に受診をしているか。

2）ペースメーカー植込み手術が必要な時期
❶不整脈に伴う生命の危機状態を脱し，身体的症状が改善したか。
❷症状や手術に対する不安やストレスがなく過ごすことができたか。
❸手術についての情報や知識を得て，安心して手術に臨むことができたか。

3）ペースメーカー植込み術後
❶術後合併症は予防されたか，あるいは適切に対処されたか。
❷術上肢固定による身体的苦痛は適切に緩和されたか。
❸活動の制限について理解し，遵守する意思を示したか。また，遵守にあたって精神的苦痛はもたらされなかったか。
❹患者または家族が，ペースメーカーの作動トラブルや不整脈の早期発見のために必要な自己検脈を正しく実施できたか。
❺患者または家族が，退院後の生活に必要な注意点を正しく述べることができ，実行する意思を示したか。

（池田恵）

《引用文献》
1）総務省：各種電波利用機器の植込み型医療機器へ及ぼす影響を防止するための指針．2016.
2）厚生労働省医薬食品局安全対策課長・審査管理課医療機器審査管理室長通知：電気自動車の充電器の電磁波による植込み型心臓ペースメーカ等への影響に係る使用上の注意の改訂について（平成25年3月19日薬食安発0319第3号・薬食機発0319第1号）．2013.（https://www.pmda.go.jp/files/000148720.pdf）

《参考文献》
1）日本循環器学会/日本不整脈心電学会合同ガイドライン：不整脈の非薬物治療ガイドライン（2018年改訂版）．2019.（http://www.j-circ.or.jp/guideline/pdf/JCS2018_kurita_nogami.pdf）
2）厚生労働省医政局総務課長・厚生労働省医薬食品局安全対策課長・厚生労働省医薬食品局審査管理課医療機器審査管理室長通知：X線診断装置等と植込み型心臓ペースメーカ等の相互作用に係る「使用上の注意」の改訂指示等について（平成21年9月24日医政総発0924第3号・薬食安発0924第5号・薬食機発0924第4号）．2009.（https://www.mhlw.go.jp/topics/bukyoku/isei/i-anzen/hourei/dl/090924-2.pdf）
3）特定非営利活動法人日本不整脈学会：ペースメーカーのはなし―患者さんとご家族のみなさまへ．一般社団法人日本不整脈デバイス工業会，2014.
4）ペースメーカーって，何ですか？―患者さんに快適な日常と安心をお届けするためのペースメーカーについての大切なお話．日本メドトロニック株式会社CRHF事業部，2016.
5）内田勝之・他：ペースメーカー植え込み術後のリードの動きと上肢挙上の関連性―術後の挙上制限による苦痛の緩和を目指して．日本看護学会論文集：看護総合，44：18-20，2014.

第Ⅱ部　治療を受ける・継続する高齢者の看護ケア関連図

15 心不全

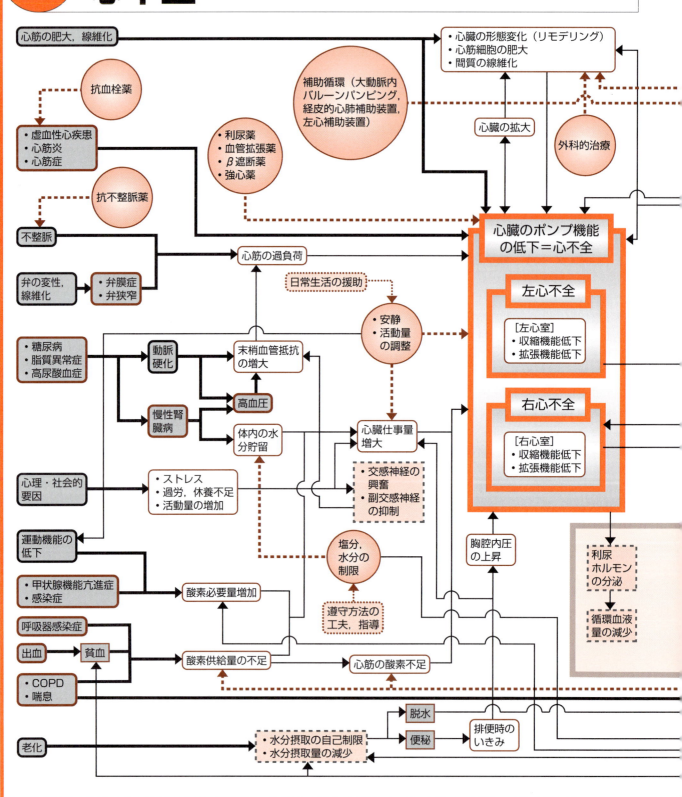

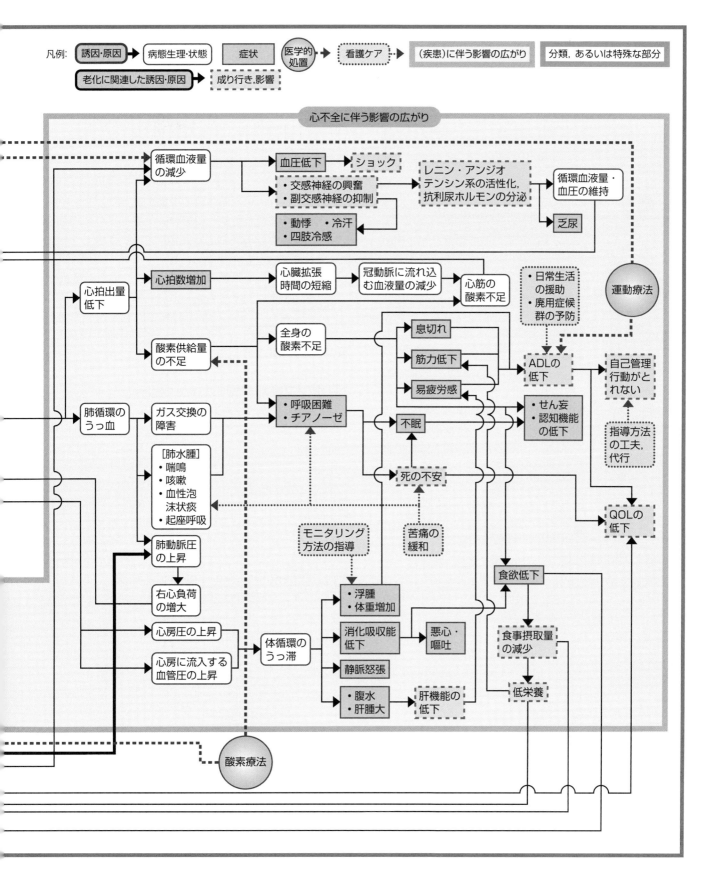

第Ⅱ部　治療を受ける・継続する高齢者の看護ケア関連図

15 心不全

Ⅰ　心不全が生じる病態生理

1．定義

　心不全とは，血液を送り出している心臓のポンプ機能が低下することによって，全身の細胞に必要な酸素が届かず，酸素不足になっている状態である。心臓は，心筋の収縮・拡張によってポンプのように全身に血液を送り出しているが，さまざまな要因で心筋の収縮・拡張機能は障害され，ポンプ機能は低下する。多様な心臓疾患，肺疾患，腎臓疾患など，全身への酸素供給と血液循環に関係するどのような疾患であっても，進行すると最終的には心不全という状態に陥る。

　高齢者では，高血圧，不整脈，弁膜の障害，動脈硬化など，循環機能障害に関係する疾患の影響が蓄積した結果としての心不全に加えて，他臓器疾患や機能低下の影響で心不全になることが多い。そのため，心不全の発症率は年齢に比例して高くなる傾向にある。

2．メカニズム

1）ポンプ機能が低下した心臓に起こる変化

　心臓のポンプ機能が低下し，十分な血液が送り出されなくなると，心臓は心拍数を増加させて，不足分を補おうとする。心拍数が早くなると心臓の拡張時間が短くなるため，冠状動脈に流れ込む血液量も不足する。冠状動脈は心筋に酸素を送っているため，心筋が酸素不足になり，ポンプ機能はさらに低下し心不全と呼ばれる状態になる。

　心不全の状態になって全身への酸素供給量が不足すると，それを補うための代償機能が働き，心筋や内分泌系には変化が起こる。心臓は形や大きさ，心筋の性質を変化させ，「リモデリング」という現象が起こる。心臓のリモデリングが起こると，心不全は慢性化し予後も不良になる。

　自律神経系は交感神経の活性化と副交感神経が抑制されることで心拍出量を維持しようと働く。抗利尿ホルモンが分泌されて循環血液量を維持し，レニン・アンジオ

テンシン系も活性化されて血圧を維持・上昇させる。逆に，循環血液量を減少させ心臓への負担を軽減させようと，利尿ホルモン（心房性ナトリウム利尿ペプチド（ANP）や心室性（脳性）ナトリウム利尿ペプチド（BNP））が心臓から分泌される。

　高齢者では腎疾患や肺疾患の合併が多いことと，加齢に伴う心筋の線維化や肥大の影響があることから，軽度のポンプ機能の低下であっても若年者より容易に心不全をきたしやすいという特徴がある。

- **リモデリング**：心機能の低下によって，心筋の構造や質が変化することである。心不全の状態が続くことで心室は肥大し，次第に拡張する。心室の肥大によって心臓自体は丸みを帯びる。また，心筋細胞は減少し，間質細胞に置き換わる。

2）ポンプ機能が低下した心臓にさらに負荷をかける要因

　身体が要求する酸素量が過剰になることも，心臓の仕事量が増え，心不全の要因になる。心身の状態悪化による薬物摂取や栄養状態の低下，誤嚥や上気道感染による呼吸状態の悪化，炎症や傷害された組織の回復のための酸素需要量増加，運動機能の低下は，廃用性の機能低下に伴う活動による酸素需要量を増加させ，すべて心不全の発症や増悪につながる。

3）心臓のポンプ機能が低下する原因

　心臓のポンプ機能の低下とは，主に心室の収縮・拡張機能のどちらか，あるいは両方が低下していることをいう。低下する原因には，①心臓の疾患や機能低下によるもの，②体内の水分量調整や酸素需要に関連する臓器の疾患や機能低下によるもの，③全身の酸素需要量が増えることによる心拍出量の増加によるもの，④心臓の機能低下につながる心身の機能低下，社会的要因，環境を含む日常生活要因などがある。

　高齢者では，併存疾患の増加や心身の機能低下による要因が複数重なることが，心不全の発症・悪化につながりやすい。

① **心臓の疾患や機能低下**
- **心臓のポンプ機能を直接低下させる疾患**：虚血性心疾患や心筋炎・心筋症

- **長期的な心筋への負荷をもたらす疾患**：高血圧，弁膜症，不整脈など

② **体内の水分量調整や酸素需要に関連する臓器の疾患や機能低下**

- **体内水分量の調節と血圧調節の機能不全をもたらす疾患**：慢性腎臓病，内分泌疾患など
- **肺循環，酸素運搬の障害をもたらす疾患**：COPD，肺炎，喘息など

③ **全身への酸素供給不足や酸素需要量の増加に伴う心拍数の増加**

- **全身の代謝と酸素需要量が増加する疾患**：甲状腺機能亢進症
- **血液中の運搬酸素量が低下する疾患**：貧血
- **酸素需要量が増加する疾患**：敗血症
- **血液の喪失により供給酸素量が減少した状態**：外傷，身体内外の大出血，手術

④ **心臓の機能低下につながる心身の機能低下，社会的要因，環境を含む日常生活要因**

- **ADL の低下**

　ADL の低下は，食事摂取（貧血，間食，微量栄養素の不足など），服薬，身体活動量の減少（筋骨格系の残存機能の低下），排泄行動への影響（トイレが近くなるので水分を摂取しない，水分摂取量不足からの便秘）などから，心不全の悪化要因につながっていくことが多い。ADL の低下があると，家事や買い物といった日常生活でも心臓への過負荷となるので注意が必要となる。

- **心理的ストレス，不眠，うつ状態，認知機能の低下**

　心不全が急性増悪した患者の 20％にうつ状態が認められる。うつ状態は，自己管理行動すべてに影響する。食事が十分に摂れないこと，服薬ができないことなどから，合併症の悪化や感染症をもたらしやすく，心不全の増悪につながる。自己管理が比較的よくできていたのに急に増悪した場合は，うつ状態も考慮する。認知機能の低下も，服薬忘れや水分摂取量を把握できなくなるなどの自己管理行動に影響を及ぼすため，心不全増悪の一因になる。

- **過労，身体的ストレス，許容範囲を超えた身体活動**

　過労やストレスは身体面・精神面のどちらも，交感神経の興奮，血圧の上昇，休養不足によって心臓への負荷を増やし，悪化要因となる。身近な人の病気や介護，家族や親族に関連したさまざまなトラブルなどがあると，生活習慣にも影響するため，過労やストレスをきっかけに自己管理がうまくいかなくなり，それが心不全の悪化につながることも多い。

- **社会的要因**

　家族の病気や死亡による心身へのストレス，介護による疲労は，自分だけの問題ではないため本人にはコントロールしにくく，負担は大きい。また，これまで継続してきた家庭内での役割，社会的役割を果たそうとする責任感や義務感，親族や友人とのつながりを途絶えさせないための外出や会食への参加など，高齢者に特徴的な社会的要因も，身体活動の負荷や食事・水分摂取・服薬遵守に影響を与える。また，治療によって症状が改善し体重が減ることで，「痩せてしまった」「元気そうにみえない」とマイナスのボディイメージをもってしまい，退院後少しでも体重を増やすために食事量をいつもより増やそうとする高齢者も多い。

- **季節要因**

　猛暑や熱中症では脱水，食欲不振による低栄養，冬季に流行する感染症による心負荷，屋内の気温差による急な血圧の上昇や下降など，すべてが心不全増悪の原因になる。

3．分類と症状

1）前方障害と後方障害 [図1]

　心不全の症状は，心臓が血液を送り出せなくなることによって起こる症状（前方障害）と，血液が送り出されないのでそれ以上心臓に血液が入れずに滞ることによる症状（後方障害）による症状に分類される。

　前方障害の症状は低酸素によって起こり，皮膚の蒼白・冷感，交感神経の興奮による発汗などがある。後方障害の症状はうっ滞した静脈から血漿成分が組織に滲出することで起こり，浮腫，湿性ラ音，肝うっ血，頸静脈怒張などがある。うっ血性心不全という診断名は，後方障害の症状が強い心不全の状態を表している。

2）左心不全と右心不全

　血液を送り出す心室のどちら側に機能低下が起こっているかによって，左心不全と右心不全に分類され，それぞれ特徴的な症状が現れる。

① **左心不全**

　左心室に貯留した血液が十分送り出せず，全身への酸素供給が不足する。また，左心室の血液が送り出されていないため，左心房に血液が滞り，左心房に血液を送っている肺循環も滞る（肺うっ血）。その結果，血管内圧が組織間圧よりも高まり，同時に肺胞と毛細血管が接している部分の孔が開き血漿成分が血管外に滲出することか

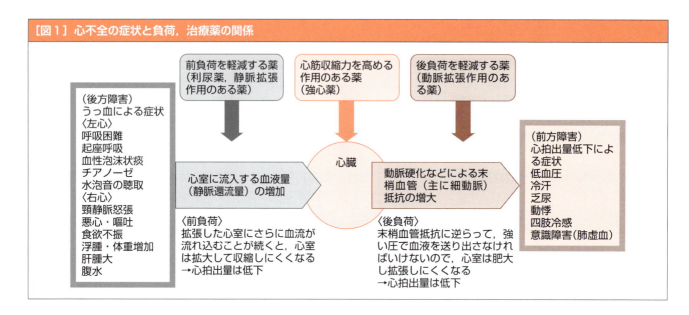

[図1] 心不全の症状と負荷，治療薬の関係

ら，肺全体が水浸しのようになり肺胞の中にまで浸出液が貯留する。肺でのガス交換は肺胞を取り巻く毛細血管を介して行われるため，肺うっ血が起こるとガス交換は妨げられる。そのため，左心不全の症状は起座呼吸，労作時の呼吸困難などの呼吸困難が特徴的で，胸部では湿性ラ音が聴取される。

左心不全による肺うっ血が起こると，上昇した左心房圧が肺静脈から毛細血管，肺動脈へと伝播されていくメカニズムにより，肺動脈内圧が上昇する。肺動脈内圧が上昇すると血液を送り出す右心室にかかる負荷も増大することになるため右心不全を併発し，両心不全に陥ることも多い。

② 右心不全

右心不全は，右心室の収縮力が低下するため，その前にある右心房に血液がうっ滞，さらに右心房に戻ってくる全身の血液もうっ滞する。主な症状は全身の静脈血がうっ滞することによって生じる，下腿浮腫，静脈怒張，腹水貯留，肝腫大などである。

3) 急性心不全と慢性心不全

心不全の発症からの時間によって急性と慢性に分類される。急性心不全は，心臓の器質的・機能的な異常によって急速に心臓のポンプ機能が低下した状態で，ショック状態，強い呼吸困難，不穏，疼痛などが生じるため，迅速な治療処置が行われなければ死に至る危険性がある。

慢性心不全は，心臓のポンプ機能が低下し，それを補うための代償機能が続いた結果，悪化して心不全の症状が出現した状態である。自覚症状は身体活動時の息切れや易疲労感，筋力低下，食欲低下など非特異的で個人差がある。

高齢者では，見当識障害など認知機能の低下やせん妄なども心不全の悪化徴候の一つであるため，注意が必要である。

4) 症状による重症度分類
① NYHA分類 [表1]

活動に伴う自覚症状や病歴から重症度を分類するのが，NYHA (New York Heart Association：ニューヨーク心臓

[表1] NYHA分類

程度	心疾患と活動制限	症状
Ⅰ度（無症候性）	心疾患はあるが，身体活動で症状はない。	日常的な身体活動では著しい疲労，動悸，呼吸困難，あるいは狭心痛を生じない。
Ⅱ度（軽症）	軽度の活動制限が必要だが，安静時には無症状。	日常的な身体活動で，疲労，動悸，呼吸困難，あるいは狭心痛を生じる。
Ⅲ度（中等度～重症）	高度の活動制限が必要だが，安静時には無症状。	日常的な身体活動以下の労作で，疲労，動悸，呼吸困難，あるいは狭心痛を生じる。
Ⅳ度（重症・難治性）	心疾患のため，いかなる身体活動も制限される。	心不全症状や狭心痛が安静時にも存在する。わずかな労作でこれらの症状は増悪する。

（付） Ⅱs度：身体活動に軽度制限のある場合
Ⅱm度：身体活動に中等度制限のある場合

(Yancy CW, Jessup M, Bozkurt B et al.: 2013 ACCF/AHA guideline for the management of heart failure: a report of the American College of Cardiology Foundation/American Heart Association Task Force on practice guidelines. Circulation 128: e240-e327, 2013. を一部改変)

協会）分類である．慢性的に経過している心不全の重症度を判断する場合に有用であり，普段の日常生活への影響から，治療内容の変更や生活行動面での具体的指導を行う場合など広く活用できる．

② **Nohria-Stevenson の分類**［図2］

うっ血（dry-wet）と低還流（cold-warm）の臨床的な所見を組み合わせて，重症度を判断する．出現している症状のみで診断できるため，非侵襲的であり，複数の慢性疾患をもつ高齢者の診断に有用である．

③ **Forrester 分類**［図3］

急性心筋梗塞による急性心不全の程度と予後を予測するために作成された分類であるが，心不全全般の治療方

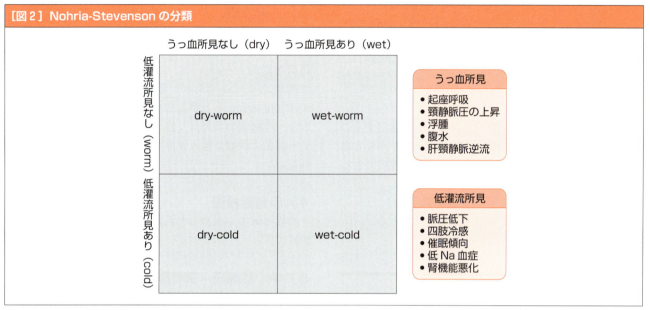

（Forrester JS, Diamond G, Chatterjee K et al.: Medical therapy of acute myocardial infarction by application of hemodynamic subsets（second of two parts）. N Engl J Med 295: 1404-1413, 1976. より作成）

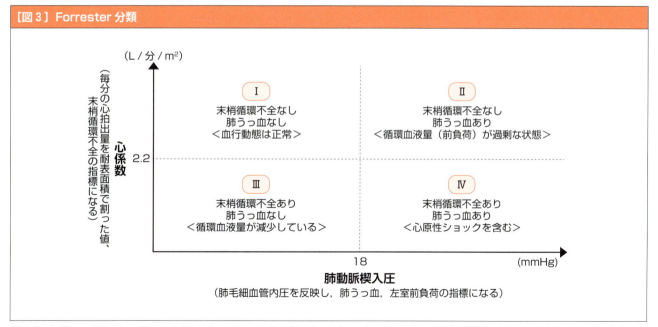

（Nohria A, Tsang SW, Fang JC et al.: Clinical assessment identifies hemodynamic profiles that predict outcomes in patients admitted with heart failure. J Am Coll Cardiol 41: 1797-1804, 2003. を一部改変）

[表2] フラミンガムうっ血性心不全診断基準

＊大項目を2項目，あるいは大項目を1項目および小項目を
　2項目を有するもの

大項目	小項目	大項目あるいは小項目
発作性夜間呼吸困難あるいは起座呼吸　頸静脈怒張　ラ音聴取　心拡大　急性肺水腫 Ⅲ音奔馬調律　静脈圧上昇＞16cmH$_2$O　循環時間≧25秒　肝頸静脈逆流	足の浮腫　夜間の咳　労作時呼吸困難　肝腫大　胸水　肺活量最大量から1/3 低下　頻脈（心拍≧120拍/分）	治療に反応して5日で4.5kg 以上体重が減少した場合

(McKee PA, Castelli WP, McNamara PM et al.: The natural history of congestive heart failure: the Framingham study. N Engl J Med 285: 1441-1446, 1971. を一部改変)

針を決めるのに役立つ。侵襲的に肺動脈圧を測定することが必要なことと，加齢による心係数の低下が十分考慮されていないため，すべての患者にそのまま適応できるわけではない。

④ フラミンガムのうっ血心不全診断基準 [表2]

　臨床的な症状から，うっ血性心不全を診断する。

4. 診断・検査

1）バイタルサイン

① 血圧

　心臓の収縮機能が低下するため，血圧や脈圧は低下する。

② 脈拍・呼吸数

　心拍出量が低下すると，代償的に脈拍数は増加，低酸素状態になるため，呼吸数も増加する。

③ 経皮的酸素飽和度（SpO$_2$）

　全身への酸素供給が不足するため，PaO$_2$（動脈血酸素分圧）は低下する。動脈血ガス分析値で判断できるが，通常はパルスオキシメータを用いたSpO$_2$の値で判断する。

2）画像検査

① 胸部X線検査

　心筋に負荷がかかることで心臓が拡大するため，胸郭の幅に対する心臓の陰影の割合である心胸郭比（CTR）が上昇する。左心不全により肺循環が滞ると，肺うっ血像（バタフライシャドウ），胸水貯留像がみられる。

② 心臓エコー検査

　心拍出量の低下の程度を知るためにEFまたはLVEF（左室駆出率）心筋への負荷やリモデリングの程度を知る

ために，心房・心室の肥大・壁の厚さ，心不全の原因となり得る弁の開閉などをみる。

③ 冠状動脈造影検査

　心筋の虚血につながる冠状動脈の閉塞程度を知るために，カテーテルを血管に挿入して造影剤を注入し，冠状動脈を造影する。

3）血液検査

　血液検査で，BNP（脳性ナトリウム利尿ペプチド）値を検査する。BNPは，循環血液量を減らして少しでも負荷がかからないようにするために心臓から分泌される利尿ホルモンであり，心不全の程度を推測できる。BNP100pg/mL 以上が急性心不全と診断される目安であるが，高齢者の場合は，他の慢性疾患の罹患歴や加齢による組織の状態に個人差があるため，必ずしもあてはまらない。

4）心電図検査

　心筋の障害，刺激伝導系の異常，電解質の異常などを判断する。

5）中心静脈圧・肺動脈楔入圧

　中心静脈ラインやスワンガンツカテーテルが挿入されている場合に測定できる。測定値から心臓のポンプ機能を直接知ることができるが，侵襲的な処置が必要になるため，実際には症状による診断基準や他の非侵襲的な検査結果などと併せて判断して治療を進めることが多い。

6）心臓カテーテル検査

　血管からカテーテルを挿入し，大動脈・大静脈・肺動脈などの血管内圧，右心房・右心室・左心室などの内圧の測定，心拍出量の測定，造影による心室の大きさや動きの測定を行う。不整脈の原因を特定するために，電気生理学的な検査，心筋の病変が疑われる場合には，心筋細胞を採取する検査を行うこともある。

5. 治療

　心臓のポンプ機能を酷使せず，かつ，全身主要臓器への酸素供給も不足しないようにすることが心不全治療の目的となる。心臓に負荷をかけないための治療には，循環血液量を減らす，末梢血管の抵抗を減らす，血圧を下げる，組織の酸素需要量を減らす，不整脈・脈拍数の増加を抑える，血液の酸素濃度を増やす，運動量を制限す

るなどがあり，これらはすべて同時進行で行われる。

治療は薬物療法が中心となるが，心筋にリモデリングが起こっている場合は，外科的治療も行われる。また，過度な安静による身体活動機能の低下は，心筋の収縮力低下などの直接的な心機能低下につながるだけでなく，ADLに影響を及ぼし，栄養摂取不足，不十分な服薬管理などにより，間接的に心機能低下をもたらすことにもつながるため，心臓リハビリテーション，日常生活維持のためのリハビリテーションも重要になる。

1）薬物療法

高齢者に対する薬物療法は，加齢による腎機能・肝機能の低下により治療薬の副作用が生じやすいこと，合併症や心臓以外の臓器の障害や機能低下を踏まえて個別の判断が必要であること，服薬コンプライアンスが低下する可能性があることなど，さまざまな要因を考慮して行われる必要がある［表3］。

① 利尿薬

尿の排泄量を増やし循環血液量を減らすことにより，血液を送り出す心臓のポンプ機能への負荷（前負荷）を減らす目的で利尿薬が使用される。

② 血管拡張薬

静脈系を拡張させる薬物は，静脈還流量が減少させて肺うっ血を改善（前負荷軽減）させること，動脈系を拡張させる薬物は，血液を送り出すために心筋が収縮するときにかかる負荷（心臓の後負荷）を軽減し，心拍出量を増加させる目的で使用される。ACE阻害薬，アンジオテンシンⅡ受容体拮抗（ARB）薬，カルシウム拮抗薬，

PDEⅣ阻害薬，β遮断薬などがある。

③ 強心薬

心筋の収縮力を上昇させることで心臓のポンプ機能を直接強めるが，心筋には負荷がかかるので，長期間の使用には注意を要する。ジギタリス製剤やカテコラミン，PDE阻害薬などがある。ジギタリス製剤は血中に蓄積して中毒症状が起こりやすいので，ジギタリス中毒症状の出現に注意する。

④ 心筋の負担を軽減する薬

心筋の過剰な収縮を抑えて心筋を保護することを期待して交感神経の働きの軽減や，代償的に活性化したホルモンの働きの抑制のために使用する。

ARB薬，カルシウム拮抗薬，β遮断薬などであり，血管拡張薬としても使用されている薬物が多い。

⑤ 原因となる心疾患に対する治療薬

心不全の原因となっている基礎疾患によって，例えば心筋梗塞などの虚血性心疾患や心房細動の場合はワルファリン製剤や抗血小板薬，不整脈があれば抗不整脈薬なども合わせて使用される。

2）酸素療法

全身組織への酸素供給量の不足は心拍数を増加させ，心臓への直接の負荷になるため，酸素吸入によって，血中の酸素濃度を高めることで心臓への負荷を減らす。

3）運動療法・リハビリテーション

心不全患者に対する運動療法は，運動耐用能の改善，心室の収縮力の改善，心筋リモデリングの進行予防，自

[表3] 高齢心不全患者に対して特に注意が必要な薬物

薬物	作用と期待される効果	副作用に関して注意すること	高齢者の特徴からの注意点
利尿薬	尿量を増加させて循環血液量を減らし，前負荷を軽減する	電解質異常，代謝異常，腎機能の増悪，起立性低血圧，食欲不振，倦怠感に注意	頻尿を避けるために外出時には服用しないなど，服薬コンプライアンスが低下しやすい
ACE阻害薬（血管拡張薬）	血管を拡張し，末梢血管抵抗を減らす	血圧低下，腎機能の悪化，低ナトリウム・高カリウム血症に注意する	乾性の咳が出やすくなる（この副作用が誤嚥性肺炎の予防に有用という報告もある）
ジギタリス薬（強心薬）	心筋の収縮力を増強する	血中濃度が高くなり，ジギタリス中毒（めまい，失見当識，視覚異常，さまざまな不整脈，悪心・嘔吐，食欲不振など）になりやすい	低体重，骨格筋量の少ない人はさらに血中濃度が高値になりやすい
β遮断薬	血管拡張，心筋収縮力の低下，血圧低下作用によって心臓の前負荷・後負荷両方を軽減する	徐脈によるめまいやふらつきに注意する。心筋収縮力が低下するため，重症心不全では使用しない	閉塞性肺疾患を合併している場合には薬物の選択に注意が必要
抗血栓薬	虚血性心疾患の再梗塞・悪化予防，心房細動による脳梗塞を予防する	複数の抗血栓薬の使用により出血のリスクが高まる，消化管出血，脳出血にも注意する	転倒した場合の頭部外傷が重症化しやすい

[表4] 慢性心不全患者における筋力トレーニングの禁忌	
絶対禁忌	● NYHA 分類Ⅳ度 ● 左心室流出路障害（閉塞） ● 非代償性心不全 ● 重篤な不整脈 ● 3 METs 以下の運動までしか耐えられない ● 中等度から重度の大動脈弁閉鎖不全 ● コントロールされていない糖尿病を合併している
相対禁忌	● 不安定狭心症 ● 新規の心房細動の出現 ● 重症肺高血圧 ● 安静時の複雑な心室不整脈 ● 運動の強度あるいは頻度によって増加する不整脈 ● 3 mm を超える運動誘発性虚血性 ST 低下

律神経機能の改善，不安や抑うつの改善など，さまざまな効果が立証されている。高齢患者の運動療法は，心不全の長期予後の悪化要因であるサルコペニアやフレイルの予防，ADL の維持や転倒予防など，さまざまな面で患者にプラスになる。加齢そのものは運動療法の絶対的な禁忌事項ではない。個々の心臓及び全身状態に応じて運動療法をすすめることが重要である [表4]。ADL の低下は，転倒など他の悪化要因に波及することが多いため，歩行に関連する下肢筋力トレーニングなど，日常生活行動維持を目的としたリハビリテーションが優先される。

● **サルコペニア**：筋肉量減少症のこと。筋肉量の低下に加え，筋力低下，身体能力低下が生じるとサルコペニアと診断される。加齢や長期安静による筋萎縮，栄養不足，慢性疾患が原因で生じることが多い。
● **フレイル**：高齢期に生理的予備能力が低下することで，ストレスに対する脆弱性が亢進し，生活機能障害，要介護状態，死亡などの転帰に陥りやすい状態であり，身体的な問題だけでなく，精神・心理的問題，社会的問題も含む。

4）補助循環・外科的療法

心不全症状が改善せず，生命の危機状況に陥っている場合や，リモデリングによって非可逆的に肥大した心臓の状態を改善するために行う。高齢者の場合は，侵襲の程度や生命予後，QOL を考慮しながら適応は慎重に判断する必要がある。

6．合併症（成り行き）

心臓のポンプ機能が代償されずに急速に低下すると，

主要臓器への酸素供給が断たれて，死に至る。急性心不全で対処が遅れると，低酸素状態が続き，救命後も脳や主要臓器に深刻な障害を残す。

慢性心不全の場合，急性増悪の繰り返しや他の疾患の合併によって心機能は不可逆的に悪化し，生活行動のすべてに影響が出る。活動に伴う疲労感や息苦しさ，浮腫，食欲不振などさまざまな身体的苦痛が継続する。一方，心不全の悪化を防ぐために指示される水分や塩分の制限，服用する薬物量の増加や薬物の副作用は QOL を著しく低下させる。また，心不全の状態によっては手術など全身に侵襲が加わる治療が不可能になるなどの影響が生じる。慢性心不全の急性増悪が繰り返されると，一般に予後は悪い。高齢者の場合は，急性増悪による入院時に救命処置をどこまで行うのかなど，家族が代理意思決定しなければならないこともあるため，終末期に向けた家族の話し合いや意思決定の支援も重要である。

Ⅱ　心不全をもつ高齢者の看護ケア

1．観察ポイント

1）呼吸器症状

● 呼吸数：安静時呼吸数の増加，日常生活動作に呼吸数の増加
● 呼吸困難：労作に伴う呼吸困難，起座呼吸（身体を起こしていると大丈夫でも，臥床時に呼吸困難が生じていないか），夜間発作性呼吸困難（夜間呼吸困難が生じて眠れない，呼吸困難で目が覚める）
● 咳，痰：乾性の咳嗽，泡沫状の淡血性の痰
● 胸部聴診：水泡音（湿性ラ音）の聴取
● チアノーゼ，SpO_2

2）体内水分貯留の程度

● 体重：増加の程度，治療開始後の減少
● 浮腫（下腿，足背，顔面），腹水
● 尿量：尿量の減少，治療開始後の尿量増加程度
● 胸部 X 線像：心胸郭比（CTR）の増大，胸水貯留，バタフライシャドウ

3）循環器症状

● 心拍・脈拍：安静時の脈拍・心拍数の増加，不整脈，

薬物療法の副作用による徐脈，足背脈拍の触知・左右差

- 心電図波形：心拍数の増加，減少，不整脈，電解質異常
- 頸静脈：怒張の程度

4）低酸素による活動エネルギー不足

- 全身倦怠感：何となく調子が悪い，風邪をひいたときのような感じ，1日中眠い，動こうと思っても身体が動かない
- 易疲労性：食事・排泄・入浴など日常生活行動後の強い疲労感，検査やリハビリテーション後の疲労感

5）精神状態

　急性心不全や慢性心不全の急性増悪で入院した患者は抑うつ状態に陥りやすい。また，高齢患者は中枢の低酸素状態及び利尿薬の使用による電解質バランスの崩れ，安静による外部刺激の低下などで，せん妄状態や認知機能の低下が起こりやすい。検査データや使用している薬物，食事摂取量と合わせて，精神状態や認知機能を注意して観察する。

- 活気・活動意欲：抑うつ状態，食欲，リハビリテーションへの意欲
- せん妄・不穏：夜間の睡眠状態，不穏言動，失見当識，不眠，強い不安，落ち着かない様子
- 認知機能の低下：入院前，前日との比較
- 使用薬物の副作用：電解質バランスの崩れ，安静による外部刺激の低下

6）消化器症状

- 食欲不振：摂取量の低下，食事摂取による呼吸困難，塩分制限の影響
- 悪心・嘔吐，便秘，下痢

7）自己管理に関する知識・行動

- 心不全の基本的知識
- 悪化時の症状，増悪要因とその予防方法
- 食事療法，運動療法，薬物療法について

2．看護の目標

❶合併症を起こさずに生命の危機状態を脱する。
❷心不全の症状や治療に伴う心身の苦痛が軽減される。
❸最小限の心臓負荷で生活上の基本的ニーズが満たされ

る。
❹心臓への負担が軽減され，かつ残存能力が低下しないような生活行動を身につける。

3．急性期の看護ケア

1）症状や悪化要因を正確に把握する

　急性心不全で生命の危機状況にある場合は，迅速な診断・治療が最優先で行われる。不必要な苦痛や合併症が生じずに治療が行われるよう援助する必要がある。診断と治療は同時進行で行われる必要があるが，高齢者の場合は，通常のガイドラインに沿った治療にエビデンスが不足しており，加齢や複数疾患の合併による影響などにも個人差がある。そのため，病歴や生活状況の聴取が重要になるが，視力や聴力のような感覚機能の低下，認知機能の低下により，正確な病歴聴取が難しいこともある。家族や友人からの聴取，本人の言葉だけでなく，性格傾向や行動の観察と合わせた判断，把握したいことを引き出せるような質問をするなどの工夫が必要である。

2）心不全の症状や治療に伴う心身の苦痛を軽減する

　心不全は急性増悪すると，呼吸困難や食欲不振，不眠などの身体症状による苦痛，塩分や水分の制限による苦痛，薬物の副作用による身体的苦痛，活動制限による苦痛など，さまざまな苦痛が生じる。

3）活動制限中のケア

　心臓への負担を最小限にするため，心不全症状が強い時期は身体活動が制限される。そこで，制限範囲内で食事・睡眠・清潔・排泄などの基本的なニーズが満たされるように援助する。一つ一つの活動が制限内であっても，続けて行うことで心負荷が増大することがあるので，食事直後の清潔ケアなど，連続しないように援助計画を立てる。

　急性期の治療環境でせん妄になる高齢者の割合も多いため，曜日や時間などの感覚が失われないような適度な刺激や変化を工夫しながらも，安心して休養できるように騒音や人の出入りなど刺激が過剰にならないようにする必要もあり，病床環境への配慮が重要になる。

4）リハビリテーション

　心臓への負担を軽減し，かつ残存能力を低下させないようにリハビリテーションを進める。身体活動を最小限

にすることで，一時的に心臓への負担は軽減されるが，廃用性に全身状態が悪化し機能低下が起こると，逆に心臓への負荷が増すことになる。残存機能を低下させないために，適切な活動量や運動強度を見計らいながら，本人の希望する生活が維持できるようにする。

3．自己管理教育に関する看護ケア

自己管理能力向上のための患者教育は，重要な心不全治療の一つになっている。服薬，塩分制限，適切な水分摂取の遵守，増悪時の症状の自覚や早期受診など，患者及び家族が理解して実施しなければならないことは多い。他の疾患の合併が多く，感覚機能や認知機能，運動機能などさまざまな身体機能が低下している高齢者には負担が大きい。ガイドラインやマニュアルで推奨されている事項をそのまま伝えるのではなく，患者本人の自己管理能力，普段の生活状況，家族やその他のサポート体制を把握しながら，焦点を絞り，個別の状況に合わせた自己管理内容を厳選して指導する必要がある。

1）塩分・水分制限に関する看護ケア

循環血液量が多くなると心臓に負担がかかるため，身体が必要とする水分量をちょうどよく摂取する必要がある。塩分の摂取が多くなると，ナトリウム濃度の調節のために体内の水分量も多くなり，循環血液量が増加するので，塩分の摂取も必要最小限にする。日常生活では水分・塩分の摂取を自然に行っているため，制限されるのは非常につらいということも理解し，一方的な指導にならないよう注意する。

① 塩分制限を遵守する工夫

塩分は調理の過程で使用され，加工食品などには既に多く含まれている。食事全体の塩分を減らそうとすると，「味が薄くておいしくない」「食欲が出ない」と感じるような食事内容になることも多く，食事のおいしさを損なわずに制限の範囲内の塩分量に抑えることは容易でない。長年の食習慣を変えるのも高齢者には難しく，漬け物，梅干し，干物，みそ汁など塩分の多い食事を好む人も多い。なるべく食習慣を大きく変えずに，妥協可能な範囲を本人に一緒に考えてもらい，実行につなげる。食欲が低下して摂取量そのものが減ると栄養状態が低下し，感染症，貧血など心臓への負担増加の要因になるため，食事摂取量を減らさないことも意識してもらう。

② 適切な水分摂取を行う工夫

水分摂取に関しては，習慣に個人差があるので，お茶を飲む習慣，飲酒の習慣，水分量の多い果物の摂取量や頻度などを確認し，服薬時の水分を考慮したら，どの程度水分摂取が可能なのかを具体的に示すことが大切である。飲酒は，一度飲むと量が多くなり，つまみなどからの塩分摂取につながるため止められることが多いが，飲酒が生活の楽しみになっている場合などもあるため，QOLを考慮して，主治医と相談の上で個別に対応することが，自己管理の継続にもつながる。

果物は水分摂取と食事摂取に影響する。食欲がないとき，気温が高いとき，もらい物があったときなど，果物を普段より多く摂取する機会がある。また，菓子類などに比較して果物には栄養があるので身体によいと思って間食の代わりにしている高齢者もいる。果物を禁止するのではなく，果物に含まれる水分量の目安を伝え〔表5〕，果物の摂取量を水分摂取量として計算に入れてもらうようにする。糖尿病が基礎疾患にある場合は，間食として果物は血糖値を上昇させることを説明し，間食としてではなく食事時に摂取してもらう。腎臓病がある場合はカリウムの多い果物は禁止されるため，基礎疾患も把握した上での指導が必要である。

〔表5〕果物100g中に含まれる水分とカリウム

果物名	水分量（g）	カリウム（mg）
いちご	90	170
みかん	89.6	150
かき	88.7	170
キウイ	88	290
さくらんぼ	87.8	210
すいか	86.9	120
なし	86.4	140
西洋なし	84.9	140
ぶどう	84.9	130
マンゴー	84.7	170
メロン	83.5	340
もも	83.1	180
りんご	83.1	110
ブルーベリー	82	70
バナナ	75.4	360

（五訂増補日本食品標準成分表より作成）

2）浮腫・体重に関するセルフモニタリング

心不全は，悪化徴候をつかんで早期に受診することが重症化の予防につながる。悪化時の身体症状や感じ方に個人差が大きく，悪化要因も多いため，自覚している症状を受診が必要な状態と解釈できない場合も多い。下肢の浮腫と体重は，数値に現れることと目に見えることや触ってわかることから，心不全の悪化徴候を察知するための有効なモニタリング指標になる。実施のタイミングや生活のなかで継続しやすい方法や記録，実施の意義などをわかりやすく説明し，受診のタイミングを伝える。

① 浮腫のモニタリング

下腿，足背を指で押し，圧痕や弾力を感じる。下腿の周囲を両手で触り，周径の増加を感じる。起床時，入浴後，就寝前などに行う。厳密に記録する必要はないので，自分なりの感覚で，少しむくんでいる，足が重い，少し太くなった，スリッパや靴がきつく感じるなどを記録してもらうとよい。実際に触ってもらい，感覚を言葉で述べてもらうようにすると，自分の感覚と悪化徴候を結び付けてとらえられるようになる。

② 体重のモニタリング

毎朝起床・排泄後に体重計に乗ることを習慣にしてもらう。体重の増加と浮腫の程度を一緒に記録しておくと，より心不全悪化徴候の早期発見につながる。可能な場合は浮腫の観察結果も記録してもらうとよい。体重が普段より何キロ増えたら，増加傾向が何日続いたら受診というように，早期受診の目安を具体的に主治医に決めてもらうと，自己管理の目安になる。体重が増えたのは，浮腫ではなく食事量と活動量が増えて筋肉がついたと考えようとする場合もあるため，本人のボディイメージや体重に関する考え方を把握した上で，適切な指導を行う必要もある。

3）悪化要因の理解と予防行動

食事や水分・塩分摂取以外にも，高齢者の生活上の悪化要因は，感染症，過労やストレス，服薬の不徹底，基礎疾患の悪化など多様である。入院中は安静が保てるため改善していても，退院後の生活に戻ると過負荷となってしまう場合もある。休息の取り方や過負荷となりやすい家事の工夫など具体的に指導する。

特に冬季には，インフルエンザやノロウィルス感染症などが流行するため，予防接種，手洗い，寝室の適切な加湿などに注意してもらう。風邪やインフルエンザが流行しやすい時期は，咳や息切れ，倦怠感などが風邪症状なのか，心不全悪化による症状なのか区別しにくいた

め，心不全症状であるにもかかわらず市販の感冒薬などを服用して対処してしまうこともある。風邪かもしれないと思っても，呼吸器症状が出現したら必ず受診するように指導することが重要である。

過労やストレスの要因の把握には個々の生活状況を知る必要がある。不定期に行われる親族関係や季節行事，趣味の会合など，患者にとっての優先度・重要度を理解した上で，具体的な身体活動量 [**表6**]，飲食の内容，心身へのストレスの程度などの要因別に負荷を減らす具体的な方法を指導する。

4．看護の評価ポイント

❶心拍出量が維持され，回復過程をたどることができたか。
● 回復までの期間
● 重症度
❷心不全の症状や治療に伴う心身の苦痛が軽減されたか。
● 心不全悪化症状出現の有無
❸治療中，食事・生活・排泄・移動・睡眠などの基本的なニーズが満たされたか。
● 不満足感
● ADL
❹自己管理行動を身につけることができたか。
● 機能に応じた生活行動を理解したか
● 改善点や継続するための工夫を具体的に考えることができたか

（高谷真由美）

《参考文献》
1）大八木秀和：まるごと図解　循環器疾患．照林社，2013．
2）村川裕二監：新・病態生理できった内科学1　循環器疾患，第2版．医学教育出版社，2009．
3）医療情報科学研究所編：薬がみえる vol.1．メディックメディア，2014．
4）Richard E. Klabunde 著，百村伸一監：臨床にダイレクトにつながる循環生理．羊土社，2015．
5）長山雅俊責任編集：心臓リハビリテーション実践マニュアル．中山書店，2010．
6）香川芳子監：五訂増補食品成分表2011．女子栄養大学出版部，2010．
7）日本循環器学会・他：急性心不全治療ガイドライン（2011年改訂版）．2011．（http://www.j-circ.or.jp/guideline/pdf/JCS2011_izumi_h.pdf）
8）日本循環器学会・他：慢性心不全治療ガイドライン（2010年改訂版）．2010．（http://www.j-circ.or.jp/guideline/pdf/JCS2010_matsuzaki_h.pdf）
9）日本循環器学会・他：急性・慢性心不全診療ガイドライン（2017年改訂版）．2018．（http://www.j-circ.or.jp/guideline/pdf/JCS2017_tsutsui_h.pdf）

［表6］ 身体活動能力質問表（Specific Activity Scale：SAS）

1．夜，楽に眠れますか？	1METs 以下	はい	つらい	？
2．横になっていると楽ですか？	1METs 以下	はい	つらい	？
3．1人で食事や洗面ができますか？	1.6METs	はい	つらい	？
4．トイレは1人で楽にできますか？	2METs	はい	つらい	？
5．着替えが1人でできますか？	2METs	はい	つらい	？
6．炊事や掃除ができますか？	2〜3METs	はい	つらい	？
7．自分で布団を敷けますか？	2〜3METs	はい	つらい	？
8．ぞうきんがけはできますか？	3〜4METs	はい	つらい	？
9．シャワーを浴びても平気ですか？	3〜4METs	はい	つらい	？
10．ラジオ体操をしても平気ですか？	3〜4METs	はい	つらい	？
11．健康な人と同じ速度で平地を100〜200m 歩いても平気ですか？	3〜4METs	はい	つらい	？
12．庭いじり（軽い草むしりなど）をしても平気ですか？	4METs	はい	つらい	？
13．1人で風呂に入れますか？	4〜5METs	はい	つらい	？
14．健康な人と同じ速度で2階まで上がっても平気ですか？	5〜6METs	はい	つらい	？
15．軽い農作業（庭掘りなど）はできますか？	5〜7METs	はい	つらい	？
16．平地で急いで200m 歩いても平気ですか？	6〜7METs	はい	つらい	？
17．雪かきはできますか？	6〜7METs	はい	つらい	？
18．テニス（または卓球）をしても平気ですか？	6〜7METs	はい	つらい	？
19．ジョギング（時速8km 程度）を300〜400m しても平気ですか？	7〜8METs	はい	つらい	？
20．水泳をしても平気ですか？	7〜8METs	はい	つらい	？
21．なわとびをしても平気ですか？	8METs 以上	はい	つらい	？

※ METs：metabolic equivalent（代謝当量）の略。安静座位の酸素摂取量（3.5mL/kg 体重／分）を1METs として，活動による酸素摂取量がその何倍かを示した数値。活動強度の指標にする。

（Sasayama S, Asanoi H, Ishizaka S et al.: Evaluation of functional capacity of patients with congestive heart failure. In: Yasuda H, Kawaguchi H, editors. New aspects in the treatment of failing heart syndrome. Springer-Verlag 113–117, 1992. より）

NOTE

第Ⅱ部 治療を受ける・継続する高齢者の看護ケア関連図

16 慢性閉塞性肺疾患（COPD）

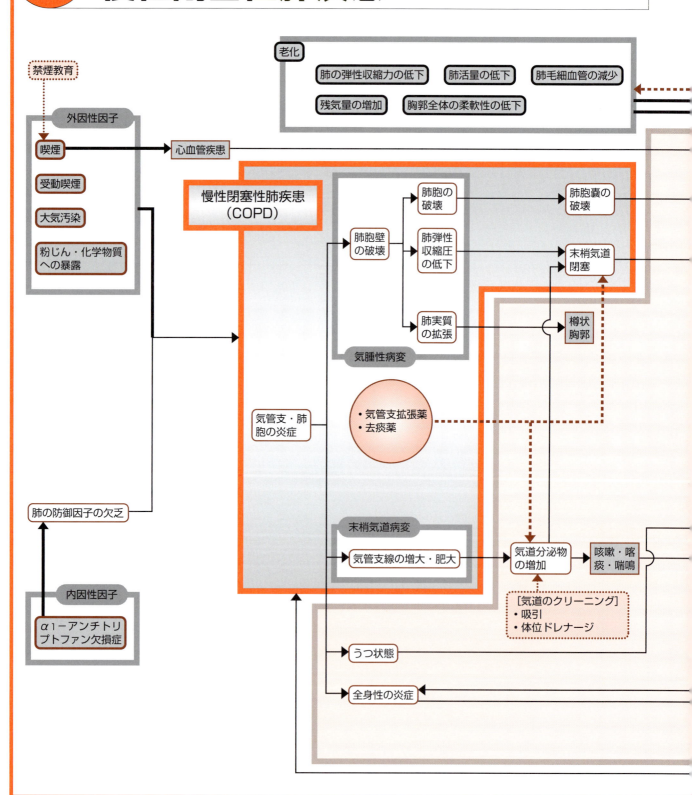

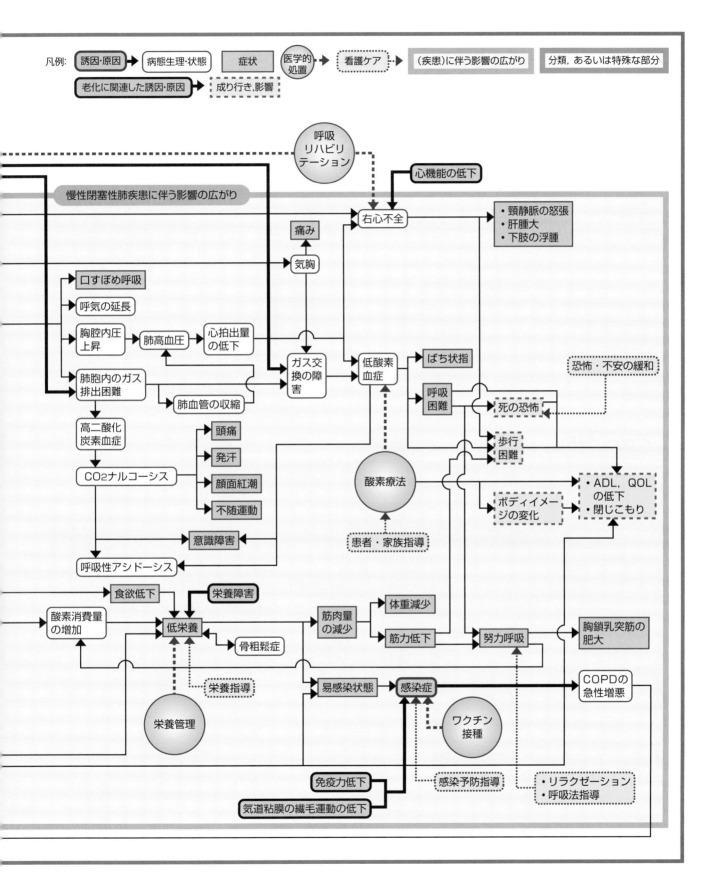

第Ⅱ部　治療を受ける・継続する高齢者の看護ケア関連図

16 慢性閉塞性肺疾患（COPD）

I 慢性閉塞性肺疾患（COPD）が生じる病態生理

1. 定義

慢性閉塞性肺疾患（chronic obstructive pulmonary disease：COPD）とは，タバコ煙を主とする有害物質を長期に吸入暴露することで生じた肺の炎症性疾患である。呼吸機能検査で正常に戻ることのない気流閉塞を示す。気流閉塞は末梢気道病変と気腫性病変がさまざまな割合で複合的に作用することにより起こり，通常は進行性である。臨床的には徐々に生じる労作時の呼吸困難や慢性の咳，痰を特徴とするが，これらの症状に乏しいこともある[1]と定義されている。

2. メカニズム

1）メカニズム

COPD では，①中枢気道，②末梢気道，③肺胞領域，④肺血管の4つの部位で病変がみられる。基本病態は，気道の炎症と肺胞の破壊である。これらの病変はタバコ煙等の有害物質による炎症が原因である [図1]。肺自体の炎症が全身に波及すると，全身性の炎症所見が認められ，体重減少，筋力低下，心・血管疾患など全身に影響を及ぼす。また，喫煙による他臓器への影響，加齢変化などに伴う併存症（心血管系疾患，うつ病，骨粗鬆症，栄養障害など）がみられる。そのため，COPD は全身性疾患としてとらえる考え方もある。

2）危険因子

COPD の危険因子は，外因性と内因性因子に分けられる。外因性因子は，タバコ煙，大気汚染物質の吸入，職業性粉塵などがある。そのなかでも喫煙は最大の危険因子であり，COPD の患者の約 90％に喫煙歴があるといわれている。死亡率も非喫煙者と比べて喫煙者のほうが高い。内因性因子は，$α_1$-アンチトリプシン欠損症が知られている。しかし，日本人には稀である [表1]。

3）疫学と予後

2015 年のわが国の COPD での死亡率は第 10 位（1 万

[図1] COPD の病変

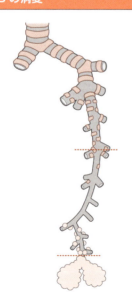

中枢気道
- 気管支粘膜では，**杯細胞の過形成と扁平上皮化生**
- 気道壁では，**気管支粘膜下腺の増大**，平滑筋の肥厚，壁の線維化など
- ＊**太字**は，気道過分泌による喀痰症状の原因となる。

末梢気道
- 末梢気道：内頸 2mm 以下の細気管支
- 粘液分泌物の貯留，炎症細胞の湿潤，平滑筋肥大による気道の変形，狭窄，及び細気管支の破壊による気道の消失→気流制限の原因

肺胞
- 肺胞壁の破壊による肺胞の弾性力の低下→気流制限の原因

肺血管による病変は，肺動脈の内膜や血管平滑筋の肥厚，炎症細胞の湿潤などがみられる。

（医療情報科学研究所編：病気がみえる vol.4　呼吸器，第2版．p9，メディックメディア，2013．を一部改変）

[表1] COPDの危険因子			
	最重要因子	重要因子	可能性の指摘されている因子
外因性因子	タバコ煙	大気汚染 受動喫煙 職業上の粉塵や化学物質への暴露	呼吸器感染 小児期の呼吸器感染 妊娠時の母体喫煙 肺結核の既往 社会経済的要因
内因性因子	α_1-アンチトリプシン欠損症		遺伝子病変 老化　など

（日本呼吸器学会COPDガイドライン第5版作成委員会編：COPD（慢性閉塞性肺疾患）診断と治療のためのガイドライン第5版. p18, メディカルレビュー社, 2018. を一部改変）

[表2] COPDの病期分類		
	病期	定義
Ⅰ期	軽度の気流閉塞	%FEV$_1$≧ 80%
Ⅱ期	中等度の気流閉塞	50%≦ %FEV$_1$< 80%
Ⅲ期	高度の気流閉塞	30%≦ %FEV$_1$< 50%
Ⅳ期	きわめて高度の気流閉塞	%FEV$_1$< 30%

気管支拡張薬投与後の1秒率（FEV$_1$／FVC）70%未満が必須条件。
（日本呼吸器学会COPDガイドライン第5版作成委員会編：COPD（慢性閉塞性肺疾患）診断と治療のためのガイドライン第5版. p50, メディカルレビュー社, 2018. を一部改変）

[表3] COPDの症状とその特徴	
症状	特徴
呼吸困難	・最も特徴的な症状で, 最初は労作時に見られる。 ・進行すると常時, 呼吸困難が出現し日常生活が制限され, QOLの低下につながる。
慢性の咳	・早期に出現する症状。風邪と間違えることがある。 ・間欠的から持続性に変化する。
慢性の喀痰	・喀痰症状を正確に評価するのは難しい。 ・膿性の喀痰は増悪の徴候を示している場合があり, 早期に受診が必要。
喘鳴	・日内変動がある。 ・病期分類Ⅲ以上でみられることが多い症状。
その他	・呼吸筋のエネルギー増大等に伴う栄養障害, 体重減少。 ・COPDによる全身の併存症。

5,749人）であり, 男性が第8位, 女性は第20位である[2]。男女とも65歳以上の高齢患者が多くを占めており[3], COPDの進行により予後は悪くなる。また, 増悪を繰り返すほど予後は悪化する。COPDの予後因子は, 高齢者, 喫煙, 呼吸困難の程度, 栄養状態などがある。しかし, 適切な管理（禁煙, 感染予防, 在宅酸素療法など）により, 予後を改善することができる。

3．分類と症状

1）分類

COPDの病期分類は, Ⅳ期に分類される [表2]。病期分類からみる症状は, Ⅰ期（軽度の気流閉塞）では無症状であることが多いが, Ⅱ期になると労作時の呼吸困難を生じ, 日常生活に支障をきたしはじめる。Ⅲ期になると症状は持続的となり, 身体を動かすと呼吸困難を生じる。Ⅳ期では安静時にも呼吸困難が起こる。

2）症状

COPDの主症状は, 慢性の咳嗽や労作性呼吸困難である [表3]。しかし, 症状出現は必ずしも病期と一致するわけではない。症状には個人差があり, 自覚症状に乏しい場合, 受診行動が遅れ悪化してから発見されることがある。特に, 高齢者は症状の出現が乏しいことや, 加齢による変化や他疾患の合併症から起こる症状なのか, 判断がつきにくい。

COPDの急性増悪では, 細気管支の炎症, 気道粘膜のうっ血などがみられ, 気道狭窄がより増大する。その結果, 低酸素血症, CO$_2$ナルコーシス, 肺性心など重篤化するため, 呼吸困難, 咳嗽, 喀痰などの症状が急激に悪化し, 生命の危機的徴候に陥る場合がある。

・**CO$_2$ナルコーシス**：COPD患者のような慢性Ⅱ型呼吸不全患者に対して, 高濃度酸素を投与した際に発症する。呼吸運動は, CO$_2$濃度の上昇で中枢化学受容野が反応し, 呼吸運動が促進されるが, COPD患者は慢性的にCO$_2$濃度が高く, CO$_2$濃度の上昇に反応が鈍くなる。そのため, 呼吸運動はO$_2$濃度の低下で反応する末梢化学受容野によって促進されている。そこに, 高濃度O$_2$を投与すると低酸素血症が一気に改善され, 呼吸運動が低下し, 体内にCO$_2$が蓄積され, CO$_2$ナルコーシスが引き起こされる。症状は, 頭痛, 発汗, 顔面紅潮, 四肢の不随運動（羽ばたき振戦）などが出現する。

4．診断及び検査

1）身体所見

① 視診

・樽状胸郭：肺の過膨張により, 胸郭の前後径が増大

[図2] COPDの胸郭

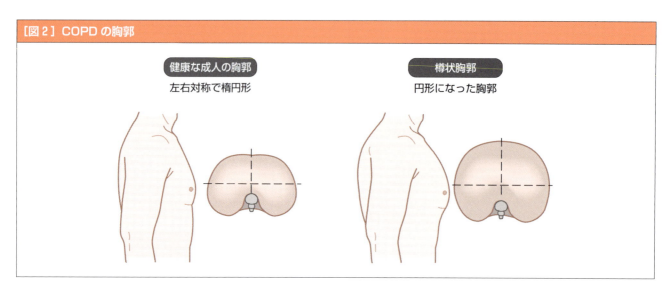

[図3] COPDの手指の状態

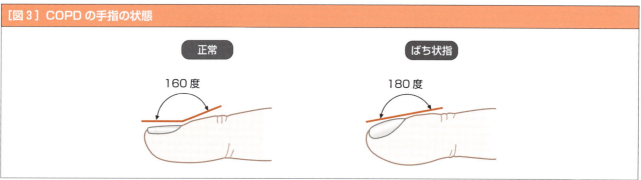

し，樽型の胸郭となる。
- 口すぼめ呼吸：呼気時の気道閉塞を緩和させるために，無意識に口すぼめ呼吸となる。
- 胸鎖乳突筋の肥大：努力呼吸により，呼吸補助筋が使用されるため肥大する [図2]。
- ばち状指：COPDでみられる特徴的な指の形となる [図3]。
- 右心不全の徴候：低酸素血症の悪化に伴い肺動脈圧が上昇し，右心不全を呈する。そのため，頸静脈の怒張，肝腫大，下肢浮腫の出現等に注意が必要である。

② 聴診

呼吸音が減弱し，呼気の延長がみられることがある。また，努力呼吸時に喘鳴が聴取される場合がある。副雑音では，断続性ラ音，連続性ラ音が聴取されることがある。

2）画像診断
① 胸部単純X線写真

肺胞壁の破壊と消失のため，肺野の透過性が亢進する。その他の特徴は [図4] を参照のこと。最も特徴的な所見は，横隔膜の平坦化である。

② 胸部CT

気腫病変としてとらえることができ，画像上では低吸収域として認められる。進行すると低吸収域は拡大する。

3）呼吸機能検査
① スパイロメトリー

1秒率（FEV_1/FVC），1秒量（FEV_1）を測定する。気管支拡張薬吸入後の測定値を用いて評価を行う。閉塞性換気障害（1秒率＜70％）を気流制限の判断基準とし [図5]，定期的にスパイロメトリーを行うことが重要である。

② フローボリューム曲線

気道の炎症や肺胞の破壊により息が吐き出しにくくなり（気流制限），フローボリューム曲線が下に凸の下降脚曲線を描く [図6]。特に呼気時にその制限が強くみられるため，ゆっくりと吐くことが困難となり，一気に吐き

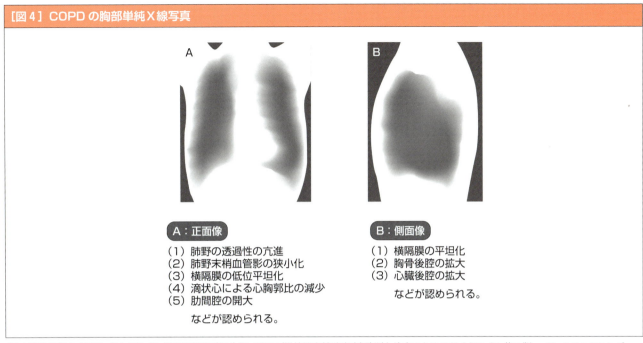

[図4] COPDの胸部単純X線写真

A：正面像
(1) 肺野の透過性の亢進
(2) 肺野末梢血管影の狭小化
(3) 横隔膜の低位平坦化
(4) 滴状心による心胸郭比の減少
(5) 肋間腔の開大
などが認められる。

B：側面像
(1) 横隔膜の平坦化
(2) 胸骨後腔の拡大
(3) 心臓後腔の拡大
などが認められる。

(日本呼吸器学会COPDガイドライン第5版作成委員会編：COPD（慢性閉塞性肺疾患）診断と治療のためのガイドライン第5版．p59, メディカルレビュー社，2018．を一部改変)

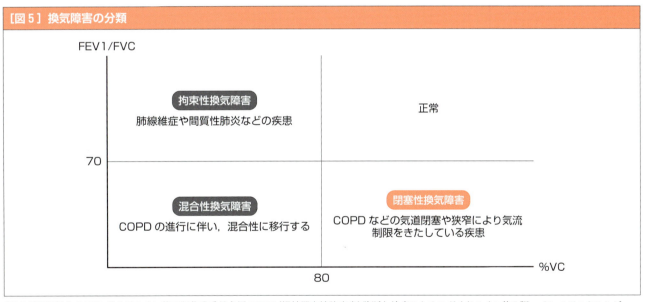

[図5] 換気障害の分類

拘束性換気障害：肺線維症や間質性肺炎などの疾患

正常

混合性換気障害：COPDの進行に伴い，混合性に移行する

閉塞性換気障害：COPDなどの気道閉塞や狭窄により気流制限をきたしている疾患

(日本呼吸器学会COPDガイドライン第5版作成委員会編：COPD（慢性閉塞性肺疾患）診断と治療のためのガイドライン第5版．p64, メディカルレビュー社，2018．を一部改変)

出そうとするため，正常に比べて凸の曲線となる。

4）動脈血ガス分析

動脈血酸素分圧（PaO_2）を測定することにより，患者の換気状態，酸素化能，酸塩基調節を把握できる。また，増悪の程度の評価指標となる。動脈血二酸化炭素分圧（$PaCO_2$）は，CO_2ナルコーシス発見の指標となる。特に，高齢者は症状の出現が乏しいため，動脈血ガス分析結果を注意深くみていくことが重要である。

[図6] フローボリューム曲線

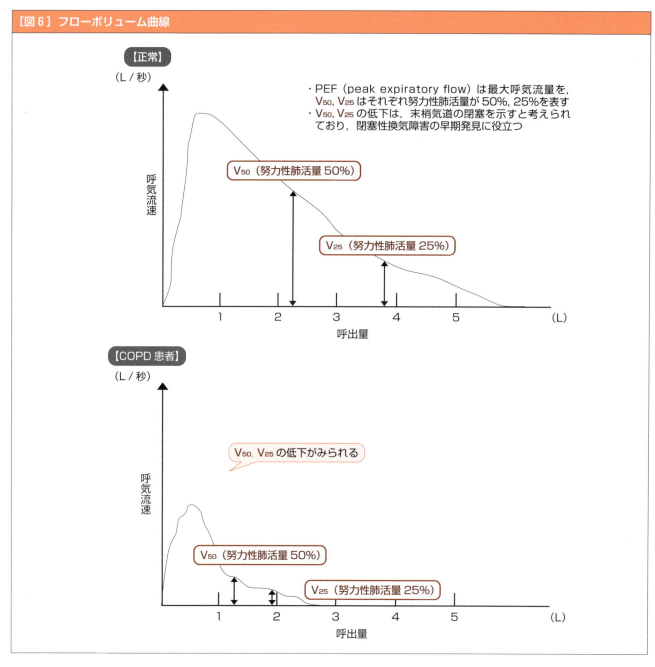

5. 治療

慢性閉塞性肺疾患（COPD）の治療は、禁煙、薬物療法、栄養指導、予防行動など包括的に行われるため、医師、看護師、呼吸療法士、薬剤師、管理栄養士など多職種が連携し、チーム医療として提供することが望ましい。特に、高齢者は複数の病態が併存し、認知症などの場合があるため、高齢者や介護者の状況に合わせた介入が必要となり、継続した支援を提供することで大きな効果が得られる。治療内容は、重症度に応じて段階的な治療が推進されている。適切な治療や自己管理は症状の改善だけでなく、増悪の予防、死亡率の低減、QOLの改善につながる。

1）包括的アプローチとセルフマネジメント教育
① 禁煙

禁煙は、COPDの治療において最も重要な治療である。肺機能は、老化により呼吸筋の低下や残気量の増

加，一秒量の低下がみられるが，高齢の喫煙者と非喫煙者では，喫煙者のほうが1秒量の低下速度が著しく加速する。高齢者であっても禁煙することで呼吸困難による日常生活への影響を遅らせることができ，それが生命予後を延長させる。また，高齢者は，喫煙期間が長く習慣化しているため継続した教育が求められる。

② 呼吸リハビリテーション

運動療法を中心として，呼吸訓練，排痰法，胸郭可動域訓練などが行われる。呼吸リハビリテーションは，日常生活の呼吸困難を緩和し QOL を改善させる。

③ 患者教育

COPD は退院後のセルフマネジメントが重要であり，患者が疾患を理解し，自ら疾患の管理が行えるよう教育する [表4]。

④ 栄養管理

COPD 病期分類Ⅲ期（高度の気流閉塞）以上の患者では，約40％に体重減少がみられる[1]といわれている。原因は呼吸筋のエネルギー消費の増大などがあげられる。また，呼吸困難の出現により食欲が低下し，低栄養状態に陥りやすくなる。栄養障害は予後にも関連するため，早期からの介入が必要である。

2）薬物療法

薬物療法は COPD 患者の QOL の改善や増悪の予防に有用であり，気管支拡張薬が中心となる。その他に副腎皮質ホルモン剤，吸入薬，喀痰調整薬などがある。重症度に合わせて使用し，副作用の出現に注意する。高齢者は作用・副作用の出現に個人差があるため，薬剤による反応性などを確認し，患者にあった有用な薬剤を選択することが望ましい。

3）ワクチン接種

COPD 患者は感染症に罹患することが増悪原因とな

る。ワクチンの接種により感染症に罹患しないよう予防することが大切である。主なワクチンはインフルエンザワクチン，肺炎球菌ワクチンがあり，時期になったら患者へワクチン接種をするよう促していくことが大切である。インフルエンザワクチンは，COPD の増悪による死亡率を50％低下させる[1]といわれている。

4）酸素療法

在宅酸素療法と換気補助療法がある（コラム「在宅酸素療法を導入する高齢者への看護」参照）。換気補助療法のなかでも，導入の容易さと簡便さから非侵襲的陽圧換気療法（noninvasive positive pressure ventilation：NPPV）が第一選択となる。NPPV は上気道から用圧を用いて換気を行う方法であり，一般的な適応は，意識があり協力的であることや，マスクの装着が可能なものが対象となる。高齢者は，認知症などにより装着に理解が得られないことや，機器の操作が困難など，導入に際して注意が必要である。

Ⅱ　慢性閉塞性肺疾患（COPD）をもつ高齢者の看護ケア

COPD の看護では，患者の症状を的確にアセスメントし，病期応じた看護ケアが必要となる [表5]。また，観察は病態，身体症状，生活の影響，介護状況の4つの視点で観察を行う [表6]。

以下，急性増悪期と安定期に分けて示す。

1．急性増悪期

1）観察ポイント

● **重症度と治療の効果を把握する**：呼吸困難，低酸素血症，肺性心，CO_2ナルコーシスの有無，酸素療法の

[表4] COPD における患者教育の構成

1	疾患の自己管理	9	身体活動性の維持
2	肺の構造・疾患，検査	10	栄養・食事療法
3	禁煙	11	栄養補給療法
4	環境因子の影響	12	在宅酸素療法
5	薬物療法	13	在宅人工呼吸療法
6	ワクチン接種	14	福祉サービスの活用
7	増悪の予防・早期対応	15	心理面への援助
8	日常生活の工夫と呼吸困難の管理	16	倫理的問題

（日本呼吸ケア・リハビリテーション学会呼吸リハビリテーション委員会・他編：呼吸リハビリテーションマニュアル―患者教育の考え方と実践. pp2-4，照林社，2007. を一部改変）

[表5] COPD 病期分類に応じた看護

Ⅰ期	教育的な援助を行う（禁煙指導，感染予防，適切で正しい薬物療法の指導等）。
Ⅱ期	呼吸リハビリテーションの観点から生活行動を促進する。呼吸困難による生活機能への影響を改善し，不安を軽減する。
Ⅲ期	症状による生活機能への影響の程度を把握し，援助内容と方法の修正・変更を行う。
Ⅳ期	急性増悪の徴候を見逃さず，早期に対応する。終末期医療の意向も話し合う時期でもある。

[表6] COPD 患者の観察の視点	
病態	呼吸困難，COPD 病期分類，検査データなどより，現在の患者の COPD の状態，症状の経過
身体症状	現在の ADL，栄養状態
生活の影響	呼吸困難による生活への影響，社会参加の状況
介護状況	家族の介護力，社会資源の活用

効果，生命の危機的徴候
● **日常生活への援助の必要性を把握する**：現在の ADL
● **心理状態を把握する**：呼吸困難による精神的不安，恐怖，家族の心理状態
● **疾患の理解力を把握する**：疾患に対する知識，理解の仕方
● **退院後の支援の必要性を把握する**：家族の介護力

2）看護の目標
❶呼吸状態が改善する。
❷心身の苦痛が緩和される。
❸患者自身で異常の早期発見・早期対応ができる。

3）看護ケア
① 呼吸困難の緩和
　急性増悪期は呼吸困難が増強するため，少ない動きで効率のよい呼吸ができるように，口すぼめ呼吸の指導や安楽な体位の保持（ファーラー位，起座呼吸など）を行う。特に高齢者では，パニック状態に陥った場合，正しい呼吸法で実施できないことがあるため，比較的落ち着いているときから繰り返し指導する。
② 気道のクリーニング
　感染等により気道分泌物が増加する。分泌物の排出を促す吸入療法，体位ドレナージ，呼吸理学療法，バイブレーションなどの排痰法を併用し，気道の浄化を図る。自己による喀痰の排出ができない場合は，吸引を実施する。特に高齢者では，加齢により気道の浄化機能が低下するため分泌物の排出が困難になる。ネブライザーなどを使用し，分泌物を軟化させ排出しやすいよう工夫する。
③ 不安・恐怖の緩和
　呼吸困難は主観的な症状であり他人に伝えにくいため，不安や恐怖が増強しやすい。特に高齢者では，認知機能の低下により自身の不安や恐怖を伝えることができず，不穏症状として表出される場合がある。患者の苦痛や不安・恐怖を受け入れる姿勢を保ち，傍らに付き添

[表7] COPD 増悪の定義	
症状Ⅰ	☐ 息切れの増加　　☐ 痰の増加　　☐ 膿性痰
症状Ⅱ	☐ 5日以内の上気道感染　　☐ 他に原因のない発熱 ☐ 喘鳴の増加　　☐ 痰の増加 ☐ 呼吸数と心拍数の 20%の増加

*以下のいずれかにあてはまる場合を COPD 増悪とする
1）症状Ⅰのうち2つ以上の症状がみられる
2）症状Ⅰのうち1つ以上＋症状Ⅱのうち1つ症状がみられる
（Anthonisen NR, et al.: Antibiotic therapy in exacerbations of chronic obstructive pulmonary disease. Ann Intern Med 106（2）: 196-204, 1987. より）

う，リラクゼーションを行うなど不安の軽減に努める。また，介護者も患者の不安や恐怖に接し，同様の精神症状を感じることがある。周囲の家族への心理的援助も忘れずに実施する。
④ 病状変化の早期発見 [表7]
　急性増悪期は患者が治療やセルフケアの必要性を再認識する機会となる。退院後，患者自身で病状の早期発見ができるよう，日頃からセルフモニタリングできるよう指導する。そのためには，継続した症状観察が重要であり，特に高齢者では，家族を含めて受診のタイミングなど，早期発見，早期対応ができるよう指導する。また，症状出現が非定型であり，典型的な症状が出現しない場合があることを説明する。何か普段と異なる症状がある場合は，かかりつけ医に患者が異常時に相談・連絡ができるよう体制を整える。

4）看護の評価ポイント
❶呼吸状態が改善され，安楽な呼吸ができているか。
● 気道の浄化状態
● 動脈血ガス分析結果
❷精神的不安・恐怖感が軽減されているか。
❸異常の早期発見・早期対応について理解し，実践できるか。
● 症状の自己観察状態

2．安定期

1）観察ポイント
● **重症度や症状の変化を把握する**：呼吸困難 [表8]，慢性の咳嗽や喀痰，症状経過
● **悪化要因の有無を把握する**：日常生活活動，栄養状態，疾病管理能力と行動（禁煙の実践，適切な薬物療法）

- **生活への影響を把握する**：呼吸困難による生活への影響［表9］，生活への思い，社会参加状況
- **支援の必要性を把握する**：家族の介護力，予防行動に対する支援，社会資源の活用状況

2）看護の目標
❶呼吸状態の安定を図って生活できる。
❷適切な疾病管理を継続し，急性増悪を防ぐための予防行動を取ることができる。
❸在宅酸素療法が安全に継続して実施できる。

3）看護ケア
① 包括的呼吸リハビリテーション
　多職種がチームとなり，患者・家族を対象として可能な範囲での機能回復，COPDの悪化を予防できるよう支援を行う。筋力増強運動や有酸素運動，リラクゼーションを含む運動療法，教育が中心となる禁煙指導，栄養指導，予防行動指導などが含まれる。患者・家族が疾患を受け入れ，モチベーションを維持しながら実施できるよう，ポジティブフィードバックをするなど継続的に支援を行う。特に，高齢者は複数の疾患を有していること，認知機能が低下している場合があることなど，継続した治療行動をとることが難しい場合がある。介護者も高齢であり，必ずしも健康状態が良好とは限らない。そのため，高齢患者が安定した環境のなかで継続した治療行動がとれるよう，患者の入院前の生活行動や介護者の健康状態など把握している看護師の役割はきわめて大きいといえる。特に，高齢者における包括的リハビリテー

ションの効果は，終了後，6か月〜1年間までは安定している[4]との報告もあり，継続して実施していけるよう支援を行う。

● 日常生活における息切れの管理と工夫
　COPD患者は，呼吸困難や全身疾患の影響により今までできていた日常生活に制限がかかり，QOLが低下する。そのなかでも，特に息切れは患者の日常生活行動に大きくかかわってくる。息切れがどのような動作を制限しているのか，息切れ軽減のための工夫について指導を行う。息切れ軽減のための工夫として環境の整備［表10］や呼吸法がある。動作は，呼気に合わせて行うと息切れを軽減させることができる。特に，高齢者を介護する介護者にも呼吸法の指導を行い，協力を得ることができるよう体制を整える。

MEMO　MRC息切れスケール

　MRC息切れスケールは，修正版等いくつかの種類が存在する。
　そのため，アセスメントの際にどのスケール表を用いたか参考文献を明らかにする。

［表8］呼吸困難（息切れ）を評価する修正MRC（mMRC）

グレード分類	あてはまるものにチェックしてください。	
0	激しい運動をした時だけ息切れがある。	☐
1	平坦な道を早足で歩く，あるいは緩やかな登り坂を歩く時に息切れがある。	☐
2	息切れがあるので，同年代の人よりも平坦な道を歩くのが遅い，あるいは平坦な道を自分のペースで歩いている時，息切れのために立ち止まることがある。	☐
3	平坦な道を約100m，あるいは数分歩くと息切れのために立ち止まる。	☐
4	息切れがひどく家から出られない，あるいは衣服の着替えをする時にも息切れがある。	☐

（日本呼吸器学会COPDガイドライン第5版作成委員会編：COPD（慢性閉塞性肺疾患）診断と治療のためのガイドライン第5版．p54，メディカルレビュー社，2018．より）

［表9］NRADL

項目	動作速度	呼吸困難感	酸素流量	合計
食事	0・1・2・3	0・1・2・3	0・1・2・3	
排泄	0・1・2・3	0・1・2・3	0・1・2・3	
整容	0・1・2・3	0・1・2・3	0・1・2・3	
入浴	0・1・2・3	0・1・2・3	0・1・2・3	
更衣	0・1・2・3	0・1・2・3	0・1・2・3	
病室内移動	0・1・2・3	0・1・2・3	0・1・2・3	
病棟内移動	0・1・2・3	0・1・2・3	0・1・2・3	
院内移動	0・1・2・3	0・1・2・3	0・1・2・3	
階段昇降	0・1・2・3	0・1・2・3	0・1・2・3	
外出・買い物	0・1・2・3	0・1・2・3	0・1・2・3	
合計	/30点	/30点	/30点	
連続歩行距離	0：50m以内，2：50〜200m，4：200〜500m，8：500m〜1km，10：1km以上			
合計				/100点

＊NRADLは日常生活動作に呼吸困難感を加えた評価表となっている。
（千住秀明監：日常生活活動（ADL），第2版．p291，神陵文庫，2007．より）

> **MEMO** NRADL評価表
>
> COPDに特異的な健康関連QOL尺度がいくつか開発されている。日本語版の有用性も検証されている。ADL評価については，標準的に用いられるものとしてBarthel Indexがある。しかし，呼吸困難や動作困難は含まれていない。そのため，呼吸困難の度合いなどを含めたNRADL評価表などが開発されている。

[表10] 息切れ軽減のための環境の整備

環境の整備	効果
脱衣所や居室にいすを設置する	更衣動作時や休憩に用いる 効率よく動作を開始することができる
前あきのシャツを着用する	上肢運動，かがむ行動を減らすことができる
電動歯ブラシの使用	肘を張らずに小さな動作で歯みがきができる

＊上肢運動は胸郭を拡張させる作用があるため，胸部の筋群への負担が増えると，呼吸運動に影響を及ぼし息切れが生じる。そのため，できるだけ上肢運動を行わないような生活の工夫が必要となる。

● 禁煙指導

　禁煙には禁煙支援と禁煙治療があり，それを総称して禁煙指導と呼ぶ。ニコチン依存と行動変容のステージについて，介入者が理解していなければ効果的な治療に結びつかない [図7]。禁煙指導には，米国公衆衛生局により公表された5Aのアプローチが推奨されている [表11]。特に高齢者は長年の喫煙歴があり，禁煙には周囲の理解と協力が必要となるため，禁煙指導は高齢患者だけでなく，家族等を含めて行う。

● 栄養・食事指導

　COPD患者は，気流制限などによる呼吸筋のエネルギー消費量の増大や，呼吸困難による食事摂取量の低下などの要因により低栄養に陥りやすい。特に高齢者は，食事摂取量不足や消化吸収機能低下，疾患等によっても低栄養状態に陥りやすく，COPD高齢患者の栄養状態を管理していくには，必要摂取エネルギーの摂取やタンパク質摂取不足とならないよう十分にアセスメントした上で，管理・指導が必要となる。

　COPD患者の食事管理のポイントは，呼吸困難を緩和した食事摂取の方法である [表12]。このほかに，高齢者の栄養には精神・心理的要因（喪失体験，うつ状態な

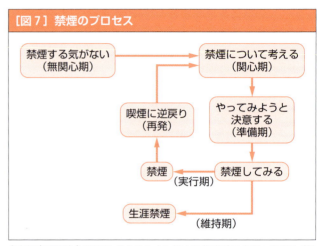

[図7] 禁煙のプロセス

（日本呼吸器学会COPDガイドライン第4版作成委員会編：COPD（慢性閉塞性肺疾患）診断と治療のためのガイドライン第4版．p61，メディカルレビュー社，2013．より）

[表11] 5Aのアプローチ

Ask（尋ねる）	診察時毎に，現在の禁煙の状況について質問し把握する
Advise（助言する）	喫煙のリスクや禁煙のメリットを説明し，禁煙するよう動機づける
Assess（評価する）	禁煙の意思を確認する
Assist（援助する）	禁煙計画を立案し，患者の禁煙を援助する
Arrange（手配する）	禁煙が継続できるようフォローアップする

ど）や社会的要因（社会参加の減少による孤立，経済状況など）も関連してくるため，身体的要因だけでなく，多角的に評価していく。

● 薬物療法指導

　COPDでは病期や症状に応じた薬物療法が推奨されており，継続的に実施していくことが必要である。その中心は気管支拡張薬である。特に高齢者は，さまざまな合併疾患を有するものが多く，複数の薬物を服用する多剤併用の場合が多い。そのため，薬剤師と連携を行い，飲み忘れや服薬ミスを予防していくことが必要である。

　また，COPDの薬物には吸入薬が使用されることが多く，吸入が正しく実施できるよう手技を指導することも重要となる。特に，吸入薬や器具の種類により特徴が異なるため，使用する器具に合わせて使用上の注意や副作用などを含めて指導する。特に高齢者は，適切に実施するための手技の獲得には個人差があり，高齢者の理解

[表12] 食事中の呼吸困難緩和の指導	
食欲不振	• エネルギーの高い食事から食べる • 可能な限り好きな食物を取り入れる • 食事回数を増やす • 呼吸器疾患と意義を理解させる • 食べられる量を一皿に盛り分ける • 栄養補助食品の利用
満腹感	• エネルギーの高い食事から食べる • 食事中の水分摂取を控える，炭酸飲料は避ける • 冷たい食事のほうが満腹感が少ない
息切れ	• 食事前の十分な休息 • 気管支拡張薬の使用，食事前の排痰 • 咀嚼中の口すぼめ呼吸，食事中の姿勢，軽い食器の使用 • 食事中の酸素吸入量を医師と検討
疲労感	• 食事前の十分な休息 • 食事準備に手間をかけない • 食事中の動作の単純化 • 疲労感の少ない時間帯にできるだけ食べる
腹満感	• 息切れを緩和して，空気の嚥下を避ける • 少量ずつ回数を増やす • 急いで食べない • ガスを生産する食物，食材を避ける（いも類など）
便秘	• 適度な運動と繊維質の多い食事
歯周病	• 適切な歯科の治療，口腔ケア

（日本呼吸ケア・リハビリテーション学会呼吸リハビリテーション委員会・他編：呼吸リハビリテーションマニュアル―患者教育の考え方と実践. p105，照林社，2007．を一部改変）

力に合わせて繰り返し指導する。さらに，介護者の状況にも合わせて指導を行う **[表13]**。

● **増悪の予防行動に対する支援**

急性増悪は，疾患の進行を促進させ，重症化すると死に至ることもあるため，安定期に増悪にならないための

[表13] 吸入指導時に考慮するべき高齢者の特性	
高齢者の特性	吸入指導に考慮すること
物を大切にする習慣	製剤の交換時期（使用限度回数）を守らずに使い続ける
視力の低下	文字が小さい説明書は読まないことがある
握力の低下	ボンベがしっかりと押せず，正しい量の薬が噴霧できないことがある 指先での操作が難しくなる
前歯の欠損や義歯の使用	マウスピースがしっかりとくわえられない 口腔内に薬の刺激感がないと薬が出ていないと考えてしまう
理解と行動の不一致	理解していても思い通りに操作できないことがある

（日本呼吸ケア・リハビリテーション学会呼吸リハビリテーション委員会・他編：呼吸リハビリテーションマニュアル―患者教育の考え方と実践. p75，照林社，2007．を一部改変）

予防行動がとれるよう支援する。高齢者自身での自己管理の継続が困難な場合は，社会資源の利用も考慮し，予防行動がとれるよう環境を整える **[表14]**。

② **在宅酸素療法の支援**

在宅酸素療法は，容姿の変化や「管につながれる」という圧迫感から，患者にとって受け入れやすいものではなく，治療の中断など継続されないことがある。また，高齢者にとっては機器操作の理解が難しく，安全に正しい在宅酸素療法が実施されないことがあるため，高齢患者，家族，医療者，HOT事業者などを含めて多面的にケアが提供できるよう体制を整えて支援する（コラム「在宅酸素療法を導入する高齢者への看護」参照）。

[表14] 増悪の予防行動に対する主な支援内容	
予防行動	支援内容
身体所見の見方	患者・介護者が身体の変調に気がつくことができるよう，身体所見の見方について指導する 呼吸（喀痰の色，粘稠度など），体温，脈拍，心機能を示す体重や浮腫など
セルフモニタリング	療養日誌を活用し，毎日，身体所見を継続して観察する 変化があったことや疑問なことは，書き留めるよう指導する
感染予防	高齢者は複数の疾患を有している者が多いことや，加齢変化により感染症にかかりやすいため，感染予防は第一である 口腔内清潔の保持や十分な栄養摂取 予防接種の励行（インフルエンザワクチン，肺炎球菌ワクチン）
運動療法の継続	個人の状態に合わせて処方された運動が継続できるよう支援する 継続することが大切であり，患者を取り巻く家族や友人の協力が得られるよう体制を整える
定期的な外来受診	定期的な外来受診ができるよう指導する 受診の際は，療養日誌を持参し，自己管理行動が継続できているか評価する

4）看護の評価ポイント

❶息切れを管理し，日常生活を送る工夫ができているか。
- 呼吸状態，症状
- 生活状況
- ADL の変化

❷適切な疾病管理を実施できているか。
- 指導内容・遵守状況

❸急性増悪を防ぐための予防行動をしているか。
- 在宅酸素療法の継続状況

（榎本佳子）

《引用文献》
1）日本呼吸器学会 COPD ガイドライン第 5 版作成委員会編：COPD（慢性閉塞性肺疾患）診断と治療のためのガイドライン第 5 版．メディカルレビュー社，2018．
2）厚生労働統計協会編：国民衛生の動向　2016/2017．p64，2016．
3）患者調査（平成 11，14，17，20 年）．
4）Katsura H, kanemaru A, Yamada K et al.: Long-term effectiveness of an inpatient pulmonary rehabilitation program for elderly COPD patients-comparison between young-elderly and old-elderly groups. Respirology 9: 230-236, 2004.

《参考文献》
1）日本呼吸ケア・リハビリテーション学会呼吸リハビリテーション委員会ワーキンググループ・他編：呼吸リハビリテーションマニュアル―運動療法，第 2 版．照林社，2012．
2）植木純，宮脇美保子編：ポケット版　看護に生かすフィジカルアセスメント．照林社，2007．

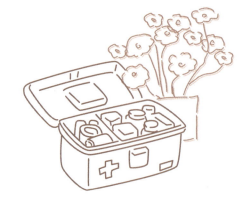

コラム 在宅酸素療法を導入する高齢者への看護

1）在宅酸素療法の看護のポイント

在宅酸素療法の看護のポイントは，患者自らが医師の指示に従い，在宅で酸素療法を安全に実施できるよう援助することである。自己判断で酸素量を増やすことは，高二酸化炭素血症（CO_2ナルコーシス）の原因となる。そのリスクが高い患者には，指示量を守る必要性を説明し，遵守できるように援助する。

在宅酸素療法の効果は，低酸素血症の改善による肺血管抵抗の低下や多血症の改善などであり，その結果として日常生活動作の向上（QOLの改善）や生存期間の延長が認められる。しかし，在宅酸素療法は常時器具を使用しながら生活をするため，患者にとっては想像以上に煩わしく，器具の操作等に不安を抱く患者もいる。また，鼻カニュラを装着するため，外見的変化や拘束感により外出や社会参加を控えるなど，心理的・社会的な苦痛を伴うものである。入院中から患者・家族に在宅酸素機器の操作方法や退院後の生活について指導するなど，教育的なかかわりが非常に大切となる。患者が在宅酸素の使用に対して否定的な思いがあると，退院後継続して在宅酸素療法が実施されないことがある。患者が退院後の生活の変化を受容し，前向きに治療を継続できるよう援助する。

2）在宅酸素療法の教育内容のポイント

① 在宅酸素療法の必要性

患者が自分の疾患について受け入れ，在宅酸素療法の必要性を理解することで，アドヒアランスの向上につながる。また，在宅酸素療法を行うことの意義について説明し，治療が患者にとってどのような効果があるかを理解してもらうことは，受け入れる段階において有効である。

② 酸素供給装置（在宅用・携帯用）の安全な取り扱い方

導入される場合は酸素事業者が取り扱いについて説明を行うが，高齢患者は一度の説明では十分な理解が得られないこともあるので，患者の理解度を確認しながら，入院中から自宅で使用する携帯酸素ボンベを使用し，機器の練習を行うとよい。これにより，患者は退院後の生活をイメージすることができ，不安の軽減につながる。

また，在宅酸素療法では火気は厳禁であることから，ガスコンロから電磁調理器への変更の必要性などについても説明する。なお，酸素吸入中に喫煙することは非常に危険なため，禁煙の指導をする。

③ 災害や緊急時の対応法

機器類の故障時の対応，災害や停電時の対応について指導する。慌てて行動するのではなく，酸素事業者への連絡方法や取るべき行動について指導する。ほとんどの酸素事業者は24時間対応している。

④ 酸素吸入しながらの日常生活

酸素吸入しながらの入浴方法や歩行時の呼吸法等について説明する。運動時や安静時により酸素吸入量が異なることもあるため，医師に確認し，行動に合わせて患者が酸素吸入量を調整できるよう指導する。

⑤ 医療費，社会資源の活用

在宅酸素療法は適応基準が満たされていれば，健康保険が適応される。また，高額療養費制度についても説明する。その他，COPDの重症度により身体障害者手帳の申請や，介護保険を申請することでさまざまな経済的メリットやサービスを受給できる。特に，夫婦世帯や単独で生活している高齢者は，訪問看護等を受けることで地域とのネットワークが形成され，在宅療養継続につながる。

在宅酸素療法を行う高齢の患者については，退院後，適切に在宅酸素療法が実施されるよう，外来看護師や診療所，訪問看護などが連携して支援を継続することが大切である。

（榎本佳子）

17 誤嚥性肺炎

第Ⅱ部 治療を受ける・継続する高齢者の看護ケア関連図

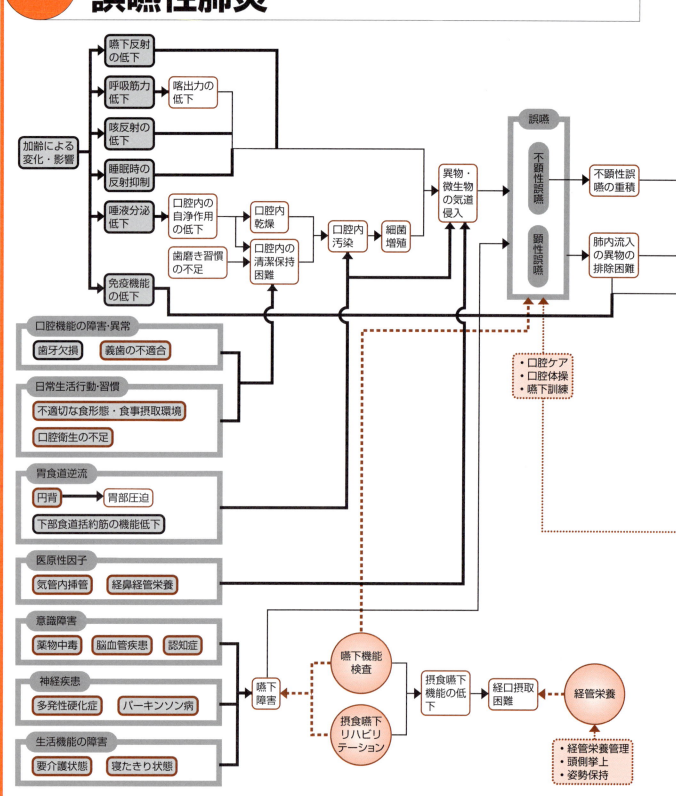

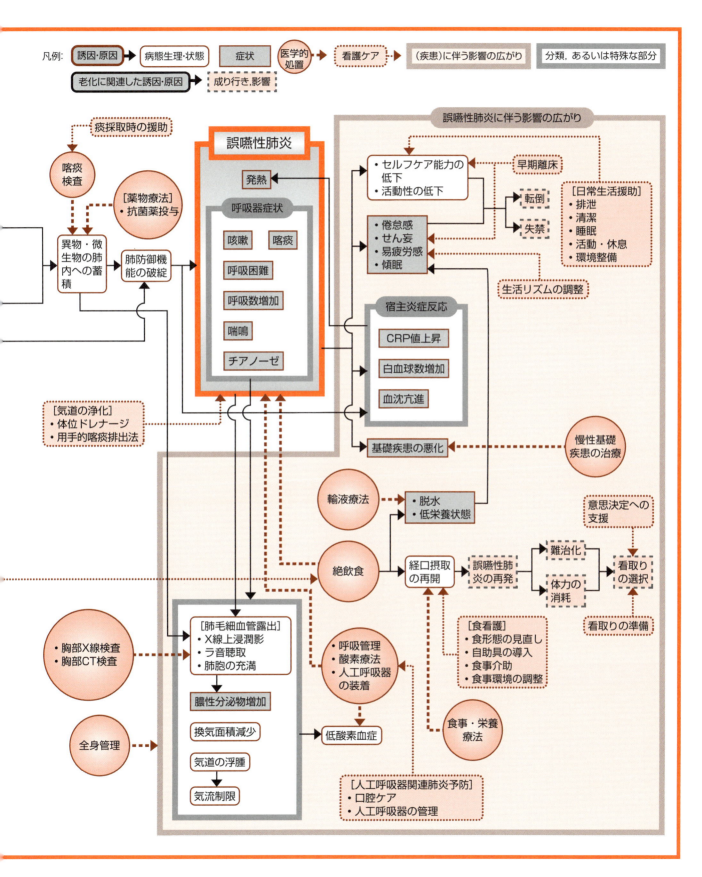

第Ⅱ部　治療を受ける・継続する高齢者の看護ケア関連図

17 誤嚥性肺炎

Ⅰ　誤嚥性肺炎が生じる病態生理

1．定義

　誤嚥性肺炎は嚥下性肺疾患の1つであり，嚥下機能障害によって気道内に食物や胃液，口腔内常在菌を吸引（誤嚥）することにより発症する肺炎をいう。

2．メカニズム

　誤嚥とは，口腔内の内容物や逆流してきた胃内容物が，嚥下反射や咳反射といった防御機構をかいくぐり気道内に侵入することをいう。誤嚥には，食事中にむせるといった摂食嚥下時にみられる「顕性誤嚥」と，夜間の就寝時など気づかないうちに唾液や鼻腔，咽喉頭などからの分泌物や逆流した胃内容物を誤嚥する「不顕性誤嚥」がある。

　顕性誤嚥は，誤嚥が生じるタイミングにより，嚥下前誤嚥，嚥下中誤嚥，嚥下後誤嚥に分けられる。通常，飲食物を誤嚥した際には，むせたり咳をすることで誤嚥物を体外に排出する防御機構が働く。しかし高齢者では，加齢による生理的な嚥下反射，咳反射の低下に合わせて，意識障害や神経疾患，口腔機能の障害・異常といった摂食・嚥下機能に障害をきたす要因［表1］を有することで，経口摂取に関連した顕性誤嚥が生じやすくなる。

　不顕性誤嚥では，一度に肺内に入る分泌物の量はごく少量であり，通常は肺の防御機構によって排除され，肺炎を発症することはない。しかし，ADLや全身機能の低下，特に脳血管障害を有する場合に認められる嚥下機能障害といった誤嚥性肺炎のリスクがある者では，嚥下反射や咳反射が低下しており，喀出力の低下から肺内に流入した異物を排除することが難しくなっている。また，加齢の変化や生活機能の障害，口腔衛生の不足といった日常生活行動・習慣により，唾液分泌量の低下や口腔内乾燥から自浄作用が働かず，口腔内の汚染・細菌の増殖といった口腔内の衛生状態を保つことが難しくなる。さらに，高齢者では下部食道括約筋の機能低下や円背による胃部の圧迫により，胃食道逆流が起きやすい。なお，唾液は寝ている間でも分泌される一方で，嚥下反射や咳反射は睡眠時には抑制されるため，睡眠中は口腔内に貯留した唾液が肺内に流れ込みやすくなっている。飲食物や細菌を含む分泌物を繰り返し誤嚥するうちに肺内に蓄積し，異物の排除に必要な防御機構が破綻して誤嚥性肺炎を発症する。

3．分類と症状

　誤嚥性肺炎は誤嚥物によって，①細菌による感染，②胃酸による化学的損傷，③異物の気道閉塞による機械的障害に分けられ，誤嚥が起きてから肺炎の発症までの経過は，感染では緩徐に進むのに対し，化学的損傷ではすみやかに起きる。

　肺炎の症状には，咳嗽，喀痰，呼吸困難などの呼吸器

[表1] 嚥下機能障害・誤嚥性肺炎の発生に関連する要因	
1．意識障害	陳旧性及び急性の脳血管障害，重症疾患による意識障害，薬物中毒，アルコール中毒，認知症及び認知機能の低下
2．神経疾患	多発性硬化症，筋萎縮性側索硬化症，パーキンソン病，重症筋無力症など
3．胃食道逆流	胃部分切除後あるいは胃全摘後，食道裂孔ヘルニア，アカラシア，食道腫瘍など
4．口腔機能の障害・異常	歯牙欠損，歯の噛み合わせ異常，義歯の不適合，口腔内乾燥，舌がんなど
5．医原性因子	気管切開，経鼻経管栄養，鎮静薬・睡眠薬・口腔乾燥をきたす薬物の使用，全身麻酔，気管内挿管など
6．生活機能の障害	要介護状態，寝たきり状態など
7．日常生活行動・習慣	嚥下機能に見合わない食事の形態，不適切な食事摂取環境，口腔衛生の不足など

[表2] 高齢者肺炎の症状

	症状
呼吸器症状	咳，喀痰，呼吸困難，頻呼吸，喘鳴，胸痛，副雑音（ラ音），低酸素
呼吸器以外の症状	発熱（微熱のこともある），悪寒，発汗，頻脈，食欲低下，食事摂取量の低下，体重減少，倦怠感，意識障害，せん妄，錯乱，低血圧，脱水，日常生活機能の低下，失禁，転倒，基礎疾患の悪化

症状と宿主炎症反応による発熱や頻脈，食欲低下，脱水，基礎疾患の悪化などの呼吸器以外の症状がある[表2]。しかし，高齢者の肺炎では，典型的な症状を認めないことがある。特に誤嚥性肺炎の初期では，普段と比べて元気がない，倦怠感がある，食事に時間がかかる，食事中にむせる，鼻汁が出る，痰が絡んでいるような音が聞こえる，汚い痰が出るといったことがみられる。また，呼吸困難の訴えが乏しい場合でも，呼吸数の増加やパルスオキシメータによる酸素飽和度の低下が認められる。

> **MEMO 院内肺炎と市中肺炎**
>
> 肺炎は罹患する場所によって院内肺炎と市中肺炎に大別され，肺炎の原因となる細菌（起炎菌）は異なる特徴を有する。さらに，自宅や施設などで介護を受けながら生活する高齢者の肺炎では，院内肺炎と市中肺炎の両方の特徴を有していることがあり，医療・介護関連肺炎（nursing and healthcare-associated pneumonia：NHCAP）と呼ばれる。

4．検査・診断

肺炎の診断は，①胸部X線または胸部CT検査で肺胞の浸潤影を認めること，②37.5℃以上の発熱，C反応性タンパク（CRP）の異常な高値，末梢血白血球数の上昇（9,000/μL以上），気道症状（咳嗽，喀痰など）のいずれか2つ以上が認められることが診断基準となる。しかし，高齢者では明らかな症状が出現しないことがあるため，肺の炎症所見に合わせて，明らかな誤嚥（顕性誤嚥）が存在する，あるいは誤嚥が強く疑われる病態（嚥下機能障害）を有していることを確認し診断される。

[図1] 気管支の解剖図

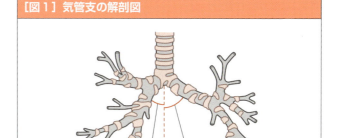

約25度 右主気管支　約45度 左主気管支

気管支は左側に比べて右側が鋭角になっているため，誤嚥した異物は右気管支に流れ込みやすい。

1）胸部画像検査

解剖学上，右気管支は左気管支に比べて太くて短く，気管分岐部から肺門に向かう角度が鋭角となっており，誤嚥物は右気管支に流れ込みやすい[図1]。そのため，誤嚥性肺炎の胸部X線検査では，右中・下葉に浸潤影が認められることが多い。誤嚥性肺炎の診断に胸部CT検査を必要とすることは稀ではあるが，胸部CT検査では，両背側の中下葉に肺炎による分泌物の存在を示すまだら状の肺胞性陰影を認める。

2）血液検査

白血球数の増加，核の左方移動，C反応性タンパク（CRP）高値，赤沈亢進といった炎症所見と，血液ガス分析による低酸素血症がみられる。肺に基礎疾患を有する高齢者の場合，誤嚥すると容易に低酸素血症をきたす。

3）喀痰検査

起炎菌を同定して適切な抗菌薬を投与するために，できるだけ抗菌薬投与前に喀痰検査を行う。検体に唾液や口腔内の常在菌が混入しないよう，義歯を外してから歯みがきや清拭を行い，口腔内を清潔にしてから膿性痰を採取する。高齢者では理解力の低下や痰の喀出力の減弱により，検体（喀痰）を採取することが困難なことが多い。喀痰検査を行う場合は，高齢患者に任せるのではなく，痰の採取方法を具体的に説明し，口腔内の清潔ケアや痰喀出時にスクイージングの介助を行う。また，自己喀出が困難な場合は，口腔内を清潔にした後，息を吸うタイミングに合わせてチューブを気管に挿入し痰を吸引する。

4）嚥下機能検査

① 簡易検査

● ベッドサイドでの嚥下機能評価

以下の内容を観察し，嚥下機能を評価する。

・外観評価：意識レベル，呼吸状態，口腔内の状態，栄養状態，体位（姿勢）保持能力，頸部・姿勢の状態など

・問診，食事場面の観察：肺炎の既往，食事摂取の状態，食形態，指示動作の可否，麻痺の有無

・臨床的な嚥下評価スクリーニング：舌出し，口唇閉鎖，頬のふくらまし，口腔ケアの有無，口腔乾燥，SpO_2，咀嚼運動，食塊形成の可否，構音障害，口腔内・咽頭残留物の有無など

● 反復唾液嚥下試験

口腔内を湿らせた後，30秒間に空嚥下ができた回数を，喉頭挙上運動の視診・触診で測定する。3回以下を異常と判定する。

● 水飲み試験・改訂水飲み試験

30mLの水を嚥下後，飲み終わるまでの時間とむせの有無，飲み方を観察項目に従って測定・観察する[表3]。5秒以内に咳もむせもなく飲むことができれば正常と判定する。誤嚥のリスクが高い場合には，水の量を3mLに減らした改訂水飲み試験が行われる。

● パルスオキシメータを用いた嚥下評価

食事中や随意的に嚥下した場合の動脈酸素飽和度（SpO_2）値の変化で，嚥下機能を評価する。安静時95%以上，食事中90%以上を正常と判定する。食事中に90%以下に低下したり，初期値より1分間の平均で3%以上低下すれば誤嚥の高リスクと判断し，摂食の中止を検討する。

● 簡易嚥下誘発試験

中咽頭まで挿入した鼻腔カテーテルに，蒸留水（もしくは5%グルコース）を0.4mL注入し，嚥下反応を観察する（繰り返し3回実施）。注入後3秒以内に嚥下反応が観察できれば正常と判断する。嚥下反応がみられない場合は，さらに2.0mLを1回注入し，嚥下反応がない場合を異常とし，不顕性誤嚥の可能性が高いと判断する。

② 詳細検査

● 嚥下誘発試験

呼吸をモニタリングしながら，嚥下反射の評価を行う試験である。カテーテルの先端が中咽頭に位置するように経鼻的に挿入し，常温の蒸留水を0.4〜2.0mL注入したときの嚥下反射の有無を顎筋電図で確認する。同時に呼吸運動を測定するセンサー（レスピバンド）を胸腹部に装着して記録する。

● 嚥下内視鏡検査（videoendoscopy test：VE）

経鼻的に内視鏡を挿入し，直視下で咽喉頭粘膜の状態や声門閉鎖機能，分泌物の貯留や気道流入の有無など，嚥下の状態を確認する検査である。実際に摂取する食物を用いて，嚥下の状態を確認することができる。

● 嚥下造影検査（videofluorography test：VF）

X線透視装置を用いて，嚥下運動により造影剤を含んだ食物が移動するところをビデオ撮影する検査である。嚥下プロセスの口腔期，咽頭期，食道期各期の嚥下機能を確認することができる。

5．治療

1）薬物療法

誤嚥性肺炎の主な起炎菌は，口腔・鼻腔内常在菌，嫌気性菌，グラム陰性桿菌などであり，これらに効果的な抗菌薬による薬物療法が行われる。また，喀痰検査により起炎菌が特定されると，起炎菌に応じた抗菌薬が投与される。

さらに，高齢者肺炎においては，肺炎そのものの重症度だけでなく，患者の基礎疾患や栄養状態，精神的・身体的な活動性，社会資源・介護サービスの活用状況，そして薬剤耐性菌が肺炎の発症に関与しているかを踏まえ，治療が行われる場所（外来・入院）や起炎菌を想定して用いる抗菌薬が決められる[表4]（医療・介護関連肺炎診療ガイドラインも参照のこと）。

抗菌薬は有効血中濃度の維持を必要とし，かつ不適切な使用により耐性菌が生じる可能性があるため，抗菌薬の投与間隔，1回の点滴時間といった治療計画を厳守し確実に投与する。高齢者では腎機能の低下により，腎排泄型の抗菌薬の使用は血中濃度の半減期の延長や尿中の

[表3] 水飲み試験の観察項目

1　むせの有無

1）1回でむせることなく飲むことができる
2）2回以上に分けるが，むせることなく飲むことができる
3）1回で飲むことができるが，むせることがある
4）2回以上に分けて飲むにもかかわらず，むせることがある
5）むせることがしばしばで，全量飲むことが困難である

2　飲み方

「すするような飲み方」「含むような飲み方」「口唇からの水の流出」「むせながらも無理に動作を続けようとする傾向」「注意深い飲み方」など

（嚥下性肺疾患研究会編：嚥下性肺疾患の診断と治療，改訂版．p15，ファイザー，2013．より）

[表4] 治療の場所からみた抗菌薬の選択			
治療の場	耐性菌による感染のリスク	主たる起炎菌	抗菌薬
外来		肺炎球菌，インフルエンザ菌，黄色ブドウ球菌，クレブシエラ属など	β-ラクタム系薬，セフェム系薬，キノロン系薬，マクロライド系薬
入院	なし	肺炎球菌，インフルエンザ菌，黄色ブドウ球菌，クレブシエラ属など	β-ラクタム系薬，セフェム系薬，カルバペネム系薬，キノロン系薬
	あり	肺炎球菌，インフルエンザ菌，黄色ブドウ球菌，クレブシエラ属，緑膿菌，MRSA，アシネトバクターなど	カルバペネム系薬，第4世代セフェム系薬，ニューキノロン系薬，抗MRSA薬

※耐性菌のリスク因子
・過去90日以内に抗菌薬の投与がない
・経管栄養を行っていない
　　⇒耐性菌のリスクなしと判断
・以前にMRSAが分離された既往がある
　　⇒MRSAのリスクありと判断

排泄率の低下などが認められるため，腎機能の評価が必須になる。

2）非薬物療法

① 呼吸管理

肺の基礎疾患を有する者や重症の肺炎患者では容易に呼吸不全に陥りやすく，ガス交換障害に伴う低酸素血症に対して酸素療法や人工呼吸器の導入などによる呼吸管理が行われる。高齢患者では，人工呼吸器の導入により危機的な状況が回避できたとしても，人工呼吸器の離脱に困難をきたすことがある。積極的な治療がかえってQOLの低下につながることもあるため，高齢患者・家族の意向を確認し，治療方針を検討する。

② 全身管理

急性期では確実な抗菌薬投与とともに，全身状態の管理が重要である。誤嚥性肺炎患者は，脱水や低栄養状態にあることが多く，脱水状態では意識障害，皮膚・粘膜の乾燥，血液の濃縮（Ht，TP値の上昇），BUN値の上昇がみられる。

急性期には絶飲食になるため，補液（輸液療法）により水分と電解質のバランスを維持する。循環器疾患を合併していることがあるため，補液時には量や速度に留意

し，IN-OUTバランス，心負荷に伴う症状の有無を観察する。また，誤嚥性肺炎は繰り返すことが多いため，誤嚥性肺炎の原因となっている病態（脳梗塞を引き起こす高血圧や糖尿病など）に対して行われている治療を並行することが，再発防止には重要である。

③ 摂食嚥下リハビリテーション

摂食嚥下に必要な機能は，誤嚥性肺炎治療に伴う絶飲食によって容易に低下する。そのため，経口摂取の有無にかかわらず，患者の状態に応じた訓練を早期から行うことが重要である。リハビリテーションは嚥下機能障害の評価から開始し，段階的に訓練を進め，嚥下機能の状態に応じた嚥下食を用いた摂食嚥下訓練へと移行する[図2]。嚥下のリハビリテーションには，食物を用いない間接訓練と食物を用いる直接訓練がある[表5]。

摂食嚥下は口腔機能の障害と全身の姿勢に影響を受けるため，言語聴覚士や歯科衛生士などと連携をとり，目標を共有してリハビリテーションを実施する。また，開始前には，訓練の適応の有無を判断し，改善目標を設定することが重要である。

④ 食事・栄養療法

嚥下機能検査の結果をもとに，栄養摂取の方法や食形態を検討する。経口摂取では，飲み込みやすいとろみのついた食品や食塊形成が容易なゼリー状のものから開始し，ペースト状，半固形物など，患者の摂食嚥下の状態に応じて段階的に形態をあげる。嚥下障害のある患者では水分を嚥下するときにむせやすいため，増粘剤を用いてとろみをつける。とろみをつけすぎると口腔内などに付着するため，かえって嚥下がしにくくなることがある。また，飲料の成分に適した増粘剤を選択する。

経口摂取のみで必要な栄養摂取が難しい場合には，胃瘻や経鼻経管栄養など非経口摂取の導入を検討する。嚥下障害以外に経口摂取を妨げている要因がないかをアセスメントし，食事・栄養療法とともに排泄や睡眠，活動など生活全般を見直すことも必要である。チューブを留置することで，胃内容物が気道に流入し逆流性の誤嚥を生じるおそれがあるため，経管栄養を誤嚥性肺炎の予防としては用いない。経管栄養の実施後も，経口摂取に移行できるように，食べるための口腔環境を整える。

6．合併症（成り行き）

誤嚥性肺炎の発症には，嚥下機能の加齢変化や誤嚥を起こしやすい慢性的な基礎疾患を有していることが背景にある。そのため，回復過程での経口摂取の再開や治癒

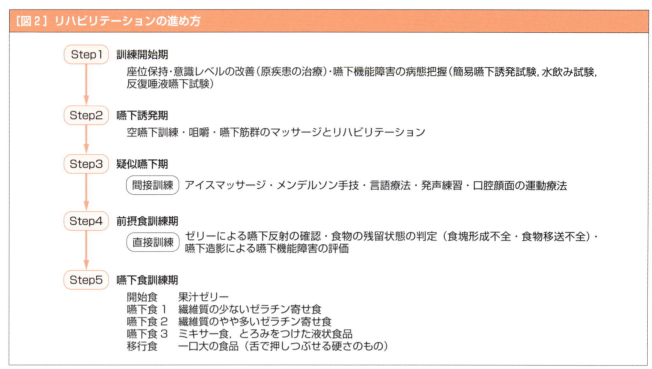

(嚥下性肺疾患研究会編：嚥下性肺疾患の診断と治療，改訂版．p30，ファイザー，2013．より）

[表5] 嚥下のリハビリテーション

間接訓練	
嚥下体操	食前に首や頬，舌などの運動をすることで，全身や首の筋肉をリラックスさせる
口すぼめ呼吸	ろうそくの火を吹き消すような気持ちで口をすぼめて息を吐く
咳の練習	意識的に咳をする
咽頭アイスマッサージ	凍らせた綿棒に少量の水をつけ，軟口蓋や舌根部を軽く刺激し，空嚥下をする
直接訓練	
嚥下運動の促進	少量の水をティースプーンで舌根部に入れ，嚥下を5回行った直後に意識的に咳をする。1mLから開始し，水の量を増やしていく
ゼラチンゼリーの摂取訓練	誤嚥の危険が最も少ない1.6％濃度のゼラチンゼリーを用いて，固形物摂取が可能であるかを確認する。口腔内の温度で溶解し液状になるため，ため込みがある場合には誤嚥に注意する
ペースト食の導入	嚥下の状態を確認しながら，段階的に食形態を上げる

後においても誤嚥性肺炎の再発を繰り返すことが多い。誤嚥性肺炎を繰り返すなかで体力を消耗し，死に至るおそれがある。

II 誤嚥性肺炎を生じた高齢者の看護ケア

1. 観察ポイント

意識状態，バイタルサイン（体温，脈拍数，血圧，呼吸数），呼吸状態のアセスメント（呼吸の深さ，リズム，呼吸音の左右差，副雑音（ラ音）の聴取），喀痰，咳嗽などの気道症状といった呼吸器感染症状の有無を観察する。

高齢者は加齢に伴う細胞内水分量の減少や渇中枢の機能低下による水分摂取量の減少などにより，脱水症を起こしやすい。さらに誤嚥性肺炎では，発症する以前から食事や水分摂取量が減少していたり，発熱による水分喪失などが加わり脱水症をきたすおそれが高まる。そのため，口腔内の粘膜や腋窩などの皮膚の乾燥，口渇，尿量減少，濃縮尿など脱水症の徴候を観察する。

しかし，高齢者ではこれらの症状が顕著に認められないこともあるため，食欲の低下，失禁の出現，意欲低下，せん妄，錯乱，転倒といった非典型的な症状の把握が異常の早期発見につながる。また高齢者では肺炎の発症に伴い，もともと有している基礎疾患が悪化するおそれがあるため，基礎疾患に関連した観察を行い，増悪を

防ぐ必要がある。

2．看護の目標

❶呼吸状態・全身状態が改善される。
❷ ADL の低下が起こらない。
❸誤嚥性肺炎の再発予防のための行動を理解し行動できる。
❹患者・家族の意向に沿った治療が提供される。

3．誤嚥性肺炎発生時の看護ケア

1）全身状態の管理

　誤嚥性肺炎を生じた高齢患者では呼吸状態が悪化していることにあわせて，低栄養状態や脱水などが認められることが多い。また，経口での水分補給は再誤嚥のリスクが高いため，一時的に絶飲食として経口摂取が禁止される。酸素吸入などの呼吸管理とともに，経静脈的に肺炎治療のための抗菌薬の確実な投与，栄養状態や脱水の改善を図る。人工呼吸器が装着された場合には，人工呼吸器の適切な管理と口腔ケアによる口腔内の清浄化を図ることで，人工呼吸器関連肺炎の予防に努める。

2）二次障害の予防

　高齢患者では筋力低下や起立性低血圧など，安静に伴う廃用性の変化を起こしやすく，ADL への影響も免れない。また喀出力の低下している高齢者では，臥床したままの姿勢では痰の排出が困難であり，気道の清浄化を図ることができない。そのため，呼吸状態や体温などの全身状態を確認しながら，早期からベッド上座位，端座位，車いす移乗へと段階的に離床を進める。また，絶飲食により口腔や嚥下の機能が使われないと容易に機能低下をきたすため，口腔ケアにより口腔内を清潔にするとともに，経口摂取が再開できるように早期から口腔体操などの口腔機能のリハビリテーションを行い，口腔機能の維持・改善を図る。

4．誤嚥性肺炎の再発予防に向けた看護ケア

1）誤嚥予防・食への看護

① 食前に口内環境を整える

　高齢者は加齢により唾液の分泌量が低下し，口内が乾燥しやすい。食前に唾液腺マッサージ，アイスマッサージや嚥下体操など嚥下訓練を行うことにより，唾液分泌の促進と嚥下機能を刺激し，食事ができる口内環境に整える。継続的に実施することで口内の清浄化を図れるため，高齢患者自身で生活習慣として実施できるような働きかけが重要である。

② 食事前・中・後，睡眠中の誤嚥を防ぐ

　誤嚥性肺炎では，回復過程での経口摂取の再開により，誤嚥性肺炎を再発することがある。誤嚥防止には，摂食嚥下のプロセスを踏まえて，誤嚥を生じる原因をアセスメントする。アセスメントをもとに，高齢患者が食事に集中できる食事環境の調整，摂食嚥下機能に適した食事形態の見直しや自助具の導入など，安全に食事が摂取できるために必要な援助を行う。

　胃食道逆流を予防するためには過食を避け，食後2時間は座位の保持や臥床・就寝時は頭側を 30 度以上に挙上した姿勢を保つ。また，睡眠時の不顕性誤嚥を防ぐためには，頭側挙上にしておくことが望ましい。

③ 姿勢を整え嚥下を補助する

　食事は食べるという活動であり，高齢患者にとっては栄養を摂取すると同時に体力の消耗を伴う。嚥下に用いる頸部の筋肉は姿勢保持にも使われるが，嚥下に必要な筋肉が嚥下運動のために十分に活用できるよう，いすの調整や安楽枕を使用するなどにより食事がしやすい姿勢に整える。また，食事の時間が長くなると疲労が増し，姿勢が崩れてくることで誤嚥の危険性が増す。そのため，食事時間が長くならないように，食事を介助するタイミングを見極める，食事介助は高齢患者のスピードに合わせてテンポよく行う。

④ 生活リズムを整える

　安全に食事を摂取できることは，顕性誤嚥を防ぐことにつながる。高齢患者が覚醒した状態で食事ができるためには，食事の時間だけでなく1日の生活リズムをアセスメントし，高齢患者が食事のタイミングに覚醒できるような活動と休息のバランスを整えることが必要である。高齢者では，夜間の不眠などに対してベンゾジアゼピン系睡眠薬を用いると薬の効果が翌朝まで残る持ちこし効果が生じることがあるため，医師の指示を守り服用時間に留意するとともに，不必要に使いすぎないよう注意する。

⑤ 経口摂取を取り入れ体力の回復を図る

　経口摂取のみでは栄養状態の改善が期待できない高齢患者には，一時的または補助的に経鼻経管栄養などの非経口摂取の導入を検討することがある。導入にあたっては，非経口摂取は経口摂取を再開・継続するための補助

的手段であることを十分に理解して実施することが重要になる。また，非経口摂取と並行して，経口摂取の再開に向けたリハビリテーションを継続する。

2）口腔ケア

口腔ケアにより口腔内を清潔に保つことは，口腔内常在菌数を減少することにつながり，不顕性誤嚥による肺炎予防に効果がある。しかし，高齢者では毎食後の歯磨き習慣がない人もいるため，毎食後の歯磨き行動を促し，習慣づける。

高齢患者自身で歯磨きを行える場合は，洗面台への誘導や使いやすい物品を準備し，歯磨きをしやすい環境を整える。自分で歯磨きができる場合でも，磨き残しや口腔内に食物残差がみられることがあるため，歯みがきをした後には口腔内を観察し，磨き残しなど不足しているところを補うようにする。

高齢患者自身で行うことができない場合は，介助による口腔ケアを実施する。経口摂取や義歯の有無にかかわらず，口腔ケアの基本はブラッシングである。歯牙を一本一本丁寧に磨く。また，粘膜ブラシや舌ブラシを用いて口腔粘膜もブラッシングする。

口腔ケアの実施時には，口内に含んだ水を誤嚥する危険性があるため，患者の姿勢を整え，覚醒状態に応じて吸引を用いるなどケア方法を工夫する。患者の口腔の状態にあった方法の選択や口腔ケア用品を準備するとともに，歯科衛生士などと連携して行う。また，高齢患者にとって口腔ケアは義歯を外すことでの容貌の変化による羞恥心を伴う行為であるため，実施する場所やタイミングなど十分に配慮する。

胃瘻や経鼻経管栄養などの非経口摂取法を選択した場合においても，誤嚥性肺炎を予防するための口腔ケアや口腔機能の維持・改善に必要な看護を継続し，本人・家族にもその方法を指導する。

5. 患者・家族の意思決定に対する支援

誤嚥性肺炎を繰り返すうちに十分な経口摂取が困難になると，生命維持目的での非経口的な栄養摂取が行われる。しかし，高齢かつ低栄養状態や抵抗力の減弱，体力の低下といった全身状態の悪化などがあると，積極的な治療がかえって高齢患者のQOLを低下させることもある。そこで，医師や看護師は患者・家族の治療に対する意向とともに，肺炎の重症度だけでなく患者の基礎疾患

や全身状態，身体・精神活動性，家族のサポート体制などを把握し，予後予測も含めて患者・家族と治療方針について十分に話し合う必要がある。

患者・家族は，誤嚥性肺炎による入退院を繰り返すなかで，嚥下機能の回復が困難になる現実と向き合い，経口摂取に代わる栄養摂取方法の選択や，看取りを視野に入れた余生の過ごし方についての意向を問われることになる。医療者は患者・家族が十分に納得した決定ができるよう具体的で丁寧な説明を心がける。また，そのときの状況によって揺れ動く患者・家族の気持ちを理解して受け止めることや，意向を尊重するような患者・家族の意思決定を支援する姿勢をもつことが重要である。患者の状態から看取りが選択された際には，患者・家族が看取りに向けて準備ができるよう，医療・介護チームでその人らしい最期が迎えられるよう支援する。

6. 看護の評価ポイント

❶肺炎が増悪せず治療経過をたどったか。
● 呼吸状態・合併症の有無
❷発症前のADLが保たれているか。
❸患者・家族は誤嚥性肺炎予防のための行動を理解し，行動する意思を示したか。
● 摂食動作，姿勢の保持
● 嚥下体操の実施の有無
● 生活リズムの調整
● 口腔ケアの実施状況
❹患者・家族は十分な情報提供のもと，治療に対する意思決定ができたか。

（横山久美）

《参考文献》
1）日本呼吸器学会 医療・介護関連肺炎（NHCAP）診療ガイドライン作成委員会編：医療・介護関連肺炎診療ガイドライン．社団法人日本呼吸器学会，2011.
2）嚥下性肺疾患研究会編：嚥下性肺疾患の診断と治療 改訂版．ファイザー，2013.
3）日本呼吸器学会成人肺炎診療ガイドライン2017作成委員会編：成人肺炎診療ガイドライン2017．一般社団法人日本呼吸器学会，2017.
4）稲田晴生：誤嚥性肺炎の診断・治療と予防．日獨医報 46（1）：66-73，2001.
5）一般社団法人日本感染症学会，公益社団法人日本化学療法学会，JAID/JSC感染症治療ガイド・ガイドライン作成委員会，呼吸器感染症WG：JAID/JSC感染症治療ガイドライン—呼吸器感染症．日本化学療法学会雑誌 62（1）：30-34，2014.
6）福地義之助編：老年呼吸器病学．永井書店，2001.
7）青木眞：レジデントのための感染症診療マニュアル，第3版．医学書院，2015.

コラム 経口以外の方法で栄養摂取を行う高齢者

1. 経口摂取が困難になる原因と経口摂取できないことによる影響

高齢者が経口摂取以外の方法で栄養を摂るに至る原因としては，繰り返す誤嚥性肺炎，認知症やうつ症状による拒食・拒薬などがある。また，経口以外の方法で栄養摂取が開始されるまでは絶飲食の状態になっており，多くの場合，栄養状態も低下している。

栄養状態が低下すると，蓄積していた脂肪，タンパク質の順で分解され，タンパク質が分解されると筋肉量が減少する。その結果，嚥下に関連する筋群の筋肉量も減少してしまう。さらに，絶飲食のため摂食・嚥下に関する筋群を使用しないことから，さらに筋肉量の減少，関節の可動域の減少も伴い，嚥下障害も進行する。

よって，早期に代償的な栄養摂取方法を行い，回復に向けたアプローチをする必要がある。

2. 経口摂取に代わる栄養摂取方法

経口摂取が困難となった患者の栄養摂取方法として，経鼻経管栄養，胃瘻，間欠的口腔食道栄養法，末梢点滴法，中心静脈栄養法などがある。短期間であれば経鼻経管栄養，長期間になれば胃瘻，全身状態の悪化や消化管の機能不全などの場合や，栄養以外の薬剤投与を行う必要のある場合は，中心静脈栄養を選択することもある。

[表1]に，経鼻経管栄養，胃瘻，中心静脈栄養法の適応とメリット・デメリットについて述べる。

3. 合併症予防のためのケア

経鼻経管栄養，胃瘻，中心静脈栄養法の施行中に生じやすい合併症[表1]を予防する。

1）口腔ケア

経管栄養中は消化運動のために唾液分泌が増加するが，唾液を誤嚥するリスクもある。その結果，誤嚥性肺炎を引き起こす可能性があるため，口腔内環境を清潔に保つ必要がある。

一般的に，口腔内の汚染域は口腔前庭や上顎部，奥舌部，歯の周囲といわれているが，経口摂取していない患者は咽頭後壁や口蓋垂周囲のケアも重要である。また，経鼻経管栄養の患者はチューブの周囲にも分泌物などが付着しやすいので，これらを除去する。

口腔ケア実施時は誤嚥予防のため，体位は側臥位または30度以上ベッドアップし，頸部前屈位とする。また，吸引が迅速に行える環境にする。口腔ケアを行うことは，咽頭周囲に触れることで知覚刺激にもなり，摂食嚥下機能の回復に向けた間接訓練の一環にもなる。その際は，迷走神経反射に伴う徐脈や血圧低下，失神，及び催吐反射が出ないように注意する。

2）胃食道逆流の予防

加齢に伴う下部食道括約筋の弛緩，横隔膜の筋力低下や円背による食道裂孔ヘルニアにより，胃食道逆流を生じやすくなる。胃食道逆流が起こることで経口摂取をしていなくても誤嚥を発症する原因となる。胃食道逆流を予防するためには，経管栄養中から終了後1時間程度は30度以上のベッドアップをすることが望ましい。また，固形化した栄養剤を使用することも効果があるといわれている。

臥床中の咳嗽や胸焼けの訴え，経管栄養後に口腔内から栄養剤のにおいがする，口腔や鼻腔からの喀痰吸引時に栄養剤が吸引される場合には，胃食道逆流を生じている可能性があるため，臥床時にも15〜20度程度のベッドアップを保つことで逆流を予防する必要がある。

3）チューブの管理

経鼻経管栄養のチューブは，挿入した鼻腔と同側の咽頭を通過し食道に入るが，まれに反対の咽頭を通過（咽頭交差）していることがある。咽頭交差の予防のためには，胃管チューブの挿入・交換時に胃内音やX線撮影による確認だけでなく，口腔内から咽頭を観察し，チューブが鼻腔の挿入側と同側を通過しているかの確認も必要となる。

[表1] 経鼻経管栄養，胃瘻，中心静脈栄養法の適応とメリット・デメリット

摂取方法	適応	メリット	デメリット
経鼻経管栄養	挿入に際しての手技や管理が容易であり，身体的な侵襲が少ないため，非経口摂取の栄養補給法としては第1選択となることが多い。また，摂食嚥下リハビリテーションや栄養状態の改善により嚥下機能の改善が見込まれる場合，薬物療法を目的とした場合など，短期間の代償栄養法として選択される。しかし，胃がんの手術後などで胃の内容量が少ない場合や，消化器系の腫瘍や腸閉塞などで消化管が使用できない選択は，困難となる場合がある。	・腸管を使用し消化吸収をすることで生理的な代謝が行われ，高い栄養効果が期待できる。 ・必要栄養量が経口により摂取できるようになった場合には抜去でき，抜去後のケアは不要となる。	・咽頭をチューブが通過していることで，喉頭蓋閉鎖の阻害や咽頭知覚の低下，咳嗽反射の低下など嚥下機能をさらに低下させ，経口摂取の再開が困難となることがある。 ・チューブが留置されることで，噴門部の閉鎖が不十分となり胃食道逆流を起こす。 ・胃に直接栄養剤が注入されることから，注入速度や栄養剤の選択により下痢など消化器症状を生じる可能性がある。 ・唾液の減少により細菌が増殖しやすくなり，誤嚥性肺炎を起こしやすくなる。 ・鼻腔に長期間固定すると潰瘍を形成する可能性がある。 ・認知症のある場合など，チューブの抜去予防のためにミトンなどでやむなく身体拘束をしている場合，QOLの低下やミトン着用による手指の拘縮の可能性がある。 ・外見的にもチューブが目につき，周囲に知られたくないと社会的活動の減少や引きこもりがちとなる可能性があり，ADLの低下や認知症の悪化などが予測される。 ・胃瘻に比べて，管理の面で施設では受け入れが難しいこともある。
胃瘻	ALSなどの進行性の神経筋疾患により嚥下機能のさらなる悪化が予測される場合や，経口からだけでは必要栄養量を摂取できないと判断された場合など，長期間の経管栄養が必要となる場合に選択されることが多い。しかし，小腸が胃の前にあるなどの理由で胃前壁を腹壁に隣接できないなど構造的な問題や，全身状態が不良で手術のリスクが高いなど造設が不可能な場合もある。	・腸管で消化吸収をすることで生理的な代謝が行われ，高い栄養効果が期待できる。 ・チューブが咽頭を通過しないため，嚥下時の違和感や喉頭蓋閉鎖の阻害，咽頭知覚の低下，咳嗽反射の低下が生じにくく，効果的に摂食嚥下リハビリテーションを行うことができる。 ・外見的には胃瘻があることはわかりづらく外出もしやすい。 ・違和感が少ないため経鼻経管栄養に比べて抜去のリスクが低く，在宅療養の場合の取り扱いがしやすい。	・胃瘻の造設後は3か月程度でカテーテル交換が必要となる。 ・経口摂取可能になり，胃瘻カテーテルを抜去した後に瘻孔の閉鎖不全が起き，胃液や摂取した水分が漏出することがあり，縫合が必要となることがある。 ・唾液の減少により細菌が増殖しやすくなり，誤嚥性肺炎を起こしやすくなる。 ・在宅・施設療養の場合，往診医でも交換は可能だが，初回交換は造設施設で行う，または交換の対応していない往診医もいるため，病院を受診しての交換となる。
中心静脈栄養法	挿入部位は鎖骨下静脈や内頸静脈，外頸静脈，大腿静脈などが選択される。消化管の機能不全で経腸栄養が選択できない場合や，全身状態の悪化による栄養状態の改善とともに薬物投与などの治療が必要な場合に選択される。また，エンドステージの患者において，繰り返す血管外漏出や血管炎などによる末梢血管の損傷，脱水による血管内腔の狭小により末梢点滴の挿入が困難となった場合に水分補給のために選択される。	・血管から高カロリー輸液を投与するため消化吸収機能を要せず栄養状態の改善が望める。 ・太い静脈に挿入するため，末梢点滴のような輸液の血管外漏出は起こりづらく，点滴漏れによる差し替えの頻度は減少する。	・挿入の手技や管理が難しく，挿入時に気胸や血腫，血栓などを起こす可能性や，刺入部，チューブの接続部などからの感染により敗血症などの重篤な感染症を引き起こす可能性がある。 ・腸管を使用しないため腸管免疫の低下が起こり，菌血症を発症しやすくなる。 ・唾液の減少により細菌が増殖しやすくなり，誤嚥性肺炎を起こしやすくなる。 ・挿入時に恐怖や疼痛などの苦痛があり，頸部周囲など手の届きやすい部位では自己抜去のリスクが高くなる。 ・多量の出血やカテーテルが血管内に残存した場合にはカテーテル塞栓により生命にかかわる場合がある。 ・医療的管理のために，退院先が限定されてしまう。

胃瘻カテーテルでは，交換時の誤挿入や体動による自然逸脱によりカテーテルの先端が腹壁と胃壁の間に留置されることがある。そのため，胃瘻カテーテル交換後や栄養剤の注入前には，胃瘻カテーテルを回転させることで胃内にカテーテルが留置されていることを確認する。また，胃瘻カテーテルの自己抜去時の対応をあらかじめ医師に確認し，瘻孔の閉鎖を予防する必要がある。

4）感染予防

IVHカテーテル刺入部は保護フィルムを使用し観察しやすい状態とする。発赤や浸出液などがみられた場合には医師へ報告し，消毒を行う。異常がない場合でも，週1回は消毒し，保護フィルムを交換する。外部からの感染予防のため三方活栓は使用せず，閉鎖式ルートを使用することが望ましい。

5）栄養アセスメントの継続

経腸栄養施行中，下痢・嘔吐による電解質バランスの変化，栄養剤の消化・吸収過程で生じる高血糖・低血糖についての観察が必要となる。また，年齢や活動量に応じた必要栄養量なども採血結果や体重などからアセスメントする必要がある。

中心静脈栄養は輸液のみでの栄養補給となるため，肝機能障害，高血糖，低血糖，電解質異常が生じる可能性があり，定期的に採血を行うなど継続的な観察が必要となる。

3. 経口摂取以外の方法を選択するときの配慮

高齢者にとって食べられなくなることは死に向かう経過の一つであるが，非経口栄養法を行うことでいつまでも栄養を補給することができ，延命治療の一つともなる。そのため，回復の見込みがない高齢患者に対して非経口栄養法を行うかどうかは，倫理的問題としても考えなければならない課題となっている。

高齢の患者やその家族から「口から食べられないなら死んでもいい」「経管栄養や胃瘻は自然な栄養摂取方法ではない」「手術をしたり，鼻から管を入れるなんてかわいそう」という言葉が聞かれる場合がある。中心静脈栄養についても同様で，針を刺すという苦痛を与えてまで栄養や水分を補給する必要があるのか疑問をもつ医療者もいる。特に，エンドステージを迎えた患者の場合，栄養や水分の補給により苦痛を与える可能性があることも考慮される必要がある。しかし，高齢であっても，その患者は生きるために水分・栄養補給を受けたいと思っている可能性もある。高齢であるため，どこまで回復するか治療を行ってみないとわからないという難しさもある。

経口摂取を再開・継続するため，栄養状態の改善や薬物治療を目的に医師が経管栄養を提案する場合は，必要性及び機能回復のためのアプローチについて患者・家族が理解できるよう説明する。また，高齢の患者に対し経口摂取以外での栄養摂取方法が選択され，それが長期にわたると予測される場合や回復が困難と考えられる場合には，患者本人の生死観や経口摂取への意欲，家族の希望を踏まえた上での決定が望ましい。そのために，医療者の価値観，死生観に左右されるのではなく，医療上の目的や必要性，それぞれのメリットやデメリットを説明し，本人や家族がいろいろな方向から考え，選択できるよう援助する必要がある。

（三橋聡子）

《参考文献》
1）向井美惠，鎌倉やよい編：摂食・嚥下障害ベストナーシング．学研メディカル秀潤社，2010.
2）才藤栄一，向井美惠監：摂食・嚥下リハビリテーション，第2版．医歯薬出版，2007.
3）藤島一郎，柴本勇監：動画でわかる摂食・嚥下障害のリスクマネジメント．中山書店，2009.
4）小山珠美監：早期経口摂取実現とQOLのための摂食・嚥下リハビリテーション―急性期医療から「食べたい」を支援するために．日清オイリオグループ，2010.
5）社団法人日本看護協会監：新版　看護者の基本的責務―定義・概念／基本法／倫理．日本看護協会出版会，2006.
6）社団法人日本老年医学会：高齢者ケアの意思決定プロセスに関するガイドライン―人工的水分・栄養補給の導入を中心として．2012.
7）井上善文，足立佳代子編：改訂版　経腸栄養剤の種類と選択．フジメディカル出版，2009.

18 パーキンソン病

第Ⅱ部　治療を受ける・継続する高齢者の看護ケア関連図

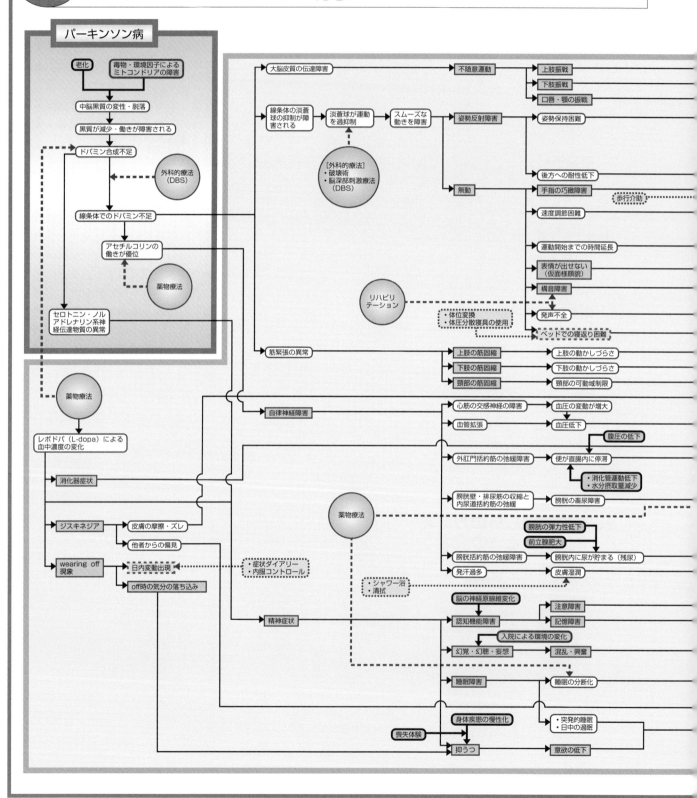

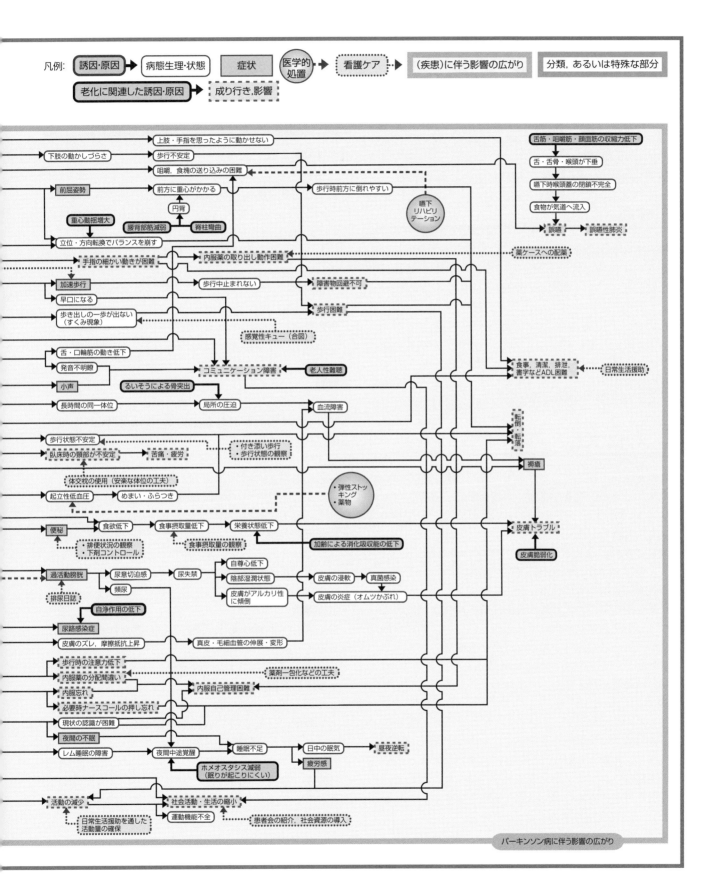

第Ⅱ部　治療を受ける・継続する高齢者の看護ケア関連図

18 パーキンソン病

Ⅰ　パーキンソン病が生じる病態生理

1．定義

パーキンソン病は，運動障害，自律神経障害，精神障害をきたす慢性進行性の神経変性疾患である。50歳以降に発症することが多く，加齢が危険因子とされている。

有病率は，10万人あたり約100〜150人で，人口の高齢化，確定診断技術の向上，抗パーキンソン病薬の発展による余命延長により，患者数が増加している。介護保険の特定疾病及び「難病の患者に対する医療等に関する法律」（難病法）に基づき指定される指定難病である。

2．メカニズム

大脳基底核の線条体におけるドパミンの欠乏がこの病気の本態である。老化や毒物，環境因子によりミトコンドリアが障害され，黒質の変性・脱落が起こることによって生じるとされる。

黒質は神経伝達物質であるドパミンを生成しており，ドパミンは黒質から線条体へ刺激を伝える作用がある。黒質の神経細胞の変性脱落が起こると，ドパミンが欠乏して運動機能障害が生じる。大脳皮質への伝達が障害されると，不随意運動が出現する。線条体での淡蒼球の障害が起こると，淡蒼球が動きを過剰に抑制し，スムーズな運動ができない無動や姿勢反射障害を呈する。また，筋緊張の異常が起こると，上下肢や頸部に筋固縮が生じる。

一方，線条体でのドパミンが不足すると，他の神経伝達物質の働きにも影響を及ぼす。ドパミン不足からアセチルコリンの働きが優位になると，自律神経障害が生じたり，セロトニン・ノルアドレナリン系の異常が起これば精神障害をきたすなど，多彩な症状を呈する。

3．分類と症状

1）分類

重症度の判定には，ホーン－ヤール（Hoehn & Yahr）の重症度分類［表1］，症状を総合的に評価する基準としてパーキンソン病統一スケール（MDS-unified Parkinson's disease rating scale：MDS-UPDRS）が広く用いられている［表2］。UPDRSはPART Ⅰ〜Ⅳまである。

2）症状

① 運動障害

● 不随意運動（振戦）

安静時に間欠的，持続的にみられる。上肢・下肢・顎・口唇・舌などに出現する。

● 無動

手指の巧緻障害や，速度の調節が難しくなったり（加速歩行），すくみ現象がある。また，表情が出しにくくなる仮面様顔貌や構音障害，小声などもみられる。

● 筋固縮

他者が肘関節や膝関節を動かす際に，「カクカク」と感じる抵抗が生じる（歯車様筋固縮）。上下肢，頸部にみられる。

● 姿勢反射障害

立位時に後方にバランスが崩れたときに，立ち直ることができず後方へ突進したり，そのまま棒のように倒れてしまう。進行期にみられる。

● 歩行障害

すくみ足，小刻み歩行，その両方がみられる突進歩行がある。

② 自律神経障害

● 循環調節障害

心筋の交感神経障害により，血圧の変動が大きくなる。一般的に，起立時で収縮期血圧が20mmHg以上低下することを起立性低血圧という。

● 便秘

高頻度で出現し，高齢者では機能性イレウスを呈することもある。抗パーキンソン病薬には消化管運動を抑制する働きがあるため，より便秘になりやすい。

[表1] パーキンソン病の重症度

ホーン-ヤールの重症度分類	stage I	stage II	stage III	stage IV	stage V
	身体の片側だけに振戦や筋固縮が出現	症状が両側に出現。日常生活がやや不便になる	明らかな歩行障害，方向転換などの立ち直り反射障害がある	起立や歩行など ADL の低下が著しい。日常生活で介助が必要	自立生活が困難。車いすによる移動，または寝たきり，全面的な介助が必要

生活機能障害度（厚生労働省特定疾患研究班）	I度		II度		III度
	日常生活，通院にほとんど介助を要さない		日常生活，通院に部分的介助を要する		日常生活に全面的な介助を要し，歩行・起立不能

特定疾患治療研究事業の適応になる。ホーン-ヤールIII以上。

片側だけに振戦，固縮が出現　stage I

両側に出現　stage II

突進歩行（小刻み歩行，すくみ足）　stage III

いすからの立ち上がり困難　動作緩慢が目立つ　要介助　stage IV

stage V

● 排尿障害

膀胱や尿道の筋肉の収縮・弛緩障害により，過活動性膀胱・頻尿が多くみられる。高齢者では前立腺肥大，尿路感染症などが頻尿の原因となることもある。

● 発汗障害

大量発汗と呼ばれる発汗が出現する。

③ 精神障害

● 認知機能障害

注意機能，記憶機能の障害等が認められる。

● 抑うつ

パーキンソン病患者の約40％に抑うつが合併しているとされる。パーキンソン病に合併するうつの特徴として，アンヘドニア（anhedonia：無快楽症）やアパシー（apathy：無関心）の混在がある。

● 幻覚・幻聴・妄想

虫や動物，人間の幻視，人の話し声や足音などの幻聴が多くみられる。高齢，重度の運動障害，認知機能障害，睡眠障害などが危険因子とされる。

● 睡眠障害

不眠，日中の眠気，レム睡眠の障害などがある。夜間の睡眠不足から昼夜逆転のリスクもあり，睡眠導入剤や抗不安薬が処方される場合もある。

4．診断・検査

パーキンソン病診断基準を用いて，問診や神経所見の観察を行う[表3]。一般の血液検査，髄液検査，脳波，頭部 CT や MRI ではパーキンソン病特有の所見はみられない。診断には，進行性核上性麻痺や大脳皮質基底核変性症などのパーキンソン症候群を除外することが重要とされ，MIBG（メタヨードベンジルグアニジン：metaiodobenzylguanidine）心筋シンチグラフィが除外・補助診断として用いられる。

［表2］ MDS-UPDRS スコアシート

患者氏名または患者 ID	施設の ID	年　　月　　日 評価日	評価者のイニシャル

MDS-UPDRS　スコアシート

1.A	どなたがこの質問票に答えましたか？	□患者 □介護者 □患者＋介護者	3.3b	固縮－右上肢	
パートⅠ			3.3c	固縮－左上肢	
1.1	認知障害		3.3d	固縮－右下肢	
1.2	幻覚と精神症状		3.3e	固縮－左下肢	
1.3	抑うつ気分		3.4a	指タッピング－右手	
1.4	不安感		3.4b	指タッピング－左手	
1.5	無関心（アパシー）		3.5a	手の運動－右手	
1.6	ドパミン調節異常症候群の症状		3.5b	手の運動－左手	
1.6a	どなたがこの質問票に答えましたか？	□患者 □介護者 □患者＋介護者	3.6a	手の回内回外運動－右手	
			3.6b	手の回内回外運動－左手	
1.7	睡眠の問題		3.7a	つま先のタッピング－右足	
1.8	日中の眠気		3.7b	つま先のタッピング－左足	
1.9	痛みおよびその他の感覚異常		3.8a	下肢の敏捷性－右脚	
1.10	排尿の問題		3.8b	下肢の敏捷性－左脚	
1.11	便秘		3.9	椅子からの立ち上がり	
1.12	立ちくらみ		3.10	歩行	
1.13	疲労		3.11	歩行のすくみ	
パートⅡ			3.12	姿勢の安定性	
2.1	会話		3.13	姿勢	
2.2	唾液とよだれ		3.14	運動の全般的な自発性（身体の動作緩慢）	
2.3	そしゃくと嚥下		3.15a	手の姿勢時振戦－右手	
2.4	摂食動作		3.15b	手の姿勢時振戦－左手	
2.5	着替え		3.16a	手の運動時振戦－右手	
2.6	身の回りの清潔		3.16b	手の運動時振戦－左手	
2.7	書字		3.17a	静止時振戦の振幅－右上肢	
2.8	趣味，娯楽，その他の活動		3.17b	静止時振戦の振幅－左上肢	
2.9	寝返り		3.17c	静止時振戦の振幅－右下肢	
2.10	振戦		3.17d	静止時振戦の振幅－左下肢	
2.11	ベッド，車の座席，深い椅子からの立ち上がり		3.17e	静止時振戦の振幅－唇／下顎	
2.12	歩行とバランス		3.18	静止時振戦の持続性	
2.13	すくみ			診察中にジスキネジアはみられましたか？	□いいえ　□はい
3a	この患者さんはパーキンソン病に対する薬物療法を受けていますか？	□いいえ　□はい		「はい」の場合，それらはこの評価の支障となりましたか？	□いいえ　□はい
3b	患者さんの服薬による臨床状態	□オン　□オフ		Hoehn and Yahr 重症度	
3c	この患者さんは L－ドーパを内服していますか？	□いいえ　□はい	**パートⅣ**		
3.C1	「はい」の場合，最後に L－ドーパを内服してから何分たっていますか：		4.1	ジスキネジア出現時間	
パートⅢ			4.2	ジスキネジアの機能への影響	
3.1	言語		4.3	オフ状態で過ごす時間	
3.2	顔の表情		4.4	症状変動の機能への影響	
3.3a	固縮－頸部		4.5	運動症状変動の複雑さ	
			4.6	痛みを伴うオフ状態のジストニア	

Official MDS Translation Copyright | Last Updated January 29, 2019© 2014-2019 International Parkinson and Movement Disorder Society

[表3] パーキンソン病の診断基準（厚生労働省）

1．自覚症状	1）安静時のふるえ（四肢または顎に目立つ） 2）動作がのろく拙劣 3）歩行がのろく拙劣
2．神経所見	1）毎秒4〜6回の安静時振戦 2）無動・寡動：仮面様顔貌，低く単調な話し声，動作の緩徐・拙劣，臥位からの立ち上がり動作など姿勢変換の拙劣 3）歯車現象を伴う筋固縮 4）姿勢・歩行障害：前傾姿勢，歩行時に手の振りが欠如，突進現象，立ち直り反射障害
3．臨床検査所見	1）一般検査に特異的な異常なし 2）脳画像（CT・MRI）に明らかな異常はない
4．鑑別所見	1）脳血管障害のもの 2）薬物性のもの 3）その他の脳変性疾患

＜診断の判定＞
次の①〜⑤を満たすものをパーキンソン病と診断する。

①経過は進行性である。
②自覚症状で，上記のいずれか一つ以上がみられる。
③神経所見で，上記のいずれか一つ以上がみられる。
④抗パーキンソン病薬による治療で，自覚症状・神経所見に明らかな改善が見られる。
⑤鑑別所見で，上記のいずれかでもない。

＜参考事項＞
診断上，次の事項が参考となる。

①パーキンソン病では神経症候に左右差を認めることが多い。
②深部反射の著しい亢進，バビンスキー反射陽性，初期からの高度の認知症，急激な発症はパーキンソン病らしくない所見である。
③脳画像所見で，著明な脳室拡大，著明な脳萎縮，広範な白質病変などはパーキンソン病に否定的な所見である。

（厚生省特定疾患・神経変性疾患調査研究班作成 パーキンソン病診断基準より）

5．治療

1）薬物療法 [表4]

① 内服薬

脳内で不足しているドパミンを補充する薬剤や，ドパミンの受容体を刺激する薬剤などを組み合わせて薬剤調整を行う。ドパミンは血液脳関門を通過できないため，ドパミンの前駆物質であるレボドパ（L-dopa）を投与する。

② 皮下注射（アポモルヒネ塩酸塩水和物）

wearing-off 現象（231頁参照）に対し1回1〜6mgを皮下注射する。短時間で効果を得ることができ，レスキュー療法として用いられる。専用の器具を使い大腿部や腹部に自己注射するため，指導が必要である。皮膚障害を防ぐために，毎回注射部位を変える必要がある。

③ 貼付薬（ロチゴチン）

1回の貼布で24時間効果を維持でき，内服回数を減らす利点がある。一方で，認知機能障害のある患者などではパッチを剝がしてしまう場合もあり，貼付部位の工夫が必要である。

④ レボドパ小腸投与法（レボドパ・カルビドパ水和物配合剤）

胃瘻チューブを空腸に留置し，レボドパを持続的に注入する方法である。専用ポンプはポシェット等に入れて携帯が可能である。

2）外科的療法 [表5]

薬物治療で効果が不十分な場合，ジスキネジア（dyskinesia：不随意運動）や wearing-off 現象などの運動合併症が著しい場合に定位脳手術が行われる。定位脳手術は，ターゲットとした部位で異常な神経活動をブロックすることで症状を改善できると考えられている。破壊術と脳深部刺激療法（deep brain stimulation：DBS）があり，現在は DBS が主流である。有症状によって刺激する脳の部位が異なるが，神経の伝達路である視床，淡蒼球内節，視床下核がターゲットとなることが多い。

DBS は，心臓ペースメーカーのような刺激発生装置を胸部皮下に埋め込み，電気で脳を刺激し続ける治療法である。術後は，症状に応じて専用の刺激装置を使い体外から刺激を調整する [図1]。

術後合併症には，脳出血（2〜20％），感染（10％）などがあるが，頻度は低い。また，刺激の副作用として，しびれ，構音障害，ジスキネジア，眼瞼痙攣などがあるが，刺激の調整で改善する。

3）リハビリテーション

薬物療法・外科的療法と併用して行うことで，症状の改善効果があるとされる。患者の状態に合わせて，理学療法，作業療法，言語療法を組み合わせて行われる。

4）将来の治療

近い将来，ドパミンを再生する細胞や遺伝子を線条体に移植する再生治療が実現されると期待されている。

6．パーキンソン病治療の合併症

1）運動合併症

レボドパの投与量が多い場合，レボドパの長期内服により運動合併症が起こりやすい。

[表4] パーキンソン病の治療に用いられる薬剤

種類	分類	一般名	商品名	作用	副作用
内服薬	レボドパ	レボドパ単剤	ドパゾール，ドパストン	運動症状の改善	悪心・嘔吐，起立性低血圧，不整脈，ジスキネジア，静止困難，昏迷，wearing-off 現象
		レボドパ・末梢性脱炭酸酵素阻害薬配合剤	メネシット，ネオドパストン，マドパー，イーシー・ドパール，ネオドパゾール，レプリントン，カルコーパなど	(幻覚・妄想が出現しやすいため，高齢者は注意が必要。)	
	ドパミンアゴニスト	ブロモクリプチンメシル酸塩	パーロデル	運動症状の改善	消化器症状，幻覚・妄想など精神症状，心臓弁膜症
		ペルゴリドメシル酸塩	ペルマックス	運動症状の改善	消化器症状，幻覚など精神症状，心臓弁膜症
		タリペキソール塩酸塩	ドミン	wearing-off の改善	眠気
		カベルゴリン	カバサール	off 状態の改善	消化器症状，心臓弁膜症
		プラミペキソール塩酸塩水和物	ビ・シフロール	運動症状の改善	睡眠発作，起立制定血圧，倦怠感，末梢浮腫，便秘，悪心，ジスキネジア，昏迷など
	MAOB 阻害薬	セレギリン塩酸塩	エフピー	レボドパの代謝を阻害し作用時間を延長，wearing-off の軽減	ジスキネジア
	COMT 阻害薬	エンタカポン	コムタン	レボドパの分解抑制，on 時間の延長，ジスキネジアの軽減	投与初期のジスキネジア，着色尿，下痢，腹痛，起立性低血圧
	ドパミン放出促進薬	アマンタジン塩酸塩	シンメトレル	ジスキネジアの軽減	頻脈，精神症状
	抗コリン薬	トリヘキシフェニジル塩酸塩	アーテン	振戦の改善	認知機能障害（認知症のある高齢者には控える）口渇，便秘，尿閉，かすみ目，せん妄，幻覚，鎮静ジスキネジア
		ビペリデン	アネキトン		
		ピロヘプチン塩酸塩	トリモール		
		プロフェナミン	パーキン		
		マザチコール塩酸塩水和物	ペントナ		
		メチキセン塩酸塩	コリンホール		
	ノルアドレナリン前駆物質	ドロキシドパ	ドプス	運動症状の改善，起立性低血圧の改善	消化器症状
	レボドパ賦活薬	ゾニサミド	トレリーフ	振戦の改善，off 時間の短縮	眠気
貼付薬	ドパミンアゴニスト	ロチゴチン	ニュープロパッチ	運動症状の改善	皮膚障害，消化器症状，めまい感
皮下注射	ドパミンアゴニスト	アポモルヒネ塩酸塩水和物	アポカイン	off 症状の改善	皮膚障害
小腸投与薬	レボドパ	レボドパ・カルビドパ水和物配合	デュオドーパ配合経腸用液	wearing-off の改善	切開部位痛，過剰肉芽組織，術後疼痛，ジスキネジア

[表5] 定位脳手術部位と適応および除外項目

手術部位	適応となる症状	基本的除外項目
視床	主に振戦，不随意運動	・高度の認知機能障害・脳萎縮 ・手術の支障となる身体的疾患
淡蒼球	日内変動，ジスキネジア，ジストニア，運動症状全般（固縮，振戦，無動，姿勢反射障害）	・**高齢（75歳以上）** ・**高度の認知機能障害・脳萎縮** ・高度のうつ ・on状態でも重症 ・手術の支障となる身体的疾患
視床下核	日内変動，運動症状，ジスキネジア	

＊手術時の年齢が若いほど，手術効果が高い傾向がある。

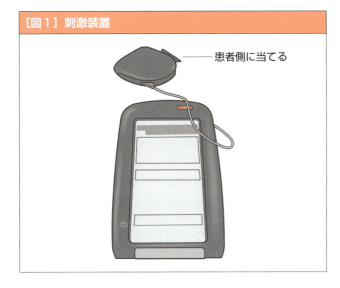

[図1] 刺激装置

患者側に当てる

① wearing-off 現象
　レボドパの薬効時間が短くなり，次の内服時間までに薬効が切れてしまう。
② on-off 現象
　レボドパの服薬時間とは無関係に症状が増悪したり，改善する現象をいう。
③ ジスキネジア
　レボドパ内服後や薬効が切れてくる際に，自分の意思によらず身体がくねくねと動いてしまう症状をいう。

2）悪性症候群

抗パーキンソン病薬の急な中断や減量により，悪性症候群を引き起こすことがある。悪性症候群は高熱，発汗，筋肉のこわばり，意識障害を呈し，重症化するとDIC（disseminated intravascular coagulation：播種性血管内凝固症候群）を合併することもある。自己判断や食欲不振時などで内服を中断，減量しないよう指導が必要である。

II　パーキンソン病をもつ高齢者の看護ケア

1．観察ポイント

1）症状とADLの状況を観察し，日内変動を把握する

患者にどのような症状が出ていて，日常生活において何に困っているかを観察する。治療は症状の日内変動（内服時間，動きの状態，副作用症状など）をみながら，内服薬の量や時間を調整していく方法が主となる。患者は生涯内服を継続していかなければならないため，本人・家族に薬物療法の重要性を理解してもらうことが大切である。内服時間と症状の変動を記録し[**症状ダイアリー，図2**]，医療者はこれをみて患者に合った内服方法を検討する。また，患者が毎日正しく内服できているか観察することも大切である。

2）患者の生活背景を把握する

パーキンソン病は慢性進行性の難病であり，生涯内服を続けていかなければならない。病期が進行するとADLが低下し，日常生活に介護が必要となる場合もある。高齢者の場合，加齢による身体的変化や認知機能の低下等も加わり，介護が必要となるケースも多い。患者の家族構成・関係性・介護力などを把握しておくことが必要である。

また，日常生活において介護や社会資源導入の必要性の有無について査定することも必要である。

2．看護の目標

❶高齢者と家族が疾患や治療について理解し，症状をコントロールできる。
❷転倒による外傷を予防し，安全に日常生活を送ることができる。
❸患者・家族が安心して療養生活を送ることができる。

3．看護ケア

1）日常生活の援助
① 食事
　抗パーキンソン病薬の副作用による食欲不振に加え，

[図2] 症状ダイアリーの一例

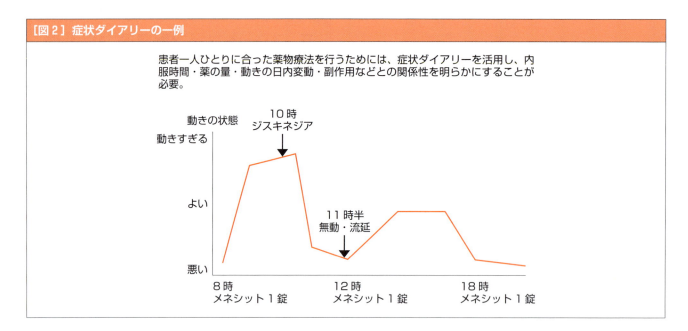

円背の高齢者は胃が圧迫され，胃液などの消化液の分泌能が低下することで胃もたれを起こしやすい。食事摂取量を観察して患者の食べやすい食形態に変更したり，必要に応じて医師から吐き気止めが処方される場合もある。

また，パーキンソン病の運動症状に伴う嚥下障害に加え，高齢者は加齢によっても嚥下機能が低下するため，食事中のむせこみの有無や食後の湿性咳嗽など，誤嚥の徴候を十分に観察することが大切である。円背の高齢者は胃が圧迫され胃内容物が逆流しやすい状況にあり，誤嚥のリスクが高い。食事時の姿勢や食形態（硬さやとろみ）などについて作業療法士・言語聴覚士と連携し，誤嚥を防ぐ必要がある。

② 排泄

高齢者は便秘からイレウスに移行するリスクが高いため，排便状況や腸蠕動音を観察し早期に対応することが大切である。適度な運動や水分摂取を促したり，食物繊維を多く含む根菜や海藻を摂るよう指導する。必要に応じて下剤の使用を検討する。

また，自律神経障害により膀胱や尿道の筋肉の収縮・弛緩が障害されるため，膀胱での蓄尿障害から過活動膀胱による頻尿，残尿などが問題となる。夜間頻尿は睡眠を妨げ倦怠感にもつながるため，原因をアセスメントし適切な治療を行う必要がある。また，ベッドの近くにポータブルトイレを設置したり，廊下やトイレ内に手すりをつけるなど，排泄行動の負担を軽減する工夫も必要である。

③ 移動

パーキンソン病の歩行障害には，聴覚へのリズム刺激が効果的である。歩き始めに「せーの」などとキュー（合図）を送ったり，「1，2，1，2」とリズムの声がけを行うとよい。小刻み歩行に対しては，廊下に等間隔でテープを貼ったり，介助者の足をまたがせることで患者の意識を集中させる。狭い場所ではよりすくみやすいため，大股で，ゆっくり歩行するように促す。

2）薬物療法への看護

患者が長きにわたり内服治療を続けていくためには，本人・家族が疾患や治療について十分理解する必要がある。

レボドパの内服は，患者によっては2，3時間毎など，1日複数回に及ぶ。さらに，wearing-off 現象やon-off 現象により，無動や振戦から細かい作業が難しくなるため，内服薬をシートや袋からうまく取り出せないことがある。また，注意機能や記憶に障害のある患者は，服薬方法を間違えたり，内服すること（したこと）を忘れる等，正しい内服が継続できない可能性がある。患者の内服状況を確認し，退院後も内服治療が継続できるような方法を検討したり，家族や社会資源などのサポート体制をつくっておくことが大切である。

3）転倒予防の援助

パーキンソン病は転倒しやすい疾患である。転倒による外傷は長期入院につながることがあり，患者のQOL，

経済面においても重要な問題である。患者の安全と活動性を維持することが大切である。

内服調整により症状が改善すると，自分の状態を過信して動き，転倒することもある。パーキンソン病患者は動きのいい状態での転倒が多いため，患者の自立心を尊重しながら歩行介助や見守りを行う必要がある。転倒のリスクが高い患者でも，歩行する際にナースコールを押さない場合もある。患者の排泄や生活パターンを把握し，看護師から声をかけ日常生活の援助を行う。

4）社会資源の活用

パーキンソン病は慢性進行性の疾患であり，療養期間が長くなるほど症状は進行し介護負担が増大する。独居の高齢者や家族の介護負担が大きい場合は，社会資源の活用を検討する。

パーキンソン病は難病に指定されている。「指定難病」と診断され，「重症度分類等」に照らして病状の程度が一定程度以上の場合には，医療費の助成を受けることができる。介護保険では，訪問や通所の介護給付や福祉用具の貸与等が受けられる。患者のADLや介護力などに応じて，必要なサービスを選択できるよう，情報提供することが大切である。

介護保険制度を利用するため要介護認定を受ける場合，薬が効いているときに判定されると通常よりも軽く認定される可能性がある。薬の作用により日常生活動作に変動があること，動けないときの状況を調査員に伝えるようにする。

5）疾患に対する不安への援助

パーキンソン病は慢性進行性の難病であり，疾患の進行に対し不安を抱く患者は多い。患者の疾患の受け止め方や，どんなことに不安を感じているか具体的に把握し，継続的にサポートする。

4．看護の評価ポイント

❶患者・家族が自宅で症状をコントロールできているか。
● 服薬状況
● 症状の出現状況
● 症状に伴う生活への支障の有無
● 疾患や治療の理解状況
● 症状をコントロールするための知識・方法の獲得状況
❷転倒を予防し，安全に日常生活を送ることができたか。
● 転倒予防方法に対する理解状況
● 転倒予防方法の実施状況
● 転倒発生状況と影響の有無
❸患者・家族が安心して療養生活を送ることができているか。
● 患者・家族の言動，表情

（河西恵美）

《参考文献》

1）日本神経学会監，「パーキンソン病診療ガイドライン」作成委員会編：パーキンソン病診療ガイドライン2018．医学書院，2018．
2）疾病対策研究会編：難病の診断と治療指針1，3訂版．pp194-203，東京六法出版，2007．
3）水野美邦編著：EBMのコンセプトを取り入れた　パーキンソン病ハンドブック，改訂2版．中外医学社，2007．
4）水野美邦編：パーキンソン病治療薬の選び方と使い方．南江堂，2004．
5）辻省次総編集，髙橋良輔専門編集：パーキンソン病と運動異常．中山書店，2013．
6）澤村正典，髙橋良輔：パーキンソン病治療薬．医薬ジャーナル53（S-1）：487-492，2017．

第Ⅱ部 治療を受ける・継続する高齢者の看護ケア関連図

19 前立腺がん

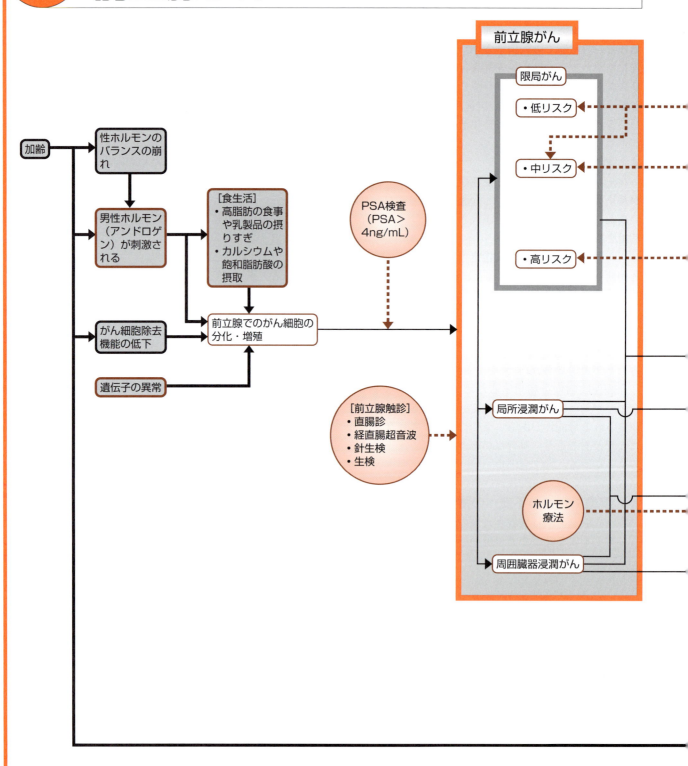

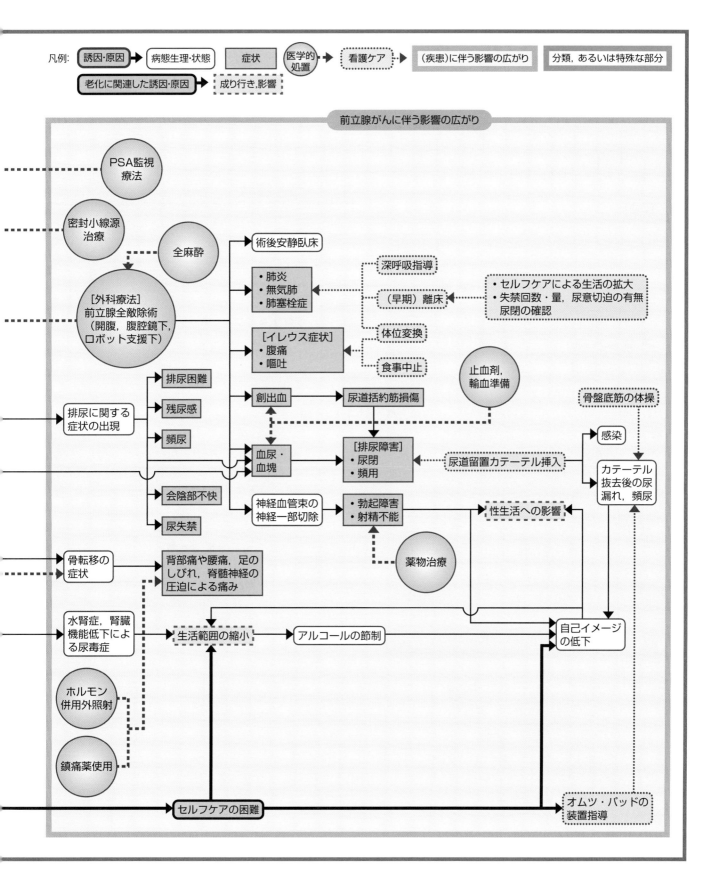

第Ⅱ部　治療を受ける・継続する高齢者の看護ケア関連図

19 前立腺がん

Ⅰ 前立腺がんが生じる病態整理

1．定義

　前立腺は尿道を取り囲むように存在し，男性だけがもつ臓器で，内腺と外腺で成り立っている［図1］。前立腺がんとは，そのほとんどが前立腺の外腺に発生する悪性腫瘍の腺がんである。

2．メカニズム

　前立腺がんは前立腺の細胞が正常に増殖する機能を失い，異常な細胞が修正されることなく増殖して起こる。加齢に伴い性ホルモンバランスの崩れやがん細胞除去機能の低下が起こり，男性ホルモン（アンドロゲン）が刺激になって，がんが分化・増殖するといわれている。近年は，遺伝子の異常が原因といわれているが，正常細胞がなぜがん化するのかは十分に解明されていない。

　また，背景に欧米式の食事が問題としてあるといわれており，高脂肪の食事や乳製品の摂りすぎ，カルシウムや飽和脂肪酸の摂取は前立腺がんのリスクを高めるといわれる。そのため，日本人よりも欧米人がはるかに罹患率の高い疾患であるといわれているが，日本においても食生活の欧米化によって罹患率は急増している疾患である。

　発生頻度は年齢と相関があり，60歳以上から増え始め，70歳以上で最も多くなり，加齢とともに発生率が上昇する。

3．分類と症状

　前立腺がんはがん検診で発見できないほど小さく，また前立腺のなかにとどまっている限局性がん，がんが前立腺の被膜を超えて浸潤しているが転移をしていない局所浸潤がん，多臓器や組織に転移をしている周囲臓器浸潤がんに分類される。がんは周囲の正常組織を破壊して広がり，進行するとリンパ節や骨に転移する。予後の判断には細胞の悪性度と拡がりが重要である。転移がなければ90％は完全に治癒するといわれているが，再発の危険性は常にある。

1）分類

　がんの大きさ（T分類），所属リンパ節転移の有無（N分類），遠隔転移の有無（M分類）の3つに分けて分類する「TNM分類」［表1］と，腫瘍の進行度・ステージ・浸潤度から分類する「ABCD分類」（ジュエット分類）［表2］の2つの病期分類法がある。

　前立腺がんの重症度のリスク分類はGleason分類が用いられる。がん組織を構造と増殖のパターンに応じて5段階に評価したものである。グリーソンスコアが高いほど，悪性度が高くなる。「PSAの値」と悪性度を判断するのに用いられる評価指標「グリーソンスコア」［図2］，「病期分類（TNM分類）」の3つの因子を組み合わせて判別する。低リスクは，T1c-T2a，iPSA<10ng/mL，グリーソンスコア3＋3をすべて満たすものである。高リスクは，T2c-T3b，iPSA>20ng/mL，グリーソンスコア4＋4以上のうち，1つでも満たすものがあった場合，中間リスクはそれ以外となっている。

- TNM分類：国際対がん連合（UICC）によって作成された。
- T：Tumor（＝原発腫瘍）→前立腺でがんがどれくらい拡がっているかを示す。
- N：Nodes（＝所属リンパ節）→リンパ節に転移があるかを示す。
- M：Metastasis（＝遠隔転移）→前立腺から離れた他の

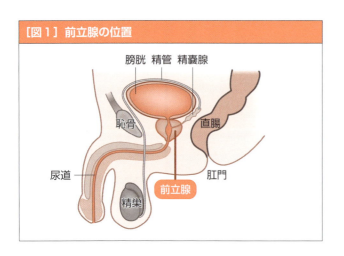

［図1］前立腺の位置

[表1] TNM分類　UICC 7th edition

調整の目的	具体例
T1a	直腸診や画像検査では見つからないが、切除した組織の5％以下に偶然発見されたがん
T1b	直腸診や画像検査では見つからないが、切除した組織の5％を超え、偶然見つかったがん
T1c	直腸診や画像検査では見つからないが、PSA値の上昇で疑われ、生検によって確認されたがん
T2a	がんが前立腺の片葉の2分の1に留まっている
T2b	がんが前立腺の片葉の2分の1を超えているが、両葉には及ばない
T2c	がんが前立腺の両葉に広がっているが、前立腺内に留まっている
T3a	がんが前立腺の被膜外へ広がっている
T3b	がんが精嚢まで広がっている
T4	がんが精嚢以外の隣接臓器（膀胱・頸部・外尿道括約筋・直腸・拳筋・骨盤壁）に広がっている
N0	所属リンパ節への転移はない
N1	前立腺がんの近くにあるリンパ節にがんが広がっている
M0	遠隔転移なし
M1	前立腺から離れたリンパ節や臓器などへの転移、骨への転移がある

（UICC 7th edition より）

[表2] ABCD分類

病期			
A	A1	前立腺に限局する偶発がん	前立腺内に留まっている限局性の高分化がん
	A2		前立腺内に広がった中〜低分化がん
B	B0	前立腺内に限局している腺がん	触診では触れず、PSA高値にて精査され組織学的に診断されたがん
	B1		前立腺がんの片葉に病変が留まっている単発のがん
	B2		前立腺の片葉全体か両側にまたがっているがん
C	C1	転移はなく、がんが前立腺被膜を越えているか、精嚢に浸潤	前立腺の被膜や被膜外に広がっているがん
	C2		膀胱頸部か尿管の閉塞が見られる
D	D1	転移を有するもの	骨盤内のリンパ節にがんの転移が見られる
	D2		D1より広範囲のリンパ節や骨、肺、肝臓などの遠隔部位にがんの転移が見られる
	D3		D2に対する適切な内分泌療法後の再燃

臓器に転移があるかどうかを示す。

- **ABCD分類**：日本泌尿器科学会と日本病理学会の前立腺癌取扱い規約では、患者にわかりやすいABCD分類が採用されている。ABCD分類は曖昧さを含んでいるため、国際比較が可能となるよう、TNM分類を使用すべきとされている。
- **Gleason分類**：前立腺がんでは複数の病変が混在していることが多いため、優勢病変（primary grade）と随伴病変（secondary grade）を判定し、その数値の和により2〜10の9段階に分類する。5＋5＝10が最も悪性度が高い [表3]。

Gleason（グリーソン）分類では腫瘍細胞の分化度、細胞異型を考慮せず、浸潤パターンや構造異型のみに着目して前立腺がんの形態をパターン1〜5の5段階に階層化する。さらに画期的なことは、前立腺がんの組織像の多様性を考慮して量的に最も優位なパターンとそれより劣勢なパターンの数の合計をグリーソンスコア（Gleason score, Gleason sum）として表現する方法を導入したこと

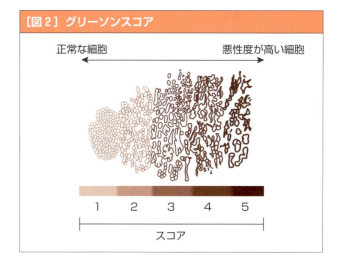

[図2] グリーソンスコア

[表3] グリーソン分類

基準	内容
6以下	比較的進行の遅い高分化型
7	中等度の悪性度
8以上	悪性度の高い低分化の前立腺がん

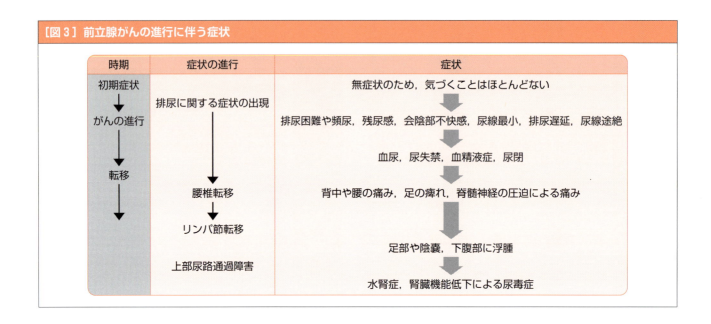

である。

2）症状

早期では症状がみられないことが多いが，がんがある程度大きくなって尿道を圧迫すると，排尿に関連した症状がみられる［図3］。

よくある症状としては，排尿困難や頻尿，残尿感，会陰部不快感などである。その他にも，尿意を感じると我慢できなくなる尿意切迫や，尿が出にくくなる尿閉などがみられる。さらに進行すると，血尿や尿失禁，尿管をがんが圧迫することで起こる上部尿路通過障害が起きる。症状としては水腎症や尿毒症がある。また，がんが精嚢に広がる血精液症，骨転移による背部痛や腰痛，神経症状，さらには骨折など引き起こすことがある。

4．診断・検査

1）検査［図4］

①血液検査（PSA検査）によるスクリーニングと，問診，直腸診，エコー検査を行う。がんが疑わしい場合には，針生検による病理組織診断でグリーソンスコア等の評価が行われる。一般にはPSAが4.0ng/mL以上で生検を行う場合が多い。一般に，4 ng/mL＜PSA＜10ng/mLでは前立腺がんの見つかる可能性は25〜30％，10ng/mL以上で50〜80％といわれている。

②生検を行い，がん細胞が見つかった場合は，造影CTによりリンパ節転移の有無，精嚢浸潤などの前立腺被膜外へのがん浸潤が検査される。

③骨シンチグラフィーで全身の骨転移の有無を評価する。

④単純X線撮影を行い骨転移の確認を行う。

※生検を行う前に，磁力強度の高いMRI（3.0テスラMRI）や経直腸のMRIを用いた画像診断も行われている。

2）診断

①スクリーニング

がんかどうか，直腸診，血清前立腺特異抗原値（PSA）の測定，経直腸的超音波断層法を用いてふるい分ける。

- **直腸診**：仰臥位の姿勢を取らせて両膝を腹壁近くまで屈曲させ，肛門から示指を直腸に入れ，直腸の壁ごしに前立腺に触れて，その状態をチェックする。前立腺がんでは，前立腺の大きさ，硬さ，表面の様子などをチェックする。前立腺がん症例では，硬結，辺縁不整などの異常所見が確認できる。

- **血清前立腺特異抗原値（PSA）の測定**：前立腺上皮から分泌されるタンパク分解酵素で，がんでは正常に比べて血液中に出てくる量が多くなる。PSAが高いほどがんの確率は高くなり，低いほど確率は低くなる。前立腺生検でのがん陽性率は，PSA 4.1〜10ng/mLでは1/5-1/4程度がグレーゾーンであり，10.1ng/mL以上のときでは1/2以上である。

- **直腸的超音波断層法（TRUS）**：横向きに寝た状態で，肛門から超音波用探触子（プローブ）を入れて超音波

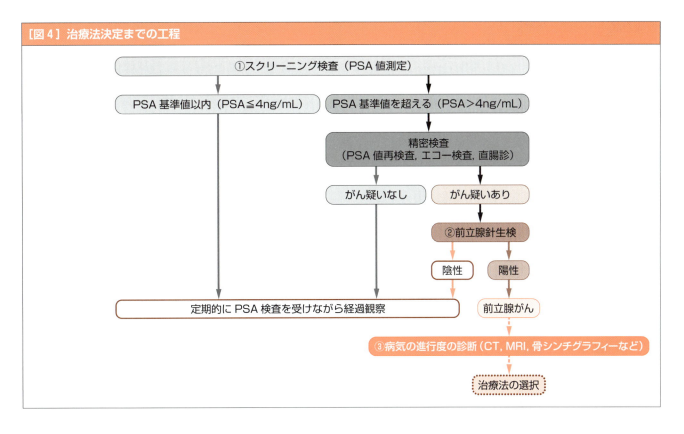
[図4] 治療法決定までの工程

を発生させ，画像を撮影する。
② 前立腺生検
　スクリーニングでがんが疑われた場合，前立腺組織の一部を採取し，顕微鏡でがん細胞の有無を確認する。確認された場合は悪性度を診断する。
③ 病期診断
　がんが診断された場合，CT，MRI，骨シンチグラフィー，骨単純X線検査を実施し，病気の広がりを調べる。

3）前立腺生検

　スクリーニング検査で前立腺がんが疑われた場合，診断確定には前立腺生検が必要である。通常超音波ガイド下に針を刺して前立腺組織を採取，がん細胞の有無を確認する。早期がんでは超音波で異常所見が明らかではない場合がほとんどであるので，前立腺前後左右にランダムにまんべんなく，針を刺して組織を採取する。基本的に6〜10か所以上から採取し，麻酔は主に，局所麻酔または腰椎麻酔で行うが無麻酔で行う施設もある。直腸側から針を刺す経直腸式と，肛門と陰嚢の間から針を刺す経会陰式がある。この検査でがん細胞が確認されれば，前立腺がんの診断が確定される。施行後の合併症に，血尿，血精液症，発熱，排尿障害などがあるが，通常一過性のものである。

5．治療

1）転移のない前立腺がんの治療

　手術療法，ホルモン療法，放射線療法，すぐに治療を行わないPSA監視療法がある。

2）手術療法

　前立腺，精囊，精管の一部，膀胱頸部の一部などで，それらに関連したリンパ節も対象となる。
① 前立腺全摘出術手術
　前立腺と精囊をひとかたまりとして摘出する方法である。恥骨後式，会陰式の2つがあるが，恥骨後式が一般的である。恥骨後式は下腹部に8〜10cmほど縦に正中切開して手術する。会陰式は陰嚢の裏側と肛門の間の部分を切開し，前立腺と直腸の間をはがして前立腺を摘出する。癒着があり，出血が多くなると予想される場合には開腹手術が選択される。開腹手術の場合は，2〜3週間の入院が必要となる。

② 腹腔鏡下前立腺全摘除術

腹部に5〜12mmの小さな穴を5か所程度あけ，そのうちの1つの穴から腹腔鏡を入れてお腹のなかを映し，前立腺部位を確認し，別の穴から挿入した手術器具を操作して患部を摘出する。傷が小さく痛みが軽度で，手術後の回復が早い，手術中の出血量が少ないなどの利点があり，より短い入院期間で治療ができる。

③ ロボット支援腹腔鏡下前立腺全摘除術

ダ・ヴィンチという専用のロボット手術支援システムを用いる。30度近く頭を下げた砕石位の姿勢をとり，通常6か所の小切開手術を行い，ロボットアームをセットし，多関節の鉗子を挿入し手術を行う。

④ 外科的去勢術（両側精巣摘除術）

精巣から分泌される男性ホルモンをなくすことを目的に，両側の精巣，すなわち睾丸を摘出する外科的去勢術のことである。

3）放射線療法

前立腺がんでは，ABCD分類の病期Cまでが根治的な放射線療法の適応である。小線源療法と外照射療法がある。低リスク群では放射線単独治療が，中から高リスク群では内分泌療法の併用が行われる。骨転移の疼痛緩和などの目的や性機能が温存を希望する者に利点がある。

① 小線源療法

体内に高線量の放射性物質であるイリジウム192のシード（線源）を，一時的に留置する方法（高線量率組織内照射：HDR）と，低線量のシードであるヨウ素125を永久留置する方法（低線量密封小線源療法：LDR）の2つがある。

② 外照射療法

この方法は体外から放射線を照射する治療で，低用量の放射線（1回2〜2.5Gy）を複数回実施し，治療に有効な放射線量（74〜78Gy）に到達するまで行う。

4）内分泌療法（ホルモン療法）

前立腺がんは，男性ホルモン（アンドロゲン）が刺激になってがんが分化・増殖する（ホルモン依存症）が，この療法は前立腺がんを増殖させる男性ホルモンを抑制し，前立腺の細胞に男性ホルモンの影響が及ばないようにする治療法である。内分泌療法には外科的去勢術（両側精巣摘除術）とLH-RH（黄体化ホルモン放出ホルモン）アゴニストによる薬物療法の2つがある。また，薬の使い方を工夫した併用療法もある。ホルモン療法を実施すると，その副作用によって，女性の更年期症状に似た症状が出現し，寝汗や急な体熱感，発汗などの症状がみられる。また，この治療は心臓疾患，動脈硬化や糖尿病，骨粗鬆症，貧血など多くの合併症が懸念される。そのため，悪性度の高い（N1，M1），周囲に浸潤した前立腺がん（T3〜T4）の場合に，放射線療法等の根治療法を受けることが難しい高齢者，持病があって根治療法を受けられない人に適用される。

5）化学療法

抗がん剤は，内分泌療法（ホルモン療法）が効かなくなり，がんが再燃した場合，延命を目的に使用される。抗がん剤は一定期間の延命や痛みの緩和を期待し使用する。通常，抗がん剤のドセタキセルに副腎皮質ホルモン剤を併用する。抗がん剤使用においては白血球と血小板の減少（骨髄抑制）で感染や出血，発疹などのアレルギー反応，悪心，口内炎，味覚変化，食欲低下，下痢，筋肉や関節の痛み，脱毛，痺れ，浮腫，倦怠感，乳房の膨大，静脈血栓塞栓症などの複数の副作用に注意をする。これらの症状は，高齢者にとっては体調的につらい状態になり，生活の質にも影響する。

6）PSA監視療法

治療を行わずに定期的にPSA値を見ていく方法である。PSA値や悪性度が低い，また，がんの病巣が小さく広がりもない場合は，身体への悪影響を起こさないと判断され選択肢の一つとして行われる。また，早期の前立腺がんで，性機能を維持する必要がある場合なども対象となる。適切なモニタリングを行い，PSA値が上昇した際は，針生検を行い適切な段階での治療を選択する。

6．前立腺がん手術の合併症

1）代表的な合併症

一般に高齢患者では，術後の不穏状態や術後肺炎，肺塞栓，創感染などの可能性が高くなる。術式によっては後出血や血尿，排尿症状である尿失禁，頻尿，排尿困難，尿道狭窄などの症状がみられる。さらには，神経障害として勃起障害や射精不能などの状況になることもある。回復術の場合，一過性に腸管の動きが緩慢になり，腸管と腹壁が癒着するために，嘔吐や腹痛などのイレウス症状を呈することがある。

2）術式の違いによる合併症
① 開復前立腺摘出術時の組織の損傷に伴う合併症

　前立腺前面の発達した血管網や，前立腺の両脇の神経血管束などからの大量出血の危険性がある。また，腸管や尿管などの損傷の危険性がある。直腸損傷は止血のための熱凝固や感染の影響で起こる可能性もある。さらに，陰嚢・陰茎に皮下気腫・血腫の可能性がある。

　なお，神経温存を行わなかったときには，勃起障害，射精不能がみられる。また，術中操作で神経が損傷している場合は，機能の回復に数か月や数年を要することもある。

　リンパ節郭清術を広範囲に実施したときには，術中操作中のリンパ管の損傷でリンパ漏の可能性がある。

　カテーテルを抜去した直後は，多くの場合，尿失禁症状や浮腫に伴う尿道狭窄によって尿閉や排尿困難や頻尿といった排尿障害がみられる。

② 腹腔鏡下前立腺全切除術，ロボット支援腹腔鏡下前立腺全切除術時の体位に伴う合併症

　手術は頭低位 20 〜 30 度のトレンデレンブルク体位で行われるため，脳圧や眼圧の上昇が起こり，脳血管障害や緑内障の発症の可能性がある。予防のために，手術直後からベッドアップにする。

Ⅱ　手術を受ける高齢前立腺がん患者の看護ケア

1．観察ポイント

1）手術療法時
① 手術前

　前立腺がんは高齢者に発症が多い。前立腺がんの症状はほとんどないが，病状の進行に伴って，排尿困難や残尿感などを自覚する。また，進行している前立腺がんの場合，骨に転移し，その痛みで受診し診断がつくこともある。日々の排泄状態と痛みなどがないかを含めて，手術に適応できる状態であるか全身状態を観察する。特に高齢者の場合は，手術の経験の有無と手術・治療に対する受け止め，合併症がないか，また，その治療状況についても観察する。入院と同時に，検査や入院生活の適応状態も把握する。

② 手術後

・術直後：呼吸，循環動態の観察を行う。

・創管理：出血量や尿管，腸管の損傷，リンパ漏などがないか，創部とドレーンの観察を行う。

・留置カテーテル挿入中の管理と抜去後の観察：尿量と血尿の程度を確認する。カテーテルのねじれや固定状況，固定部位の皮膚の状況も同時に確認する。カテーテル抜去後は，尿失禁状況や排尿困難，頻尿，尿閉の有無を観察する。

・直腸損傷：ドレーンや尿道カテーテルに腸内容物が混入していないか確認する。

・勃起障害：神経温存を行った場合でも，神経損傷で起こる可能性があるため経過を観察するとともに，障害が続く場合は専門の治療を開始する必要がある。

・鼠径ヘルニア：高齢者の場合，鼠径部の脆弱性によって歩行や腹圧を加えると起こることがある。そのほとんどは術後 2 〜 3 年以内に発症するため，立ったときやお腹に力を入れたときなどに，鼠径部にぷっくりとしたやわらかい脹れを自覚しないか観察が必要である。

2）放射線療法時

　前立腺周囲の臓器への影響を観察する必要がある。外照射では直腸への影響がみられる。また，下痢や下血，肛門部痛などがないか観察する。膀胱への影響では膀胱炎や尿道狭窄による症状が出現することもあるため，それらの症状の有無を観察する。

2．看護の目標

1）手術前

❶ 基礎疾患（糖尿病，高血圧，心疾患など）のコントロールができ，手術に臨むことができる。

❷ 患部の安静が保持でき，安楽な入院生活を送ることができる。

❸ 術後の排尿に関する問題や性生活に関する状況に理解を示し，身体的・心理的安定状態のもとで手術を受けることができる。

❹ 術後合併症予防のための（呼吸管理・感染予防）訓練が実施できる。

2）手術後

❶ 手術に伴う合併症（術後肺炎，無気肺，創感染，深部静脈血栓症，術後せん妄）が予防できる。

❷ 創部痛，尿道カテーテル挿入に対する苦痛が緩和され，安寧な生活が送れる。

❸排尿状態が改善され，生活行動範囲の拡大ができる。
❹せん妄などの予防ができ，認知機能を維持し退院することができる。

3. 手術を受ける前立腺がん患者の看護ケア

1）術後肺炎・無気肺・肺塞栓・創感染などの合併症予防のための支援

術直後はバイタルサインを定期的に測定し，異常状態が起きていないか観察する。特に，麻酔からの覚醒状況を判断しながらドレーンからの出血量，尿量が確保されているか，また尿の性状などから全身状態を把握する。

- 深呼吸指導：全身麻酔下の手術後は深呼吸を定期的に実施する。
- 口腔内の清潔維持：1日3回以上の清掃を行う。入れ歯を装着している場合は毎回取り除き洗浄する。
- 手術後1病日よりベッドアップを計画的に実施する。
- 排痰誘導：咳嗽指導によって痰を喀出しやすくする。また，痰を飲み込まないように指導する。
- 水分出納を行い，脱水予防に努める。血液停滞が起こらないよう，輸液量と飲水量，排泄量のバランスを確認する。
- 創感染予防：膀胱尿道吻合部付近にドレーンが挿入される。排液量が一定以下になれば感染予防のために早期に抜去する。浸出液の性状や創部の熱感や発熱，疼痛の状況を観察する。
- 尿道カテーテル管理：尿道カテーテルは3～7日間程度留置される。留置期間中は尿の性状，量，血尿の程度，凝血によるカテーテル閉塞がないか観察する。尿流量が維持されるようカテーテルの固定，ねじれの有無，屈曲がないか確認する。

2）術後苦痛緩和のための支援
① 体位変換
- 褥瘡予防

2時間以内の変換を行う。カテーテル類が体内に挿入されていることから自ら起き上がったり，身体をねじったりしないよう説明する。ナースコールが常に手元にあるように環境を整える。
② 疼痛緩和

開腹している場合は疼痛の程度・部位を確認する。痛みは自制すると，不眠につながり，高齢者は錯乱やせん妄を引き起こすことがある。痛みを訴える高齢者に対し

ては鎮痛薬の使用状況と全身状態を確認しながら，医師からの指示を確認し対応する。
③ 創部痛・尿道痛の緩和

痛みのコントロールがつかないと，夜間眠れない，不穏状態などがみられることもある。手術後2～3日には鎮痛薬を使用し，創痛や尿道痛をコントロールする必要がある。

3）日常生活維持のための支援
① 清潔維持

清潔のプランを作成し，高齢者の回復状況に合わせて全介助から部分介助とセルフケア能力を判断し計画的に実施する。

全身清拭時は，電気メスによる火傷がないか，背部・仙骨部の皮膚の状態や褥瘡の有無などを同時に確認する。
② 排泄

創部への感染予防目的で，尿道カテーテルが挿入される。留置カテーテルは感染予防の為に閉鎖式を使用する。排便も離床できるまでは床上で行う。高齢者の場合，オムツ着用と便器への排泄を促す。
③ 食事

腸が動いていることを確認し，術後1病日目より開始される。水分は控えないよう指導する。
④ 移動

翌日から血尿などの状況を観察し介助のもとに離床をすすめる。

4）筋力低下予防，日常生活拡大のための支援

早期離床を促す。全身の筋肉を使うことで，血流を促進し，さまざまな機能の回復につながる。その結果，認知機能低下の進行，筋力低下，免疫機能低下などの多くの合併症を防ぐことになる。

5）退院に向けた支援
① 自宅を想定した生活指導
- 尿漏れに対する対応

手術後はほとんどの人にみられる症状である。術後1～3か月は尿漏れを改善するために，骨盤底筋体操を実施できるよう指導する。
- パッドの装着

尿漏れの程度によって，紙オムツや尿取りパッドを選択する。また，その併用もある。夜の尿漏れに対しては寝具汚染しないように，防水シーツの準備が安心につな

がるようだったら用意する。日中は尿漏れのカバーだけでなく，行動しやすいように軽快さも考慮してパッドを選択する。パッドの当て方は，退院前に本人，家族に指導する。

●活動

会陰部の圧迫を防ぐために自転車やバイクの運転，長時間の自動車運転は膀胱尿道吻合部に影響を与えることから避ける必要がある。また，力仕事は腹圧をかけることからヘルニアなどの合併症を併発する可能性があるため控える。

●嗜好

タバコ，アルコール，刺激の強い香辛料を使用した食事などは避ける。

●便秘改善

開腹していると適切に腹圧を加えることができずに便秘症になることがある。また，過度な腹圧は創部やヘルニアなどの合併症の可能性にもつながることから，水分摂取を積極的にすすめ，便通を整えるようにする。状況によっては緩下剤を使用する。

② 地域での生活に対する支援

- 手術後，オムツや尿取りパッドを使用することから活動を控え，活動範囲を縮小する人もいる。尿漏れは徐々に改善されることを説明し，交友関係が消極的にならないよう理解につなげる。
- 軽作業，ゴルフなどの軽いスポーツは退院後から可能である。
- 家族に対する支援：患者自身が尿漏れ対応を前向きに取り組めるように，家族に対しては尿漏れに対する理解を深めてもらうための説明を行う。
- 骨盤底筋群運動の継続：骨盤底筋群を鍛えることで尿道括約筋を収縮できるようにする運動である。尿漏れの期間，程度は個人差があるため，運動の成果も個人差がみられる。個々の尿漏れ状況や健康レベルと合わせ指導する必要がある。

  例：最初は仰臥位で1日朝夕2回を5～10秒ずつ10回，慣れてきたら5分，10分と時間を長くする。腹筋に力がはいっていないか確認しながら行う。半年程度の継続が必要となる。

- 性機能回復のために勃起機能改善の薬が処方されることもある。心理面への支援が必要な場合には専門医への相談も必要となる。

4．看護の評価ポイント

1）手術前の看護目標が達成されたか

❶基礎疾患（糖尿病，高血圧，心疾患など）がコントロールされ手術に臨めたか。

❷手術前の入院生活は安寧に過ごせたか。

❸手術を理解し，身体的・心理的に安定した状態で手術を迎えたか。

❹術後合併症予防のための訓練が適切に実施できたか。

2）手術後の看護目標が達成されたか

❶手術に伴う合併症が生じることなく回復過程をたどったか。

❷手術後の苦痛が緩和され安寧な生活を送ったか。

❸排尿状態が改善し，予定期間内で生活行動範囲を拡大できたか。

❹予定の入院期間で様々な機能低下を起こさずに退院できたか。

- ADL
- 認知機能

（工藤綾子）

《参考文献》

1）国立がん研究センターがん情報サービス，前立腺がん．（https://ganjoho.jp/public/cancer/prostate/index.html）

2）原勲：覚えておきたい前立腺がんの基礎知識．泌尿器ケア 20（4）：25-31，2015．

3）羽賀宣博・他：前立腺がんに対する根治的前立腺全摘除術．泌尿器ケア 20（6）：35-43，2015．

4）住野泰弘・他：治療法の決定・術前ケア．泌尿器ケア 2015年夏季増刊：145-146，2015．

5）秦聡孝・他：手術（治療法）．泌尿器ケア 2015年夏季増刊：147-155，2015．

6）秋田泰之・他：退院指導，外来との連携．2015年夏季増刊：156-159，2015．

7）前立腺がん web．（https://www.zenritsusengan.sanofi.co.jp/index.html）

コラム 前立腺肥大症

1. 病態

　前立腺は，男性膀胱の出口にある栗の実大の臓器であり，精液の一部を分泌する働きがある。加齢に伴う男性ホルモンの減少が関連して前立腺が肥大するとされ，前立腺の肥大結節は40歳代半ばから始まり，60歳では50％以上，85歳では90％に認められる[1]。

　前立腺の中を尿道が通っていることから，前立腺が肥大することで排尿障害などの下部尿路症状を引き起こす。初期症状としては，頻尿，特に夜間頻尿が多い。肥大が進行すると排尿のしにくさが生じ，排尿時間が長くなる。良性疾患だが，進行すると尿閉による水腎症などが生じ，腎機能障害を起こすこともあるため適切な治療が必要である [表1]。

2. 治療

1）薬物療法

　α遮断薬，抗アンドロゲン薬が用いられる。

① α遮断薬

　初期治療薬と位置づけられている。前立腺と膀胱頸部の平滑筋の緊張を緩和することで尿道抵抗を減弱させ，尿勢力低下や頻尿を改善させる。副作用として，低血圧，めまい，ふらつき，立ちくらみがある。

② 抗アンドロゲン薬

　肥大結節の増成を抑制し縮小させることで機械的閉塞を解除し，排尿困難を改善させる。副作用として，性欲減退・勃起障害がある。

[表1] 病期と症状	
病期	症状
＜初期＞ 肥大した前立腺により膀胱頸部・尿道が刺激される	頻尿（特に夜間頻尿），尿意切迫，下腹部不快感，尿勢力低下
＜中期＞ 前立腺が尿道を圧迫し，尿道抵抗が増大	排尿困難の増強，尿線途絶，尿閉，残尿感，尿路感染，尿失禁
＜進行期＞ 尿道圧迫が高度となる	完全尿閉，溢流性尿失禁，水腎症，腎機能障害

2）手術療法ほか

① 経尿道的前立腺切除

　病期でいえば，中期～進行期（残尿・尿閉・尿路感染などの症状，水腎症・膀胱結石などの合併症がある場合），薬物療法で効果が不十分な場合に手術が適応となる。

　一般的に，経尿道的前立腺切除術が行われる。腰椎麻酔下で，先端に電気メスを装着した内視鏡を尿道から挿入し，肥大した前立腺組織を切除する。

　切除した部位に上皮が再生し創部治癒がみられるまでは1～3か月程度かかる。その期間，排尿時痛・血尿が出現することがある。また，凝血塊や尿道粘膜の浮腫などが原因で尿閉が出現することがある。術後1か月は後出血のリスクがあるので，飲酒，長時間の入浴，バイクや自転車の乗車，排便時の努責，排尿を我慢して膀胱を拡張させることは控える。

② 経尿道的前立腺高温度治療

　高温度治療は薬物療法と前立腺切除の中間的治療法と位置づけられている。局所麻酔下で，治療用カテーテルを尿道から挿入し，粘膜を冷却保護しながら前立腺組織を45℃以上に加熱することで組織変性を起こし縮小させ，排尿しやすくする効果がある。

　比較的侵襲が少ない方法であり，1回1時間程度で外来での治療が可能であるが，根治的な治療ではないため半年～1年で元に戻ることがある。

3. 看護ケア

　前立腺肥大症患者の多くが高齢者である。高齢者の特徴として，身体機能の予備能力が低下していること，個人差が大きいことがあげられる。個々の状況・習慣にあったケアを考え，本人の希望を重視して生活の質が低下しないようにケアすることが重要である。

　また，排尿障害をもつ高齢者は日常生活に支障をきたしており，身体的苦痛・精神的苦痛が大きい。なかには，病気ではないという認識や，差恥心が伴い症状を訴えない場合がある。加齢に伴う身体の変

［表2］病期と看護ケア

病期	看護ケア
初期（膀胱頸部・尿道が刺激される）	①日常生活への影響の把握 ● 頻尿・下腹部不快感により何に困っているのかを把握する。 ● 睡眠不足，日中の覚醒の影響，ストレス・疲労，活動性の低下など，日常生活への影響がないかの視点で観察を行い支援する。 ②安楽な排尿援助・環境調整 ● 下半身の保温を行いリラックスして排尿できるように援助する。 ● 習慣も考慮して，立位や座位などその人にあった排尿しやすい体勢をつくる。 ● 自室内で排泄を行う場合は，プライバシーの保護や臭気に配慮する。 ● トイレまでの距離が近くなるよう，部屋やベッドの位置を調整する。 ③夜間の頻尿を避ける準備 ● 就寝3時間前からは積極的な水分摂取や利尿作用のあるカフェイン摂取を控えるよう伝える。 ● 排尿をすませてから床に入るよう伝える。 ④夜間排尿時の安全の確保 ● 転倒経験，夜間の排尿状況，トイレまでの距離，移動動作，下肢筋力，認知機能，薬剤の影響などから転倒リスクをアセスメントする。 ● 転倒リスクや頻尿の程度により尿器やポータブルトイレの使用を考慮する。 ● 夜間の照明やトイレまでの通路の状況など，環境をアセスメントし安全が確保されるよう環境調整を行う。
中期（尿道を圧迫し，尿道抵抗が増大）	①日常生活への影響の把握 ● 尿失禁・残尿感等の症状がないか，これらにより困っていることはないかを把握する。 ● 睡眠不足，日中の覚醒の影響，ストレス・疲労，活動性の低下など，日常生活への影響がないかという視点で観察や問診を行い，支援につなげる。 ②排泄状況の把握と援助 ● 1～3日間ほど，定期的に排尿できているか，排尿間隔，排尿時間，おおよその尿量，尿意や失禁の有無をチェックし，排尿パターンを把握する。 ● 失禁や排尿回数が多い場合，排尿パターンに合わせて排尿誘導を行う（家族や本人への指導を行う）。 ● 尿意があるのに排尿がなく，恥骨上部の張り・疼痛がある場合は尿閉の可能性があり，導尿が必要となる。症状がある場合は受診するように伝える。 ③水分摂取状況の把握と援助 ● 高齢者は尿失禁を気にして水分摂取を控えている場合がある。高齢者は脱水のリスクが高く，尿路感染症や尿路結石などの合併症にもつながるため，尿量が1000～1500mL／日ほどになるよう必要な水分摂取を促す。ただし，心疾患・腎疾患の場合に水分制限が必要な場合もあるので注意する。 ● 自分で動くことができない人については，水分摂取しやすいように準備をしておく。 ④清潔保持のための対策 ● 失禁が起こりやすいが，尿臭や感染予防のために清潔にできるよう援助する。 ● 着衣が汚染されないよう，防水加工され尿の吸収ができるパンツや尿取りパッドを紹介する。量が多い場合や活動性が高い場合にはパンツタイプのオムツで対策を行う。ただし，これらの装着は高齢者の自尊心を傷つけるため，必要性の伝え方や用い方に配慮する。 ⑤精神的支援 ● 不安・ストレスへの支援と手術も含めた治療に対する支援を行う。 ● プライバシーを尊重し，相談しやすい環境で話をする。 ● 排尿状況や日常生活への困りごと，不安なことなどの思いを表出してもらうには，看護師との信頼関係の構築が重要になる。尿閉・尿失禁は患者にとって大きな精神的苦痛であり，羞恥心が伴うことを心にとめ，患者の自尊心を傷つけないよう配慮する。
進行期（尿道圧迫が高度）	①処置や治療に伴う支援 ● どのような治療を希望しているか，治療に対する不安はないかを確認し，医師や家族と調整する。 ● 処置や治療に伴い身体的・心理的苦痛が生じる。これらは本人から表現されることが少ない場合も多いため，予測し，一つ一つ確認していく。心理的な苦痛には支持的態度で援助する。身体的な苦痛は緩和を図る。 ②合併症の予防・早期発見 ● 尿閉症状が増強する場合は，導尿や膀胱留置カテーテル挿入が行われるため，尿路感染症や腎機能障害のなどの合併症予防に努める。 ● 尿量・残尿感・血液データ・バイタルサイン等の観察により合併症の早期発見に努める。

化を理解し，高齢者の自尊心を傷つけないよう介入し，安心して本人のペースで生活が送れるよう援助することが大切である．

前立腺肥大症は病期の進行度により症状が異なるので病態を理解し，その時期に適切なケアを行う[表2]。

（松本英子）

《引用文献》
1）群健二郎，村井勝，井口正典編：泌尿器科ナーシングプラクティス．p208，文光堂，1999．

《参考文献》
1）東間紘，宝塚市立病院看護部監：腎・泌尿器疾患．学研メディカル秀潤社，2003．
2）仁藤博，田中良典編：泌尿器科エキスパートナーシング，改訂第2版．pp23-38，南江堂，2004．
3）平松知子，正源寺美穂：転倒と排尿障害．WOC Nursing 2(8)：68，2014．
4）西村かおる：新・排泄ケアワークブック．p153，中央法規出版，2013．
5）石井賢俊，西村かおる：らくらく排泄ケア，改訂3版．pp13-27，メディカ出版，2008．
6）西村かおる：コンチネンスに強くなる排泄ケアブック．pp42-43，学研メディカル秀潤社，2009．
7）山田律子・他編：生活機能からみた老年看護過程＋病態・生活機能関連図，第2版．pp206-217，医学書院，2012．

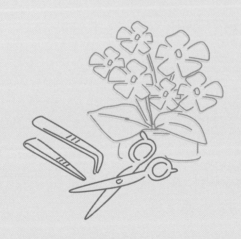

NOTE

第II部 治療を受ける・継続する高齢者の看護ケア関連図

20 腎不全

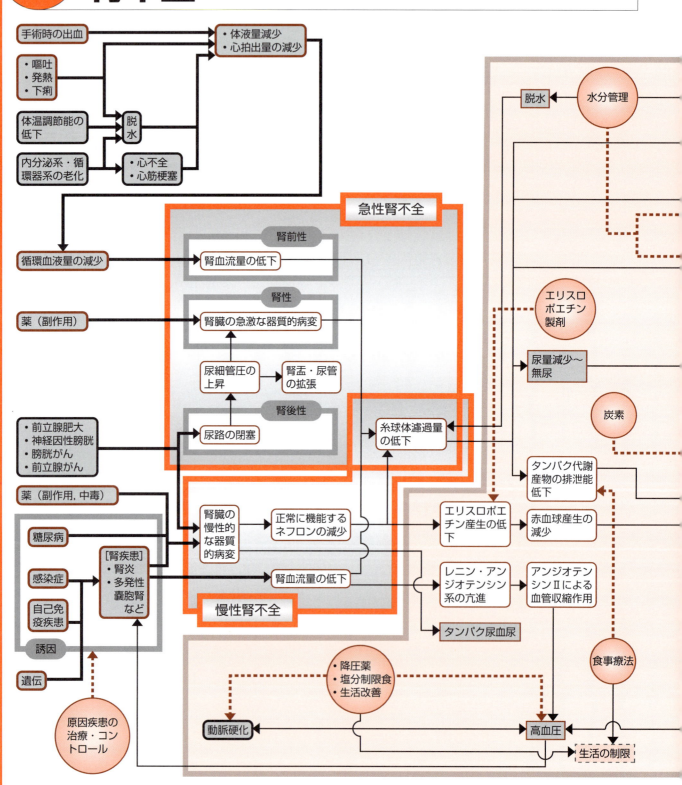

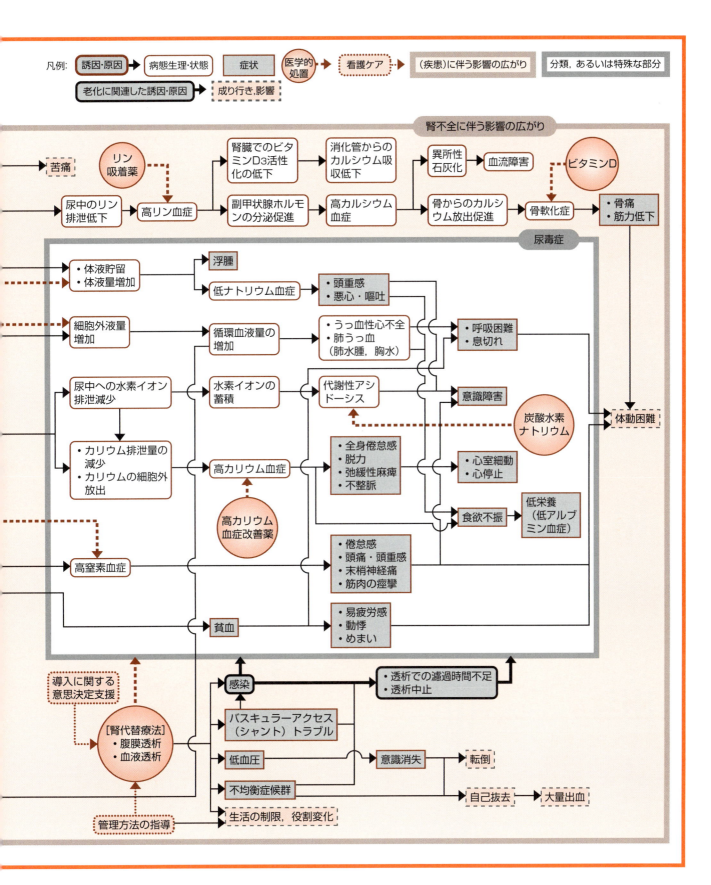

20 腎不全

I 腎不全が生じる病態生理

1．定義

　腎不全（renal failure）とは，血液を濾過する糸球体の機能が低下し，老廃物を十分に排泄できなくなった状態であり，急性腎不全（acute renal failure：ARF）と慢性腎不全（chronic renal failure：CRF）に大別される。
　急性腎不全は，急激な腎機能の低下に伴い体液の恒常性の維持ができない状態である。種々の原因により数時間～日の単位で急激に腎臓の機能が低下する。その結果，高窒素血症，水電解質異常，代謝性アシドーシスなどが出現する。適切な治療を開始することで，腎機能は回復する。しかし，近年の高齢化や腎機能不全をもたらすさまざまな慢性疾患などにより，治療予後が悪い患者も増加してきた。そこで，急性腎障害（acute kidney injury：AKI）という概念により診断基準が作成されている[1]。
　慢性腎不全は，腎機能が年の経過で徐々に低下し，腎機能障害は不可逆性である。一般に血清クレアチニン値が2.0mg/dL以上になった状態を指して用いられる。有効な治療法はなく，腎代替療法が必要になる。
　近年では，末期腎不全への移行を抑制するため，早期発見・治療を目的として，従来の慢性腎不全よりも早期の段階の腎障害を含む慢性腎臓病（chronic kidney injury：CKD）という概念が提唱され，診断基準が作成されている[2]。

2．メカニズム

1）腎臓の構造と働き

　成人の腎臓は第12胸椎～第3腰椎の高さに，そら豆のような形をした握り拳くらいある大きさの左右一対（2個）の臓器である。1個の腎臓に約100万個のネフロンがある。ネフロンは腎小体（糸球体，ボウマン嚢）と尿細管からなり，腎小体で原尿が生成され（1日当たり150～200L），尿細管で水分やアミノ酸，糖などが再吸収され，原尿の約1％が尿となる［図1］。
　腎臓の主な働きは，以下の3つである。
①体液の恒常性維持：尿の生成と排泄により，体液の量と電解質組成の調節を行う。
②代謝産物の排泄：タンパク代謝による老廃物（尿素，クレアチニンなど）の排泄を行う。
③内分泌代謝調節：血圧を維持するレニンの分泌，赤血球産生を増加させるエリスロポエチンの産生などのホルモンを分泌する。また，血清カルシウム濃度が低下すると，副甲状腺より副甲状腺ホルモン（PTH）が分泌され，腎臓はこの影響によりビタミンD_3を活性化し，カルシウム，リンの腸管吸収を促進する。
　高齢者は加齢により，腎臓の構造変化として糸球体数の減少や糸球体硬化がみられ，その結果として糸球体濾過量の低下が生じる。

2）腎障害のメカニズム

　高齢になると，泌尿器系や内分泌系，循環器系などにさまざまな加齢変化が生じるため，高齢というだけで腎不全の危険因子となる。
①急性腎不全のメカニズム
　種々の原因により，腎臓に機能的，構造的な変化が急激に起こった状態である。発生機序は，糸球体濾過量の減少，尿細管閉塞による管腔液の排泄の停止，腎血流量の減少などである。原因別に，腎前性，腎性，腎後性に大別される（3-1)-①「急性腎不全の分類」参照）。

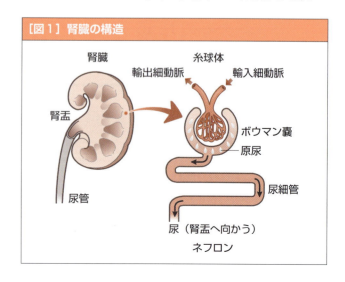

［図1］腎臓の構造

② 慢性腎不全のメカニズム

何らかの腎疾患により長期間にわたってネフロンが障害を受け，残存するネフロンへ過剰な不可がかかり，糸球体高血圧を引き起こす。そのため，糸球体硬化や尿細管・間質障害が起こり，正常に機能するネフロンが減少し，進行性に腎機能が悪化する。

3．分類と症状

1）急性腎不全

① 分類

原因により腎前性，腎性，腎後性に分類される［表1］。腎虚血や腎毒性物質による急性尿細管壊死を原因とするものが多い。

② 症状

臨床経過により，以下の変化が起こる。

①発症期：尿量が減少し，急速に高窒素血症，電解質異常が出現する。

②乏尿期：欠尿〜無尿を呈し，代謝性アシドーシス，意識障害が出現する（尿毒症）。

③利尿期：回復に伴い，尿量が増加する。1日3L以上（多尿期）に及ぶこともあり，脱水や電解質異常を生じる場合がある。

④回復期：尿量，電解質バランスは正常に向かう。

2）慢性腎不全

① 分類

糸球体濾過値によって第1期から第4期に分類される［表2］。

② 症状

● 水・電解質異常に伴う症状

・体液貯留：排泄量が減少することで体液量が増加し，浮腫となる。

・低ナトリウム血症：体液量増加に伴い，血中ナトリウム濃度が低下し，頭痛，悪心・嘔吐，傾眠傾向などが出現する。

・高カリウム血症：尿中へのカリウムの排泄量の減少や酸塩基平衡の仕組みにより，高カリウム血症が起こる。症状として，脱力，弛緩性麻痺，不整脈などが出現する。重篤化すると心室細動を引き起こし，心停止となることがある。

▶通常，血液中のpHは7.4程度になるよう，腎臓（尿中への水素イオン（H＋）排泄）と肺（呼吸による二酸化炭素（CO_2）排出）により調整されている。

［表1］ 急性腎不全の分類

分類	原因	病態の例
腎前性	循環血液量の減少（循環の問題）	体液量減少：下痢，嘔吐，発熱，脱水など 心拍出量の減少：心不全，心筋梗塞など
腎性	腎臓の器質的病変（腎臓そのものの問題）	急性尿細管壊死：腎虚血，腎毒性物質など 血管障害：血栓性微小血管症など 糸球体の障害：急性糸球体腎炎など
腎後性	尿路の閉塞（尿路の問題）	両側尿管の閉塞：後腹膜線維症など 膀胱・尿道の閉塞：前立腺肥大症，前立腺がん，膀胱腫瘍など 神経因性膀胱

［表2］ 慢性腎不全の分類

病期	クレアチニンクリアランス	症状
第1期 腎機能予備力の減少	正常の50％以上に維持	腎機能は障害されているが，特に症状はない。
第2期 代償性腎不全期	正常の50〜30％	高窒素血症をきたす。 夜間多尿，易疲労感，軽度の貧血。
第3期 非代償性腎不全期	正常の30％以下	血清クレアチニン値は3.0mg/dL。 電解質異常がみられ，腎性貧血も明らか。
第4期 尿毒症期	正常の10％以下	血清クレアチニン値は8.0〜10.0mg/dL。 頑固な悪心・嘔吐，心不全，高度な貧血，呼吸困難がみられる。 血液透析などの治療が必要。

腎機能が低下すると尿中に水素イオンが排泄できなくなり，水素イオンが蓄積し，血液のpHは低くなる（腎性アシドーシス）。このとき，バランスをとるために，細胞では水素イオンを取り込み，カリウムを細胞外に放出する。その結果として，高カリウム血症となる。

・高リン血症：尿へのリン排泄の低下により，高リン血症となる。高リン血症では自覚症状はないが，腎臓でのビタミンD_3の活性化を低下させ，消化管からのカルシウムの吸収が低下する。また，副甲状腺ホルモン（PTH）の分泌が促進され，血中カルシウム濃度が高くなる。

・高カルシウム血症：高リン血症により高カルシウム血症が生じ，血管などの骨以外の部分に異所性石灰

化が起こる。さらには，筋力低下や骨痛をもたらす骨軟化症となる。骨軟化症が治療されないと寝たきりの状態になる場合もある。

● 高血圧

糸球体濾過量の減少により細胞外液が増加し，血流量が増えることで血圧が上昇する。また，レニン−アンジオテンシン系の亢進に伴い高血圧症が生じる。高血圧は症状として出現もするが，慢性腎不全の発症のリスクでもある。血圧が高いほどリスクは高まり，両者間は悪循環を形成する。

▶ 血圧低下や腎動脈狭窄症などにより腎臓に流入する血液量が減少すると，腎臓から分泌されるホルモンであるレニン産生が増加する。レニンはアンジオテンシノーゲンをアンジオテンシンⅠに転換させる。アンジオテンシンⅠから転換するアンジオテンシンⅡが血管収縮作用をもち，血圧上昇をもたらす。

▶ 高血圧が続くと，糸球体の細い動脈が硬化して濾過機能が低下することから，腎機能低下の要因となる。

● 貧血とその症状

腎臓で生成されるエリスロポエチンは赤血球の造血因子である。腎機能の低下により，エリスロポエチン産生も低下し，貧血が進行する。それにより引き起こされる貧血を腎性貧血という。腎性貧血は，第3期（非代償性腎不全期）になると顕著にみられ，易疲労，動悸，息切れ，めまいなどの症状が起きる。

● 尿毒症に伴う症状

腎機能の低下に伴ってタンパク代謝物が尿中へ排泄されず，尿素や窒素化合物が体内に蓄積し，多様な症状を呈する。全身倦怠感や頭痛・頭重感，消化器症状（食欲不振，悪心・嘔吐など）のほか，進行すると呼吸器症状（胸水貯留，肺水腫，呼吸困難など），精神症状（意識障害，幻覚など）などがみられる。放置すると死に至る。

4. 急性腎障害・慢性腎臓病の診断と検査

1）診断

診療場面で用いられるようになった急性腎障害，並びに慢性腎臓病による診断基準を示す。

① 急性腎障害の診断

Kidney Disease Improving Global Outcomes（KDIGO）の診療ガイドライン[1]では，次のうちのいずれかに該当する場合，急性腎障害と診断される。

[表3] 急性腎障害の重症度分類（KDIGO）

重症度	血清クレアチニン値	尿量
1	基準値の1.5〜1.9倍 または 1.3mg/dL以上の増加	6〜12時間にわたり 0.5mL/kg/時未満
2	基準値の2.0〜2.9倍	0.5mL/kg/時未満が 12時間以上続く
3	基準値の3倍以上 または 0.4mg/dL以上の増加 または 腎代替療法開始	0.3mL/kg/時未満が 24時間以上続く または 無尿（12時間以上）

（AKI（急性腎障害）診療ガイドライン作成委員会編：AKI（急性腎障害）診療ガイドライン2016．p3，東京医学社，2016．を参考に作成）

● 48時間以内に血清クレアチニン値が0.3mg/dL以上上昇した場合

● 48時間以内に血清クレアチニン値がそれ以前の7日以内にわかっていた値，または，予測される基礎値から1.5倍以上の上昇があった場合

● 尿量が6時間以上にわたり0.5mL/kg/時未満になった場合

また，急性腎障害の重症度分類を [表3] に示す。

② 慢性腎臓病の診断

以下の ⓐ と ⓑ のいずれか，または両方が3か月以上持続すると，慢性腎臓病と診断される。

ⓐ尿異常，画像診断，血液検査，病理検査により，腎障害の存在が明らか。特に0.15g/gCr以上のタンパク尿（30mg/gCr以上のアルブミン尿）の存在が重要。

ⓑ糸球体濾過量（GFR）が60mL/分/1.73㎡未満

重症度は，原因，腎機能（糸球体濾過量：GFR），タンパク尿（アルブミン尿）を合わせて評価し [表4]，死亡，末期腎不全，心血管死の発症リスクとして示される。

2）検査

① 尿検査

尿検査（タンパク尿，血尿）は簡便で有効な方法である。腎不全では，特にタンパク尿の存在が最も重要である。随時尿でのタンパク尿の評価は，［尿タンパク／クレアチニン比（g/gCr）］で行われ，0.15g/gCr以上でタンパク尿が陽性とされる。

糖尿病性腎症の早期発見には，微量アルブミン尿の検査が重要となる。診断基準は尿アルブミン30〜299mg/gCrで，3回の測定中2回以上該当する場合とされている。

② 血液検査

血清クレアチニン値，血中のカリウム・リン・カルシウム値，ヘモグロビン値等を確認する。

［表4］慢性腎臓病の重症度分類

原疾患	タンパク尿区分		A1	A2	A3
糖尿病	尿アルブミン定量（mg/日） 尿アルブミン/Cr比（mg/gCr）		正常アルブミン尿 30未満	微量アルブミン尿 30～299	顕性アルブミン尿 300以上
高血圧，腎炎，多発性嚢胞腎，移植腎，不明，その他	尿タンパク定量（g/日） 尿タンパク/Cr比（g/gCr）		正常 0.15未満	軽度タンパク尿 0.15-0.49	高度タンパク尿 0.50以上
腎機能：GFR区分 （mL/分/1.73m²）	≧90	正常または高値　　G1	低	軽	中
	60-89	正常または軽度低下　G2	低	軽	中
	45-59	軽度～中等度低下　　G3a	軽	中	高
	30-44	中等度～高度低下　　G3b	中	高	高
	15～29	高度低下　　　　　　G4	高	高	高
	>15	末期腎不全　　　　　G5	高	高	高

低：低リスク，軽：軽度リスク，中：中等度リスク，高：高度リスク

注：わが国の保険診療では，アルブミン尿の定量測定は，糖尿病または糖尿病性早期腎症であって微量アルブミン尿を疑う患者に対し，3か月に1回に限り認められている。糖尿病において，尿定性で1＋以上の明らかな尿タンパクを認める場合は尿アルブミン測定は保険で認められていないため，治療効果を評価するために定量検査を行う場合は尿タンパク定量を検討する。

（日本腎臓学会編：エビデンスに基づくCKD診療ガイドライン2018. p3, 東京医学社, 2018. を一部改変）

③ 腎機能評価

● 推算糸球体濾過量（eGFR）

糸球体濾過量の推算値として一般的に用いられる評価法である。18歳以上では，［表5］の方法で計算する[3]。簡易的に値を出すことができるが，より正確にはクレアチニンクリアランスやイヌリンクリアランスを用いて腎機能を評価することが望ましいとされる。

● クレアチニンクリアランス（Ccr）

クレアチニンが1分間に腎から尿中に排泄されるのに必要な血漿量を求める。24時間蓄尿を行い，尿中のクレアチニン濃度，1日の尿量，血清クレアチニン濃度から計算する。糸球体を自由に濾過し，尿細管から再吸収も排泄もされないクレアチニンの特性から，腎機能が示されることになる。

④ 画像診断

腎臓の形態学的な異常（腎臓の萎縮等）を調べるために，腎エコー検査が行われる。また，合併症の有無を判断するために胸部X線検査，腹部CTなどが行われる。

⑤ 心電図検査

慢性腎不全と心血管疾患（cardiovascular disease：CVD）は，体液調節障害，動脈硬化などリスクファクターが共通しているため，心血管疾患での死亡率も高い。定期的に心電図検査を行い，評価する。

⑥ 腎生検

腎生検による病理所見により，腎組織を確認し，原因を追究する。高齢者は身体的侵襲によるリスクが高くな

［表5］eGFRの計算法

eGFRcreat（mL/分/1.73m²）＝194×Cr$^{-1.094}$×年齢（歳）$^{-0.287}$
（女性は×0.739）
注：酵素法で測定された血清クレアチニン値（Cr mg/dL）を用いる。

（日本腎臓学会編：CKD診療ガイド2012. p18, 東京医学社, 2012. より）

るため，腎生検の必要性を慎重に判断する必要がある。

5．治療

1）急性腎不全（急性腎障害）の治療

原因疾患の治療と腎臓の機能不全に対する管理を経過にあわせて行う。薬物や輸液による血圧や体液量の管理など保存的治療が中心となる。代謝性アシドーシス，肺水腫，尿毒症症状である意識障害など，重篤な症状がある場合や，腎機能がすみやかに改善しない場合は緊急血液透析が行われる。

高齢者の場合，原因疾患の治療だけでなく，併存疾患の治療やコントロール，血液透析での合併症予防を行う必要がある。

2）慢性腎不全の治療

慢性腎不全の主な治療は，原因疾患の治療とともに，生活改善・食事療法［表6］を行い，腎機能の低下が進まないようにすることが重要になる。薬物療法では降圧

薬のほか，腎不全に伴う症状緩和のための薬が用いられる [表7]。食事療法は，重症度や原因疾患によって指示内容が異なることに留意する。また，高齢者の場合，食事を制限することによりエネルギー不足や筋力低下，骨粗鬆症の進行，不整脈などの悪影響も生じるため，過度な制限にはせず，患者個々の状況に留意して指導する。

末期腎不全への進行が阻止できない場合は，腎代替療法が選択される [図2]。腎代替療法導入の目安として，臨床症状，腎機能，日常生活障害が考慮される [表8]。腎代替療法には，腎移植，血液透析，腹膜透析があるが，高齢者の場合は予後やQOLからこれらを選択しない場合もある。その意思決定のため，患者自身と家族，医療者を含めて考える時間を十分にとる必要がある。

[表6] 腎疾患の病態と食事療法の基本

病態	食事療法	効果
糸球体過剰濾過	食塩摂取制限（3g/日以上6g/日未満）たんぱく質制限（0.6〜0.8g/kg体重/日）	尿蛋白量減少 腎代替療法導入の延長
細胞外液量増大	食塩摂取制限（3g/日以上6g/日未満）	浮腫軽減
高血圧	食塩摂取制限（3g/日以上7g/日未満）	降圧，腎障害進展の遅延
高窒素血症	たんぱく質制限（0.6〜0.8g/kg体重/日）	血清尿素窒素低下 尿毒症症状の抑制
高カリウム血症	カリウム制限	血清カリウムの低下

（日本腎臓学会編：CKD診療ガイド2012．p52，東京医学社，2012．より）

[表7] 慢性腎不全の治療

治療方法	具体例
原因疾患の治療	糖尿病のコントロール，腎炎の治療　など
生活指導	肥満のコントロール，禁煙指導，運動指導，食事療法 [表6]，服薬指導
薬物療法	高血圧：降圧薬（レニン・アンジオテンシン系阻害薬，利尿薬，α遮断薬，β遮断薬，Ca拮抗薬）腎性貧血：造血因子薬（エリスロポエチン製剤：エポエチンベータペゴル，ダルベポチンアルファ）高リン血症：高リン血症治療薬（リン吸着剤：炭酸ランタン水和物，クエン酸第二鉄水和物）アシドーシス：代謝性アシドーシス治療薬（炭酸水素ナトリウム）高カリウム血症：高カリウム血症改善薬（ポリスチレンスルホン酸ナトリウム，ポリスチレンスルホン酸カルシウム）尿毒素蓄積：尿毒症治療薬（炭素）骨病変：ビタミンD

II　慢性腎不全の高齢者に対する看護ケア

1. 保存療法期の看護ケア

1) 観察ポイント

- 検査値：血清クレアチニン値，血中のカリウム・リン・カルシウム値，ヘモグロビン値，pH），尿中のタンパク量・アルブミン量
- バイタルサイン，尿量
- 症状の観察：原因疾患に関連する症状，電解質異常を示す症状，貧血の症状，尿毒症状（全身倦怠感，頭痛・頭重感，消化器症状，呼吸器症状，精神症状）
  ▶血清クレアチニン 2.0mg/dL 以上になると，尿毒症の症状が出現し始めるといわれる。ただし，症状の自覚には個人差があるため，検査値とともに自覚症状を確認する。
- 腎機能を低下させる要因の観察：感染症及びそのリスク，食事内容，運動，喫煙状況，服薬の状況
- 自己管理能力：疾患や治療（薬）の受け止め・理解，自覚症状に関する理解
- 日常生活：これまでの患者の生活スタイル，症状による日常生活への影響，通院手段，療養をサポートする者の有無とサポートの内容
- 心理，社会的問題：患者・家族の疾患に対する不安，

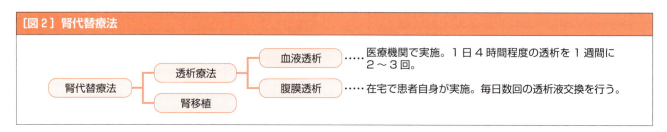

[図2] 腎代替療法

血液透析……医療機関で実施。1日4時間程度の透析を1週間に2〜3回。
腹膜透析……在宅で患者自身が実施。毎日数回の透析液交換を行う。

[表8] 慢性腎不全の透析導入基準				
Ⅰ　臨床症状	1　体液貯留（全心性浮腫，高度の低タンパク症，肺水腫） 2　体液異常（管理不能の電解質・酸塩基平衡異常） 3　消化器症状（悪心・嘔吐，食欲不振，下痢など） 4　循環器症状（重篤な高血圧，心不全，心包炎） 5　神経症状（中枢・末梢神経障害，精神障害） 6　血液異常（高度の貧血症状，出血傾向） 7　視力障害（尿毒症性網膜症，糖尿病性網膜症） 上記　3項目以上：30点　2項目以上：20点　1項目：10点		程度 高度 中等度 軽度	点数 30 20 10
Ⅱ　腎機能	血清クレアチニン値（mg/dL） 8 以上 5 〜8 未満 3 〜5 未満 ＊年少者（10歳未満），高齢者（65歳以上），全身性血管合併症のあるものについては10点を加算する。	クレアチニン クリアランス（mL/min） 10 未満 10 〜20 未満 20 〜30 未満		点数 30 20 10
Ⅲ　日常生活障害度	尿毒症症状のため起床できないもの 日常生活が著しく制限されるもの 通勤，通学，あるいは家庭内労働が困難になった場合		程度 高度 中等度 軽度	点数 30 20 10

臨床症状，腎機能，日常生活障害から判断する。上記のⅠ〜Ⅲ項目の合計が原則として60点以上になったときに透析導入する。

腎代替療法に対する知識・思い

2）看護の目標
❶病気を受け入れ，腎機能の障害の程度に合わせた療養生活が継続できる。
❷苦痛なく安全に日常生活を送ることができる。
❸腎代替療法の選択について，意思決定の準備ができる。

3）看護ケア
① 必要な療養法を取り入れ，継続するための看護ケア
　患者は腎機能維持のために，食事療法，薬物療法を行い，腎機能を低下させる生活習慣があればその改善を行う必要がある。それを継続できるよう援助する。
● 食事療法継続のための援助
　高齢者の場合，食事制限に伴う悪影響もみられるため，まずは食事の内容や時間など具体的な状況をよく確認した上で，制限すべきポイントを絞って指導する。制限することに伴い，エネルギーや各栄養素が不足しないよう注意しなければならない。食事をつくる人の協力も重要であるが，家族も高齢である場合など，理想となる食事を準備することが困難な場合もある。低塩分の食材や配食サービスなど，手軽に準備できる方法を紹介する。
● 薬物療法継続のための援助
　患者自身が確実に服薬できるよう援助を行う。看護師は，患者が薬物療法を継続的に実施できるかをアセスメントする。確実な服用が困難な場合は，医師・薬剤師と相談し，できるだけ回数を少なくする，生活スタイルに合わせた服用方法にするなどの工夫を行う。家族や訪問看護等外部のサービスによる支援を検討する。
　また，その効果や副作用を患者自身で観察し，医療者に伝えることができるかを把握する。困難な場合は家族などサポートする人に指導する。
● 感染防御の援助
　高齢腎不全患者は，免疫機能の低下から感染症への罹患や重症化のリスクが高くなる。そのため，インフルエンザワクチンや肺炎球菌ワクチンの接種について説明し，理解を促す必要がある。
　また，感染症の予防法を説明し，実行できるかを確認する。少なくとも流行期に人ごみを避ける，手洗いの励行は実行できるよう援助する。また，生ものによる食中毒の危険を避けるため，食品の管理について本人または家族などサポートする人に説明する。家族などサポートする人には訪問時に食品の管理状況を確認してもらう。

② 症状による日常生活への影響を最小限にするための援助
　腎機能の低下が進むと，さまざまな症状が現れる。倦怠感が強い場合やふらつきが出現した場合は，無理や我慢をせずに安静にするよう説明する。その際に，家族などにサポートしてもらえるよう説明をしておき，日常生

活の援助が受けられるようにする。

悪心・嘔吐など，新たな症状が出現した際には不安が強くなるため，傍らに付き添い不安の軽減に努める。また，誤嚥しないように姿勢に注意し，清潔の援助を行う。

③ 腎代替療法選択に向けた意思決定の支援

腎機能が低下していくなかで，将来，腎代替療法の選択が必要となる高齢患者では，その選択をしないことも含めて意思決定をしてもらう必要がある。そのために，疾病・治療（腎代替療法）についての知識と理解度を把握しながら，本人の人生観や将来の希望などについてよく話を聞く必要がある。本人だけでなく，家族の意向も確認し，本人，家族，医療者とで話し合える場をもつことが大切である。話し合いは一度で終了するのではなく，定期的に話し合いの場をもつ，状況が変化したときに再度機会を設けるなど，患者・家族の気持ちの変化に対応できるようにする。

4）看護の評価ポイント

❶病気を受け入れ，腎機能の障害の程度に合わせた療養生活ができているか。
- 疾患の理解状況
- 生活状況
- 指示された療法の実施状況

❷苦痛がなく，日常生活に支障がない状態か。
- 心身の苦痛の有無
- 家族等によるサポート状況

❸腎代替療法の選択について説明を聞き，考えているか。
- 患者・家族のもつ情報，意向

2．血液透析導入期の看護ケア
（腎代替療法時の看護ケア）

血液透析療法が選択され，導入される時期は，患者の身体，心理，そして社会的な面でも大きな変化を受ける。導入後の療養生活が患者と家族にとって期待通りのものとなるよう看護を行う。

1）観察ポイント

- 血液透析導入の受容状況：血液透析に関する思い，今後の予測や期待
- 自己管理状況：自己管理についての知識・理解，実施する上での支障

MEMO 不均衡症候群

透析により血液内の老廃物が除去されることにより，細胞外の浸透圧が低下する。そのため，浸透圧の差により細胞内に水分が移動する。これが脳に生じると脳に浮腫が生じ，頭蓋内圧亢進症状が生じる。

［表9］活用できる社会資源

- 身体障害者手帳の申請：市区町村に申請する。腎機能障害の等級は1～4級に認定される（腎機能障害の程度によって決定する）。医療費の助成や公共交通機関の運賃割引，税金の控除・免除がある。
- 特定疾病療養受療証
- 障害年金（20歳以上）
- 介護保険の申請（介護認定を受ける），地域包括支援センターに受けられるサービスがないかを相談する

- 血液透析導入に伴う変化：患者の身体面での変化（特に，血圧，体重，浮腫，貧血の状態），合併症（不均衡症候群，感染症，バスキュラーアクセス（シャント）トラブル：閉塞，感染など），原因疾患及び併存疾患の状態，患者・家族の日常生活の変化
- 血液透析に伴う合併症に関する患者・家族の知識・理解，観察し報告する能力

2）看護の目標

❶生活への支障が最小限で，血液透析が導入できる。
❷血液透析に必要な自己管理行動がとれる。
❸血液透析による体調の変化が最小限で，スムーズに透析が導入できる。

3）看護ケア
① 血液透析導入に伴う生活への影響に対する援助

血液透析療法を継続する上で，経済的な問題や支援不足の問題が生じる場合は，社会資源が活用できないかを検討する［表9］。

血液透析をどこで行うかも，週に2～3回通わなければならない患者にとっては重要である。家からの距離や利用する交通機関など，通院しやすさも考慮して決定してもらう。

その他，わからないことや不安があれば相談してもらえるように対応するとともに，医療ソーシャルワーカーなどの相談窓口を紹介する。

② 血液透析療法に必要な自己管理行動に向けた援助

血液透析が導入されると，それまで行ってきた自己管理の方法と異なる方法が指示される場合がある。それに適応できるよう，時間をかけて説明する。自己管理が困難な場合に備えて家族の協力を求めるほか，サービスの導入も検討する。

● 体重・水分管理の指導

血液透析による負荷が最少になるよう，水分制限による体重管理が必要となる。水分を制限した結果，脱水になり，脳梗塞などのリスクも高まるため，いつどの程度飲んだらよいか，どのように水分を摂取していくかを具体的に決める。

体重測定も重要になる。毎日（または曜日を決めて），朝食前など食事の影響が少ない時間に測定できるよう指導する。家族の介助が必要な高齢者で，家族の都合に合わせる必要がある場合は，定期的に測定できる時間を決める。

● 食事療法の指導

保存療法の時期とは異なる食事療法が指導されることが多い。長年実行してきた食事療法を変更することが難しい患者もいるため，必要性や具体的な方法について時間をかけて指導する。

● 血圧測定の指導

透析患者では血圧管理が重要になる。自己測定，あるいは家族の補助のもとで毎日測定するよう指導する。また，正しく測定できているかを実際に行ってもらい，確認する。

一般的な血圧管理の目標は，透析前：140/90mmHg，透析後：130/80mmHg であるが，高齢者の場合は個人差があるため，医師に確認して指導する。

● バスキュラーアクセス（シャント）管理のための指導

まずは患者にバスキュラーアクセスが重要であることを理解してもらい，自己観察し，保護する行動がとれるように指導する [表10]。高齢者の場合，感覚機能の低下によりバスキュラーアクセス部の細かい観察はできない場合が多いため，血液透析時に医療者が確認する。

③ 血液透析による合併症時の看護ケア

透析により，体液量・体重・血圧・電解質・pH が急激に変化する。これが心臓の拍動に影響を与え不整脈が起こりやすいため，心電図モニターに注意を払う。また，下肢のつれ（クランプ）が生じる場合がある。痛みの緩和に務め，移動を介助する。

血液透析導入期には不均衡症候群が生じやすい。頭痛，吐気の症状を観察し，早めに対処する。血圧低下や意識消失の前駆症状として欠伸（あくび）がみられる場合がある。透析時間や時間当たりの除水量を調整するなどの対処を検討する。

座位・立位になったときに急激に血圧が低下し，意識を消失する場合もある。意識消失時は転倒，転落，ルートの抜去などの危険があるため，傍らに付き添い，事故予防に努める。

いずれも患者にとっては不快な症状であり，恐怖心にもつながりやすい。医療者が傍らにいて対処することを伝えていく。

4）看護の評価ポイント

❶ 血液透析導入後の生活に支障が生じなかったか。
❷ 血液透析に必要な自己管理行動がとれているか。または必要なサポートを受けることができているか。
❸ 血液透析導入にあたり，大きな体調変化や苦痛がなかったか。
● 透析に伴う合併症の有無
● 心身の苦痛の有無
● 透析に対する受け入れ状況，満足度

（榎本佳子）

《引用文献》
1）AKI（急性腎障害）診療ガイドライン作成委員会編：AKI（急性腎障害）診療ガイドライン 2016．東京医学社，2016．
2）日本腎臓学会編：エビデンスに基づく CKD 診療ガイドライン 2018．東京医学社，2018．
3）日本腎臓学会編：CKD 診療ガイド 2012．東京医学社，2012．

《参考文献》
1）村井勝・他：系統看護学講座 専門分野Ⅱ 成人看護学⑧ 腎・泌尿器，第 13 版．医学書院，2012．
2）阿部俊子監，山本則子編：エビデンスに基づく疾患別看護ケア関連図，改訂版．p146-155，中央法規出版，2014．
3）清水哲郎監，会田薫子編：高齢者ケアと人工透析を考える 本人・家族のための意思決定プロセスノート．医学と看護社，2015．
4）日本腎臓学会，日本透析医学会，日本移植学会，日本臨床腎移植学会：腎不全 治療選択とその実際，2018 年版．2018．

[表10] バスキュラーアクセス（シャント）の管理内容

- 聴診器でシャント音を聞く，触ってみてスリルを確認する。
- 狭窄や閉塞，感染のときに生じる症状（痛み，腫脹，皮膚の色調の変化，発熱など）を観察し，生じている場合はすぐに報告する。
- 閉塞を予防する行動（バスキュラーアクセス側を圧迫しないこと）をとる。
  例）血圧測定をしない，重い荷物は持たない，肘枕をしない，など。
- シャント部からの感染をしないよう清潔にする。

21 大腿骨頸部骨折

第Ⅱ部 治療を受ける・継続する高齢者の看護ケア関連図

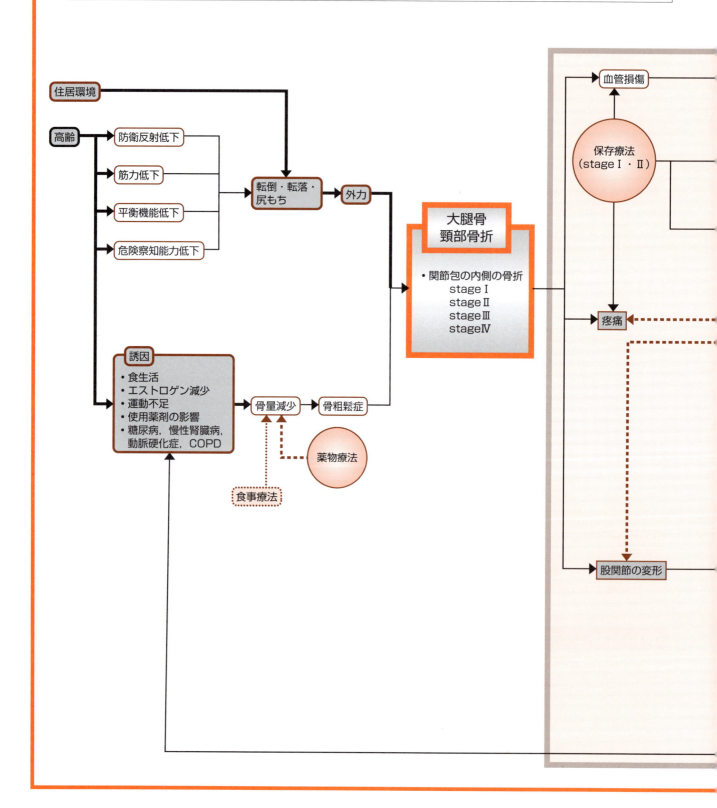

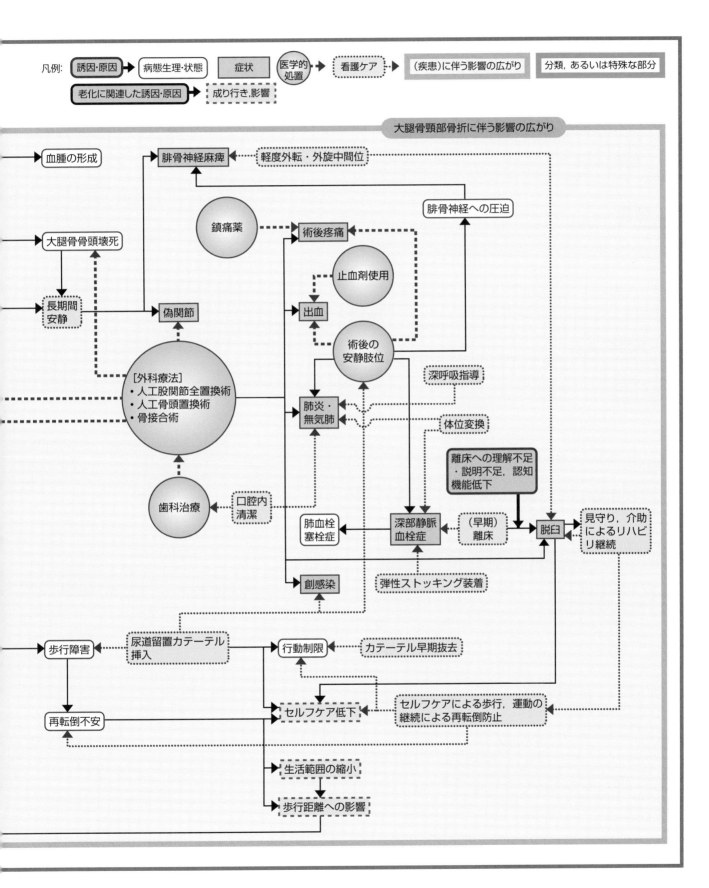

第Ⅱ部　治療を受ける・継続する高齢者の看護ケア関連図

21 大腿骨頸部骨折

I 大腿骨頸部骨折が生じる病態整理

1．定義

　転倒などの外力により，大腿骨頸部及び大転子部に生じる骨折を大腿骨近位部骨折という。そのなかで，関節内で起こる骨折が大腿骨頸部骨折であり，関節包外で骨折が起こった場合を大腿骨転子部骨折という。

2．メカニズム

　大腿骨頸部骨折は転倒などが原因で引き起こされる。高齢者が転倒して，太ももの付け根辺りを痛がり，歩けない場合には大腿骨頸部骨折，もしくは転子部，転子下骨折を疑う必要がある。この骨折は転倒するときに，体重支持，筋収縮の方向が骨折線に対して剪断力［図1］として働き，垂直方向の圧力として働かないために引き起こされる骨折である。高齢者は加齢に伴い，腸腰筋などの筋力の低下に伴い，下肢を持ち上げる能力や歩行バランスがとれないことから転倒しやすくなる。特に女性高齢者の場合，閉経後にエストロゲンの減少によって骨粗鬆症を合併すると，ちょっとした尻もち程度の転倒であっても骨折しやすくなる。

　関節包の外側で起こる大腿骨転子部骨折の場合は骨の融合が良好であるが，関節包のなかで起こる大腿骨頸部骨折は，血液の流れが悪くなり偽関節や骨頭壊死を起こすおそれがある。

① 骨粗鬆症

　50代以降，特に女性では女性ホルモンの分泌量減少に加えて腸管でのカルシウムの吸収が悪くなったり，カルシウムの吸収を助けるビタミンDをつくる働きが弱くなるなどの理由で，骨量（骨密度）が減少している場合が多い。骨量は骨基質量と骨塩量を足したものである。骨基質は主にコラーゲンなどのタンパク質で，骨塩はカルシウムとリンが主な成分である。X線を使った骨密度測定では，若い人の平均値を100％としたときに80％以上を正常，70〜80％を骨量減少（要注意），70％未満を骨粗鬆症と診断する。また，高齢になり，背中や腰が丸くなってきた，背が縮んだ，背部痛・腰痛がみられるがX線上は問題がないなどの場合も，骨粗鬆症が疑われる。

- 原因

　原発性骨粗鬆症と続発性骨粗鬆症がある。原発性の場合は加齢のために，骨の新陳代謝低下や更年期と閉経によって女性ホルモンであるエストロゲン（骨の吸収抑制）の低下，骨からのカルシウム吸収が原因で起こる。また，高齢者の場合，制限食や摂取量の減少，食事内容の偏りといった生活習慣が背景にあると血液中のカルシウムが足りなくなり，骨からカルシウムが溶け出して補うことからも起こってくる。

　続発性の場合は，糖尿病，慢性腎臓病，動脈硬化症，COPDなどの生活習慣関連病骨粗鬆症，ステロイド（副腎皮質ホルモン）治療を長期間継続している人にみられるステロイド性骨粗鬆症がある。

- 骨粗鬆症の予防

　成人女性のカルシウム摂取の推奨量は600〜650mg/日（12〜14歳では800mg/日）である。骨の材料となるカルシウムを多く含んだ牛乳，乳製品，小魚，干しエビ，小松菜，チンゲン菜，大豆食品の摂取が求められる。骨

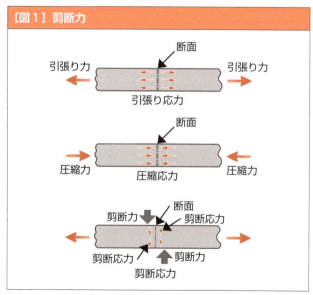

［図1］剪断力

＊剪断力とは，物体にズレを起こす力で，張力や圧縮力に垂直な向きに反対方向に同時に発生する力をいう。

の形成を促すビタミンKは250～300μg/日必要とされ、納豆、ホウレン草、小松菜、ニラ、ブロッコリー、サニーレタス、キャベツなどを十分に摂る必要がある。また、タンパク質は骨の材料となり骨を丈夫にする働きがある。骨代謝を盛んにするビタミンDは400～800IU/日必要とされ、サケ、ウナギ、サンマ、メカジキ、イサキ、カレイ、シイタケ、キクラゲなどに多く含まれている。

② 高齢者の歩行の特徴と転倒

多くの高齢者は加齢に伴い、股関節をまげ大腿を前に出す腸腰筋（腸骨筋・大腰筋）などの筋力の低下によって歩行に[表1]のような特徴が生じてくる。

これらの特徴に対し、若い頃からの歩行と同じ感覚で歩く、歩くことができるという思いによって、ちょっとした段差につまずく、越えるつもりの溝に落ちるというような転倒をしやすくなる。

その他、高齢者が転倒する要因には、運動機能、防衛反射、危険察知能力、平衡感覚などの加齢に伴う機能低下や、循環器系、神経系、筋骨格系、感覚系の運動機能に影響する疾患を背景にもっていることがあげられる。また、認知症による危険認知力の低下、失認・失行（障害物認識、どのように行動していいか）、睡眠薬・降圧薬など服用している薬物による影響がある。

3. 大腿骨近位部（大腿骨頸部骨折・転子部骨折及び転子下骨折）骨折の分類と症状

1）分類

骨折の部位により、関節内と関節外の骨折に分類される。関節内の骨折を大腿骨頸部骨折［図2の骨頭骨折、頸部骨折］、内包の外側の骨折は大腿骨転子部骨折［図2の転子部骨折］と大腿骨転子下骨折［図2の転子下骨折］に分類される。

① Gardenの分類

大腿骨頸部骨折のGardenの分類は、障害の程度によって4つに分かれる［表2］。

② 大腿骨転子部骨折及び転子下骨折の分類

エバンスの分類が用いられている［表3］。この分類は、受傷時及び骨折整復後のX線写真をもとに、骨折の程度、骨折線の走行方向、及び整復が可能かどうかにより5つに分類する。骨折部の安定度によって、安定型骨折と不安定型骨折に分類される。骨折線の方向が小転子部近くから近位に向かうかでType1とType2に分けられる。Type1はさらにgroup1

～4の4群に分類され、Type2は一般的に転子下骨折に分類されているため、転子部骨折からは除外されている。

[表1] 高齢者の歩行の特徴

①歩行速度の減少　②歩幅の短縮　③歩隔の増大　④すり足
⑤腕の振りの減少　⑥前傾姿勢　⑦目線が下
⑧不安定な方向転換

[図2] 大腿骨近位部骨折の分類

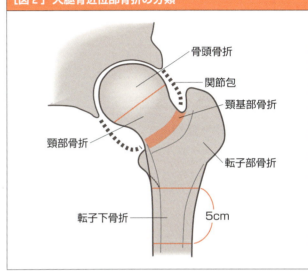

[表2] 大腿骨頸部骨折のGardenの分類

分類	特徴	転位の有無
stage Ⅰ	不完全骨折	非転位型
stage Ⅱ	完全骨折、転位がない	
stage Ⅲ	完全骨折、骨頭の部分転位	転位型
stage Ⅳ	骨片に連絡のないほどの骨頭の強い転位	

[表3] エバンスの分類

分類		特徴	
Type 1	group 1	転位のない骨折	安定型
	group 2	転位があるが、整復可能で内側骨皮質の接触が得られる骨折	
	group 3	整復不能	不安定型
	group 4	整復不能で高度な粉砕骨折	
Type 2（転子下骨折）		逆斜骨折	

2）大腿骨頸部骨折の症状

① 圧痛・疼痛

骨周囲組織の損傷も引き起こすことから股関節部の疼痛がみられる。特に患肢を外旋させたり，触れると圧痛を訴える。

② 腫脹・皮下出血

骨折後は骨膜・骨皮質・骨髄の血管が破損し，骨折部位を中心に血腫を形成する。転子部骨折の場合は大転子部から殿部にかけて皮下出血がみられるが，頸部骨折では関節内骨折であるため腫脹，皮下出血は少ない。

③ 股関節の変形

転位により股関節は内転，伸展，外旋の肢位をとる。

④ 歩行障害

転倒直後は起立不能となる。

4．診断・検査

1）視診・触診・問診

痛みの部位や程度，腫脹や内出血の状況，立位や歩行が可能かを確認する。また，両脚を比較し，肢位や長さの違いがあるかを確認する。

2）X線撮影

両股関節正面，大腿骨頸部側面の2方向から撮影し骨折状況を診断する。

3）CT・MRI検査

単純X線で診断がつかない場合は，CT，MRI等にて診断する。

5．治療

治療には保存療法と観血的療法（手術療法）がある。骨折の程度や受傷者の年齢，健康レベルなど総合的に判断し選択する。

1）保存療法

大腿骨頸部骨折で骨のずれが小さい，Garden分類stageⅠ・Ⅱに適用し，2～3か月の安静を必要とする。比較的若い人の場合には骨がつく可能性が高いため行うことがある。ただし，この骨折は骨折部の血流が悪いために偽関節を形成したり，折れた骨が壊死する可能性もある。また，全身状態が悪い高齢者の場合は，手術や麻酔の負担を考慮する必要がある。寝たきりでいる危険性より手術をする危険性のほうが高いと判断される場合には保存療法が選択される。骨折後の高齢者に保存療法が選択された場合，安静状態が続くことによって寝たきりの状態になる可能性が高くなることが問題となる。

安静期間の解除後は足に体重をかけることはできないが，痛みも少なく車いすに座っていることは可能である。

2）手術療法

高齢者の場合，全身状態が許せば早期に痛みをとり，体重をかけたリハビリを開始できる手術療法が望ましい。

どのような手術にするかは骨折のタイプによって決まる。大腿骨頸部骨折の診療ガイドラインでは，怪我をする前に杖なしで歩くことができる活動性の高い高齢者の場合には，人工股関節全置換術を選択し，活動性が低い場合には人工骨頭置換術を選択することを推奨している。麻酔は全身麻酔と下半身の感覚を麻痺させる脊椎／硬膜外麻酔がある。

① 人工股関節全置換術（total hip arthroplasty：THA）

股関節全体を取り換える手術であり，変形性股関節症などに適応の手術であるが，大腿骨頸部骨折にも用いられることがある。この術式は，①股関節の痛みの著しい改善，②手術の翌日から立位，歩行練習可能，③股関節の動きの改善，④歩行のバランスがよくなる，⑤日常生活レベルが改善し，活動範囲の拡大を図ることができる特徴がある。

人工股関節全置換術には，股関節後方または前方・前側方からアプローチによる方法がある［表4］。後方侵入では短外旋筋群や後方間接包の修復治癒のために，約3か月間の動作制限が必要とされる。一方，前方・前側方侵入は筋腱非切離が原則の筋間侵入による手術であり，最小侵襲手術（minimally invasive surgery：MIS）ともいわれ，①縫工筋と大腿筋膜張筋の間から股関節に進入する仰臥位前方進入法（direct anterior approach：DAA），②大腿筋膜張筋と中殿筋の間から股関節に進入する仰臥位前外側進入法（antero-lateral supine approach：ALS）がある［図3］。DAAかALSかは，高齢者の体型，股関節の形態，可動域，使用するインプラントなどを総合的に考慮し選択する。

② 人工骨頭置換術

骨折部が大きくずれていて骨を接合するのが難しいGarden分類のstageⅢ，Ⅳが適応となる。この手術は関節包を切開し，大腿骨頭を摘出し，頸部の骨切を行い，インプラント（金属，セラミックス，ポリエチレンなど）を挿入し整復するが，THAと比べると寛骨臼側の人工

[表4] THAに用いられる各種侵入法の比較

項目		各種侵入法		
		後方	側方	前方・前側法
術中体位		側臥位	側臥位または仰臥位	仰臥位または側臥位
進入路		大殿筋を鈍的に分け, 短外旋筋群を切離	中殿筋を切離	筋間を侵入 前方：縫工筋と大腿筋膜張筋間 前側法：大腿筋膜張筋・中殿筋間
関節包切開部位		後方	前方	前方
筋腱の切離・温存		中・小殿筋温存 短外旋筋群を切離（修復要）	中・小殿筋切離（修復要）	筋腱切離ほぼ不要
合併症	術中骨折	少ない	少ない	やや多い
	術後脱臼	やや多い 屈曲内旋位による後方脱臼	少ない 伸展外旋位での前方脱臼	少ない
	損傷の可能性のある神経	坐骨神経, 大腿神経	上殿神経, 坐骨神経, 大腿神経	外側大腿皮神経（前方）上殿神経（前側法），坐骨神経，大腿
術後動作制限		しばしば要（術後3か月間）	要〜不要	しばしば不要

（飯田寛和：股関節のエビデンス10. 整形外科看護20（8）：10, 2015. より）

関節への置換を必要としないため低侵襲といえる。また，THAと同様に，関節包切開部位や筋腱の切離の有無によって術後管理に違いがみられる。後方侵入法（サザンアプローチ）を用いた場合は後方に脱臼する傾向があり，骨頭が後方に向かう横座りなどの肢位が禁忌となる。術後外転枕や抑制などで肢位を整える必要があり，回復過程に時間を要する。前方・前側法で侵入した場合は，人工骨頭が脱臼するリスクがきわめて低いため，術後外転枕で同一姿勢をとる必要がない。認知症がある人やリハビリテーションに困難を感じる超高齢者においても，すぐに松葉杖か歩行器を使って歩行を開始できることから適応となる手術である。

③ 骨接合術

この手術は転位が少ないGarden分類のstageⅠ，Ⅱの骨折に適応となる。転子部骨折では骨を金属などの器具で固定して，折れた部分をプレートで固定し骨頭はスクリューで固定するCHS法（compression hip screw：CHS）や大転子から髄腔内に金具の心棒を入れて，大腿骨頭を支持するラグスクリュー部分で構成されているγネイル法がある。γネイル法はCHS法より力学的に有利で早期離床が望める。しかし，術後は偽関節や骨頭壊死，遅発性骨頭陥没という合併症を生じる危険性がある。大腿骨頭壊死が発生する可能性が高いと判断した場合は，股関節を人工物に置換得る方法を選択する。また，感染などの合併症が起きた場合は固定していた金属

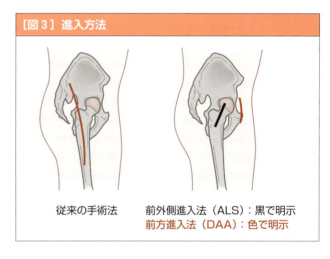

[図3] 進入方法

従来の手術法　　前外側進入法（ALS）：黒で明示
　　　　　　　　前方進入法（DAA）：色で明示

器具を抜去し，人工骨頭置換術が行われる [図4]。

6. 合併症

手術による合併症は，出血，感染症，脱臼，人工関節のゆるみ，摩耗，深部静脈血栓症，肺血栓塞栓症，脚の長さの差，神経障害，大腿部痛などが発生する場合がある。

筋腱の切離する術式では，大腿骨頸部骨折後は寝たきりの状態でいるために，褥瘡，尿路感染症，肺炎，認知症などが起こる可能性が高い。骨癒合完成までは長期間を要するため，高齢者では沈下性肺炎を起こしやすいことを考慮する必要がある。また，身体を動かすことがで

[図4] 手術方法

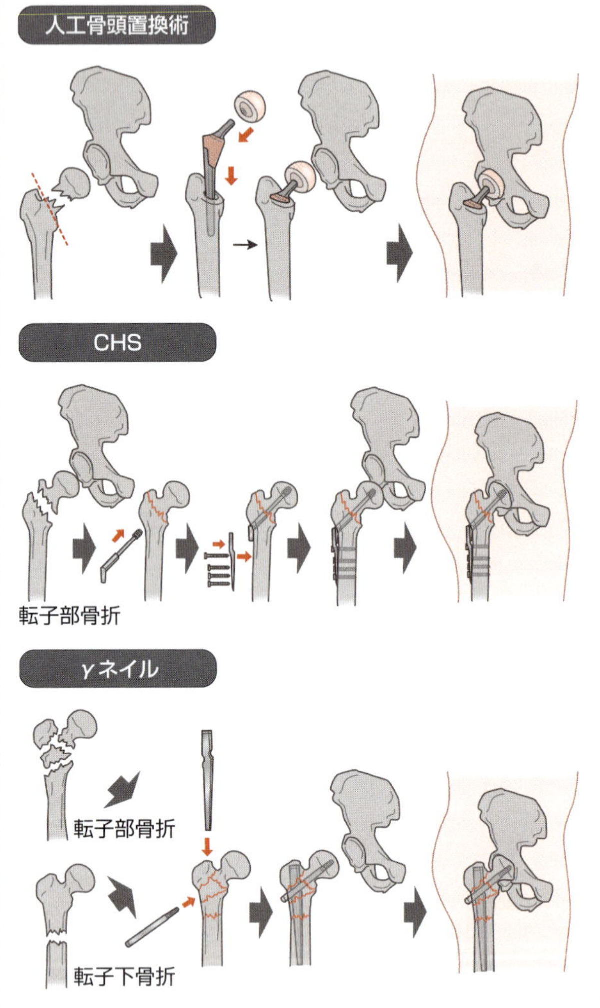

人工骨頭置換術

CHS

転子部骨折

γネイル

転子部骨折

転子下骨折

きないため，関節拘縮や筋力低下などを起こし，骨折部位が治ったとしても歩けなくなり，介助が必要になる場合もある。一般的に骨折後の歩行能力は手術をしたとしても1ランク落ちるといわれている。杖が必要になったり，家のなかでの生活が中心になったり，家のなかでも狭い範囲内の行動に縮小される状況になる可能性が高い。リハビリテーションの進み具合は個人差が大きく，本人の意欲，痛みの程度，体力，認知機能などに影響を受ける。

筋腱の切離を必要としない前方・前側法の場合には早期離床により回復するため，安静に伴って起こる問題はみられない。

Ⅱ 手術を受ける高齢大腿骨頸部骨折患者の看護ケア

1. 観察ポイント

1）手術前

大腿骨頸部骨折は高齢者に多いことから，骨折部位の観察と全身状態の把握が必要となる。特に，糖尿病や高血圧，心疾患，認知症などの合併症があり，治療を継続している場合には，個々の背景を重視した観察が重要となる。骨折後から手術までは患部の安静が求められるが，高齢者の体力や認知機能に合わせ，セルフケアが維持できるよう情報を得て環境を整える。その他に，過去の入院・手術経験，痛みの程度，睡眠状態，良肢位の保持，皮膚の状態，バイタルサイン，使用薬物，手術・治療に対する受け止め，家族とキーパーソンの存在などを把握する。術後の感染予防のためには虫歯や水虫などの有無や治療状況も把握する。

2）手術後
① 全身状態

手術直後，術後1病日から回復過程にあわせながら呼吸・循環・腎機能を把握する。患部安静のため，臥床期間はバイタルサインの確認と圧迫部位の観察を行う。特に高齢者が仰臥位にて臥床しているときは浅い呼吸になりやすいことから腹式呼吸の状況を観察する。同時に，経皮的酸素飽和度（SpO_2），胸部X線写真の確認を行い，肺炎などの合併に留意する。さらに，水分出納バランスのチェックを実施し，尿量・尿比重の観察を行う。

② 疼痛の程度，鎮痛薬の使用状況とその効果

高齢者の場合，疼痛が持続すると，不穏状態やせん妄の症状を呈することがある。痛みを我慢させないためには，痛みの程度・種類・持続時間などを把握する。鎮痛薬与薬後はその効果時間を把握する。

③ 術後の出血状況

局所では，創またはドレーンからの出血・浸出液の程度を経時的に観察する。出血の範囲は手術部位より下（背側や足側）に溜まることが多く，徐々に範囲が広がる。血中の組織変化（主にヘモグロビン）により色が変化するため，範囲，皮膚の色も観察する。術式によっては，手術時～手術後に骨からの出血が見られる。術後は貧血状態になっていないか確認するために，ヘモグロビン（Hb）

値，ヘマトクリット（Ht）値の変化に注意する。

④ 血液凝固データの把握

手術後に確認が必要な血液データは，C 反応タンパク（CRP），白血球（WBC），ヘモグロビン（Hb），D－ダイマーなどである。CRP は急性期炎症マーカーの代表であり，その基準値は 0.3mg/dL 以下である。WBC は CRP と同様，急性期の炎症を把握するために有効であり，その基準値は成人で 4500 〜 9000 個 /mm^2 である。術後の貧血状況を把握するためには Hb が有効であり，その基準値は男性 13 〜 17g/dL，女性 12 〜 15g/dL である。血栓のリスクの程度を把握するための指標となるのが D－ダイマーである。基準値は 150ng/mL 以下である。上昇している場合には血栓を疑う。深部静脈血栓症（DVT）の予防のためにも注目するデータである。

⑤ 患肢の位置

● 人工骨頭置換術後で脱臼のリスクの高い術式において

・股関節をある方向に動かすことで脱臼を引き起こす可能性がある場合，ケアや体位移動時は患肢の位置を観察する。後方アプローチでは内転・内旋，前方アプローチでは内転・外旋に注意する。

・安静時の良肢位が保たれているかを継続的に観察する。後方アプローチでは股関節の位置は軽度外転・外旋中間位を保つ。

・外旋位のまま患肢が保持されている場合，腓骨神経麻痺を起す可能性があるため，下腿外側から母趾にかけてのしびれ，腓骨小頭周囲の疼痛の有無を観察する。また，底背屈運動や足先部のしびれ感の有無，母趾・足背の知覚鈍磨の有無を定期的に確認する。

・患肢を動かせないまま長時間同一体位となっている場合，褥瘡ができてしまう。鎮痛薬を使用している場合や既往に麻痺がある場合，痛みなどを訴えられない認知機能障害のある高齢者などでは，圧迫部位の皮膚を必ず観察する。

● 深部静脈血栓症

深部静脈血栓症は，長期間ベッド上安静を保持する状況，骨盤や股関節の手術後に脚を動かせない場合に生じる。これは下腿の筋肉が収縮せず，血液を心臓へ送り返す働きが弱くなって血流が遅くなるために起こりやすくなる。特に，高齢者は脱水状態がプラスされると血液の凝固を促進し，深部静脈血栓症の原因となる。

● 肺塞栓症

深部静脈塞栓が血流に乗って移動し，心臓から肺に入り血管に詰まると肺塞栓症になる可能性がある。胸痛や呼吸困難，経皮的酸素飽和度の低下がないか観察する。

塞栓の大きさによっては生命にかかわることがあるため十分な注意が求められる。

⑥ 感染徴候

骨の手術において，最も注意すべきことは感染症予防である。一般に感染症を併発するとインプラントをすべて除去することになり，長期間骨折部の固定が得られなくなる。手術前から術中，術後は継続して感染徴候の確認が求められる。観察内容は創部の腫脹・熱感・発赤の有無，疼痛の種類，創癒合の状態とともにドレーンの性状を観察する。また，熱型，白血球数（WBC），C 反応タンパク（CRP）などの炎症反応の値が術後の経過とともに低下し正常値に近づいているか，再度の亢進がみられないかを確認する。患部は排泄部位に近いことから，便汚染などによる影響を観察する。

2．看護の目標

1）手術前

❶基礎疾患（糖尿病，臨高血圧，心疾患など）のコントロールができ，手術に臨むことができる。

❷患部の安静が保持でき，安楽な入院生活を送ることができる。

❸身体的・心理的安定状態のもとで手術を受けることができる。

❹術後合併症予防のための（呼吸管理・感染予防）訓練が実施できる。

2）手術後

❶手術に伴う合併症（術後肺炎，無気肺，創感染，深部静脈血栓症，術後せん妄）が予防される。

❷創部痛，安静に伴う苦痛が緩和され，安寧な生活が送れる。

❸健肢・患肢のリハビリテーションが継続され，廃用症候群が予防できる。

❹認知機能を維持し退院することができる。

3．看護ケア

1）手術前

① 深呼吸の指導

喫煙者には禁煙教育をし，深呼吸を定期的に実施する。

② 口腔内，身体の清潔維持

手術当日まで感染予防のために実施する。

③ 手術のための準備
　手術の内容，手術後の経過について理解できるように説明する。

④ 食事
　痛みのない範囲まで身体を起こし，貧血がないようバランスのとれた食事を提供する。加齢状況にあわせ介助する。

⑤ 排泄
　ベッド上で尿器・便器にて介助する。オムツ使用者の排泄は患部の汚染につながらないよう注意する。

⑥ 清潔保持
　毎日清拭を計画・実施する。手術前日または当日にはシャワー浴を計画し，手術創からの感染を予防する。

⑦ 筋力低下予防
　疼痛のコントロールが可能であれば，なるべく上半身を起こし，安静による筋力低下を予防するために患肢の足首や足趾，健肢は積極的に動かすようにする。

2）手術後

① 術後肺炎・無気肺・深部静脈血栓症，脱臼などの合併症予防のための支援

● 深呼吸指導
　腹式呼吸による深呼吸を定期的に実施する。

● 口腔内の清潔維持
　1日3回以上の清掃を行う。入れ歯を装着している場合は毎食後取り除き洗浄する。

● 排痰誘導
　咳嗽指導によって痰喀出しやすく，痰を飲み込まないように指導する。

● 離床計画
　術後1病日よりベッドアップから始め，離床を計画的に実施する（患肢への負荷は術式，患者の状態，医師の指示による）。高齢者では手術後すぐに動くことに対して不安を抱く場合も多い。高齢者の心理を把握し少しずつ動く，複数の看護師で対応するなどの配慮を行う。2～3日でも臥床していた高齢者が離床する際は起立性低血圧を起こす可能性がある。離床前にベッドアップをする，端座位で血圧を測ってから実施する，立位・歩行時はすぐに介助できる位置で待機するなど，起立性低血圧とそれによる転倒を防止する。

● 深部静脈血栓症の予防ケア
・術当日から計画的に足趾や足関節の底背屈運動を実施する。
・間歇的下肢圧迫器具や弾性ストッキングを装着し，血液のうっ滞を減少させ，血栓を予防する。
・水分摂取を勧め，脱水予防に努める。高齢者は排泄を我慢するためや自分で動けないために水分を控えてしまう傾向があるため，水分摂取しやすい環境を整える。血液停滞が起こらないよう輸液量と飲水量，排泄量のバランスを確認する。

● 脱臼予防
　人工股関節全置換術の前方アプローチと後方アプローチでは脱臼しやすい肢位が異なる。そのため，術後に保つ肢位も変わる。
　後方アプローチでは股関節の過屈曲位と内転・内旋位で脱臼する可能性が高まる。両下肢の間に外転枕（アブダクションピロー）置き，内転しないように整える。患肢下腿の外側にも小枕を入れて，外転・内旋中間位が保たれるようにする。前方アプローチでは股関節の過伸展と内転・外旋位で危険性が高くなる。

・脱臼予防のための体位変換・移動方法の援助：術直後の体位変換については必ず複数の看護師が介助して行う。患者には自ら起き上り，身体をねじると脱臼しやすい肢位になることを説明する。また，患側から起き上がったり，移動したりしないように，ベッドの配置は患側を壁側にする，ベッドから降りやすいほうを健側にするといった配慮をする。第1病日目から早期の寝返りは外転枕，クッションを両脚の間にはさみ，膝関節を曲げて，体幹と両下肢を同時に倒しながら寝返りを行う。寝返る時に柵をつかまると，体幹と下肢が分散されるため，両腕を組んで寝返ることを指導する。起き上がりは仰臥位の状況から両腕で上体を支持し，両足をそろえた状態で起こす。上半身が起き上がれたら，健側の足を先におろし，術側の患肢をベッドからおろす。患肢を内足へねじらないように注意し健側の下肢から床につける。

● 創感染予防
　ドレーン抜去後はドレッシング剤で創を保護し，抜糸・抜鉤まで創を閉鎖する。シャワー浴時もドレッシング剤を貼付したまま実施する。浸出液の性状や創部の熱感や発熱，疼痛の状況を観察する。

● 腓骨神経麻痺の予防
　良肢位が保持できるように支持枕などで固定する。ただし，同一部位が圧迫されないよう下肢の位置を確認する。特に圧迫されやすい腓骨頭の位置に注意する。

● 術後せん妄
　手術をきっかけにして起こる，高齢者に多い精神障害である。手術後いったん平静になった患者が1～3日

たってから，急激に錯乱，幻覚，妄想状態を起こす。せん妄を予防するには手術によるストレスと合併症を少なくする必要がある。疼痛コントロールを行うことが重要である。また，術前に十分な説明を行い，理解を促すことや昼と夜のメリハリをつけ，睡眠・覚醒リズムの調整，早期から離床を促し散歩やリハビリの実践などきめ細かい看護が予防につながる。家族の面会などを通して不安を取り除くことも重要である。

② 術後苦痛緩和のための支援

● 体位変換

・褥瘡予防：2時間以内の体位変換を行う。脱臼のリスクが高い手術の場合では，脱臼を起こさないように複数の看護師で行う。

● 疼痛緩和

・術後疼痛の程度・部位を確認する。痛みを自制すると，呼吸を抑制し，循環器系への影響が出ることもある。創痛を我慢させないように対応する。特に夜間の痛みは不眠につながり，高齢者はせん妄などを引き起こすこともあるため配慮が求められる。痛みを訴える高齢者に対しては，鎮痛薬の使用状況と全身状態を確認しながら，医師からの指示を確認し対応する。

・離床が進んでも，腫脹・筋肉緊張・疲労などの影響により疼痛が継続する場合がある。痛みがあるために動かないと筋力が低下し，動くときの痛みが軽減しない。さらに動きたくなくなるという悪循環をもたらすため，適切に鎮痛薬を使用しながら動くことができるように援助する。

③ 日常生活維持のための支援

- **清潔維持**：清潔のプランを作成し，高齢者の回復状況に合わせて全介助から部分介助とセルフケア能力を判断し計画的に実施する。全身清拭時は，背部・仙骨部の皮膚の状態や褥瘡の有無などを同時に確認する。
- **排泄**：創部への感染予防目的で，尿道カテーテルが挿入される。腰部を持ち上げ，床上で便器を使用できるようになれば，すみやかにカテーテルを抜去する。排便も離床できるまでは床上で行う。高齢者の場合，オムツを着用していても創部汚染予防のために便器への排泄を促す。
- **食事**：腸が動いていることを確認し，術後1病日目より開始される。水分は控えないよう指導する。
- **移動**：術式によっては，手術後の早期離床を促し痛みのない範囲で身体を動かすことができる。筋腱切離をしない最小侵襲手術（MIS）の場合，基本的には，術後1病日はベッドの端に腰かけ，術後2日目は車いす

で移動が可能となる。術後3日以降は車いすでの時間を増やしていくことができる。

④ 筋力低下予防，日常生活拡大のための支援

術式や疼痛コントロールの向上によって，早期離床が可能となっている。全身の筋肉を使うことで，血流を促進し，さまざまな機能の回復につながる。その結果，関節の固さ（拘縮），筋力低下，免疫機能低下など，多くの合併症を防ぐことになる。

● 人工股関節全置換術と人工骨頭置換術の術後管理の特徴

・リハビリテーションを進めていく上で最も注意すべきことは脱臼である。人工股関節全置換術のほうが人工骨頭置換術より脱臼しやすいといわれているが，侵入法によっても違いがある［**表5**］。

・リハビリテーションは病棟内で行われるものと理学療法士のもとで実施されるものがある。どちらにしても，手術の方法によってその内容や開始時期が違うことを理解し医師の許可を得て行う必要がある。

・早期離床を促す手術方法では，術後1日目には介助のもとに起き上がりリハビリを開始する。立ち上がったときは耳，肩，股関節，膝関節，足関節の前方が同一線上に位置する姿勢が理想的である。立ち上がるときは安定感のあるピックアップウォーカー［**図5**］を使用する。キャスターのついたものを支えにするとバランスを崩す可能性があるので注意をする。また，円背の高齢者の場合，重心の位置がずれるため立ち上がったときに目線の位置に注意する。

・2日目以降はT字杖歩行を開始する。歩くときは，頭部と足部が直線上に位置するよう意識する。高齢者の歩行はもともと重心がぶれる歩行になっていることが多い。術側の下肢を前に出すときに体幹が術側に側屈するデュシェンヌ歩行［**図6**］や術側で体重を支える時に健側の骨盤が下降するトレンデレンブルグ体位［**図7**］が観察されるときがある。患側へ過剰な負荷を加えないよう注意する。

・後方から侵入し短外旋筋群を切離する手術では，ベッド上での簡単なリハビリを計画し運動を始める。太もも前面の筋肉を鍛えて，脚の力を強くする。手術後2～4週目（再置換の場合，術後6～8週）には，立ち上がって歩行する。手術の内容や加齢の程度などにより個人差があることを知り進める。

● 骨接合術の術後管理の特徴

骨折のリハビリテーションでは，整復・固定の直後から積極的な運動療法を行うことが重要である。固定期間中は等尺性運動を指導する。骨折治癒が骨性仮骨期に入

れば，自動運動の開始時期と考えて積極的に関節可動域訓練を実施させ，関節の拘縮や不動性筋萎縮を最小限にすることにつとめる。

⑤ **退院に向けた支援**
- **退院後の受け入れ準備**

家族構成を確認し，手術後の高齢患者を適切にサポートできる状況かを把握する。要介護認定を受けている

[表5] 後方アプローチの人工股関節全置換術後リハビリテーションの1例

病日	内容	方法
手術後翌日：第1日目	膝，足首の運動を始める	
	看護師のもとで体位交換，上半身を起こす	
	仰向けに寝て行う運動（10回程度繰返す）	屈伸運動：膝を曲げて踵を尻のほうへ引き付ける　股関節を90度以上曲げない
		四頭筋運動：脚を伸ばし，太腿の筋肉にゆっくり力を入れる。左右とも
		足首屈伸：足首を曲げ伸ばす
		殿筋運動：尻の筋肉に力を入れる
		外転運動：脚の間に枕をはさみ，一方の脚を外側に広げ，ゆっくり脚を元に戻す。このとき，膝蓋骨が上を向いている
手術後数日から数週間	手術の内容，筋力などに応じて	持続的他動運動（CPM）（ベッド上で器械を使って股関節，膝関節を動かします），端座（ベッド脇に腰掛けること），下肢挙上（支えなしで自分の力で足をあげられる），車いす，歩行訓練
手術後2～4週	荷重歩行	足をついての歩行，「足を床につく程度（1/4荷重），1/3，1/2，2/3，全荷重」などと指示のもとの歩行訓練。手術の内容，骨癒合の状態などにより個人差がある
退院後	歩行訓練	自宅にてセルフケアで行う
	日常生活	足を組まない，ねじらない，手術側を下にしない（3週間程度），低いいす，ソファーに深く腰かけない。過度の股関節屈曲（屈曲90度まで），股関節伸展をしない，過度の（そらせる動作）をしない，過度の内転をしない。走る，ジャンプなどしない，重い物（20kg以上）は持たない

[図5] ピックアップウォーカー

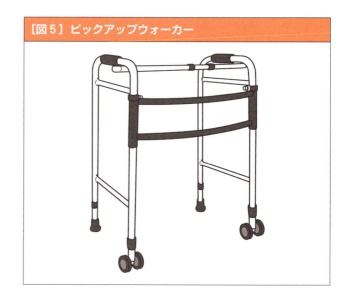

[図6] デュシェンヌ歩行

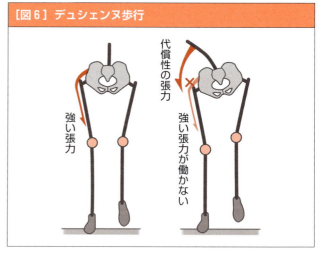

[図7] トレンデレンブルグ歩行

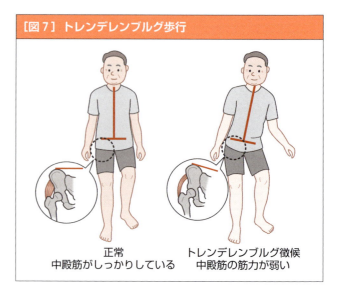

正常
中殿筋がしっかりしている

トレンデレンブルグ徴候
中殿筋の筋力が弱い

か，介護保険制度等のサービス利用の有無を確認する。これらはできるだけ入院早期に行う。

　家族による支援（介護）を受けることができない場合やリハビリテーションが進まない場合は，介護老人保健施設やリハビリテーション専門病院で治療を継続する場合がある。本人，家族と医療ソーシャルワーカー等の専門職を交えて今後の療養先を検討し，退院先を調整する。

　自宅への退院になる場合は，家族にも退院後の生活について説明し，協力を得る。また，家屋調査を行い，患者の運動機能などの必要性により環境改善のためのアドバイスを行う。

● 自宅を想定した生活指導

・生活スタイルの変更：家屋調査を行い，段差・手すり・洋式トイレ・ベッドの有無を確認し，退院後は洋式の生活スタイルを取り入れる必要性を説明する。

・脱臼肢位の回避：脱臼のリスクが高い術式では脱臼肢位を説明し，生活のなかで脱臼しやすい姿勢を避けてもらうようにする。後方アプローチでの手術では正座は脱臼の可能性があるので避け，正座が必要な場合は医師の許可が出てから行うよう指導する。ズボンはいすにかけ，患側から履いて健側から脱ぐ。靴を履くときはしゃがむと内転屈曲肢位になるため，柄の長い靴べらを使用する。入浴時も脱臼が起こりやすい。シャワーいすの利用，浴槽への出入り，衣服の着脱方法を指導する。足先は柄のついたブラシなどを利用して洗う方法を指導する。

・感染予防：逆行感染予防のため，足先に創や白癬（水虫）をつくらないよう指導する。

・食生活と体重のコントロール：栄養価に注意しバランスと骨粗鬆症を考慮した食事内容とする。手術後の体重コントロールと患部に挿入したインプラントの緩み，摩耗，再置換との関連性については種々の説がある。過体重の状態は手術後の回復への影響や合併症リスクなどを高めることから創治癒の状況をみながら体重コントロールが必要となる。

・再転倒予防：退院後の生活環境を把握し，転倒しやすい環境の場合，改善のためのアドバイスを行う。室内ではスリッパの利用をさける。外出時は杖を使用する，安定して歩くことのできる靴を選択することを指導する。

● 治療継続への支援

・リハビリテーションの継続：理学療法士・作業療法士と協働し自宅でできるリハビリテーションの方法を指導する。また，介護保険制度が利用できる場合は通所

リハビリテーションなどで継続的に機能訓練を実施することについて情報提供する。

・診療の継続：定期的にX線チェックを行い股関節の状態を確認してもらうこと，骨粗鬆症がある場合は改善のための治療・食事療法を継続することを指導する。

4．看護の評価ポイント

1）手術前の看護の目標が達成されたか

❶基礎疾患（糖尿病，高血圧，心疾患など）がコントロールされた状態で手術を受けたか。

❷術前に患部の安静が保持でき，安寧な入院生活ができたか。

● 疼痛の状況

● 表情，言動

❸手術に対する理解のもとに身体的・心理的に安定した状態で手術が実施できたか。

❹術後合併症予防のための訓練が適切に実施できたか。

2）手術後の看護の目標が達成されたか

❶手術に伴う合併症が発生せず，予定された期間で患部が回復したか。

❷手術後の苦痛が緩和され，安寧な生活が送れたか。

● 疼痛，苦痛の状況

● 表情，言動

❸健肢・患肢のリハビリテーションが継続でき，廃用症候群が生じなかったか。

● リハビリテーションへの参加状況

● 歩行状況

❹さまざまな機能低下を起こさず，予定の入院期間で退院できたか。

● ADL

● 認知機能

● 必要となる生活への準備状況

（工藤綾子）

《参考文献》
1）川路博之：人工股関節全置換術③．整形外科看護 20（1）：19-33，2015．
2）平山朋幸・他：人工股関節全置換術．整形外科看護 20（2）：25-29，2015．
3）宮下創・他：人工股関節全置換術病棟リハビリテーション．整形外科看護 20（9）：22-35，2015．
4）阿部俊子監，山本則子編：エビデンスに基づく疾患別看護ケア関連図，改訂版．pp170-182，中央法規出版，2014．
5）日本整形外科学会，日本骨折治療学会監：大腿骨頸部／転子部骨折診療ガイドライン，改訂第2版．南江堂，2011．

コラム　介護予防—転倒骨折後のフレイル予防を中心に

高齢者が住み慣れた地域でいつまでも元気に暮らすことは理想の老後であり，高齢者のQOL（生命の質）の維持・向上につながる。高齢者のQOLの維持・向上，また，高齢者の健康と尊厳を支える援助活動は，高齢者看護の本質でもある。しかし，高齢者はほんの小さなきっかけで，元気に暮らせなくなってしまうことがあるため，注意を要する。

1）一度の転倒が転倒リスクを高め，QOLを低下させる

例えば，転倒による大腿骨骨折がある。骨折の原因となる転倒は，身体的疾患，薬物の服用，加齢変化による歩行能力低下といった内的要因と，つまずきやすい室内段差といった物理環境による外的要因が重なり合ったときに起こりやすい[1]。鈴木らの東京都板橋区での70歳以上の健康な男女2000人を対象とした調査[2]では，過去1年間の転倒率は男性15.5%，女性19.9%で，男性の7人に1人，女性の5人に1人が過去1年間に転倒を経験していた。また，女性は転倒率が高いだけでなく，「打撲」（34.7%），「擦り傷」（25.2%），「骨折」（7.0%）など，男性よりも重篤な結果になりやすく，特に骨折は男性の4倍も多かった。

この調査では，転倒の原因は男女ともに手段的自立の低下，すなわち生活機能の低下と関連していたが，特に男性では外出頻度の低下（閉じこもり）が目立っていた。また，一度転倒を経験すると，再転倒の確率が3.8倍だった。その他の研究からも，転倒経験はその後の再転倒を予知するきわめて強い因子になっており，一度転倒すると，何度も転倒するリスクが高くなる。そのため，転倒の経験回数そのものが転倒の大きなリスク因子とされている[1][2]。

また，高齢者では，一度転倒すると転倒恐怖と呼ばれる，強い恐怖感をもつことがある。Tinettiによる定義では，転倒恐怖とは「身体の遂行能力が残されているにもかかわらず，移動や位置の変化を求められる活動に対して持つ，永続した恐れ」[3]であり，転倒恐怖があると，身体機能的には問題ないのに，動くことへの恐怖感から日常生活活動に支障をきたしてしまう。具体的には，入浴できない，道路

を横断できない，手すりのない場所では歩行できないといったことが生じる。

転倒恐怖があると日常生活活動が低下するため，身体機能も低下する。高齢者が外出を控えるようになり，やがて閉じこもりから廃用症候群，認知機能の低下へと心身機能が低下していき，寝たきり状態に至れば高齢者のQOLを著しく低下させることになる。転倒恐怖だけでなく，転倒・受傷によって入院や手術，家族へ迷惑をかけたという気持ちから，「自分のせいだ」と責罰感をもったり，生活満足感が縮小することがあり[4]，これらも高齢者のQOLを低下させる。

2）安静状態がサルコペニアを加速させる

転倒して骨折した場合など，受傷によって強いられる安静状態は，加齢で生じる骨格筋量の低下に加え，筋力や身体機能の低下も招き，老年症候群の一つであるサルコペニア（加齢性筋肉減弱症）[5]を加速させる。欧州の高齢者のサルコペニア・ワーキンググループにより発表されたサルコペニアの定義と診断基準によれば[6]，サルコペニアは一次から三次まで3つのカテゴリーに分類されている。

「一次サルコペニア」は年齢に関連するサルコペニアであり，加齢以外に骨格筋量の減少や筋力低下の原因がない場合である。「二次サルコペニア」は原因別に分かれ，「活動に関連するサルコペニア」「疾患に関連するサルコペニア」「栄養に関連するサルコペニア」の3つがある。「活動に関連するサルコペニア」はいわゆる廃用症候群によって起こり，「疾患に関連するサルコペニア」は肺・心臓・肝臓などの組織の重篤な障害によって起こる。「栄養に関連するサルコペニア」では摂食障害やエネルギー・タンパク欠乏型栄養障害などを原因とする[6]。

3）フレイル予防

転倒，転倒恐怖，閉じこもり，サルコペニアは，それぞれ単独ではすぐに死亡に至るリスクではないが，複合的に起こった場合は，特定する原因がなくても病気のリスクが増して病気がちになる「フレイ

ル（もしくはフレイルティ：虚弱）」状態となる。フレイルは「加齢に伴う種々の機能低下（予備力の低下）を基盤とし，種々の健康障害に対する脆弱性が増加している状態」を指す[5]。特に，後期高齢者では加齢に伴ってフレイルが増加する。フレイルは病気ではなく，蓄積された弱さといった意味があり，明確な診断基準は定まっていない[6]。

フレイルは認知機能，身体の可動性や機能，失禁などを含む，多面的で悪化や改善に動く状態であり，それぞれの機能障害がフレイルを構成しているが，機能障害によって多様なフレイル像をすべて説明することはできず，フレイルそのものは治療ができない[6]。したがって，サルコペニアやフレイルを含む老年症候群は，できる限り予防・改善することがその後の依存状態，要介護状態を回避するのに重要であり，そのための予防活動を「介護予防」と呼んでいる。

大腿骨骨折によるフレイルの予防では，まず転倒と骨折を起こさないことを取り上げる。その他，身体活動量や骨格筋量を維持するさまざまな運動プログラムや口腔機能・栄養状態の維持，認知機能低下やうつの予防プログラムの実施などがある。介護予防は高齢者の医療費抑制上からも重要な意味をもち，看護師による介護予防の支援に大きな期待が寄せられている。

（阿部詠子）

《参考文献》

1）鈴木隆雄：転倒の疫学．日本老年医学会雑誌40（2）：85-94，2003.
2）鈴木隆雄：転倒・転落の疫学．総合リハ32（3）：205-210，2004.
3）近藤敏，宮前珠子，石橋陽子，堤文生：高齢者における転倒恐怖．総合リハ27（8）：775-780，1999.
4）中村陽子：転倒をくり返す高齢者の再転倒後における転倒恐怖感が与える影響．福井大学医学部研究雑誌9（1・2）：19-34，2008.
5）山田陽介，山縣恵美，木村みさか：フレイルティ＆サルコペニアと介護予防．京府医大誌121（10）：535-547，2012.
6）Cruz-Jentoft AJ, Baeyens JP, Bauer JM, et al. Sarcopenia: European consensus on definition and diagnosis: Report of the European Working Group on Sarcopenia in Older People. Age Ageing 39: 412-23, 2010.

22 変形性膝関節症

第Ⅱ部 治療を受ける・継続する高齢者の看護ケア関連図

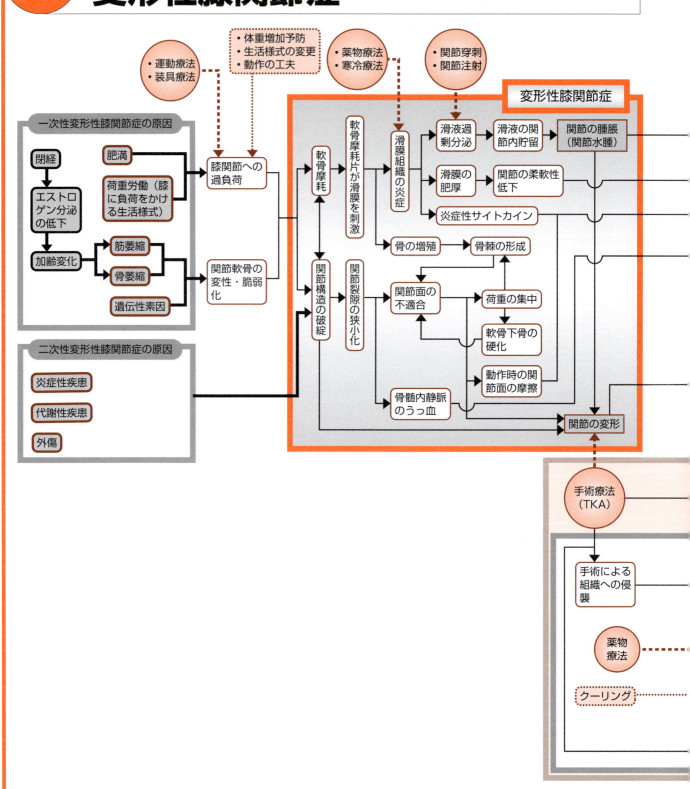

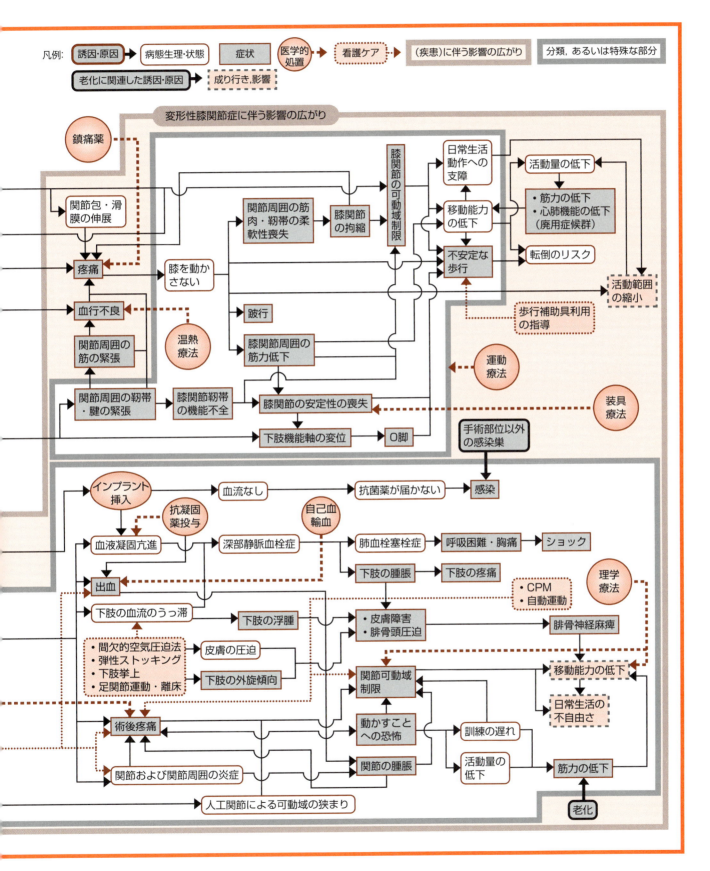

第Ⅱ部　治療を受ける・継続する高齢者の看護ケア関連図

22 変形性膝関節症

I　変形性膝関節症が生じる病態生理

1．定義

変形性膝関節症は，膝の関節軟骨及び軟骨下骨，骨組織の退行性変化と反応性の増殖性変化により，膝関節に慢性・進行性の変形をきたす疾患である。

2．膝関節の解剖生理

関節は，骨とその表面を覆う軟骨及び滑膜や関節包などの周辺組織からなる。骨同士の間には関節腔という隙間があり，関節腔は関節包という袋に包まれている。関節包の内側にある滑膜は滑液を分泌し，関節の動きを円滑にする。また，軟骨を構成している網目状のタンパク（コラーゲン，ヒアルロン酸，コンドロイチン硫酸）が，主成分である水分を含有することで，衝撃を吸収し，骨同士の滑りをよくする働きをもつ。

膝関節は，大腿骨，脛骨，膝蓋骨からなる。関節腔内には三日月のような形をした半月板が2つ向かい合って並んでいる。軟骨組織からなる半月板は，膝の関節軟骨を補う形で，大腿骨・脛骨間の適合性を高め，衝撃を吸収している。また，交差する前・後の十字靱帯が，膝の前後方向のズレを防いでいる。

3．メカニズム

変形性膝関節症は，関節の遺伝的素因や加齢変化（筋萎縮，骨萎縮）に機械的な影響（肥満，荷重労働）が加わって生じる一次性変形性膝関節症と，関節に症状が現れる炎症性疾患（関節リウマチなど）や代謝性疾患（痛風など），外傷（膝周囲の骨折，半月板損傷など）に続発する二次性変形性膝関節症に分類される。

わが国の変形性膝関節症の大半は一次性膝関節症であり，50歳以上の女性に多くみられる[1]。50歳以上の女性に多い理由として，女性は男性と比較して膝のクッションとなる筋肉量が少ないこと，閉経後に女性ホルモン「エストロゲン」の分泌が減少することで骨がもろく（骨萎縮），変形しやすくなり，変形性膝関節症につながりやすいと考えられている。

膝関節には，毎日繰り返される基本動作である移動（立位，歩行，ランニング，階段昇降）の際に，体重の何倍もの負荷がかかる。このような負荷が繰り返し続くことで，年齢を重ねると，関節軟骨の摩耗と関節構造の破壊が生じるようになる。

膝関節の軟骨は20歳代を過ぎると変性が始まり，負荷に対して脆弱になり，初期から中期には軟骨が摩耗し，関節の隙間が狭くなる（関節裂隙の狭小化）[図1]。進行期には，軟骨の変形が進行し，荷重が1か所に集中し，軟骨下骨が厚く固くなる（軟骨下骨の硬化）。同時に，軟骨の摩耗により遊離した軟骨片の刺激により，滑膜に炎症が生じ，その過程で滑液が過剰に分泌され，関節包には滑液が貯留し，水腫となる。いわゆる，「水がたまった」といわれる状態であり，痛み，腫れを生じるようになる。さらに，摩耗した軟骨を修復しようと反応性に骨が増殖し，軟骨辺縁部にとげができる（骨棘形成）。

4．分類と症状

変形性膝関節症のX線重症度分類としてKellgren-Lawrence分類[2]が広く用いられている。これは主に，関節軟骨の減少と骨棘形成の程度により重症度分類を行うものである。

変形性膝関節症の進行度と主な症状を[表1]に示す。変形性膝関節症は，軟骨が摩耗し，関節裂隙の狭小化，軟骨下骨の硬化，骨棘の形成といった変化の結果として，腫脹，疼痛，関節の変形，関節可動域の減少といった症状を呈することになるが，X線学的に変形性膝関節症性変化があっても，必ずしも症状発現と関連しない。症状の出現には，関節変形の進行以外に膝関節周囲の筋力低下や膝関節靱帯の機能不全などが影響し，膝関節の安定性が失われることで症状が出現する。

1）疼痛

膝関節の軟骨が摩耗すると，骨同士の動きに摩擦が生じるようになる。さらに，負荷が生じると関節間隙が狭くなり，軟骨下の骨随内静脈のうっ血[3]が生じ，痛みを

274

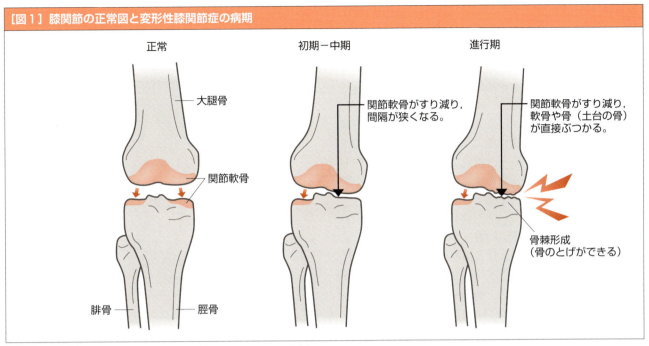

(大森豪：変形性膝関節症，整形外科看護 22（5）：426-432，2017．より）

[表1] 変形性膝関節症の進行度と症状・治療

Kellgren-Lawrence 分類：グレード	0 正常	I ほぼ正常	II 初期	III 中期	IV 末期
単純X線像 ・骨棘の形成 ・膝関節裂隙の狭小化 ・軟骨下骨の硬化 ・関節変形	なし なし なし なし	わずか なし なし なし	あり あり（25%以下） なし なし	中等度で複数 あり（50〜75%） あり 可能性	大きな骨棘 あり（75%以上） あり あり
自覚症状		動作開始，階段昇降時の痛み，跛行	歩行時の痛み，正座が困難，関節の腫脹，関節水腫	安静時痛，膝の屈曲・伸展困難，日常生活動作の困難	
治療方針		非薬物療法： 日常生活の工夫・運動療法・物理療法・装具療法		薬物療法： 外用薬・内服薬・座薬・関節内注射	外科的治療法

生じる。また，関節軟骨の摩耗により遊離した軟骨片の刺激により滑膜に炎症が生じると，滑膜から滑液が過剰に分泌されるとともに，炎症性サイトカインが放出される。炎症性サイトカインは侵害受容器を活性化し痛みの増強を招く[4]。関節軟骨には神経の分布はないものの，他の関節構成体である軟骨下骨，滑膜，関節包には神経支配があることから，滑液が必要以上に多くなると，そ の滑液を含む関節包や滑膜が引き伸ばされ，関節の腫脹をもたらすだけでなく，痛みを生じる。さらに，軟骨下骨の硬化や骨棘が形成されると，動作時に関節面の摩擦が生じ，機械的ストレスを増強し痛みを生じる。関節の変形が進むと関節周囲の靱帯や腱の異常緊張があることで関節周囲の筋の緊張が起こり，血行不良が生じ，痛みは関節内のみにとどまらず，膝関節周囲の筋にも波及す

る。

　始めの症状は，関節軟骨の摩耗による関節面の摩擦によって，立ち上がりや歩行開始時といった動き始めに膝のこわばりや痛みとして現われる。しばらく動いていると，摩耗した部分に滑液が浸透し，痛みは軽快する。

　関節病変が進行すると，歩行や階段昇降（特に降り）など，膝関節に負荷をかけるとすり減った軟骨同士が直接ぶつかり，疼痛を自覚するようになるが，安静で軽快する。さらに，進行すると滑膜の炎症が慢性化し，安静時や夜間にも膝痛を自覚するようになる。また，膝の関節裂隙を圧迫すると痛みを感じる。

2）関節の腫脹・関節水腫

　骨の増殖や滑液の貯留に伴う関節の腫脹を認める。滑膜の炎症によって生じた滑液が関節包に貯留し，生理的な量を超えて貯留した状態を関節水腫という。

3）関節可動域制限

　動かすことによって疼痛が生じるため，関節可動域が制限される。滑膜の炎症が慢性化すると，滑膜は硬くなって厚みを増し，関節の柔軟性が低下する。さらに，痛みのために膝を動かさないと，筋肉や靱帯の柔軟性が失われ，関節拘縮が徐々に進行し，関節の可動域が制限される。さらに，骨棘が形成され，関節面の変形や不適合が加わり，膝の屈曲・伸展が困難となり，歩行，正座，和式トイレの使用，床からの立ち上がりなどの日常生活動作に支障が生じる。

4）歩行障害

　歩行時に疼痛を感じると，疼痛を回避するために膝を伸展して歩けず，跛行となるが一時的である。膝関節の変形に伴い，下肢機能軸が変位し，膝内反変形（O脚）が生じる。歩行時，踵を接地した際に，膝が外側へ動揺するようになる［図2］。末期になると歩行時に下腿の振り出しがなく，下肢を棒状にして歩行するようになる。

5．診断・検査

1）臨床症状の有無の把握

　診察では，まず，診察室に入る際の歩行状態を観察する。問診では，患者の自覚症状を聞き，いつから，どんなときに痛みが生じるのか，立ち上がりや歩行，階段などの日常生活に困難を生じているかを確認する。視診や触診で膝の関節裂隙の圧痛，腫脹，関節水腫，関節可動

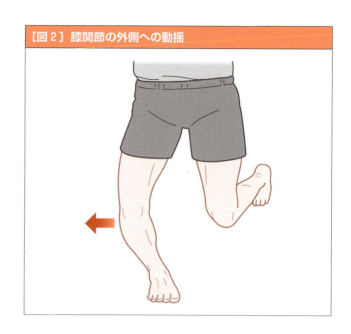

[図2] 膝関節の外側への動揺

域，変形の程度を把握する。

2）画像診断（単純X線，MRI）

　関節面の摩耗状態を把握するために，立位時の正面像を撮影する。X線像では，①関節裂隙の狭小化，②骨棘の形成，③軟骨下骨の硬化像を確認し，重症度を把握する。これらに加えて，④下肢アライメント（下肢の骨・関節の配列）の異常，⑤関節面の不整像（陥没や骨欠損）なども病態や治療方針を考える上で大切な情報となる。

　X線写真だけでは説明のつかない痛みや症状がある場合は，関節内の状態を調べるためにMRIを用いることもある。

6．治療

　変形性膝関節症の治療は，非薬物療法と薬物療法が併用して行われる。初期の自己管理による変形の進行予防や関節可動域制限の予防が重要となるため，膝の負担を避ける日常生活の工夫を指導し，運動療法を行う。また，疼痛がある場合は，物理療法や薬物療法を行う。関節の変形が重度になった場合は，手術療法が適応となる。

1）保存療法
①非薬物療法
● 運動療法

　膝関節周囲の筋力を強化し，関節への負荷を軽減す

るために，大腿四頭筋の筋力強化運動を中心に行う[図3]。運動療法を行うことで，筋力強化だけでなく，膝伸展筋や他の筋の協調性が改善し，関節の負荷が軽減される。特に大腿四頭筋を強化することで，膝関節の安定性が得られ，踵接地時の膝関節に対する衝撃を緩和し，症状の改善が期待できる。

● 装具療法
・足底板：靴の中敷きのように用いる装具の一つである。下肢アライメントの矯正[図4]を目的とした楔型足底板が用いられる[図5]。膝内反変形（O脚）の場合は，外側を高くした足底板を用いることで，内側大腿脛骨関節の過重が外側へ分散され，内側の関節の接触を和らげる。
・膝関節装具：装具[図6]を用い，膝関節を外側から支えることによって関節を安定させる。下肢アライメントの矯正による荷重の分散，関節の安定性の確保により，疼痛の緩和，変形の進行を予防する。
・歩行補助具の使用：歩行時に患肢と反対側の手に杖を持ち，杖と患肢を同時に出して歩く。杖を使用することで，患肢にかかる荷重が杖側に分散し，歩行時の

[図3] 大腿四頭筋の筋力強化運動

A 大腿四頭筋セッティング

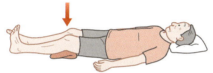

膝下にタオルや枕などを入れ，大腿に力を入れて下に押しつける。

B 下肢伸展挙上運動

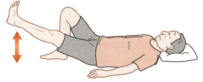

仰臥位で片方の膝を立て，伸ばしたほうの足を10cm程度挙上し，5秒程度静止して徐々に戻す。

C 膝関節屈曲・伸展運動

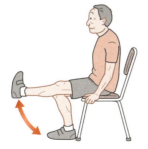

いすに座り，足を背屈させて片足ずつ膝をゆっくりと伸ばし，またゆっくり伸ばす。

[図4] 下肢アライメントの矯正

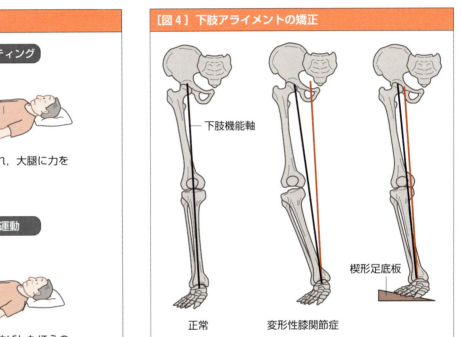

正常　　変形性膝関節症

下肢機能軸
楔形足底板

[図5] 楔型足底板

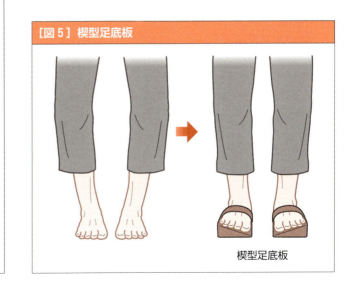

楔形足底板

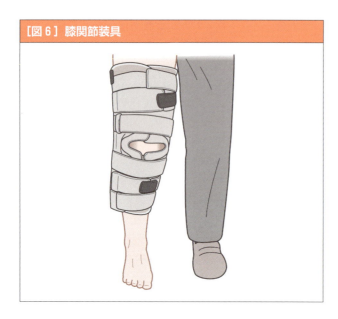

[図6] 膝関節装具

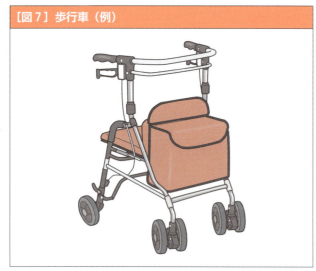

[図7] 歩行車（例）

患肢の痛みが軽減される。両側性の場合は，歩行車[図7]を勧める。両手を左右に広げてグリップを持ち，身体を歩行器に近づけることができるため，体重を左右方向に分散させて支持することができる。

- **物理療法**
- 温熱療法：温めることにより血管が拡張して血流量が増加し，組織の循環が改善して疼痛が緩和される。膝周囲の軟部組織を加温すると，筋緊張が緩和され，その後のストレッチや関節可動域訓練の際に組織が伸張し，温度が下がった後も伸張が維持される。病院では，ホットパック，干渉波，低周波，レーザー，赤外線などがある。家庭で行う場合は，暖めたタオル，温湿布，温熱シートなどを用いる。

- 寒冷療法：膝関節に炎症が生じているときに行う。組織温度の低下によって血管は収縮し細胞機能が抑制されることで発痛物質の産生を抑えたり，代謝を低下させ，腫脹や疼痛，浮腫を抑制する。また，寒冷刺激は痛覚を伝える神経の伝導速度の低下や，疼痛閾値の上昇を促し，疼痛刺激の伝達を抑制する。

② 薬物療法

関節の炎症を抑え，痛みを鎮める目的で非ステロイド性消炎鎮痛薬（NSAIDs）が用いられる。NSAIDs はシクロオキシナーゼ（COX）阻害によってプロスタグランジン産生を抑制する。シクロオキシナーゼには，胃粘膜を守る COX-1 と炎症を促す COX-2 がある。NSAIDs は，胃腸障害や腎障害の副作用に注意が必要であり，上部消化管粘膜保護作用のある薬剤の併用や選択的 COX-2 阻害薬が処方される[5]。高齢者の場合は副作用が生じやすく重篤になりやすい。最小有効容量で使用し，長期投与は避ける。内服薬だけでなく，疼痛が強いときや胃腸障害があるときには，座薬や湿布，軟膏などの外用薬が用いられる。近年，慢性膝関節症にも弱オピオイドが使用可能[5]となり，薬物療法の選択肢は広がっている。

関節内注射では，ステロイド系抗炎症薬（副腎皮質ホルモン）とヒアルロン酸が用いられる[表2]。

2）手術療法

保存療法によって十分な疼痛緩和と機能改善が得られない場合は，手術療法を検討する。手術療法の術式は，関節温存術と人工膝関節置換術に大別される。関節温存術は若年者に行われることが多い。ここでは，高齢者に行われることが多い人工膝関節置換術[図8]について述べる。

- **人工膝関節単顆置換術**（unicompartmental knee arthroplasty：UKA）

変性部位が大腿骨と脛骨の内側，または外側のどちらかに限定された患者に対して，変性した関節面の表面を，部分的に人工膝関節に置換する。

- **人工膝関節全置換術**（total knee arthroplasty：TKA）

破壊された関節面を切除し，金属とポリエチレンで膝内側・外側・膝蓋骨のすべてを人工関節で再建する。

人工関節は経年的に少しずつ摩耗してくため寿命がある。15～20 年で人工関節にゆるみが生じることなどから，関節の変形が進行した 60 代以上の人が対象となる。変形性膝関節症の進行に伴い破綻した下肢機能軸を再建し，歩行時の疼痛改善と安定感が得られ，変形性膝関節症に伴い低下した生活活動レベルを改善する。

[表2] 変形性膝関節症に使われる薬の種類

	薬の種類	作用	主な副作用
外用薬（湿布，軟膏，ローション）	外用非ステロイド性消炎鎮痛薬（NSAIDs）及びカプサイシン	炎症を抑え，疼痛緩和	皮膚炎
内服薬・座薬	NSAIDs	炎症を抑え，疼痛緩和解熱作用	消化管障害，腎障害，心血管系リスク
内服薬	弱オピオイド	痛みの伝達を抑制，痛みの閾値を上昇させ，疼痛緩和	悪心・嘔吐，食欲不振，眠気，めまい，ふらつき
関節内注射	ステロイド系抗炎症薬	炎症を抑え，疼痛緩和	関節面の破壊，感染，高血圧，高脂血症，高血糖，不整脈
	ヒアルロン酸	関節面の潤滑と骨代謝に作用し変性を予防し，疼痛緩和	感染

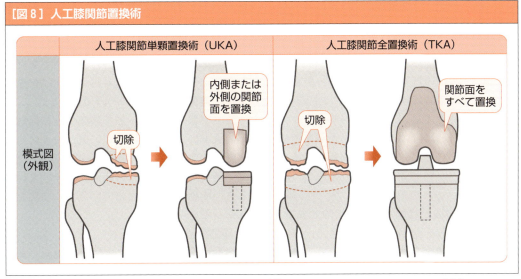

[図8] 人工膝関節置換術

（医療情報科学研究所編：病気がみえる vol.11 運動器・整形外科．p403，メディックメディア，2017．より）

7. 合併症（成り行き）

　変形性膝関節症は進行性疾患であり，徐々に歩行機能の障害をもたらす。さらに，主症状である痛みは動く意欲を低下させる。もともと，加齢に伴い活動能力が低下していることに加え，疼痛の影響で運動量が低下すると，廃用性の筋萎縮や関節拘縮が進む。関節の可動域制限の進行，移動能力の低下といった二次障害が生じる。特に高齢者は，加齢による予備力，回復力が低下しており，廃用症候群を生じやすい。このような状態が続くと，日常生活活動の自立性を阻害し，介護が必要になるリスクを高めたり，あるいは介護が必要となる。

II　変形性膝関節症の高齢者に対する看護ケア

1. 保存療法中の高齢者の看護ケア

1）観察ポイント

- 変形性膝関節症の症状：疼痛（どのようなときに，どのような痛みを生じるのか），膝関節の腫脹，関節可動域
- 膝関節への過負荷の原因：生活様式，体重
- 疾患の生活への影響：日常生活動作，日常生活関連動作，活動内容・範囲
- 高齢者の疾患に対する受け止め方，高齢者なりの工夫・対処法，生活上の希望

2）看護の目標

❶膝関節痛に伴う心身の苦痛が軽減する。
❷膝関節の変形が進行しない。
❸疼痛の程度に合わせた活動が安全に維持できる生活行動を習得する。

3）看護ケア

① 疼痛の緩和

●服薬支援

高齢者は複数の疾患を有し，常時薬剤を内服していることが多い。薬手帳を活用し，処方されている薬を確認する。また，非ステロイド性消炎鎮痛薬の用法，用量を確認し，副作用出現について指導する。薬物による疼痛緩和の効果を高齢者に確認し，必要最低限の回数で服用できるようにする。薬で痛みを和らげ，運動の継続を図る。

●物理療法時の合併症の予防

高齢者の場合，感覚機能の低下が生じるため，熱傷や凍傷の危険性が高まる。高齢者の自覚症状だけでなく，実施前後に皮膚状態を確認する。

自宅で高齢者自身が行う場合は，温熱療法と寒冷療法の選択について説明し，自宅で，安全に，簡便に行える方法を紹介する。

●動作の工夫

変形性膝関節症は動作開始時の痛みが特徴的である。起床時は，布団の中で下肢を動かしてから起きる，立ち上がり時には足踏みや足関節を動かしてからゆっくり立ち上がるなど，痛みが軽減する方法を提案する。

② 膝関節の負荷を軽減

●体重増加を防ぐ

変形性膝関節症の原因にはメタボリック症候群や肥満があげられており，一般的には減量が求められる。しかし，変形性膝関節症を有する高齢者の場合，過度な運動は禁忌であり，食事療法を必要とする。画一的なエネルギー制限は，タンパク質やカルシウムの摂取不足など，かえって健康障害をもたらす可能性がある。食事療法を勧めるときは，まず，高齢者とともに食事習慣を見直し，体重を増加させないことを目標にする。

変形性膝関節症の進行に伴い，活動量が減ると体重増加につながりやすい。定期的に体重を測定することを指導し，取り組みやすい活動や運動を提案する。家族の協力が必要な場合は，家族を含めて栄養指導を行う。

●生活様式の変更

高齢者が生活習慣や生活環境を見直して生活できるように，情報を提供し，考える機会をつくる。膝関節に負荷がかかる動作には，正座，立ち上がり動作，和式トイレのしゃがみ込みなど，膝を屈曲する動作と，長時間，膝に荷重をかける動作がある。膝関節への負荷が少なくなるように，ベッド，洋式トイレ，階段に手すりをつけるなどを提案する。また，調理や更衣，入浴などの動作の際はいすに腰かけて行う，重い荷物は直接持たずにキャリー付きのバッグを利用するなど，今までの生活習慣を見直し，膝関節に負荷をかけないようにする [**表3**]。

●動作の工夫

階段昇降のような高低差のある場所の移動は，片方の足に体重がかかり，膝関節に大きな負荷がかかる動作である。手すりを使用したり，2足1段で患側の下肢を先に降ろして健側を揃える方法により膝の負担が少なくなる。昇るときは健側の下肢から上げる。また，歩き方の改善も重要である。意識的に膝を高くあげ，踵から接地させ，つま先で身体を送り出すように指導する。

●杖，装具，靴（インソール）の使用

装具や靴はフィット感を確認する。高齢者は，感覚機能の低下により皮膚の変化に気がつきにくい。圧迫による発赤が生じていないか，皮膚状態を観察する。また，杖，装具，靴を適切な方法で使用できているか，利用することで動きやすくなっているか，効果を実感できているかなどを確認する。

③ 運動療法を継続する

運動療法を継続することは重要であるが，動かし始めに痛みが生じることが多く，運動療法を継続することが難しい。また，高齢者の場合は，加齢変化によっても，筋萎縮や関節拘縮が生じている場合もあり，運動療法によってすぐに効果が表われにくく，モチベーションが保ちにくい。

動かし始めに痛みは生じやすいことを伝え，下肢を動

［表3］膝関節に負荷がかかる動作と改善策

膝関節に負荷がかかる動作	改善策
正座	長座位，座いす
立ち上がり動作 ●和式の生活：畳，布団，トイレ	手すりをつける ●洋式の生活：いす，ソファ，ベッド，洋式トイレ
長時間の立ち仕事 ●調理動作	いすに座って作業する
重い荷物を持つ ●買い物：買い物袋を手に提げる	キャリー付きのバッグを使う

かし始める前に準備運動として膝に負荷がかからないマッサージを行うよう説明する。また，運動療法による効果が実感できるように，高齢者とともに目標を定め，その対象にあった方法（運動の種類，程度，いつ，どこで行うのか）のもとに，定期的に運動療法の効果を評価することが継続につながる。

さらに，高齢者は高血圧や心疾患の既往をもつ人が多い。等尺性運動（関節を動かさない運動）は血圧が上昇しやすいため，等張性運動（関節を動かす運動）を勧め，息止めによる血圧上昇に注意する。また，運動開始時に気分不快やめまい，吐き気，膝の疼痛が非常に強い場合は，中止するように説明する。

4）看護の評価ポイント
❶膝関節痛に伴う心身の苦痛は軽減しているか。
- 疼痛の部位と程度
- 患者の言動と表情
- 睡眠状態
- 鎮痛薬の使用状況
- クーリングの実施状況
❷膝関節の変形が進行していないか。
❸生活を縮小させず，安全に行動できているか。
- 生活範囲
- 行動の仕方

2．人工膝関節全置換術（TKA）を受ける高齢者の看護ケア

1）観察ポイント
① 術前
- **手術に影響する要因の把握**：既往歴，内服薬，心機能，肺機能，肝機能，腎機能，内分泌機能，栄養状態，感染症，血液凝固
- **術前後の変化を把握**：疼痛，下肢の関節可動域，しびれや知覚鈍麻の有無，歩行状態
- **退院後の生活状況の把握**：住宅環境，家庭環境
② 術後
バイタルサイン，創状態，感染徴候，出血傾向，循環障害，腓骨神経麻痺の有無，疼痛，下肢の関節可動域，活動状況を把握する。

2）看護の目標
❶術後合併症（感染，深部静脈血栓症，腓骨神経麻痺）が生じない。

❷疼痛をコントロールし，訓練に取り組むことができる。
❸人工膝関節の過負荷を避ける日常生活動作の方法と生活様式を習得できる。

3）看護ケア
① 人工膝関節全置換術（TKA）の術前看護
- **疼痛管理**

入院患者のほとんどは疼痛を伴っているため，疼痛の状況，入院生活への影響を把握し，疼痛をコントロールする。疼痛は活動や睡眠に影響を与える。術前から，疼痛があっても安静にする必要はないこと，疼痛は我慢する必要がないこと，疼痛がある場合は知らせてほしいことを伝える。鎮痛薬の内服を検討し，疼痛増強時には医師の指示により鎮痛薬を投与する。

- **移動能力の維持**

術前の移動能力は術後の移動能力に影響を及ぼす。入院により活動量は低下し，廃用性の変化が生じると移動能力が低下する。術前に安静の必要はないことを伝え，入院前に行っていた運動療法を継続する。また，入院前より移動能力が低下していることに加え，環境の変化から転倒のリスクは高くなる。転倒のリスクが高いことを念頭におき，環境整備を行い，移動能力に見合った援助を行い，転倒を予防する。

- **術後の安全の確保**

術直後は車いす移動となるため，起き上がり動作，乗り降り動作，車いす操作などを練習する。

- **術後感染予防**

人工関節には血流がないため抗菌薬が効かず，細菌が急激に増殖する。手術部位以外の場所に齲歯や白癬，皮膚炎，膀胱炎などの感染巣がある場合，そこから血行播種によって感染を引き起こすことがあるため，術前に感染巣の治療を優先的に行う。また，手洗い，うがいを習慣づけるよう説明する。

② 人工膝関節全置換術（TKA）の術後看護
- **疼痛管理**

術後は創痛を伴うため，患肢を動かすことに恐怖を感じると，離床に影響を及ぼす。早期に身体を動かすことが術後合併症の予防や創治癒につながる。疼痛のために動かない状況を避けるためには，予防的な疼痛管理が求められる。離床の30分ほど前や就寝前に適宜鎮痛薬を使用し，ADLの拡大や効果的な休息につなげる。

患部のクーリングは，神経伝達速度や血液循環量を低下させ，疼痛のほか，出血，炎症，腫脹の軽減も期待で

きる。術後はベッドに臥床している間は常時クーリングを行う。退院後も痛みや腫れが続いている間は、クーリングを継続するよう説明する。

● **出血の観察**

術前から既往歴や内服薬、検査データ（出血時間、プロトロンビン時間、血小板数）を把握し、出血傾向を確認する。術後はドレーンからの排液量やガーゼ汚染の状態かを観察する。

● **感染予防**

手術創は術後24〜48時間で上皮化し、バリア機能をもつようになる。それまでの間、滅菌ガーゼや密封被覆材で覆い、創からの細菌侵入を防ぐ[6]。被覆材への出血や汚染がみられる場合は、医師に報告し、処置が行われる。創処置の際は、創の離解の有無、出血、滲出液の量と性状とともに、創部の発赤、圧痛、腫脹、熱感といった感染徴候の有無を観察する。

ドレーンが留置されている場合は、管内での廃液の逆流や刺入部の汚染が生じると感染のリスクが生じる。体動によってドレーンが抜けたり、圧迫されて閉塞しないように注意する。

シャワー浴が許可されたら、患者の理解力に合わせ、創部は愛護的に洗い、石鹸は残さず洗い流すこと、こすらずに上から軽く押し当てるように拭くことを指導する。さらに、創部の観察内容と方法についても説明する。

● **静脈血栓塞栓症**（venous thromboembolism：VTE）**予防**

TKAは症候性VTEの発生のリスクが高い術式である。手術による血管内皮障害、血流のうっ滞、人工関節が体内に挿入されることで、生体がそれらを異物として認識し、強い血液凝固亢進状態になるため、深部静脈血栓（deep vein thrombosis：DVT）ができやすくなる。その血栓が肺動脈を閉塞すると、肺血栓塞栓症（pulmonary thromboembolism：PTE）を発症し死亡率が高い。

・早期発見のための観察ポイント

DVTの症状には、下肢の腫脹、疼痛、表在静脈の怒張、Homans徴候（下腿筋を圧迫すると痛みを感じるサイン）がある。それらの症状の有無の観察とともに、DVTは自覚症状に乏しく早期発見が難しいため、血液凝固・線溶系マーカー（D-ダイマー）値の推移、上昇に注意する。

PTEの自覚症状には、呼吸困難と胸痛がある。重度になるとショックを起こし、救命が難しいことから、軽症のPTEを見逃さないためには、パルスオキシメータによる経皮的動脈血酸素飽和度（SpO_2）の測定が有用である。特に、離床直後の起立・歩行や排便・排尿時などが多いため、初回歩行時や訓練中、検査での移動の際に患者の症状の変化に注意を向けることが重要である。

・予防方法

▶下肢の静脈灌流を促す：手術後、十分な歩行が可能となるまでは、静脈のうっ滞を防ぐために、弾性ストッキングの着用、間欠的空気圧迫法（フットポンプ）、下肢の挙上、足関節底背屈運動を行う【表4】。

離床をすすめることは重要であるが、端座位や車いすで下腿を長時間下垂していると膝窩部がベッドや車いすで圧迫され、静脈環流は低下し、血栓形成のリスクとなる。同一姿勢を1時間以上とらないように、日常生活のなかで立位・座位を繰り返したり、歩行許可後は積極的に歩行することが大切である。

▶血栓の発生を予防する：抗凝固薬を投与して血液を固まりにくくし、血栓の発生を予防する。この場合、出血が起こる危険性があり、血液凝固に関連する血液データを把握することのほか、出血の有無の観察や、観血的な処置を行った場合は止血の確認を十分行う。特に高齢者の場合は、加齢による副作用が現れやすいことと、既往疾患に伴う抗凝固薬の服用などにより、出血リスクが高くなっていることに注意する。

[表4] 弾性ストッキング、間欠的空気圧迫法の実施上の注意点		
	効果	注意点
弾性ストッキング	表在静脈を圧迫し、静脈の総断面積を減少させ、深部血流速度を増加させる。	・適切なサイズ選択し、シワ、よじれがないように装着する。緩みがあると圧が不足する。シワができると、部分的に圧がかかり、血流障害、腓骨神経麻痺、皮膚障害を生じる可能性がある。 ・1日に2回程度、弾性ストッキングを外し、皮膚を観察する。
間欠的空気圧迫法	下肢に巻いたカフに間欠的に空気を注入し、圧迫することによって、血液を静脈に環流させる。	・治療の意義を十分に説明し、理解を得る。常時カフを装着するため、圧迫や振動によって不快感、拘束感、不眠が生じる場合がある。 ・カフの装着や装置の作動を確認する。

- 腓骨神経麻痺予防

 術直後から患肢の静脈血のうっ滞を防ぐために，患肢を架台にのせ挙上する。その際に，架台に膝窩部があたることや，下肢が外旋位になることによって腓骨神経が架台と腓骨頭との間で圧迫され，腓骨神経麻痺が生じることがある。定期的に患肢の肢位を確認し，腓骨頭が圧迫されないように肢位やクッションの位置に注意する。また，腓骨神経麻痺の評価のために，足関節の底背屈運動が可能か，下垂足，下腿の外側から足背にかけてのしびれや感覚障害の有無を確認する。

- 関節可動域の拡大と大腿四頭筋の強化

 創，関節軟骨，腱・靱帯の治癒促進，関節拘縮の予防と関節可動域の改善，疼痛の軽減を目的に関節可動域訓練を行う。可動域訓練時の疼痛は，膝周囲筋の防衛収縮や訓練に対する恐怖心を増強させる。また，恐怖心は膝周囲筋の防衛収縮や疼痛をさらに増強させることになり，可動域改善を妨げる要因となる。そのため，訓練に合わせて疼痛コントロールを行うことが重要である。術後1日目より持続的他動運動（continuous passive motion：CPM）が行われる。CPMは機器を用いて，他動的に関節可動域運動を一定の速度で持続的に行う訓練である［図9］。医師の指示に従い，膝の角度と時間を設定し，CPM作動中に疼痛や違和感などがあれば，すぐに知らせるように説明する。終了後には患肢の疼痛や熱感，腫脹の有無を確認する。また，CPM実施前後には角度計を用いて膝の関節可動域を測定し，効果を評価する。

 また，大腿四頭筋の等尺性運動を行い，膝関節の安定をはかる。高齢者自身が自動運動を行えるように支援する。

- 日常生活動作の回復に向けた援助

 通常，術翌日には車いすに移乗し，痛みの状況や筋力を評価しながら，術前の移動能力に合わせて歩行器や杖歩行を進めていく。TKAを受ける患者の多くは高齢であり，術前から歩行能力が低下し筋力低下も多くみられる。さらに，術後は術創による筋力の低下があるため，起立時や歩行開始時，歩行中の方向転換時には，特に転倒しないよう注意深く見守り，必要に応じて介助することが重要である。

- 退院指導

 人工膝関節挿入に伴い，膝の関節可動域に制限が加わる。この状態での退院後の生活を想定したADLを獲得するために階段昇降や，入浴動作，床からの立ち上がり動作などの練習を行う。

 正座を避けることや階段では手すりを使用するなどで

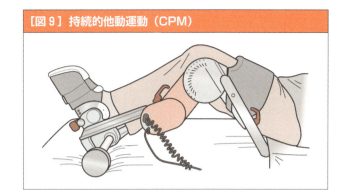

[図9] 持続的他動運動（CPM）

きるだけ人工膝関節に負荷をかけない工夫や生活習慣を身につけるように指導する。

 その他，保存療法中の高齢者への看護ケアで述べた疼痛緩和の方法や運動療法を指導する。

4）看護の評価ポイント

❶術後合併症が生じなかったか。
- 感染
- 深部静脈血栓症
- 腓骨神経麻痺

❷目標の関節可動域まで拡大できたか。
- 関節可動域
- 活動時の疼痛
- 出血，腫脹の状況
- 訓練への取り組み方

❸人工膝関節の過負荷を避ける日常生活動作の方法と生活様式を習得できたか。
- 移動方法
- 人工膝関節の負荷を避ける方法の理解状況
- 日常生活における動作の工夫

（島田広美）

《引用文献》

1）吉村典子：変形性膝関節症の疫学．Pharma Medica 35（6）：13-17，2017．
2）津村弘：関節症と関節疾患．松野丈夫，中村利孝総編集：標準整形外科学，第12版，pp688-689，医学書院，2014．
3）木村友厚：変形性関節症．松野丈夫，中村利孝総編集：標準整形外科学，第12版，p283，医学書院，2014．
4）石田高志，関口剛美，川真田樹人：関節炎による痛みのメカニズムと薬物治療の最新の進歩．日本ペインクリニック学会誌25（2）：53-62，2018．
5）津村弘：変形性膝関節症の管理に関するOARSI勧告—OARSIによるエビデンスに基づくエキスパートコンセンサスガイドライン（日本整形外科学会変形性膝関節症診療ガイドライン策定委員会による適合化終了版）．日本内科学会誌106（1）：75-83，2017．

6）日本整形外科学会診療ガイドライン委員会，骨・関節術後感染予防ガイドライン策定委員会編：骨・関節術後感染予防ガイドライン2015．pp101-102，南江堂，2015．

《参考文献》
1）医療情報科学研究所編：病気がみえる vol.11　運動器・整形外科．メディックメディア，2017．
2）中村耕三：ロコモの概念図．日本医師会編：ロコモティブシンドロームのすべて，日本医師会雑誌144（特別号1）：2-3，2015．
3）松野丈夫，中村利孝総編集：標準整形外科学，第12版．医学書院，2014．
4）石島旨章：変形性膝関節症　病態・診断・治療・患者指導．Osteoporosis Japan PLUS 1（4）：12-17，2016．

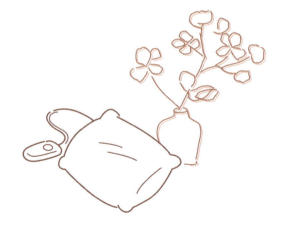

NOTE

23 関節リウマチ

第Ⅱ部　治療を受ける・継続する高齢者の看護ケア関連図

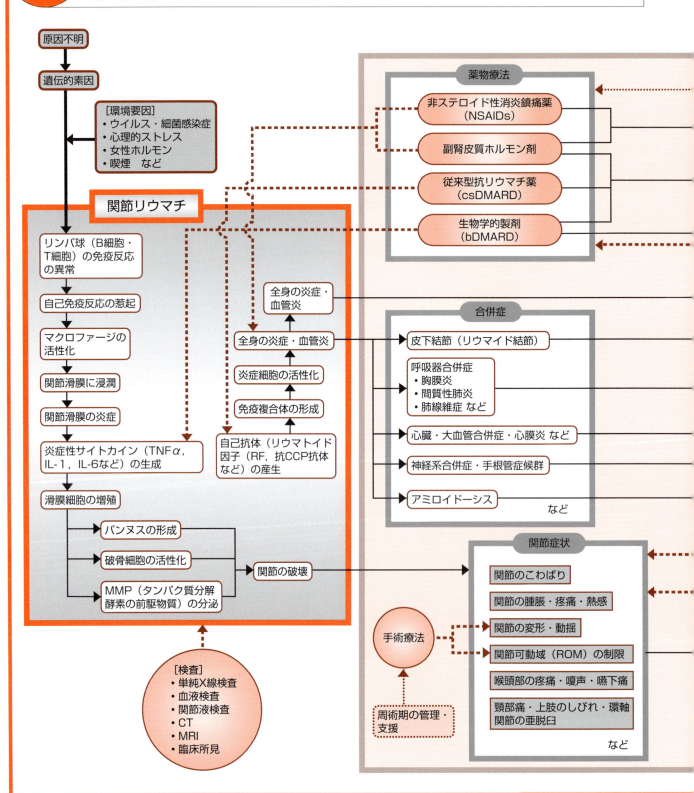

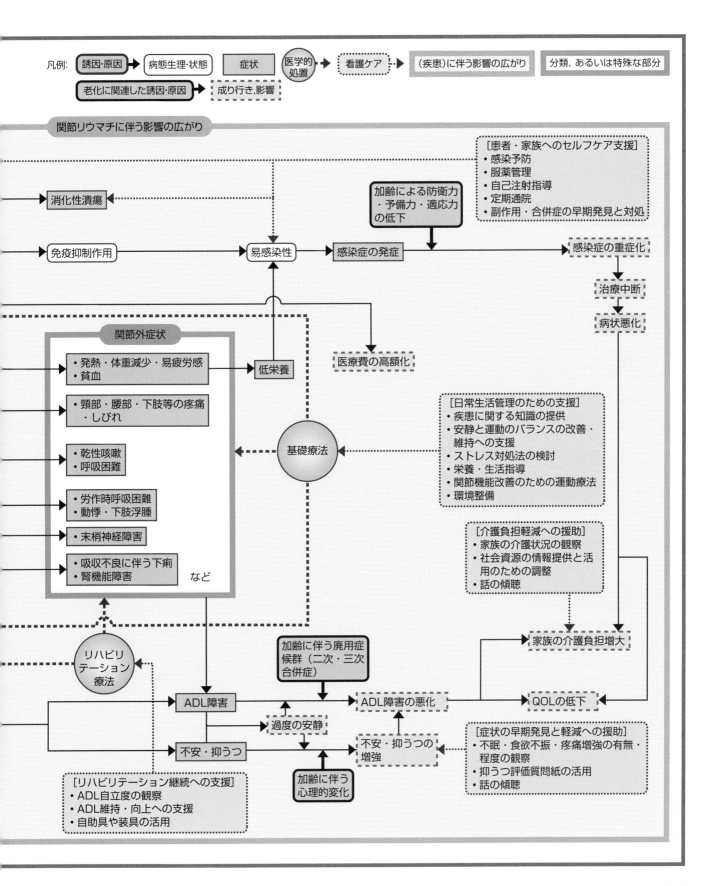

第Ⅱ部　治療を受ける・継続する高齢者の看護ケア関連図

23 関節リウマチ

Ⅰ　関節リウマチが生じる病態生理

1. 定義

関節リウマチ（rheumatoid arthritis：RA）は，免疫の異常により自己を攻撃することで生じる自己免疫疾患の一つであり，関節の炎症と腫脹を特徴とする慢性炎症性疾患である。局所だけでなく，肺など多臓器にも病変が波及する可能性のある全身性疾患でもある。

2. メカニズムと症状

1）関節リウマチのメカニズム

RAの主な病変は滑膜炎であり，関節痛やこわばりなどの臨床症状を引き起こすが，滑膜炎が持続することにより破骨細胞の活性化による関節破壊と，タンパク質分解酵素の前駆物質であるMMP（matrix metalloproteinase：マトリックスメタロプロテアーゼ）などの過剰産生による軟骨破壊が生じ，最終的に関節の変形をきたす[1]。これに痛みと生活機能障害が生じるため，著しいQOLの低下をきたす。

原因は不明であるが，遺伝的な素因に加え，ウイルス・細菌感染症，心理的ストレス，女性ホルモン，喫煙などの環境因子が関与することによって炎症が起こると考えられている。関節滑膜に浸潤した活性化マクロファージが炎症性サイトカイン（TNFα，IL-1，IL-6など）を生成し，活性化された種々の細胞が相互に作用することにより炎症が慢性化する。さらに，関節の滑膜細胞が増殖して形成された組織であるパンヌスの形成や破骨細胞の活性化，MMPの分泌により関節が破壊される[2]。関節以外にも血管の炎症が生じるため，皮下結節や胸膜炎，アミロイドーシス等の全身症状も出現する。

日本における患者の男女比は1：2〜5であり，発症のピークは50歳代である。

2）関節リウマチの症状

① 関節症状

RAが進行すると，関節の疼痛や腫脹，変形・拘縮が生じる。特に高齢者の場合は，加齢による機能障害が加わり，日常生活動作に制限をきたしやすい。

● 関節のこわばり

特に起床時に指の関節の屈伸がしにくくなる。RAの場合は一般的に持続時間が長く，1時間以上続くことが多い。長時間の座位など，動きの少ない姿勢を保った後にも出現する。

● 関節の腫脹・疼痛・熱感

RAでは関節の腫脹や疼痛が多発性・左右対称性にみられ，最初に出現する部位としては手指，手関節，足趾，肘などの中小関節が多い。また，膝，股，肩関節などの大関節にもみられ，全身の関節へと進行する。関節の熱感は炎症に伴って出現する。関節痛は重くうずくような痛みで，朝方に強く午後に軽快する。また，低気圧のときには疼痛が増強する。身体を屈曲すると関節内圧が低くなり疼痛が軽減するため，無意識に屈曲した姿勢を取っていることが多く，特に高齢者の場合は歩行バランスを崩しやすい。

関節痛には急性滑膜炎に伴う自発痛と，関節破壊による変形に伴う運動時痛がある。自発痛は治療効果が得られれば軽減されるが，運動時痛は装具の工夫や手術療法が必要となることもある。

関節の腫脹が長期化すると，関節周囲の靭帯等の軟部組織が伸展し，ゆるみを生じて関節の固定性が失われ，脱臼を生じやすくなる。

● 関節の変形

種々の変形が認められるが，スワンネック変形，ボタンホール変形，尺側偏位，Z型変形等が多く出現する［図1］。肘関節の屈曲変形も生じやすい。

● 関節可動域（ROM）の制限

初期には疼痛のため反射的に筋肉が収縮し，関節可動域が狭くなる。関節を二次的に構成する筋・関節包・靭帯などの軟部組織の病変により，膝や肘が十分に伸ばせなくなる屈曲拘縮が起こる。関節破壊が進行すると，軟骨や骨などの関節部の病変による癒着が生じることで強直となり，動かすことのできる範囲が限定される。

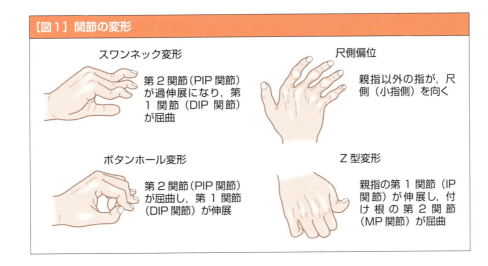

[図1] 関節の変形
- スワンネック変形：第2関節（PIP関節）が過伸展になり、第1関節（DIP関節）が屈曲
- 尺側偏位：親指以外の指が、尺側（小指側）を向く
- ボタンホール変形：第2関節（PIP関節）が屈曲し、第1関節（DIP関節）が伸展
- Z型変形：親指の第1関節（IP関節）が伸展し、付け根の第2関節（MP関節）が屈曲

● 輪状披裂関節の炎症に伴う症状

喉頭にある輪状披裂関節にも滑膜炎が起こり障害をきたす。喉頭部の疼痛や嗄声、嚥下痛などがみられる。

● 頸椎の関節破壊に伴う症状

頸椎C1-C2レベルの関節破壊が出現し、頸部痛が出現する。進行すると上肢のしびれ等の神経症状や環軸関節の亜脱臼を起こすこともある。

② 関節外症状

RAの関節外症状は多彩であり、その多くは血管炎に伴う症状である。関節外症状は罹病期間の長さとは関連はないが、関節外症状のある場合はRAの重症度が高いといえる。高齢者では老化によるものとの思い込みや、他の疾患との区別が難しいことなどにより気づきにくい。

● 発熱、体重減少、易疲労感

多くは微熱だが、RAの炎症が強い場合は高熱を伴う。体重減少や易疲労感は炎症による消耗の結果に生じる。

● 皮膚症状

リウマトイド結節と呼ばれるRA患者に特徴的な皮下結節を認める。直径1〜2cm程度の皮下に硬く触れる隆起性の変化が起こる。RAの活動性が高い時期に、肘関節伸側、前腕伸側、後頭部などの外力の加わりやすい部位に出現する。RAの病勢が安定すると徐々に消失する。

● 貧血

RAの活動性が高いと、Hb10.0mg/dL程度の正球性正色素性貧血を認める。RAの慢性的な炎症によって産生された炎症性サイトカインが影響し、骨髄での造血機能の抑制や、赤血球寿命の短縮化により生じる。RAの活動性が鎮静化すると貧血も改善する。

● 呼吸器の症状

RAは自己免疫性・炎症性の疾患であることから、胸膜炎、間質性肺炎、肺線維症、細気管支炎、肺高血圧症などの合併症をきたすことがあり、それに伴い、乾性咳嗽、呼吸困難などの症状が出現する。

● 心臓・大血管の病変に伴う症状

心膜炎が原因となり、労作時呼吸困難、動悸、下腿浮腫などの症状がみられることがある。ほかに、肺動脈性肺高血圧症をきたすこともある。

● リウマチ結節による神経の圧迫症状

脊椎神経根や硬膜外にリウマチ結節を認め、頸部・腰部・下肢等に疼痛やしびれといった神経の圧迫症状を呈することがある。末梢神経障害としては手根管症候群が起こる。

● 消化管の症状

高齢者では、非ステロイド性消炎鎮痛薬（NSAIDs）による消化性潰瘍が起こりやすい。ほかに、アミロイドの消化管への沈着による吸収不良やそれに伴う下痢などの消化管障害もみられる。

3．検査・診断

1）検査
① 単純X線検査

X線検査では、軟部組織の腫脹、関節周囲の骨萎縮、関節辺縁のびらん、関節裂隙狭小化、関節面破壊、亜脱臼、脱臼等が認められる。

[表1] ACR による関節リウマチの診断基準（ACR，1987 年）

項　目	定　義
①朝のこわばり	朝のこわばりは少なくとも１時間以上持続すること。
②３関節領域以上の関節炎	少なくとも３つの関節領域で，軟部組織の腫脹または関節液の貯留を医師が確認すること（関節領域とは，左右の PIP 関節，MCP 関節，手関節，肘関節，膝関節，足関節，MTP 関節の全部で 14 か所）。
③手の関節炎	手関節，MCP 関節または PIP 関節の，少なくとも１か所の関節領域に腫脹があること。
④対称性の関節炎	対称性の関節炎が同時に認められること（PIP，MCP，MTP 関節領域では完全に左右対称でなくともよい）。
⑤リウマトイド結節	骨が突出した部分，または関節周囲の伸側にみられる皮下結節を医師が確認すること。
⑥血清リウマトイド因子	いずれの方法でもよいが，正常対照群が５％以下の陽性率を示す方法で異常値を示すこと。
⑦Ｘ線像の変化	手関節または指のＸ線前後像で関節リウマチに典型的な変化を示すこと。すなわち，関節もしくはその周囲にエロジオンまたは限局性の骨萎縮が認められること（変形性関節症様の変化のみでは不十分）。

※少なくとも４項目をみたす症例を RA とする。なお項目①から④までは少なくとも６週間維持していること。

[表2] ACR/EULAR による関節リウマチの分類基準（2010 年）

- １関節以上の腫脹があり，RA 以外の疾患を鑑別
- Ｘ線評価でびらん等のリウマチの変化があれば RA と診断する
- Ｘ線変化がない症例はスコアを算出し各項目の合計６点以上を RA とする

A	関節病変（圧痛または腫脹関節数）	（点数）
	中・大関節　１個	0
	中・大関節　２〜10 個	1
	小関節　１〜３個	2
	小関節　４〜10 個	3
	小関節を含む関節　11 個以上	5
B	血清学的検査	
	RF，抗 CCP 抗体　両方陰性	0
	どちらかが低値陽性（正常の３倍以下）	2
	どちらかが高値陽性（正常の３倍以上）	3
C	滑膜炎の期間	
	６週未満	0
	６週以上	1
D	急性炎症反応	
	CRP と赤沈値がともに正常	0
	CRP または赤沈値が異常	1

＊この基準では，１つ以上の関節腫脹が存在し，関節リウマチ以外の疾患が除外された場合にスコアリングシステムを用いて診断を行う。これにより早期診断が可能であるが，関節リウマチ以外の疾患の除外が難しいため，リウマチ専門医による診断が重要となる。
（Aletaha ら，2010.）

② 血液検査

RA において臨床的に利用される自己抗体である RF（血清リウマトイド因子）や，RA に対して高感度・高特異性の自己抗体である抗 CCP（抗シトルリンペプチド）抗体が診断に用いられる。活動性が高いときは CRP（C 反応性タンパク）や ESR（赤血球沈降速度）などの炎症反応が上昇する。

③ 関節液検査

注射針を穿刺し，関節包に貯留した関節液を採取する。正常な関節液は無色〜淡黄色の透明で粘性は高いが，関節リウマチ患者の炎症性の関節液は黄色でやや混濁し，粘度が著しく低下する。

④ CT

関節面の破壊を診断する際に，CT は有用である。

⑤ MRI

MRI では，触診や単純Ｘ線検査において診断が困難な滑膜，骨髄，関節軟骨，靭帯，腱などが描出できる。

2）診断

RA の診断には 1987 年の米国リウマチ学会（ACR）の関節リウマチの分類基準 [表1] と，早期診断が可能な ACR／EULAR（欧州リウマチ学会）新分類基準 [表2] が用いられている。

3）疾患活動性と機能障害の評価による分類

疾患活動性とは，器官・臓器障害の進行する速さのことであり，RA の疾患自体のリスクの高さは疾患活動性と予後不良因子により推測される。予後不良因子には身体機能の制限，リウマトイド因子（RF），抗シトルリン化タンパク・ペプチド（CCP）抗体等の自己抗体，早期

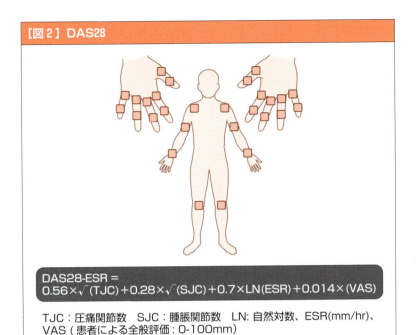

[図2] DAS28

$$DAS28\text{-}ESR = 0.56 \times \sqrt{(TJC)} + 0.28 \times \sqrt{(SJC)} + 0.7 \times LN(ESR) + 0.014 \times (VAS)$$

TJC：圧痛関節数　SJC：腫脹関節数　LN：自然対数、ESR(mm/hr)、VAS（患者による全般評価：0-100mm）

[表3] Steinbrockerのstage分類

Stage	X線所見	筋萎縮	皮下結節・腱鞘炎	関節変形	強直
Ⅰ（初期）	軽い骨粗鬆症があってもよい 骨破壊なし	なし	なし	なし	なし
Ⅱ（中等度進行）	骨粗鬆症あり 経度の軟骨，あるいは軟骨下骨破壊あり	関節周囲のみ	多分あり	なし	なし
Ⅲ（高度進行）	骨粗鬆症，軟骨，骨破壊あり	広範	多分あり	亜脱臼 尺側偏位 過伸展	なし
Ⅳ（末期）	Ⅲに骨性強直が加わる	広範	多分あり	亜脱臼 尺側偏位 過伸展	線維性または骨性強直あり

（Steinbrockerら，1949.）

[表4] ACR分類

Class Ⅰ	日常生活動作を完全にこなせる（日常の自分の身の回りの世話，職場での機能性，趣味，スポーツなどの活動性）。
Class Ⅱ	日常の自分の身の回りの世話，職場での機能性は果たせるが，趣味・スポーツなどの活動性は限定される。
Class Ⅲ	日常の自分の身の回りの世話はできるが，職場での機能性及び趣味・スポーツなどの活動性は限定される。
Class Ⅳ	日常の自分の身の回りの世話，職場での機能性及び趣味・スポーツなどの活動性が限定される。

構造的評価としては，単純X線写真やSteinbrockerのstage分類［表3］が使用される。機能評価としてはACR分類［表4］やQOLを含めた評価法であるHealth Assessment Questionnaire（HAQ），HAQを簡便化したmHAQ［表5］が使用される。

からの骨びらんの存在，関節外症状等がある。

臨床的評価としてはdisease activity score（DAS）28がよく使用されている［図2］。これは疾患活動性の評価方法で，28関節の圧痛関節数，腫脹関節数，CRPまたは赤沈1時間値（ESR），患者全般健康度を計算式に入れスコアを算出する。

[表5] mHAQ（modified health assessment questionnaire）

各項目の日常動作について，この1週間のあなたの状態を平均して右の4つから1つを選んで ✓ 印をつけてください。	何の困難もない（0点）	いくらか困難である（1点）	かなり困難である（2点）	できない（3点）
[1] 衣類着脱及び身支度 A. 靴ひもを結び，ボタンかけも含め自分で身支度できますか				
[2] 起床 B. 就寝，起床の動作ができますか				
3] 食事 C. いっぱいに水が入っている茶碗やコップを口元まで運べますか				
[4] 歩行 D. 戸外で平坦な地面を歩けますか				
[5] 衛生 E. 身体全体を洗い，タオルで拭くことができますか				
[6] 伸展 F. 腰を曲げ床にある衣類を拾い上げられますか				
[7] 握力 G. 蛇口の開閉ができますか				
[8] 活動 H. 車の乗り降りができますか				

[1]～[8]の各カテゴリーの中の最高点をその点数とし，最高点総和／回答したカテゴリー数を求める

4. 治療

　現在の治療は，RAの病態を改善させることで症状の軽減と関節破壊の進行を防止するものであり，病気の原因に関する治療法は確立されていない。関節リウマチの治療目標は，「臨床症状の改善のみならず，関節破壊の抑制を介して長期予後の改善，特に身体機能障害の防止と生命予後の改善を目指す」[1]ことである。高齢者の場合，内臓・身体機能の低下，薬物代謝の遅延，合併症の重篤化，他疾患で服用中の薬物との相互作用等により，特に薬物療法に伴う副作用が多く出現することが危惧される。しかし，抗リウマチ薬や生物学的製剤による積極的な治療が行われなければ，関節破壊の進行や予後の悪化を避けることはできない。高齢患者個々の心身機能を評価し，必要な予防策を取りながら治療を進めていくことが重要である。

1）薬物療法

　RAの薬物療法は，非ステロイド性消炎鎮痛薬（NSAIDs）や副腎皮質ホルモン剤による対症療法が行われてきたが，現在は関節破壊の進行を阻害する効果が期待される従来型抗リウマチ薬（csDMARD）のなかでも，特にMTX（メトトレキサート）と，近年登場してきた生物学的製剤（bDMARD）が治療の中心となっている。高齢者の場合は，加齢に伴い薬物の吸収・分布・代謝・排泄機能が低下しやすい。そのため，投与間隔を調整したり，少量ずつから投与を始めたりし，患者の状態を慎重に観察しながら行う。

① MTX

　MTXは従来型抗リウマチ薬（csDMARD）の一つで，RA治療の第1選択薬と位置づけられている。生物学的製剤との併用により確実な効果が得られる。MTXは葉酸の作用を抑えることで炎症を継続させる機能を抑え込む働きがある。葉酸の作用が抑制されることによって生じる口内炎，悪心，下痢，肝機能異常等の副作用を軽減させるために，葉酸を服用する必要がある。また，MTXの免疫抑制作用に伴う感染症の発症・増悪には最も注意が必要である。他の副作用としては，血液障害，腎障害，肝障害，間質性肺炎等があげられる。

② 生物学的製剤

　生物学的製剤は，すべて免疫抑制による感染症への注意が必要である。特に結核，ニューモシスチス肺炎などの日和見感染，B型肝炎では重症化して致死的な経過をたどることもあるため，投与前の検査の徹底や予防投

薬，投与後の定期的な検査と異常の早期発見，患者への
セルフケア教育が重要となる。

2）手術療法

　RA 患者への手術目的は，除痛や破壊された関節機能
を改善することである。滑膜切除術や関節形成術，関節
固定術，人工関節置換術等が行われる。高齢者にとって
手術療法は心身の侵襲が大きいため，手術療法がその患
者の QOL の維持・向上につながると判断された場合に
行う。術後の安静が短期間であっても，せん妄や筋力低
下が出現しやすい。できるだけ早期からの離床をすすめ
る。

3）リハビリテーション

　RA 患者におけるリハビリテーションは，筋力や心肺
機能を指標とした身体機能の向上，日常生活動作障害の
改善等に効果がみられる。身体機能の向上に伴い，心
理・社会面の健康状態の維持・回復も期待できる。運動
負荷によって関節破壊が進行したり，疼痛が増強したり
するなどの有害性は認められていないため，発症早期か
らの導入が必要となる。高齢者の場合は，発症から長期
間経過し，関節の変形や拘縮が進行していることが多
く，無理な運動により疼痛が増強したり脱臼したりする
可能性がある。患者個々の身体状況に合わせたプログラ
ム作成と実施への援助が必要となる。

4）基礎療法

　基礎療法とは，RA 患者の痛みを軽減し，日常生活を
より快適に過ごすための方法で，RA に関する知識の提
供，安静と運動のバランスの改善・維持への支援，スト
レス対処，栄養・生活指導，関節機能改善のための運動
療法の援助，環境整備などを行う。

5．合併症（成り行き）

　RA の主な治療である薬物療法において，免疫抑制薬
や生物学的製剤の副作用で特に注意しなければならない
のが感染症である。治療の作用として免疫を抑えている
ため，治療中の感染症は重症化しやすい。特に高齢者
は，加齢により防衛力や予備力，適応力が低下し副作用
出現のリスクが高いが，その徴候に気づきにくい。
　感染症が生じると治療を中断せざるを得ず，症状が
悪化する。結果的に，ADL 障害の悪化や QOL の低下，
家族の介護負担の増大をもたらす。

II　関節リウマチをもつ高齢者の看護ケア

1．観察ポイント

1）症状の観察

　関節リウマチは全身性の炎症性疾患であるため，関節
症状だけでなく関節外症状にも注目する。また，病状を
とらえるために疾患活動性を把握する［表1〜4参照］。
高齢患者では自覚症状に乏しいこともあるため，注意深
い観察が必要となる。また，関節リウマチの症状の苦
痛やそれに伴う ADL 制限が生じていないかを評価する
［表5 参照］。高齢者の場合では患者の主観的情報だけで
なく，実際の生活状況を通して客観的に分析することも
重要である。

2）日常生活の観察

　関節リウマチ患者では，症状である手指のこわばりや
関節の変形，疼痛などにより運動障害が生じ，行動範囲
が狭くなったり ADL が制限されたりする。高齢患者で
は認知機能の低下等により，症状に伴う日常生活への影
響を他者に伝えることができない場合もある。もってい
る機能を維持するために，患者の起床から就寝までの日
常生活の過ごし方を観察し，ADL の制限につながる要
因を把握する。

3）疾患に対するとらえ方と理解内容

　慢性疾患である RA は長期にわたる療養が必要とな
る。RA の原因はいまだ不明ではあるが，発症初期の治
療導入により予後の改善がみられるため，関節破壊が進
む前に正しい診断とともに適切な治療を受けることが重
要となる。患者本人と家族・医療者との間で治療に対す
る思いの相違がないかを確認・調整し，患者自身が納得
して治療を受けられるよう支援することが大切である。
　また，RA を発症した高齢患者は，関節の変形などの
身体的変化に伴う ADL 自立度の低下を危惧して悲観的
に受け止めていることが多い。治療のタイミングを逃さ
ないためにも，疾患や症状，治療内容と期待できる効果
について，どのようにとらえ理解しているかを把握す
る。

2．看護の目標

❶関節リウマチの症状に関連した身体的苦痛が緩和される。
❷関節機能が維持され，療養生活に必要な自己管理行動がとれる。
❸治療に伴う副作用が最小限となり，治療を継続しながら日常生活や社会生活が維持できる。
❹病状の進行や不確かな予後への不安が軽減される。
❺介護や経済的状況に関する家族の負担感が軽減される。

3．治療に伴うセルフケアへの援助

　RA の療養生活においては，薬物療法に伴う服薬管理や自己注射，定期的な通院，易感染状態に対する感染予防，疼痛や関節機能制限に伴う日常生活の工夫など，セルフケアが重要となる。高齢者は身体的・精神的機能の低下により，療養生活に必要なセルフケアが行えない可能性がある。患者とのかかわりを通して機能低下の状況を把握し，自立した実施継続への支援と，援助の必要な部分のサポート体制の調整を行う。また，高齢の患者にはこれまでの生活習慣や家族構成，文化的背景などによりつくられた価値観があり，患者自身の個別性を尊重した上で，援助に結び付けていくことが大切である。

4．ADL の維持・向上への援助

　高齢者は廃用症候群や二次・三次合併症を起こしやすい。RA の症状である関節機能制限や疼痛に伴う過度の安静などで日常生活機能を失うことのないよう，ADL の維持・向上への援助が必要となる。
　RA 患者におけるリハビリテーションの目的は，関節の動きを維持し，関節破壊による変形，拘縮，筋力低下，筋萎縮から起こる日常生活動作障害を防ぐことにある。上肢は関節の可動性，下肢は身体の支持機構としての筋力を含めた安定性を重視して，できるだけ早期からリハビリテーションを実施する。疾患活動性の高い状態にあるときや関節痛などの症状が強い場合は，無理をせずにリハビリテーションを中止し，安静が保てるよう配慮する。また，高齢者の場合は骨粗鬆症や頸椎疾患を合併していることも多いため，強い負荷や無理な動作には注意する。
　関節の動かしすぎにより生じるオーバーユーズ症候群

を防止するために，関節保護の視点は重要である。小さな関節に負担をかけず，できるだけ大きく丈夫な関節を使用して活動を行うことで関節機能を維持したり，関節変形の予防のために自助具や装具等を利用したりすることも効果的である。

5．不安・抑うつ傾向への援助

　RA 患者は一般よりも抑うつの有病率が高いとされている。それに加え，高齢者は加齢に伴う心理的変化により抑うつ状態に陥りやすい。また，認知症と似た症状を呈することも多く，発見が遅れることもある。不安や抑うつがあると不眠や食欲不振，疼痛の増強などの身体症状が出現し，QOL の低下にもつながる。そのため，患者の身体的側面だけでなく生活全般を注意深く観察し，徴候の早期発見に努め，本人が感じている不安や焦り，つらさなどに共感する姿勢をもち，活動と休息のバランスを図りながら生活できるよう援助することも重要となる。

6．治療継続への援助

　RA をもつ患者は生涯にわたりセルフケアが必要となる。特に高齢である患者の場合は家族や周囲の人の支援が欠かせない。家族や周囲の人が，RA に対する理解不足から非協力的態度をとることがないよう支援することが重要となる。患者本人だけでなく，家族や周囲の人にも服薬方法や副作用の予防，合併症の早期発見等について説明し理解を得る。
　また，長期にわたる療養生活に伴う家族の介護負担や，生物学的製剤使用に伴う医療費の高額化も問題となっている。RA 患者に活用できる社会資源［表6］に関する情報提供や活用への調整等を通して，治療を継続していけるよう支援する。

7．看護の評価ポイント

❶関節リウマチの症状に関連した身体的苦痛が緩和したか。
●関節痛や脱力感，全身倦怠感など
❷-1）関節機能が維持できているか。
❷-2）療養生活に必要な自己管理行動を主体的にとることができているか。
❸-1）副作用に関する観察や対処を行うことができて

[表6] RA患者に活用可能な社会資源の例	
医療保険制度	高額療養費
	傷病手当金
	高額医療費貸付制度
	高額介護合算療養費制度
身体障害者手帳保持による医療・福祉サービス	自立支援医療（更生医療）の給付
	税金及び公共料金の減免
	運賃割引など社会参加におけるサービス
その他の制度	生活福祉資源貸付制度
	医療費控除（確定申告）
介護サービス	障害者総合支援法
	介護保険制度

（田辺三菱製薬：医療福祉制度ガイドブック　http://www.riumachi21.info/system/pdf/remicade.pdf を参考に作成）

いるか。
- 治療の副作用の出現
- 副作用の自己観察と対処行動

❸-2) 継続して治療を受けているか。

❸-3) 患者の望む生活を維持できているか。
- 生活状況
- 患者の満足度

❹病状に関する不安や疑問が解消し，情緒的に安定しているか。
- 疾患の理解状況
- 医療者との信頼関係
- 不安や不満の有無

❺家族の介護負担感が軽減し，前向きに患者を支えることができているか。
- 家族の言動
- 家族によるサポート状況
- 介護負担感

（樋野恵子）

《引用文献》
1）一般社団法人日本リウマチ学会編：関節リウマチ診療ガイドライン2014．p44，メディカルレビュー社，2014．
2）久保俊一：関節リウマチとその類縁疾患．松野丈夫，中村利孝総編集，標準整形外科学，第12版，p257，医学書院，2014．

《参考文献》
1）一般社団法人日本リウマチ学会編：関節リウマチ診療ガイドライン2014．メディカルレビュー社，2014．
2）久保俊一：関節リウマチとその類縁疾患．松野丈夫，中村利孝総編集，標準整形外科学，第12版，pp257-280，医学書院，2014．
3）公益財団法人日本リウマチ財団監：関節リウマチのトータルマネジメント．医歯薬出版，2011．
4）塩沢俊一：膠原病学，改訂6版．pp240-334，丸善出版，2015．
5）村澤章，元木絵美編：リウマチ看護パーフェクトマニュアル．羊土社，2013．
6）野村篤史：関節リウマチのスタンダード治療．medicina51（12）：2072-2076，2014．
7）樋野恵子：疾患と看護がわかる看護過程ナーシングプロセス　関節リウマチ看護編．クリニカルスタディ33（11）：41-55，2012．
8）阿部俊子監，山本則子編：エビデンスに基づく疾患別看護ケア関連図，改訂版．pp202-211，中央法規出版，2014．
9）三森明夫：膠原病診療ノート，第3版．日本医事新報社，2013．
10）北川公子・他：系統看護学講座　専門分野Ⅱ　老年看護学，第8版．医学書院，2014．
11）日本老年看護学会：日本老年看護学会第22回学術集会特集．老年看護学22（1）：5-28，2017．
12）岸本暢将編：すぐに使えるリウマチ・膠原病診療マニュアル，改訂版．羊土社，2015．

コラム 甲状腺機能低下症

1. 病態

甲状腺機能低下症とは，甲状腺ホルモンの合成・分泌が低下した状態，または末梢での甲状腺ホルモン受容体の異常により，体内組織への甲状腺ホルモンの作用が低下した状態のことをいう。原因は，成人ではそのほとんどが橋本病であり，機序は不明だが，加齢でも起こるといわれている。また，ヨードの過剰摂取（海藻，ヨード卵，うがい薬などヨードを含む薬剤，造影剤），一部の薬物（心臓・精神・感染症などの治療薬），頸部の手術や放射線治療なども原因となる。症状としては，無気力や疲労感など，活動性の低下を示す諸症状がみられる [表1]。男女比は，1：3〜7で，30〜60歳の女性に多い。

60歳以前では，記憶力の低下や無気力になったときには甲状腺機能低下症を疑われ精査されるが，高齢になると老化や認知症，抑うつ状態などと考えられて検査されないため，治療につながらないことがある。

2. 看護ケア

1）薬物治療継続のための援助

治療として，甲状腺ホルモンを内服する甲状腺ホルモン補充療法が行われる。症状や検査値を見ながらその量が決められるため，確実に内服できるよう服薬指導を行い，受診時には症状の変化，副作用 [表2] に関する症状の有無を伝えることができるようにかかわる。甲状腺ホルモン補充療法は長期に及ぶため，家族を含めた指導や介護保険制度を活用しサポートを得ることも考慮する。

2）日常生活の援助

症状を観察し，活動性の低下に伴う影響を少なくするようかかわる。特に，高齢者では筋力が低下し

[表1] 主な症状

- 無気力，無関心，易疲労感，記憶力低下
- 筋力低下，動作緩慢，嗜眠傾向
- 眼瞼浮腫，低体温，耐寒性低下（寒がる，冷え），低血圧
- 食欲不振，腹部膨満，便秘，体重増加
- 軽度の場合は症状が乏しい
- 重度の場合は意識障害，呼吸・循環不全・低体温が出現する
- 放置すると粘液水腫性昏睡が引き起こされる。特徴的な症状として，圧痕を残さない浮腫・皮膚の乾燥・蒼白化がみられる

[表2] 甲状腺補充療法の副作用

- 虚血性心疾患（動悸，不整脈）
- 過敏症状（発疹，発熱，瘙痒感）
- 副腎クリーゼ（ショック症状，手の震え，不眠，めまい，発汗）
- 肝機能障害
- 体重減少
- 倦怠感
- 不安

移動能力が低下してしまうため，筋力や関節可動域が維持されるように援助する。

低体温，低血圧，耐寒性低下があるため，保温に注意し衣服の調整，室温の調整を行う。食欲低下・便秘により食事摂取量が低下した場合は，食事への工夫や排便コントロールをはかる。

皮膚が乾燥し圧痕を残さない浮腫が起こった場合，皮膚損傷や感染を起こす可能性があるため，保湿剤の使用を促し，皮膚保護につとめる。

（櫻井恵）

《参考文献》
1）佐藤千史，井上智子編：人体の構造と機能からみた病態生理ビジュアルマップ3　代謝疾患，内分泌疾患，血液・造血器疾患，腎・泌尿器疾患．医学書院，2011.
2）小野寺綾子，陣田泰子編：新看護観察のキーポイントシリーズ　成人内科Ⅱ．中央法規出版，2011.

NOTE

第Ⅱ部 治療を受ける・継続する高齢者の看護ケア関連図

24 糖尿病

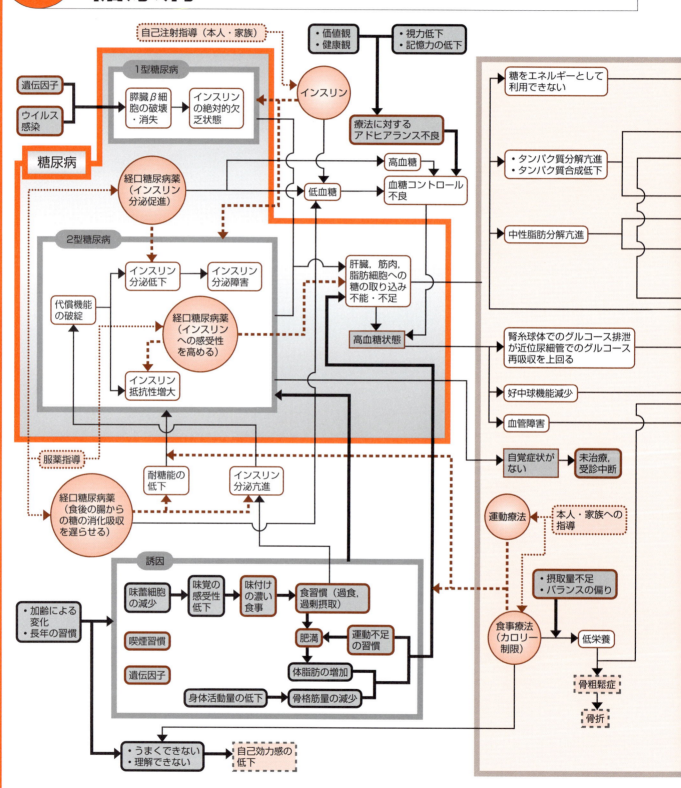

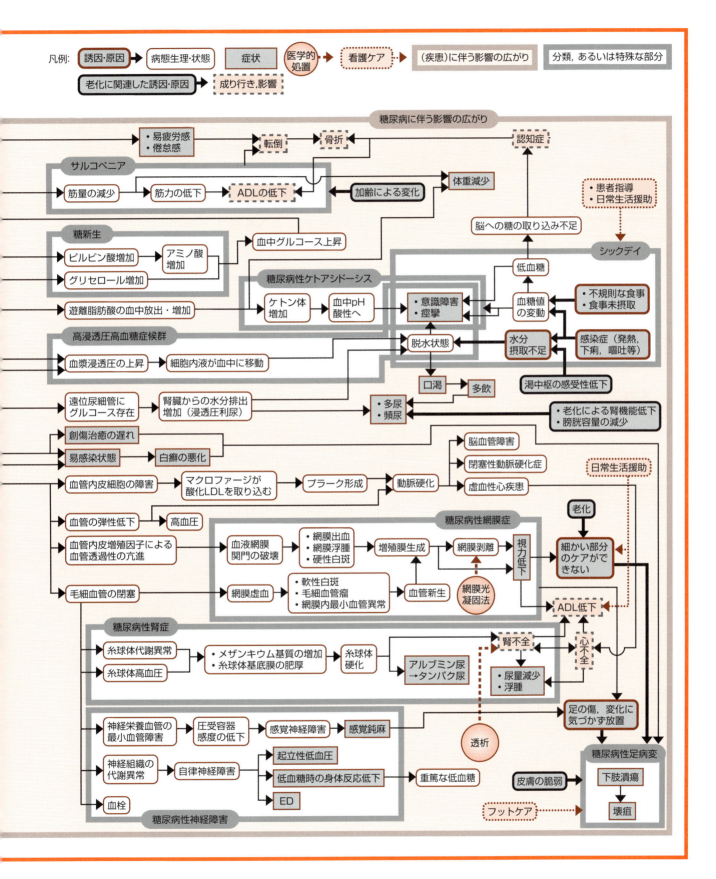

第Ⅱ部　治療を受ける・継続する高齢者の看護ケア関連図

24 糖尿病

I　糖尿病が生じる病態生理

1. 定義

　糖尿病（diabetes mellitus：DM）は，膵臓のランゲルハンス島にあるβ細胞からインスリンが分泌されなくなるか，もしくは量が少ない（インスリン分泌障害），またはインスリンが分泌されるが効きにくくなる（インスリン抵抗性）などのインスリン作用不足によって細胞に糖が正常に取り込めなくなり，慢性的な高血糖となる疾患である[1]。

2. メカニズム[2)-4)]

　通常，食事により血糖値が上昇すると，膵臓ランゲルハンス島β細胞がこれを感知し，インスリンが分泌される（追加分泌）。これにより，肝臓，筋肉，脂肪細胞などへの糖の取り込みが促進され，血糖値が低下する。細胞は，糖をエネルギーとして使い，余ったグルコース（糖）はグリコーゲンや中性脂肪として貯蓄される。

　その一方，膵臓のβ細胞の破壊などによりインスリンが分泌されないと，細胞は糖を取り込めないため慢性的な高血糖となる。

　また，細胞のインスリン抵抗性やインスリン分泌量の低下に至りやすい遺伝的要素のある人に，肥満や運動不足などのインスリンの抵抗性を増大させる環境因子が加わることにより，細胞のインスリン抵抗性が生じる。細胞にインスリン抵抗性があっても，インスリン分泌がある程度保たれていれば，膵臓は高血糖を是正しようとインスリンを大量に分泌することで適正な血糖値を保つことができる。このため，糖尿病患者のインスリンの分泌は正常の人より多いこともある。しかし，インスリンの分泌亢進が続くとインスリン分泌量が低下し（代償機構の破綻），さらに高血糖が増悪し，インスリン分泌障害とインスリン抵抗性を強め（糖毒性），さらなる高血糖となる[2)]。

　高齢者は，加齢によりインスリン分泌が低下したり，

身体活動量や骨格筋量の減少，体脂肪増加などによってインスリン抵抗性が増悪したりして，ますます高血糖になる悪循環の結果，糖尿病を発症する[2)]。

3. 分類と症状

1）成因による分類[1)]

　糖尿病はその成因により，1型糖尿病と2型糖尿病，その他の特定機序・疾患による糖尿病，妊娠糖尿病の4つに分類される。ここでは，主要な病態である1型糖尿病と2型糖尿病について説明する。

①1型糖尿病

　膵臓のランゲルハウス島β細胞の破壊・消失による絶対的インスリンの欠乏が原因で起こる。

②2型糖尿病

　インスリン分泌の低下にインスリン抵抗性が加わって起こる。2型糖尿病は1型糖尿病と異なり進行が緩徐であるため，発症しても長期間自覚症状がなく気づかなかったり，早期に診断されても自覚症状がないため，受診・治療を中断してしまったりすることが多い。

2）病態による分類

　糖尿病は，成因分類と病態（インスリン分泌能の依存度）分類の2つを組み合わせて行う。成因と病態による分類を［表1］に示す。

　［表1］の横軸は，インスリン作用不足の程度あるいは糖代謝異常の程度をあらわしている。糖尿病のなかにも，インスリン作用不足の程度によりインスリンが不要なもの，インスリン作用不足や高度になり血糖コントロールのためにインスリン注射が必要なもの，インスリン分泌が乏しくケトーシス予防や生命維持のためにインスリン投与が必要なもの，の3段階に区別している。

3）症状

①口渇・多飲・多尿・頻尿

　インスリンの作用が低下すると血糖値が高くなり，血液は濃くなる（血漿浸透圧の上昇）。そのため，体内では細胞の水分を血中に移動させ，血中のブドウ糖を薄めようとする。その結果，細胞は脱水状態となり，のどが渇いて水を飲むようになる（口渇・多飲）。脱水状態のため

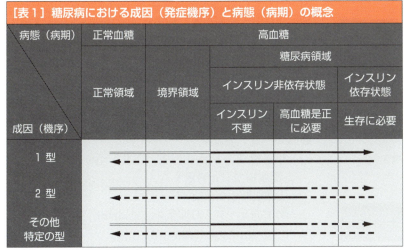

[表1] 糖尿病における成因（発症機序）と病態（病期）の概念

（日本糖尿病学会：糖尿病の分類と診断基準に関する委員会報告（国際標準化対応版）．糖尿病 55：489, 2012. より）

右向きの矢印は，糖代謝異常の悪化（糖尿病の発症を含む）を表す。矢印の線のうち，- - - の部分は，「糖尿病」と呼ぶ状態を表す。左向きの矢印は糖代謝異常の改善を表す。矢印の線のうち，破線部分は頻度の少ない事象を表す。たとえば，2型糖尿病でも，感染時にケトアシドーシスに至り，救命のために一時的にインスリン治療を必要とする場合もある。また，糖尿病がいったん発病した場合には，糖代謝が改善しても糖尿病とみなして取り扱うという観点から，左向きの矢印は黒く塗りつぶした線で表した。その場合，糖代謝が完全に正常化するに至ることは多くないので，破線で表した。

に皮膚の乾燥も起こる。腎臓で，閾値を超えたブドウ糖（血糖値 180mg/dL 前後）は近位尿細管で再吸収されずに遠位尿細管を経て尿糖となり，体外へ排出される。この際，尿中に糖が多量に排泄されると尿浸透圧が高まるため，恒常性を維持するよう腎臓から水分が過剰に排出されて尿量が増え（浸透圧利尿），頻尿になる。しかし，高齢者は間脳の視床下部にある渇中枢の感受性が低下し，水分が不足状態になっても口渇を感じにくいため，口渇の自覚症状が現れにくい。また，老化による腎機能の低下に伴い尿濃縮機能も低下し，頻尿となりやすい。膀胱容量の減少や前立腺肥大といった要因も加わり，糖尿病の自覚症状である多尿・頻尿を自覚することは少ない。

② 易感染状態

高血糖は，血管を障害させたり好中球機能を減少させたりするため，易感染状態となる。易感染状態は，白癬を起こしやすく悪化させやすい。また，深爪も皮膚を傷つけ感染の原因となる。

③ 全身倦怠感と体重減少

インスリンの分泌が高度に障害され高血糖状態となると，エネルギー源として糖を細胞に取り込むことができなくなり，全身倦怠感が生じる。糖の代わりに，脂肪細胞に貯蓄してある中性脂肪を分解し，遊離脂肪酸がエネルギー源として利用され，タンパク質分解亢進及びタンパク質合成低下し，体重も減少する。

④ 昏睡

糖尿病ケトアシドーシスと高浸透圧高血糖症候群がある。

● 糖尿病ケトアシドーシス

糖が取り込めない状態になると，糖の代わりに脂肪を分解してできる脂肪酸がエネルギーとして利用される。このときケトン体という副産物ができる。このケトン体の一部が酸性であるためケトン体が増加し，血液の pH が酸性に傾く。これが糖尿病性ケトアシドーシスであり，意識消失（重症では昏睡）が生じる。

● 高浸透圧高血糖症候群

風邪などの感染症や下痢，脱水などにより高血糖状態になると，血管内は高浸透圧となり，浸透圧の均衡を保つため細胞内の水分が奪われることとなり，意識障害や痙攣が起こる。高齢者に高浸透高血糖症候群が多いのは，視床下部の働きが低下しているため脱水状態になってもそれを感知できず，水分を摂取しないことによる。

● シックデイ

シックデイとは，食事が不規則になったときや感染症や消化器疾患などに罹患し，食事がとれない場合など血糖コントロールが乱れやすい状況である。この状況下では，インスリンの効果が低下しており，高血糖や糖尿病ケトアシドーシスをきたしやすくなっている。インスリンの自己注射や内服を中止してはいけないことを指導する必要がある。

● 糖新生

血中の糖が少なくなったとき，あるいは末梢組織（筋・脂肪組織）が糖を取り込むことができないときには，肝臓でグリコーゲン以外のものからグルコースを合成し，足りない糖を補う。筋からのアミノ酸，乳酸，ピルビン酸，脂肪からグリセロールなどが使われる。

4．診断と検査

糖尿病の診断のためには，インスリンの作用不足，慢性的な高血糖，慢性合併症の有無を診断する必要がある。

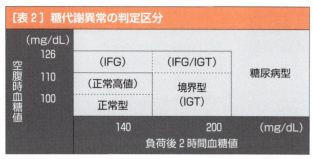

[表2] 糖代謝異常の判定区分

（日本糖尿病学会編・著：糖尿病治療ガイド 2018-2019．p25，文光堂，2018．より改変）

別の日に行った検査で糖尿病型［表2］が再確認されれば糖尿病と診断される。初回検査と再検査の少なくとも一方で，必ず血糖値の基準を満たしていることが必要で，HbA1cのみの反復検査による診断は不可である。

糖尿病の臨床診断のフローチャートを［図1］に示す。

1）臨床診断[1]

❶検査
- 初回検査：下記のうち，いずれかを認めた場合は「糖尿病型」と判定する。
  ① 空腹時血糖値 ≧ 126mg/dL
  ② 75gOGTT 2時間値 ≧ 200mg/dL
  ③ 随時血糖値 ≧ 200mg/dL
  ④ HbA1c ≧ 6.5%

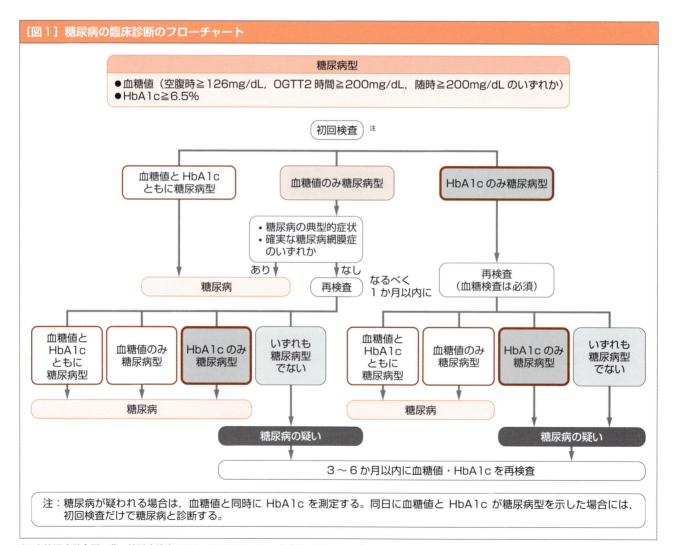

［図1］糖尿病の臨床診断のフローチャート

（日本糖尿病学会編・著：糖尿病治療ガイド 2018-2019．p23，文光堂，2018．より）

・別の日に再検査：再び「糖尿病型」が確認されれば糖尿病と診断する。ただし，HbA1c のみの反復検査による診断は不可とする。また，血糖値と HbA1c が同一採血で糖尿病型を示すこと（①〜③のいずれかと④）が確認されれば，初回検査だけでも糖尿病と診断してよい。

❷血糖値が糖尿病型（①〜③のいずれか）を示し，かつ，次のいずれかの条件が満たされた場合は，初回検査だけでも糖尿病と診断できる。
　・糖尿病の典型的症状（口渇，多飲，多尿，体重減少）の存在
　・確実な糖尿病網膜症の存在

❸過去において，上記❶ないしは❷の条件が満たされていたことが確認できる場合には，現在の検査値が上記の条件に合致しなくても，糖尿病と診断するか，糖尿病の疑いをもって対応する必要がある。

❹上記❶〜❸によっても糖尿病の判定が困難な場合には，糖尿病の疑いをもって患者を追跡し，時期をおいて再検査する。

❺初回検査と再検査における判定方法の選択には，以下に留意する。
　・初回検査の判定に HbA1c を用いた場合，再検査ではそれ以外の判定方法を含めることが診断に必須である。検査においては，原則として血糖値と HbA1c の双方を測定するものとする。
　・初回検査の判定が随時血糖値≧ 200mg/dL で行われた場合，再検査は他の検査方法によることが望ましい。
　・HbA1c と平均的な血糖値とが乖離する可能性のある疾患・状況の場合には，必ず血糖値による診断を行う（Table 5）。
　疫学調査：糖尿病の頻度推定を目的とする場合は，1 回だけの検査による「糖尿病型」の判定を「糖尿病」と読み替えてもよい。なるべく HbA1c ≧ 6.5%，あるいは OGTT 2 時間値≧ 200mg/dL の基準を用いる。
　検診：糖尿病及びその高リスク群を見逃すことなく検出することが重要である。スクリーニングには血糖値，HbA1c のみならず，家族歴，肥満などの臨床情報も参考にする。

2）血糖値の判定区分
　糖尿病の診断で用いられる血糖値には，①空腹時血糖値，②75gOGTT 2 時間値，③随時血糖値の 3 種類が

[表 3] 75g 経口ブドウ糖負荷試験（OGTT）が推奨される場合

高齢者は，空腹時血糖が正常であっても，食後血糖値のみが高値を示すことがある。空腹時血糖値が 126mg/dL 未満であっても 75g 経口ブドウ糖負荷試験（OGTT）を行うことが推奨される。

（1）強く推奨される場合（現在糖尿病の疑いが否定できないグループ）

- 空腹時血糖値が 110 〜 125mg/dL のもの
- 随時血糖値が 140 〜 199mg/dL のもの
- HbA1c が 6.0 〜 6.4 % のもの
  （明らかな糖尿病の症状が存在するものを除く）

（2）行うことが望ましい場合（糖尿病でなくとも，将来糖尿病の発症リスクが高いグループ）

- 高血圧・脂質異常症・肥満など動脈硬化のリスクをもつものは特に施行が望ましい
- 空腹時血糖値が 100 〜 109mg/dL のもの
- HbA1c が 5.6 〜 5.9 % のもの

ある。

① 空腹時血糖値
　10 時間以上絶食して測定した血糖値を空腹時血糖値という。空腹時血糖が >110mg/dL を正常域，≧ 126mg/dL が糖尿病域である。前日 9 時から翌朝朝食前に採血することが多い。

② 75g 経口ブドウ糖負荷試験（OGTT）2 時間値
　空腹時血糖値を測定後，75g のブドウ糖を経口負荷して 2 時間後に採血した値を 75gOGTT 2 時間値という。75gOGTT 2 時間値が＜ 140mg/dL を正常値，≧ 200mg/dL が糖尿病域である。

③ 随時血糖値
　食後からの時間を決めない状態で，測定した血糖値のこと。200mg/dL 以上で「糖尿病型」と判断される。

3）75g 経口ブドウ糖負荷試験（OGTT）
　OGTT はグルコースを経口負荷し，その後の糖処理能を調べる検査であり，軽い糖代謝異常の有無を調べる最も鋭敏な検査法である。空腹時血糖値や随時血糖値，あるいは HbA1c 測定で判定が確定しないときに，糖尿病かどうかを判断する有力な情報を与える **[表 3]**。

5．治療

1）糖尿病治療の目的と基本方針
　糖尿病は完治させることはできないが，個々の病態に応じて食事療法・運動療法・薬物療法を組み合わせなが

ら，生涯を通して治療を継続していくことでコントロールすることができる疾患である。しかし，高齢者ではインスリン治療中の患者においてHbA1cが6％以下に低下すると転倒リスクが有意に増加することが報告されている[5]。高齢者の病態は個人差が大きく，画一的な治療は困難であり，その達成が困難なことが多いため，空腹時血糖140mg/dL未満，HbA1c 7％未満を目標とする[6)-9)]。

また，低血糖による悪影響が知られるようになり，2017年のガイドライン[10]では，高齢糖尿病の血糖コントロールの目標は，認知機能とADL及び重症低血糖が危惧される薬の使用の有無により段階的にHbA1c値が定められた[図2]。

2）食事療法

食事療法は，糖尿病治療の基本として，すべての患者に対して実施されるべきものである。高齢者は長い間培ってきた生活習慣があるため，注意深い問診を通して生活習慣をアセスメントし，個々人に合わせた食事療法を提案する。管理栄養士との協働が重要である。

また，加齢に伴い，味覚は全般的に低下する。そのため，味付けの濃い食事になり，それとともに主食（糖質）をとりすぎてしまう可能性がある。また，喪失体験やうつ状態などの精神的な不調から食欲不振，嚥下障害，歯

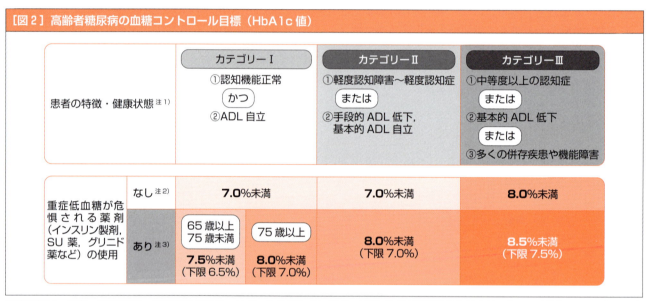

[図2] 高齢者糖尿病の血糖コントロール目標（HbA1c値）

治療目標は，年齢，罹病期間，低血糖の危険性，サポート体制などに加え，高齢者では認知機能や基本的ADL，手段的ADL，併存疾患なども考慮して個別に設定する。ただし，加齢に伴って重症低血糖の危険性が高くなることに十分注意する。

注1）認知機能や基本的ADL（着衣，移動，入浴，トイレの使用など），手段的ADL（IADL：買い物，食事の準備，服薬管理，金銭管理など）の評価に関しては，日本老年医学会のホームページ（http://www.jpn-geriat-soc.or.jp/）を参照する。エンドオブライフの状態では，著しい高血糖を防止し，それに伴う脱水や急性合併症を予防する治療を優先する。

注2）高齢者糖尿病においても，合併症予防のための目標は7.0％未満である。ただし，適切な食事療法や運動療法だけで達成可能な場合，または薬物療法の副作用なく達成可能な場合の目標を6.0％未満，治療の強化が難しい場合の目標を8.0％未満とする。下限を設けない。カテゴリーⅢに該当する状態で，多剤併用による有害作用が懸念される場合や，重篤な併存疾患を有し，社会的サポートが乏しい場合などには，8.5％未満を目標とすることも許容される。

注3）糖尿病罹病期間も考慮し，合併症発症・進展阻止が優先される場合には，重症低血糖を予防する対策を講じつつ，個々の高齢者ごとに個別の目標や下限を設定してもよい。65歳未満からこれらの薬剤を用いて治療中であり，かつ血糖コントロール状態が表の目標や下限を下回る場合には，基本的に現状を維持するが，重症低血糖に十分注意する。グリニド薬は，種類・使用量・血糖値等を勘案し，重症低血糖が危惧されない薬剤に分類される場合もある。

【重要な注意事項】糖尿病治療薬の使用にあたっては，日本老年医学会編「高齢者の安全な薬物療法ガイドライン」を参照すること。薬剤使用時には多剤併用を避け，副作用の出現に十分に注意する。

（日本老年医学会，日本糖尿病学会編・著：高齢者糖尿病診療ガイドライン2017．p46，南江堂，2017．より）

の喪失，口腔内の乾燥により，必要な栄養を摂取できないことがある。適正な摂取エネルギー量は，患者の目標体重を維持しながら社会生活を行うのに必要な量である。目標体重と生活に必要な体重1kgあたりの量を設定する。高齢者の摂取エネルギーは，理想体重1kgあたり30kcal以下として設定するが，運動量の減少や筋肉の減少を考慮に入れる必要がある。三大栄養素の適正配分比は，炭水化物60%，タンパク質15〜20%，脂質20〜25%とし栄養素が偏らないようにする。

3）運動療法

糖尿病の予防・治療において，運動療法は不可欠なものである。運動療法は，加齢に伴う筋萎縮防止にも有効であり，高齢者では負荷量を軽くして実施する。筋力が低下している高齢者では，チューブや軽いダンベルを利用したレジダンストレーニングも有効である。

高齢者は，循環器疾患や関節の疾患，可動域に制限がある者も多く，十分な運動ができない可能性がある。また，運動中も，渇中枢の感受性の低下により口渇を感じにくく水分摂取が不足するため脱水を起こしやすい。

運動の強度は，中等度以下とすることが望ましい。中等度とは，最大酸素摂取量50%前後（60〜70代では脈拍数100/分程度，自覚症状では「楽」〜「ややきつい」）[6]であり，1回10〜30分，週3〜5日以上行うことが望ましい。

●運動療法の短期的な効果

ブドウ糖や脂肪酸の利用が促進され，血糖値が低下する。

●運動療法の長期的な効果

運動の継続により脂肪が減少し，また，インスリン抵抗性の改善が長期間続くことにより細胞の糖の取り込みが上昇し，血糖値が低下する。さらに，筋肉量が増えることにより，基礎代謝が上昇し血糖値が低下する。長期にわたって継続すれば，体重に変動を認めなくても，インスリン感受性の改善に有効である。

4）薬物治療[3)10)11)]

食事療法や運動療法を2か月実施しても血糖値やHbA1cが改善しない場合は，服薬治療が行われる。

現在よく用いられている内服薬を紹介する[10)12)]。高齢者は，血糖降下薬により低血糖を起こしやすい。認知機能やADL，QOLの低下につながる低血糖及び他の有害事象を防ぐため，患者個々の心身の機能や病態，それぞれの薬の特徴を把握する。

① 血糖降下作用をもつ薬

●食後血糖上昇抑制薬

α－グルコシダーゼ阻害薬は，腸からの糖分の消化・吸収を遅らせて食後の高血糖を抑える。腸閉塞などの重篤な副作用がある。

●インスリン分泌促進薬

スルホニル尿素薬（SU薬）は，膵臓を刺激してインスリンの分泌を促進することで血糖値を下げる。重度の低血糖を引き起こしやすいため，高齢者では使用を控えることが勧められる。速効型インスリン分泌促進薬（グリニド薬）も，膵臓を刺激してインスリンの分泌を促進するが，作用時間が短いという特徴がある。食後の短時間のみインスリンを分泌して血糖を下げるように，食直前服用というタイミングが重要であるため，服用回数が多くなり，高齢者の負担になりやすい。

インクレチンは，糖質・脂質の経口摂取に伴い消化管から分泌され，膵臓のβ細胞に作用してインスリン分泌を促進し，血糖値を高めるグルカゴンの分泌を抑制する消化管ホルモンであるが，インクレチン関連薬はこのインクレチンの作用を高める。インクレチン関連薬[13)14)]は，血糖値が上昇したときのみ働くため低血糖を起こしにくく，食後高血糖を是正し，糖新生を抑制する利点があり，高齢者にも用いやすい。また，これまで低血糖を起こした際，必要以上に補食を摂りすぎてしまっていた，あるいは低血糖を防ぐために不必要な間食をしていたというケースにも利用できる。ただし，他の血糖降下薬との併用では低血糖を起こすので注意が必要である。また，食欲を抑える作用により，これまで感じていた空腹感は軽減されることが期待される一方，加齢に伴い食欲低下が起きる高齢者にとっては食欲低下を招き，低栄養になる危険性も生じる。

●DPP-4阻害薬：インクレチン関連薬の1つにDPP-4阻害薬がある。インクレチンはDPP-4によって分解される。DPP-4阻害薬はDPP-4活性を抑制してインクレチンの不活性化を抑え，膵細胞に作用するインクレチンの量を増やす。その結果，インスリン分泌が促進され，グルカゴン分泌は抑制される。DPP-4阻害薬は1日1〜2回の食前後いずれも内服可能で，週1回の薬剤もあるため，アドヒアランスが懸念される高齢者でも内服が可能となる。

●GLP-1受容体作動薬：GLP-1はインクレチンの一つである。GLP-1受容体作動薬は膵細胞からのインスリン分泌を促進，グルカゴン分泌を抑制する。DPP-4阻害薬に比べインスリン分泌抑制作用が強力であると

考えられている。GLP-1受容体作動薬は注射薬であり，導入時期に一定のタイミングで注入量を増量していくが，以降は一定量を設定し注入する方法であることや，1日1回または1週間に1回の投与であり，注射のタイミングも食事前にこだわる必要がないため，アドヒアランスが懸念される高齢者でも使用が可能となる。副作用として，悪心，下痢，便秘といった消化器症状がある。

● インスリン抵抗性改善薬

チアゾリジン薬は，インスリンに対する身体の感受性を高めることで糖の利用を助けて血糖値を下げる。心不全や骨粗鬆症の副作用が知られている。特に女性はリスクが高くなるので注意を要する。ビグナイド薬（BG薬）は，肝臓から糖の放出を抑制し，インスリンに対する身体（筋肉や脂肪組織）の感受性を高めることで血糖値を下げる。低血糖や乳酸アシドーシスの副作用があり，高齢者では使用は慎重にすべきとされる。

● 尿中糖排泄促進薬

腎糸球体を通過したグルコースの大部分が近位尿細管のSGLT2によって再吸収される。糖尿病では再吸収能を超えたグルコースが糸球体を通過し，尿中に排泄されるが，よりSGLT2の発現が増加し，グルコースの再吸収が促進されていると考えられている。その作用の阻害によって尿中にグルコースの排泄をさせようという機序による薬がSGLT2阻害薬である。尿糖排泄促進を介した血糖改善及び体重減少効果を有し，低血糖をきたしにくい。しかし，脱水，尿路・性器感染症，低栄養，サルコペニア，骨量低下など高齢者に有害な副作用が懸念される薬でもある。

② インスリン

以下の場合にインスリン療法が適応となる。

● 絶対的適応

絶対的適応となるのは，①1型糖尿病，②糖尿病昏睡，③重症感染症の併発，中等度以上の外科手術，④糖尿病合併症である。

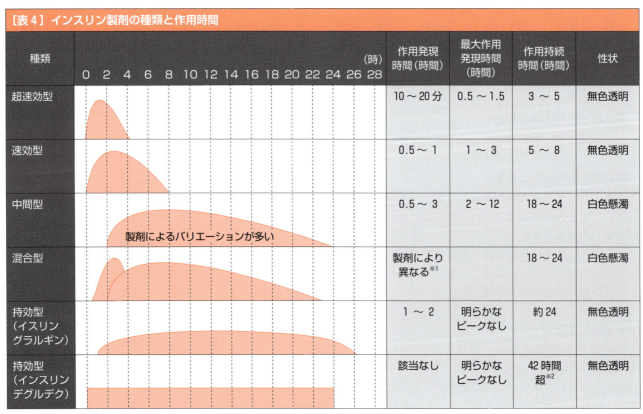

[表4] インスリン製剤の種類と作用時間

※1 超速効型と持効型（デグルデク）の配合型製剤もある（作用持続時間42時間超）
※2 反復投与時

（糖尿病リソースガイド：インスリン製剤・インクレチン関連薬・SGLT2阻害薬早見表2019-2020．（http://dm-rg.net/1/img/table_insulin/insulinchart-2019.pdf）を参考に作成）

- **相対的適応**

　相対的適応は，①著名な高血糖，ケトーシス傾向を認める場合，②経口血糖下降薬では良好な血糖コントロールが得られない場合，③重症肝障害，腎障害，④食事療法や運動療法でのコントロールが不十分な場合である。

- **高齢者に行う場合**

　高齢者にインスリン療法を行う場合，重症低血糖を起こしやすいことを考慮する必要がある。特に高齢者は，理解力の低下によるアドヒアランス不良や視力低下によるインスリンの単位の合わせにくさや打ちにくさが考えられる。注射の回数を減らすことを考慮した上で，インスリン注射の必要性を繰り返し説明するとともに家族への指導・説明が必要である。インスリンの種類と作用時間を［表4］に示す。

6．合併症

　高齢者は成人に比べ，合併症を発症しやすい。糖尿病の合併症には，急性合併症と慢性合併症に分類され，急性合併症は高血糖による昏睡（糖尿病ケトアシドーシスと高浸透圧高血糖症状）と低血糖による昏睡や心不全がある［図3］。

　慢性合併症は，細小血管障害（三大合併症）と大血管障害（動脈硬化）に大別される。細小血管障害は網膜症や腎症，神経障害があり，大血管障害は虚血性心疾患や脳血管障害，閉塞性動脈硬化症がある。また，感染症や歯周病，認知症も合併症として考えられており，心不全，サルコペニア，フレイル，転倒・骨折，がんも併発しやすい。

II　糖尿病をもつ高齢者の看護ケア

1．観察ポイント

　高齢者は典型的な低血糖症状がなく，非典型的な症状が出現または無自覚のことも多いため，予測して観察する。

- **高血糖を示す自覚症状**：口渇，多飲，多尿，倦怠感，体重減少
- **低血糖を示す自覚症状（薬物療法時）**：冷や汗，振戦，頭痛
- **低血糖を示す他覚症状（薬物療法時）**：頻脈，顔面蒼白，意識障害，痙攣

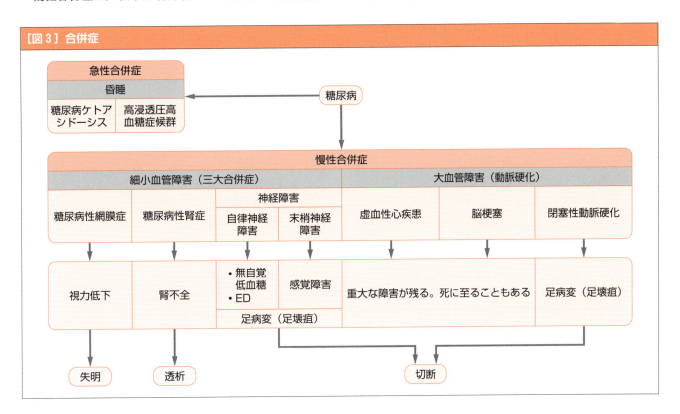

［図3］合併症

- **合併症を示す自覚症状**
- ・網膜症：視力低下・視野障害・飛蚊症など
- ・糖尿病腎症：浮腫・倦怠感など
- ・糖尿病神経障害：左右対称の足のしびれ，足の足全体，足底，爪，指の間の傷，感覚低下こむら返り，起立性低血圧，排尿障害，発汗異常，勃起障害など
- ・動脈硬化：血管が脆弱なため動脈硬化を起こしやすい。また，渇中枢の感受性の低下により口渇を感じにくく水分摂取が不足するため脱水を起こしやすい。そのため，血栓の発生につながる。

- **合併症を示す他覚症状**
- ・網膜症：眼底検査や傾向眼底造影法で新生血管，硝子体出血など
- ・糖尿病腎症：微量アルブミン尿などタンパク尿
- ・糖尿病神経障害：左右対称の足のしびれ，疼痛，感覚低下，こむら返り，Hoemer 症候群，脈拍異常，アキレス腱反射低下など
- **既往歴**：合併症を引き起こしやすい疾患（認知症，感染症，脱水，嚥下障害など）
- **検査値**：空腹時血糖・随時血糖値・75g 経口ブドウ糖負荷試験（OGTT）・HbA1c などの血液データ
- **身体運能**：移動能力，関節可動域，手の巧緻性，視力，聴力など
- **認知機能**：認知機能や理解力，判断力・疾患に関する理解・心理状況認知機能や理解力，判断力の低下により必要な薬物を投与することができない可能性がある。また，視力の低下によりインスリンの量や種類が確認できない可能性もある。家族への説明を行う。
- **家族の受け入れ**：家族関係・家族の理解状況など
- **生活パターン**：食生活・嗜好など
- **長期にわたって糖尿病の自己管理を行っている高齢者の変化**：長期にわたって糖尿病の自己管理を行ってきた高齢者では，加齢に伴いうまくできなくなっていることや忘れっぽくなったことに高齢者自身も家族や周囲の者も気づきにくい。血糖値や HbA1c などの変化をもとに，加齢に伴う心身の変化影響や生活の変化の影響がないかを把握する。

2．看護の目標

❶食事療法，運動療法，薬物療法を適切に実施し，無理なく血糖コントロールができる。
❷合併症を予防するための方法を知り，実施できる。

3．看護ケア

1）無理なく血糖コントロールできるための援助

① 食事療法継続のための指導

- これまでの食生活を見直し，何が問題かを患者とともに考える。
- 生活や患者の嗜好を取り入れて QOL を低下させず，栄養の偏りや低栄養に注意した食事の改善プランを考える（炭水化物が多い場合：主食の量を減らす，間食をやめたくない場合：低カロリーのものを選ぶ，外食が多い場合：低カロリーのものを選ぶなど）
- 外来受診時に食事療法の実施状況を聞き，血糖コントロールの状況と合わせてその効果を説明し，食事療法を継続あるいは改善できるよう具体的に指導する。
- インスリンや血糖降下薬などの薬物療法時は，低血糖を予防するために定時に一定量の食事摂取をする必要があることを説明する。食事の準備が困難な場合は，宅配サービスや市販品を勧める。
- 義歯不適合など口腔の状態により食事が十分摂取できない場合は，早めに歯科受診をして口腔状態を改善するよう説明する。
- 嚥下障害や食欲不振などで食事摂取量が低下した場合は，薬物療法の調整が必要になるので早めに受診するよう説明する。
- 高血圧がある場合は，塩分制限を行う。塩分，醤油を控え，薄味にすると食欲や摂取量が低下する場合もあるので，レモンや出汁を使用するなど味付けの工夫をする。

② 安全な運動療法のための指導

- 継続して運動ができるよう，運動の内容や量，行う時間を，本人，医師，理学療法士等と相談して決める。また，安全に実施できるよう，服装や環境を考慮する必要があるので，運動する環境についてよく話を聞き，アドバイスする。
- 転倒の危険がある場合は，いすに座ったまま行う方法や運動強度の低い方法を説明する。
- 運動に伴い低血糖が生じやすいため，空腹時は食前の運動は避けるよう説明する。

③ 安全な薬物療法のための指導

- 嚥下障害や手指の巧緻性の低下がある場合，服用しやすい形状の内服に変更できないか，本人，医師，薬剤師とで相談をする。
- インスリン自己注射と自己血糖測定について，パンフレットなどを用いて使用方法を説明する。可能な限り

家族にも指導し，協力を求める。

● 服用回数やインスリン注射の回数はできる限り少なく，単純な方法になるよう，また家族の確認や補助など協力が得られる時間での服用・注射時間になるよう，本人，家族，医師と相談する。

● 内服の飲み忘れやインスリンの打ち忘れがある場合，薬のセットや声かけなど，家族が補助しやすい方法を伝え，実施してもらう。家族の協力が得られない場合は，訪問介護での服用の見守り，訪問看護でのインスリン注射ができないかなど，地域での資源を検討する。

● 低血糖症状を本人と家族に説明する。

● 低血糖を起こしやすい薬を使用しているが自覚症状が乏しい場合，可能であれば自己血糖測定を実施するよう手技を指導する。

● シックデイについて説明する。シックデイの際は，自己判断で薬を中止しないように説明する。血糖値の変動が大きくなるため，受診するよう説明し，受診方法がすぐにわかるよう資料を渡す。

2）合併症を予防するための援助[6]

血糖コントロールのための食事・運動・薬物療法を継続するほか，自覚症状がなくても定期的に受診・検査を受けることで合併症の早期発見につながることを説明する。

① 細小血管障害の予防

● 飲酒や喫煙の習慣がある場合は，1日の量を伝え，それを超えないように指導する。

● 高血圧がある場合は，毎日朝・夕の血圧測定を行うよう指導する。降圧薬を服用している場合は継続するよう指導する。

② 大血管障害の予防

脱水を避けるため，汗をかく季節や運動，入浴前後などに水分の補給をすることを指導する。

③ 足病変の予防・フットケア

毎日清潔な状態を保つことが重要である。視力が低下し，患者自身で行うことが困難な場合は，家族や介護サービス担当者などに観察してもらう。必要に応じて爪切りや胼胝のケア，足浴，保湿クリーム塗布など，フットケアを行うよう，関係者に協力を依頼する。

末梢神経障害や血流障害などのため，足病変リスクの高い患者には特に以下を指導する。

● 足に合った靴を選ぶ。

● 靴のなかに異物がないことを確認する。

● 入浴時の湯温を確認する。

● 暖房器具は離して使用する。

3）合併症や併存疾患出現後の日常生活援助と心理的支援

高齢者では，加齢に伴う変化と糖尿病の合併症が同時に進み，視力障害や神経障害によって日常生活への支障が出始める。がんや心臓疾患，骨折の治療時に糖尿病が発見される場合もある。それまで自分で行ってきたインスリン注射などの自己管理ができなくなったり，家事や仕事などができなくなったりすると，自信を失ったり，抑うつ状態になったりする場合もある。日常生活や治療が継続できるように，方法の工夫や，家族の支援や社会資源が活用できるよう支援する。

4．看護の評価ポイント

❶ 血糖値が安定しているか。

● 血糖値

● 高血糖症状，低血糖症状

● 食事療法を生活に取り入れ，不満がない状態か

● 運動療法を生活に取り入れ，不満や過負荷ない状態か

● 必要な薬物療法を実施でき，不安がない状態か

❷ 合併症が発生していない，または進行・悪化がみられない状態か。

● 合併症を示す検査，症状

● 合併症に対する理解状況，不安・不満の有無

● 合併症予防への理解，実施状況

（佐野知世）

《引用文献》
1）日本糖尿病学会：糖尿病の分類と診断基準に関する委員会報告（国際標準化対応版）．糖尿病 55：485-504，2012.
2）医療情報科学研究所編：病気が見える Vol 3 糖尿病・代謝・内分泌，第4版．pp4-85，メディックメディア，2014.
3）日野原重明，井村裕夫監：看護のための最新医学講座 8 糖尿病と合併症，第2版．pp2-261，中山書店，2006.
4）吉岡成人・他：系統看護学講座 専門分野Ⅱ 成人看護学⑥ 内分泌・代謝，第13版．pp133-162，医学書院，2011.
5）Schwartz AV, Vittinqhoff E: Diabetes-Related Complications, Glycemic Control, and Falls in Older Adults. Diabetes Care 31(3): 391-396, 2008.
6）山田律子，萩野悦子，井出訓編：生活機能からみた老年看護過程＋病態・生活機能関連図，第2版．pp195-211，医学書院，2014.
7）北川公子・他：系統看護学講座 専門分野Ⅱ 老年看護学，第8版．pp86-216，医学書院，2014.
8）新見明子編：根拠がわかる疾患別看護過程 病態生理と実践が見える関連図と事例展開．pp180-197，南江堂，2010.

9）日本糖尿病学会編・著：糖尿病治療ガイド 2018-2019．文光堂，2018．

10）日本老年医学会，日本糖尿病学会編・著：高齢者糖尿病診療ガイドライン 2017．pp46-74，南江堂，2017．

11）山口瑞穂子，関口恵子監：疾患別看護過程の展開，第 4 版．pp392-411，学研メディカル秀潤社，2013．

12）日本老年医学会，日本医療研究開発機構研究費・高齢者の薬物治療の安全性に関する研究班編：高齢者の安全な薬物療法ガイドライン 2015．pp112-116，日本老年医学会，2015．

13）萩原誠也，種田紳二，萬田直紀：DPP-4阻害薬は高齢者の薬物療法の第一選択になりうるか？．Medicina 53（10）：1609-1613，2016．

14）水野美華：インクレチン製剤にどう対応しているか—看護師の立場から．糖尿病診療マスター 11（3）：277-279，2013．

《参考文献》

1）稲垣暢也編：高齢者における糖尿病治療薬の使い方，フジメディカル出版，2017．

NOTE

25 白内障

第Ⅱ部 治療を受ける・継続する高齢者の看護ケア関連図

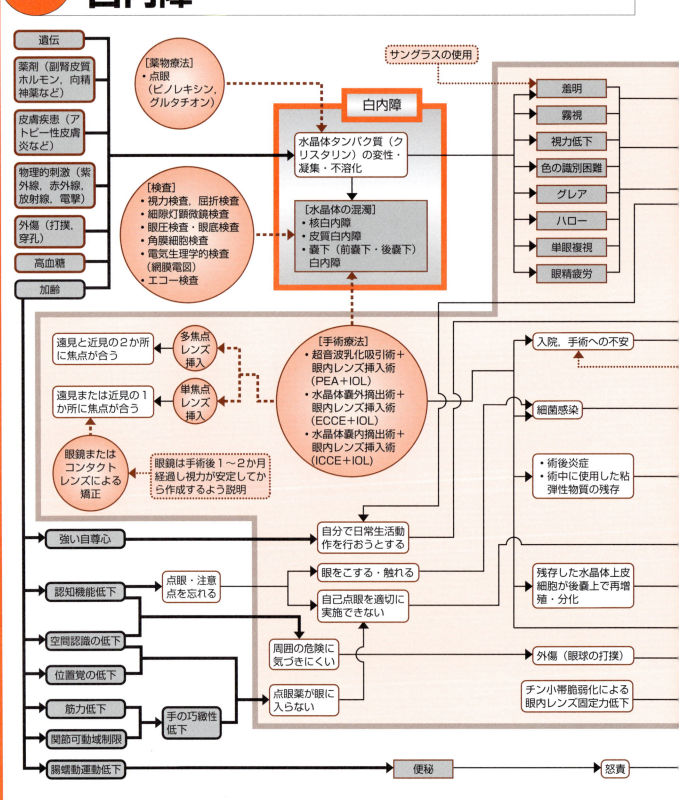

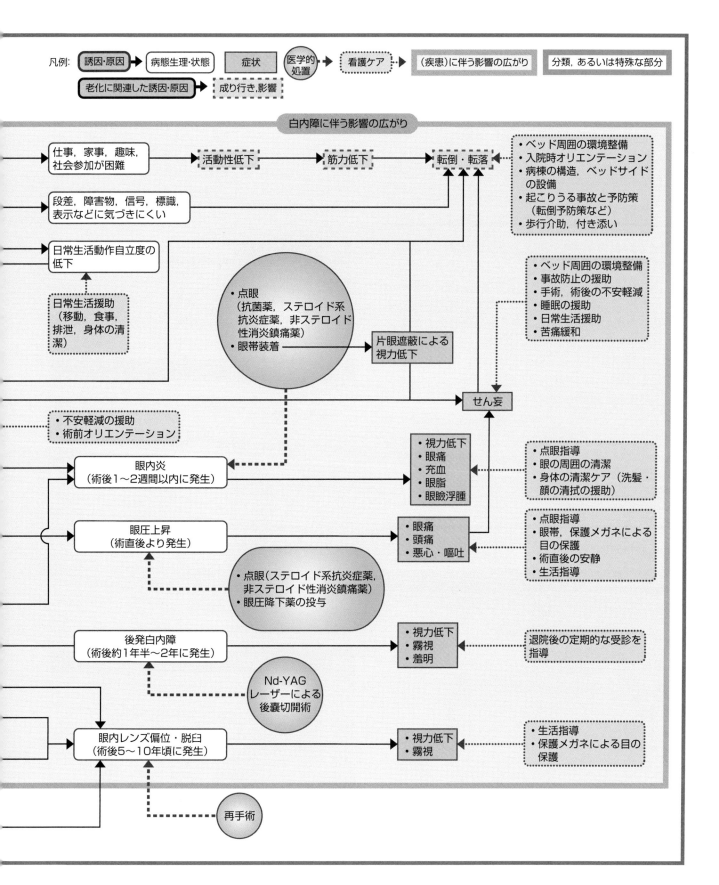

25 白内障

I 白内障が生じる病態生理

1. 定義

眼球[図1]でカメラのレンズの役割を果たす水晶体は，眼球内の虹彩後面と硝子体前面の間に位置し，直径9～10mm，厚さ3～4mmの透明な凸レンズの形状をしている。水晶体嚢，水晶体上皮，水晶体皮質，水晶体核で構成されている。水晶体嚢は水晶体を包む膜であり，角膜側を前嚢，硝子体側を後嚢という。水晶体は毛様体から伸びるチン（zinn）小帯により，眼球に固定されている[図2]。白内障とは，この水晶体の透明性が障害され混濁した状態のことである。

水晶体は，毛様体筋の収縮と弛緩によって水晶体の形状を変化させ，屈折力を調節することによって網膜に焦点を合わせる。この屈折・調節の機能のほか，紫外線の除去という機能ももつ。

2. メカニズム

水晶体が混濁する原因には，先天性と後天性のものがある[表1]。

高齢者に多いのは，水晶体に混濁が生じる老人性白内障である。水晶体を構成するクリスタリンというタンパク質が，加齢に伴って変性し，混濁が生じる。水晶体混濁の原因は複合的であり，加齢変化に加え，紫外線や薬剤，疾患などの影響も受ける。

3. 分類と症状

1) 白内障の分類

白内障は水晶体の混濁部位によって，核白内障，皮質白内障，嚢下（前嚢下・後嚢下）白内障に分類される

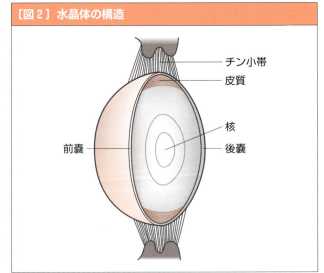

[図2] 水晶体の構造

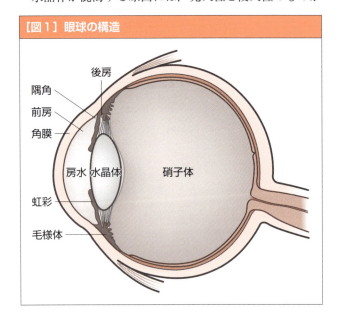

[図1] 眼球の構造

[表1] 白内障の原因

先天性	特発性（原因不明） 遺伝性（ダウン症候群，筋強直性ジストロフィーなど） 内分泌・代謝疾患（ガラクトース血症，ホモシスチン尿症）
後天性	加齢性（老人性） 薬物性（副腎皮質ステロイド，向精神薬など） 外傷性（打撲，穿孔など） 物理化学的傷害（紫外線，赤外線，放射線，電撃） 皮膚，全身疾患に伴うもの（アトピー性皮膚炎，糖尿病など） 他の眼疾患に併発（ぶどう膜炎，眼内炎，網膜色素変性症など）

（落合慈之，平形明人監，永本敏之・他編：眼科疾患ビジュアルブック，pp149-152，学研メディカル秀潤社，2013．を参考に作成）

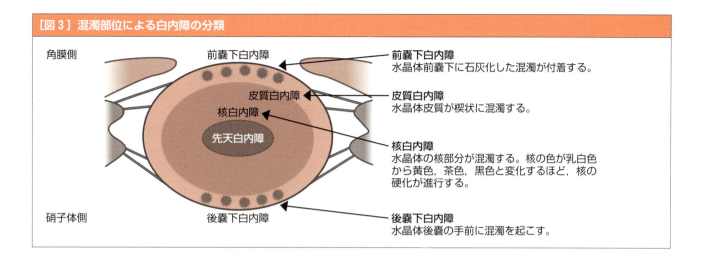

[図3] 混濁部位による白内障の分類

- 前嚢下白内障：水晶体前嚢下に石灰化した混濁が付着する。
- 皮質白内障：水晶体皮質が楔状に混濁する。
- 核白内障：水晶体の核部分が混濁する。核の色が乳白色から黄色，茶色，黒色と変化するほど，核の硬化が進行する。
- 後嚢下白内障：水晶体後嚢の手前に混濁を起こす。

[図3]。これらが混在してみられることも多い。老人性白内障では，皮質白内障が最も多くみられる。

皮質白内障は，混濁の程度により，初発白内障，未熟白内障，成熟白内障，過熟白内障に分類される。

2）白内障の症状

水晶体の混濁により光の透過性低下や散乱が起こるため，症状として，視力低下，霧視（霧がかかったようにかすんで見える），羞明（まぶしく感じる），色の識別困難（青色系が見えづらい，黄色がかって見える），単眼複視（片目で見たときに1つのものが二重に見える），眼精疲労が生じる。視力低下は徐々に進行する。

水晶体の混濁が軽度であっても，混濁が瞳孔領にかかっていると，グレアやハローといった症状が出現する。グレアとは，強い光を見たときにギラギラとまぶしく見える症状で，強い太陽光や車のヘッドライトで見えにくさを感じる。ハローとは，光の周辺に輪がかかって見える症状である。

4．診断・検査

白内障診断のための検査は，視力検査と細隙灯顕微鏡検査が主体である。

視力検査では，裸眼視力とメガネ（コンタクトレンズ）での矯正視力を測定する。矯正視力が低下している場合は，白内障の可能性が考えられる。

細隙灯顕微鏡検査では，散瞳薬で瞳孔を散大させ，細隙灯顕微鏡によって水晶体の混濁の状態や混濁部位を観察する。

5．治療

白内障治療は，薬物療法と手術療法に分類される。

1）薬物療法

水晶体のタンパク質変性抑制，代謝改善によって白内障の進行を遅らせるために，点眼薬による薬物療法が行われる。通常，白内障の診断から手術までの期間に行われる。点眼薬には，水晶体タンパク質変性阻害作用があるピレノキシン（カタリン）と，水晶体の不溶性タンパク質の増加を抑制し，水晶体の透明性を保つ作用があるグルタチオン（タチオン）の2種類がある。

2）手術療法

いったん水晶体が混濁すると元の透明な状態に戻ることはなく，薬物療法を行っても混濁が軽減・消失することはない。そのため，視力低下や羞明などの症状を改善するには，手術療法が選択される。片眼手術の場合は1〜3日程度の入院が必要であるが，日帰り手術で行われることもある。

日帰り手術を選択できる患者の条件として，理解力・自己管理能力があること，通院が大きな負担にならないこと，家族の協力が得られることがあげられる。術後管理や通院が困難なため術後合併症や生活困難のリスクが高い高齢者（独居，併存疾患・身体機能低下がある場合など）では，入院して手術を行う。

① 白内障手術の適応

白内障手術は，白内障の進行によって視力低下をきたす場合に適応となる。視力が良好であっても，グレアやハローなどの症状によって生活に支障をきたす場合にも

適応となる。

②白内障手術の種類

白内障手術は，強角膜を切開して混濁した水晶体を除去し，水晶体の代わりに人工の眼内レンズを挿入する手術である。手術は，局所麻酔法である点眼麻酔，または瞬目麻酔，球後麻酔で行われる。

白内障手術には，以下の方法がある。

- **超音波乳化吸引術＋眼内レンズ挿入術**(phacoemulsification and aspiration + intraocular lens：PEA + IOL)

混濁した水晶体を超音波で粉砕・吸引除去し，水晶体囊内に眼内レンズを挿入する術式である［図4］。小切開で行われ短時間（10～20分程度）で終了するため，多くの場合，この術式が選択される。

- **計画的水晶体囊外摘出術＋眼内レンズ挿入術**(extracapsular cataract surgery + intraocular lens：ECCE + IOL)

白内障の進行により水晶体が硬化した場合，チン小帯が脆弱な場合に選択される。水晶体をそのまま摘出するため，超音波乳化吸引術よりも切開創が大きくなる。残った水晶体囊の中に，眼内レンズを挿入する。

- **水晶体囊内的手術術＋眼内レンズ挿入術**(intracapsular cataract extraction + intraocular lens：ICCE + IOL)

水晶体が脱臼している場合に第一選択となる。大きく切開した創から，混濁した水晶体と水晶体囊をすべて除去する術式である。水晶体囊を除去するため，眼内レンズを挿入するときは，眼内に縫い付ける必要がある。

③眼内レンズについて

眼内レンズ（IOL）には，単焦点眼内レンズと多焦点眼内レンズがある。それぞれに長所，短所があるため，患者の身体状況や生活，希望を考慮して選択する。

- **単焦点眼内レンズ**

単焦点レンズは，遠方か近方のどちらか1か所に焦点をもつレンズである。焦点距離以外は焦点が合わないため，術後にメガネが必要となる。

- **多焦点眼内レンズ**

多焦点レンズは，2か所以上の焦点をもつレンズである。遠方と近方に焦点が合うため，術後にメガネが不要となることが多い。しかし，単焦点レンズに比べて，コントラスト（明暗差）が劣り，前述したグレア，ハローの出現頻度が高まる，医療保険が適用されず医療費が高額となるという不利な点もある。白内障以外の眼疾患がある場合は，多焦点眼内レンズが不適応となる。また，見え方に慣れるまでに時間がかかること，経済的な理由から，高齢者では選択されないことが多い。

6. 白内障手術の合併症

近年，白内障手術の安全性が高まり，合併症の発生頻度は低い。しかし，高齢者では，糖尿病，高血圧などの併存疾患を有する者も多いため，術前から併存疾患のコントロールを行うとともに，手術による影響を予測し対応を考えておく必要がある。

白内障手術の合併症は，術中に起こるものと，術後に起こるものがある。術中合併症は，後囊破損，硝子体脱出，チン小帯断裂，駆逐性出血などがある。術後合併症は出現時期の違いがあり，術後早期合併症と術後後期合併症に分類される［表2］。

術後合併症予防のために，術後1日目から点眼が開始

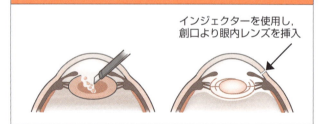

［図4］超音波乳化吸引術＋眼内レンズ挿入術

インジェクターを使用し，創口より眼内レンズを挿入

［表2］白内障手術の術後合併症

発生時期	主な合併症	原因	症状
術後早期合併症	眼内炎 （術後1～2週間以内）	術後の細菌感染	急激な視力低下，眼痛，充血，眼脂，眼瞼浮腫，失明に至ることもある
	眼圧上昇 （術直後より）	術後炎症，術中に使用した粘弾性物質の残存	眼痛，頭痛，悪心・嘔吐
術後後期合併症	後発白内障 （術後1年半～2年）	残存した水晶体上皮細胞が後囊上で再増殖・分化	視力低下，霧視，羞明
	眼内レンズ偏位・脱臼 （術後5年～10年頃）	眼内レンズ固定力の低下，外傷（眼球の打撲）	視力低下，霧視

される。高齢者では，自己点眼の自立が困難なことや，手術眼を触ってしまうなど日常生活での留意点が守られないことから，合併症の発生リスクが高まるおそれがある。

Ⅱ　白内障手術を受ける高齢者の看護ケア

　白内障の治療の多くは手術療法が行われる。ここでは，白内障手術を受ける高齢者の看護について述べる。

1. 観察ポイント

1）術前の観察ポイント

① 白内障の疾患・治療（手術）及び術後の経過についての理解と認識

　疾患や治療（手術），術後の経過についての理解と認識を把握する。また，入院や手術に対する不安や緊張の程度を観察する。

② 日常生活に影響を及ぼす要因の観察

　白内障の症状（視力低下，霧視，羞明など），加齢や既往歴に伴う症状（難聴，腰痛，歩行障害など）の有無と，それによる日常生活への影響を観察する。

③ 術後の経過や自己管理に影響を及ぼす要因の観察

　白内障患者の多くは高齢であるため，加齢による身体機能の低下やさまざまな疾患をもっていることが多い。術後合併症のリスクとなる要因，術後の自己管理能力について把握する。

2）術後の観察ポイント

① 術後合併症予防と早期発見のための観察

　[表3]に術後の観察ポイントを示す。術後早期合併症である，眼内炎，眼圧上昇を示唆する症状の出現がないかを観察する。さらに高齢者では，眼の局所症状だけでなく全身状態の変化も注意深く観察する必要がある。例えば，高血圧，虚血性心疾患などの循環器疾患を有する高齢者では，手術に対する不安や緊張のため，術中から術後にかけて血圧上昇や不整脈，胸痛が出現することがある。糖尿病がある高齢者では，血糖値の上昇をきたすことがある。

　また，手術に伴う苦痛や環境の変化が誘発因子となり，術後せん妄が起こる可能性がある。せん妄の前駆症状を観察し，予防に努める必要がある。

[表3] 術後の観察ポイント

観察ポイント	観察項目
眼症状の観察	眼内炎：眼痛，眼脂，充血，眼瞼浮腫の有無，視力の状態 眼圧上昇：眼痛，頭痛，悪心・嘔吐
全身状態の観察	バイタルサイン（血圧，脈拍，体温，呼吸） 循環器疾患がある場合：不整脈，胸部症状の有無 糖尿病がある場合：血糖値，高血糖または低血糖症状の有無
精神状態の観察（せん妄の観察）	意識レベル，表情，機嫌，落ち着きがない，多弁，何度も同じ質問をする，危険行動（眼帯を外す，ベッドから起き上がる，一人で歩くなど）の有無，睡眠状況

② 術後の自己管理確立のための観察

　点眼手技の獲得状況・自立の程度，指導内容が守られているかを観察し，退院後も治療を継続できるか把握する。

③ 日常生活自立の状態

　術後の眼帯装着，視力の変化による日常生活への影響の有無を観察する。

2. 看護の目標

1）手術前

❶術後の経過を理解し，不安なく手術に臨むことができる。

❷術前処置や準備が適切に行われる。

❸日常生活上のニーズが充足され，安全に過ごせる。

2）手術後

❶術後合併症（眼内炎，眼圧上昇，せん妄）が生じない。

❷日常生活上のニーズが充足され，安全に過ごせる。

❸退院後の生活の留意点を理解し，退院後も治療（点眼）を継続できる。

3. 看護ケア

1）手術前

① 術前オリエンテーションの実施

● 術前オリエンテーションを行い，術前から術後の経過を説明する[表4]。

● 患者の不安の有無を観察しながら，術前オリエンテーションによって術前から術後の経過をイメージでき，不安が軽減できるように努める。

[表4] 術前オリエンテーションのポイント
1．手術に関する説明（医師からの説明に加え） ・手術室入室予定時間 ・禁飲食，点滴，点眼の実施について ・手術室・手術中の状況，術中の注意点（意識下で行う，急に頭を動かさない） 2．術後の身体状況 ・手術眼に眼帯が装着される 3．術後の回復プロセス ・術後の安静，食事，清潔，排泄等の日常生活について ・術前オリエンテーション，医師からの説明に対する理解の程度や疑問点の有無を確認し，必要に応じて医師からの説明が受けられるように調整する

② 術前処置，準備の実施

- **内服薬の管理**：医師の指示で術前に中止する薬剤，または継続する薬剤を確認し，患者に説明を行う。高齢者では多数の薬剤を服用していることが多いため，患者の薬剤管理能力をアセスメントした上で，必要に応じ看護師が薬剤を管理する。

- **術前点眼の援助**：医師の指示に沿って，術前の点眼（抗菌薬，抗炎症薬，散瞳薬）を行う。術前の点眼は点眼開始時間，点眼時間の間隔（30分ごとなど）の指示があることに加え，点眼薬が3種類ほどあり，それぞれの点眼薬が5分以上の間隔をあけて点眼する必要がある。高齢者では点眼手技の獲得が不十分であることや，複雑な点眼の指示に混乱し適切に行えないことがあるため，患者がわかりやすいように表などを用いて点眼の説明を行い，点眼ができているかを確認する。自分で実施できない患者は，看護師が点眼を行う。

- **排尿の援助**：高齢者は膀胱容量の減少により頻尿傾向となるため，手術中に尿意が生じないよう，手術室入室前に排尿をすませる。

- **事故予防**：白内障手術は，1日に何件もの手術が行われる。点眼開始時や手術室入室時に，必ず患者氏名，手術眼（左・右）の確認を行い，間違いがないようにする。また，本人に確認するだけでなく，患者を識別する名札・番号等と手術指示を照合して確認する。

③ 日常生活の援助

- 患者のADLに応じて，日常生活の援助を行う。
- 白内障の症状である視力低下に加え，点滴などの術前処置が開始され，転倒リスクが高い状態となる。患者が安全，安楽に過ごせるように配慮する。

2）手術後

術直後より，術後合併症出現のリスクがある。術直後から患者は手術眼の保護のために眼帯を装着することで，視力低下や視野狭窄をきたしている。手術翌日には眼帯を外し点眼が開始される。術後はまぶしく感じられ，視力が安定するのは1～2か月後となる。

高齢者では，術後の視力変化への適応が遅れることや，手術後の点眼をはじめとする日常生活上の留意点の理解が不十分となることがある。短い入院期間のなかで退院指導を行う必要があるため，患者の理解状況を評価するとともに，可能であれば，家族の協力が得られるよう配慮することが求められる。

① 術後合併症予防のためのケア

術後早期合併症である，眼内炎，眼圧上昇予防のケアを行うとともに，術後合併症の徴候について早期発見に努める。患者自身にも術後合併症の予防行動を実施できるよう指導すると同時に，自身でも異常に気づくことができるよう説明し，症状出現時は医師または看護師に

[表5] 術後早期合併症の観察と予防のためのケア		
術後合併症	観察	予防のためのケア
眼内炎	・体温（発熱の有無） ・眼痛 ・結膜の充血，眼脂 ・視力低下，霧視 ・検査データ 　（WBC，CRP）	・手術当日～術後1，2週間 　・手術眼を濡らさないために，洗顔，洗髪を控える。 　・手術眼をぶつけたりこすったりしないために，外出時はサングラス，就寝時は保護メガネの使用が勧められる。 ・手術翌日～術後2，3か月間 　・点眼を確実に行う。点眼時は手指衛生を実施する。点眼薬の容器の先端が眼瞼や睫毛に触れないよう清潔に扱う（[図5] 参照）。
眼圧上昇	・血圧，脈拍 ・眼痛 ・頭痛 ・悪心・嘔吐	・手術当日～数日間 　・一過性眼圧上昇が起こることがあるため，手術当日の術後は，食事，排泄以外はベッドでゆっくり過ごすよう説明する。 　・手術眼に眼帯を装着する。また，手術眼の圧迫を避けるよう指導する（眼を触らない，ぶつけない，こすらない，手術眼を下にした側臥位をとらない，うつ伏せにならない）。 　・眼圧上昇時は，医師の指示により，眼圧を低下させる薬剤を使用する。

[表6] 白内障手術を受ける高齢者が転倒・転落しやすい要因と対応

転倒・転落の要因	対応
・術前の視力変化 　白内障による視力低下 　散瞳薬使用による調節力低下，羞明 ・術後の視力変化 　眼帯による手術眼の遮蔽 　眼帯除去後の手術眼の羞明 ・視力低下により，病棟内の環境を把握しづらい（例：トイレや食事の場所がわからない） ・視力低下や視力の変化によって転倒リスクが高いことを，高齢者自身が自覚していない	・病棟内，病室内を把握できるようオリエンテーションを行う ・必要に応じ，トイレ等で移動時は看護師が付き添うこと，ナースコールで呼ぶことを説明する ・病室の入り口に目立つ印をつける ・ベッド周囲の環境整備を行う ・ベッドの配置，高さを患者に合わせる ・ナースコールの場所を決め，説明する ・物品の場所を決め，断りなく変更しない ・術前，術後で見え方が変化すること，転倒のリスクがあることを説明する

伝える，退院後はすみやかに受診するよう説明する［表5］。

また高齢者では，手術に対する不安や眼帯使用による感覚遮蔽によりせん妄を起こしやすい。せん妄発症を予測し，予防に努める。

② **患者のADLや術後の回復状態に合わせた日常生活の援助**

- 感染予防のため，術後，医師の許可があるまでは（通常1～2週間程度），手術眼を濡らさないよう患者に指導し，顔の清拭や洗髪の援助を行う。高齢者の場合，これまでの生活習慣上でつい顔を洗うといった行動をとりやすいため，入院中から患者へ退院後に行う方法を伝える。退院後は，洗面所に注意書きを貼るなどの工夫も伝える。
- 術前から術後にかけての視力変化により，転倒・転落を起こしやすいため，リスクを予測し予防する［表6］。

③ **自己点眼自立に向けての援助と退院指導の実施**

- 患者の理解力に合わせ，点眼指導，退院指導を行う。
- 点眼指導では，患者の点眼手技を観察し，できているところ，できていないところをアセスメントしながら，患者に適した方法を指導する。患者の自己管理が困難であれば，家族を含めた指導を行い家族の協力を得る。
- **点眼指導のポイント**

ⓐ点眼内容の指導

・白内障手術では，術後合併症予防のために，術後に3種類ほどの点眼薬（抗菌薬，抗炎症薬）を2～3か月間継続する。そのため，点眼薬の種類，1日の点眼回数と時間，点眼の順序・方法，点眼薬の保管方法について説明する。点眼時間については，患者の一日の生活を聞き取り，生活リズムに合わせた時間やタイミングを患者とともに考える。

・高齢者では，認知機能低下などの理由により，点眼に関する説明内容を忘れてしまうことや守られない可能性がある。そのため，指導パンフレットを用いて退院後の点眼薬の種類，点眼回数，時間，順序がわかるように説明する。

・家族の協力が得られる場合は，家族にも説明し支援を受けられるようにする。施設に入居中の高齢者には，施設のスタッフにも点眼内容を説明する。

ⓑ点眼手技の指導

・高齢者では，老化に伴う筋力低下，関節可動域制限，手の巧緻性低下や認知機能低下などによって，自己点眼の獲得が困難なことがある。入院中から患者にあっ

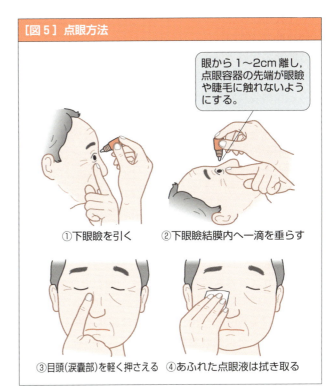

[図5] 点眼方法

眼から1～2cm離し，点眼容器の先端が眼瞼や睫毛に触れないようにする。

①下眼瞼を引く　②下眼瞼結膜内へ一滴を垂らす

③目頭（涙囊部）を軽く押さえる　④あふれた点眼液は拭き取る

[図6] げんこつ法による点眼

①点眼容器を持つ手と反対の手で握りこぶし（げんこつ）をつくる。目の下にげんこつの親指側をあて、下眼瞼を下に引っ張る。

②上を向き、げんこつの手の上に点眼容器を持った手を乗せて、点眼する。

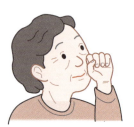
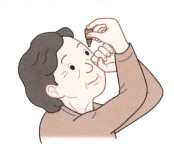

た点眼方法をアセスメントして、自己点眼が自立できるように指導する［図5］。
- 点眼時は、点眼前に手指衛生を確実に行い、眼の周囲を清浄綿で清拭することを指導する。手洗いについては、麻痺や運動器の障害によって実施が困難なことがあるため、患者の状況に合わせてアルコール手指消毒剤やウェットティッシュの使用も検討する。
- 点眼容器の先端に眼瞼や睫毛が触れないようすることを説明する。高齢者の場合、点眼時に手が震えることや力が入らないために、点眼薬がうまく眼内に入らず、点眼容器の先端を汚染することがある。患者の点眼手技の状況に応じて、げんこつ法［図6］、または点眼自助具［図7］の使用を指導する。

ⓒ点眼薬の保管方法の指導
- 点眼薬の保管は、「室温保存」「冷所保存」「遮光」など、薬剤ごとの保管方法を説明する。
- 点眼薬のキャップをしっかり閉め、投薬袋に入れて不潔にならないよう保管することを説明する。

● **退院指導のポイント**
- 洗顔、洗髪は医師の許可が出てから行う。
- 眼をぶつけたり、こすらないようにする。メガネなどで保護する。
- 術後1か月程度は、重い荷物をもつ、走るといった眼に力が入る動作を避け、眼圧上昇や眼内レンズ脱臼を予防する。
- 出血のリスクがあるため、術後1週間程度は飲酒を控える。
- 退院後は定期的に通院する。異常症状が生じた場合は、すみやかに受診する。
- メガネを作成する場合は、術後1～2か月経過し視力が安定してから作成する。

[図7] 点眼自助具

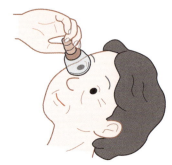

- 点眼容器のキャップを外し、点眼自助具に差し込む。
- 点眼容器の先端が眼球の真上に来る位置に点眼自助具を当てて、点眼する。

4．看護の評価ポイント

1）手術前の看護目標が達成されたか
❶術後の経過を理解して、不安なく手術に臨めたか。
❷術前処置や準備が適切に行われ、予定通りに手術を受けることができたか。
❸手術前の生活は困難なく、安全に過ごすことができたか。

2）手術後の看護目標が達成されたか
❶術後早期の合併症（眼内炎、眼圧上昇、せん妄）が生じなかった、または早期に発見、対処されたか。
❷手術後の生活は困難なく、安全に過ごすことができたか。
❸退院後の生活上の留意点を理解し、実施できたか。
- 点眼の適切な実施方法の理解と継続状況
- 感染、出血、眼圧上昇、眼内レンズ脱臼の予防方法の

理解と実施状況

(川上和美)

《参考文献》

1) 小原喜隆・他：科学的根拠（evidence）に基づく白内障診療ガイドラインの策定に関する研究. 厚生科学研究補助金21世紀型医療開拓推進研究事業：EBM分野, 医療情報サービスMinds, 2002.
2) 坪田一男, 大鹿哲郎編：TEXT眼科学, 改訂3版. pp234-246, 南山堂, 2012.
3) 木下茂, 中澤満, 天野史郎編：標準眼科学, 第12版. pp66-88, 医学書院, 2013.
4) 兵頭涼子編：白内障の病態と治療. 眼科ケア17（2）：10-51, 2015.
5) 田内慎吾, 齋藤秀文, 八瀬浩貴, 田宮宗久：白内障手術と全身合併症の出現との関連. あたらしい眼科22（5）：687-691, 2005.
6) 五十嵐章史：日帰り手術における注意点. 眼科ケア14（7）：50-56, 2012.
7) 山口瑞穂子, 関口恵子監：疾患別看護過程の展開, 第4版. pp868-878, 学研メディカル秀潤社, 2013.
8) 大橋祐一, 山田昌和編：新ナースのための眼科学 ナーシングポイント105. pp162-167, メジカルビュー社, 2011.
9) 上田稚代子：事例で学ぶアセスメントとケア・プラン 白内障. Nursing College 10：64-81, 2008.
10) 望月弘嗣：ひとまず覚えたい抗白内障薬. 眼科ケア 9（6）：607-609, 2007.
11) 小泉範子：点眼指導で必ず教えなければならない10のポイント. 眼科ケア10（8）：10-15, 2008.
12) 田聖花：とくに注意が必要な患者さんへの点眼指導. 眼科ケア10（8）：42-47, 2008.
13) 山嵜淳：今日からスタート！白内障手術看護の実践50 術後. 眼科ケア13（12）：1207-1212, 2011.
14) 髙岡哲子：白内障をもつ高齢者の看護. 山田律子・他編, 生活機能からみた老年看護過程＋病態・生活機能関連図, 第3版, pp283-291, 医学書院, 2016.

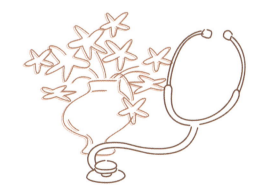

索引

α シヌクレイン 82
α 遮断薬 244
α 1- アンチトリプシン欠損症 200
β 遮断薬 60, 191
$β_3$ 受容体刺激薬 51, 78

1 型糖尿病 300
2 型糖尿病 300
75g 経口ブドウ糖負荷試験 303

欧文

ABCD 分類 237
ACE 阻害薬 191
ACR 分類 291
AD 66
AKI 250
ALT 61
ARDS 62
ARF 250
AST 61
bDMARD 292
BPSD 67, 70, 84, 110
Ccr 253
CDR 68
CKD 250
CO_2 ナルコーシス 201, 211
COPD 38, 200, 211, 260
CPM 268, 283
CRF 250
csDMARD 292
CVD 102
DAS28 291
DBS 229
DIC 62, 231
DLB 82
DM 300
DOTS 114
DVT 29, 265, 282
D ダイマー 94
eGFR 253

EMR 143
ESD 143
FAST 68
Forrester 分類 189
Garden 分類 261
GCS 97
Gleason 分類 237
HbA1c 302
HDS-R 68, 83
ICHD コード 177
IOL 316
JCS 97
Kellgren-Lawrence 分類 274
L-dopa 229
L-P シャント 78
MDS 132
MDS-UPDRS 226
MMP 288
MMSE 68, 83
MMT 97
MRC 息切れスケール 207
MTX 292
NHCAP 215
NIHSS 98
NM スケール 68
Nohira-Stevenson 分類 189
NPPV 205
NRADL 評価表 208
NSAIDs 132, 158, 278, 289, 292
NYHA 分類 188
N 式老年者用精神状態尺度 68
OAB 48
OABSS 50
OGTT 303
on-off 現象 231
PET 69
PSA 51, 238
PTE 29
P 波 176
QRS 波 176
RA 288
rt-PA 療法 95
SPECT 69

Steinbrocker の stage 分類 291
THA 262
TIA 92
TKA 278, 281
TNM 分類 236
TRUS 238
T 波 176
UKA 278
V-A シャント 78
VD 102
V-P シャント 78
VTE 29, 282
WAIS-Ⅲ 83
wearing-off 現象 229, 231
WMS-R 83

悪性症候群 82, 231
悪性貧血 133
アセチルコリン 66, 82, 157
アスパラギン酸アミノトランスフェラーゼ 61
アダムストークス発作 176
アテローム血栓性脳梗塞 92
アドヒアランス 305
アナフィラキシーショック 151
アパシー 227
アミロイド β タンパク 66
アラニンアミノトランスフェラーゼ 61
アルツハイマー型認知症 66
アンドロゲン 236
アンヘドニア 227
罨法 122

胃潰瘍 156
胃管 170
易感染状態 301
息切れ 207
胃酸 158
意識混濁 22
意識消失 301

意思決定 120, 150, 192, 220, 256
意思決定支援 150
異食 89
異食道逆流 219, 221
一過性脳虚血発作 92
医療・介護関連肺炎 215
イレウス 29, 147, 166, 232
イレウス管 170
胃瘻 221, 222
インクレチン 305
インスリン 300, 306
インスリン抵抗性改善薬 306
インスリン分泌促進薬 305
院内肺炎 215

ウェクスラー記憶検査 83
ウェクスラー成人知能検査 83
右心不全 187, 188, 202
うつ 221
うっ血性心不全 187
運動障害 94, 226
運動療法 276, 305

栄養 128
栄養指導 136
栄養障害 200, 205
会陰部不快感 238
エストロゲン 15, 260, 274
エリスロポエチン 135
嚥下障害 70, 86, 133, 214, 232
嚥下誘発試験 216
エンドオブライフ・ケア 118
エンドトキシンショック 168

嘔吐 61, 69, 92, 96, 119, 143, 145, 152, 160, 168, 191, 223, 230, 240, 251, 279, 317
悪心 61, 69, 92, 96, 119, 135, 145, 152, 160, 168, 191, 230, 240, 251, 279, 292, 306, 317

介護　75
介護予防　270
疥癬　106
疥癬トンネル　107
咳嗽　38, 201, 221
改訂長谷川式簡易知能スケール
　　68, 83
開頭外減圧術　95
外来化学療法　150
外力　125
化学療法　144, 150
過活動型せん妄　22
過活動膀胱　48, 78, 83, 232
過活動膀胱症状質問表　50
角化型疥癬　107
喀痰　201
ガストリン　157
下腿浮腫　188
渇中枢　60, 218, 301, 305, 308
滑膜　275
滑膜炎　288
寡動　82
痂皮型疥癬　107
仮面様顔貌　226
痒み　38, 44, 106
がん　150
簡易嚥下誘発試験　216
感音性難聴　13
感覚障害　94
換気補助療法　205
患者教育　112, 194, 205
肝腫大　188
感情失禁　102
眼精疲労　315
関節可動域　276, 288, 296
関節拘縮　84, 95, 99, 120
関節水腫　276
間接接触感染　106
関節リウマチ　288
汗腺　60
感染症　106, 113, 255, 265, 293,
　　301
感染症予防　112
乾燥肌　125
眼内レンズ　316
緩和医療　144

記憶障害　66, 77, 93, 102
機械性腸閉塞　166
気管支拡張薬　205
起座呼吸　188

喫煙　200
機能回復訓練　100
機能性イレウス　166, 226
吸収障害　133
急性呼吸窮迫症候群　62
急性腎障害　250
急性心不全　188, 192
急性腎不全　250
拒食　221
拒薬　221
起立性低血圧　82, 86, 132, 226,
　　266
気流閉塞　201
禁煙　204, 208
筋固縮　82, 226
金属性音　169
筋肉量減少症　118, 192
筋力低下　95

クーリング　282
クールダウン　42
口すぼめ呼吸　202
グリーフケア　124
グレア　315
クレアチニンクリアランス
　　253

ケアマネジャー　100
頸動脈ステント留置術　95
頸動脈内膜剥離術　95
経鼻経管栄養　221, 222
痙攣　62
痙攣性イレウス　167
血圧管理　101
血液透析　254, 256
結核　113
血管外漏出　151
血管性認知症　88, 102
血行障害　166
血清前立腺特異抗原値　238
結晶性知能　15
結節　107
血栓溶解療法　94
結腸隆起　169
血糖降下薬　305
血糖コントロール　304, 308
血流障害　176
ケルクリング輪状ひだ　169
幻覚　22, 83
言語障害　22, 100
幻視　22, 82, 86, 88

顕性誤嚥　214
倦怠感　151
見当識障害　66

抗アンドロゲン薬　244
構音障害　226
口渇　300
高カリウム血症　251
高カルシウム血症　251
抗がん剤　151
抗凝固療法　95
抗菌薬　216
口腔ケア　86, 220
高血圧　103, 252
抗血小板療法　95
抗血栓薬　191
高血糖　300
抗コリン薬　51, 168
高次脳機能障害　93, 102
甲状腺機能低下症　296
甲状腺ホルモン補充療法　296
高照度光療法　39
高浸透圧高血糖症候群　301
抗精神病薬　25, 69, 82
巧緻障害　226
行動・心理症状　67, 84, 110
行動療法　52
高二酸化炭素血症　211
抗認知症薬　69, 84
抗パーキンソン病薬　226, 231
紅斑性小丘疹　107
後方障害　187
絞扼性腸閉塞　166
抗リウマチ薬　292
高リン血症　251
誤嚥　102, 214, 232
誤嚥性肺炎　99, 147, 214, 221
語音弁別能　13
小刻み歩行　77, 84, 226
呼吸ケア　30
呼吸困難　38, 121, 188, 200
呼吸循環障害　168
呼吸不全　217
呼吸リハビリテーション　205
黒質　226
骨棘形成　274
骨髄異形成症候群　132
骨髄抑制　151
骨粗鬆症　200, 260
骨盤底筋体操　52, 242
コミュニケーション　72, 86,
　　100, 119
混合型せん妄　23

昏睡　62, 301

再梗塞　96
細小血管障害　307
在宅酸素療法　205, 211
錯視　22, 83
左心不全　187, 188
サルコイドーシス　176
サルコペニア　12, 118, 192, 270
酸素療法　205, 211
残尿感　238

し

視覚認知障害　83, 87
ジギタリス製剤　191
視空間認知障害　67, 83
刺激伝導系　176
自己導尿　148
自己抜去　25, 29
ジスキネジア　229, 231
姿勢反射障害　226
自然死　118
持続的他動運動　268, 283
市中肺炎　215
失禁　53, 83
失禁関連皮膚障害　53, 56
シックデイ　301, 309
失見当識　22
失語　67, 94
失行　66, 93, 261
実行機能障害　66
失語症　94
湿潤　126
失神発作　176
湿性ラ音　188
失認　67, 93, 261
社会的認知障害　67
視野狭窄　13
シャント術　78
十二指腸潰瘍　156
羞明　315
従来型抗リウマチ薬　292
熟眠障害　37
手術　29
出血　132, 159, 160
出血性潰瘍　161
術後せん妄　25, 29, 266, 317
術後合併症　29
術後疼痛　267
術前オリエンテーション　30,
　　32
循環調節障害　226

323

循環動態　30
消化管潰瘍　95
消化管出血　95, 132
消化管症状　61
消化性潰瘍　156
小球性低色素性貧血　134
症状ダイアリー　232
常同行動　88
情動障害　94, 102
上部消化管内視鏡治療　162
上部尿路通過障害　238
静脈血栓塞栓症　29, 282
静脈怒張　188
食行動異常　89
食後血糖上昇抑制薬　305
食事療法　304
褥瘡　84, 95, 120, 125, 132, 242, 267
食道裂孔ヘルニア　221
女性ホルモン　15, 236, 260, 274
ショック　168, 296
徐脈頻脈症候群　176
自律神経障害　226
自律神経症状　82
視力低下　315
心窩部痛　160
心筋症　176
神経因性過活動膀胱　48
神経原線維変化　66
心原性脳塞栓症　92
人工肛門　144
人工股関節全置換術　262
人工呼吸器　219
人工呼吸器関連肺炎　219
人工骨頭置換術　262
人工膝関節全置換術　278, 281
人工膝関節単顆置換術　278
人工膝関節置換術　278
腎性アシドーシス　251
腎性貧血　252
振戦　82, 226
心臓　186
身体運動機能障害　102
腎代替療法　250, 254, 256
浸軟　125
深部静脈血栓症　29, 265, 266, 282
心不全　29, 38, 100, 186, 202
腎不全　29, 62, 250
心房細動　94

髄液圧　77
髄液シャント術　78
髄液排除試験　78
遂行機能障害　66, 94, 102
推算糸球体濾過量　253
水晶体　314
水腎症　238, 244
錐体外路症状　25
睡眠覚醒リズム障害　22
睡眠時周期性四肢運動　38
睡眠時無呼吸症候群　38
睡眠障害　36, 110, 227
睡眠薬　39, 40, 261
頭蓋内圧亢進症状　92
スクイージング　215
すくみ足　226
すくみ現象　226
ストーマ　145, 147
スパイロメトリー　202

生活機能回復　100
生活障害　67, 70, 73
正球性正色素性貧血　134
正常圧水頭症　77
精神障害　227
生物学的製剤　292
絶飲食　162, 170, 217, 219, 221
摂食・嚥下障害　102
摂食嚥下リハビリテーション　217, 222
接触予防策　111
切迫性尿失禁　49, 53, 77
穿孔　160
仙骨部　125
腺腫　140
センシング不全　179
全身倦怠感　301
全身麻酔　29
前頭側頭型認知症　88
全般的注意障害　67
前方障害　187
せん妄　22, 29, 38, 62, 70, 96, 99, 147, 179, 193, 242, 264, 267, 317
前立腺がん　236
前立腺生検　239
前立腺特異抗原　51, 238
前立腺肥大症　244

創感染　29, 266
早期離床　30
装具療法　277
早朝覚醒　37

瘙痒感　44
続発性正常圧水頭症　77
足病変　309
鼠径ヘルニア　166

ダーモスコピー検査　108
体液貯留　251
体温調節中枢　60
大球性正色素性貧血　134
大血管障害　307
代謝性アルカローシス　168
対症療法　119
大腿骨頸部骨折　260
大腿骨転子部骨折　260
大腿ヘルニア　166
大腸がん　140
代理意思決定　124
多飲　300
脱臼　266
脱水　53, 55, 60, 74, 168, 218, 300
脱毛　152
脱抑制　67, 88
多尿　301
樽状胸郭　201
単眼複視　315
単純性腸閉塞　166
男性ホルモン　15, 236, 244
タンパク尿　252

知覚障害　22
注意障害　22, 93, 102
中心静脈栄養法　221, 222
中枢神経障害　62
中途覚醒　37
腸管不穏　169
腸重積症　166
腸蠕動音　169
腸閉塞　145, 166
直接接触感染　106
直接服薬確認療法　114
直腸診　238
直腸的超音波断層法　238

通常疥癬　107

定位脳手術　229

低栄養　12
低活動型せん妄　23
低血圧　62, 296
低血糖　304
低酸素血症　215, 217
低ナトリウム血症　251
テストステロン　15, 132
鉄剤　135
デノボがん　140
転移　141, 236
伝音性難聴　13
電解質異常　176, 251
点眼薬　315
電磁障害　182
転倒　70, 77, 84, 86, 100, 102, 136, 169, 171, 232, 260, 270, 304
転倒恐怖　270
転落　70, 86, 136, 171

頭蓋内圧亢進症状　92
洞機能不全症候群　176
糖新生　301
疼痛コントロール　30
洞性徐脈　176
透析療法　254
洞停止　176
導尿　148
糖尿病　103, 260, 300, 317
糖尿病ケトアシドーシス　301
糖尿病性腎症　252
洞房ブロック　176
動脈血ガス分析　203
動脈硬化　260, 307
特定疾病　226
特発性正常圧水頭症　77
徒手筋力テスト　97
突進歩行　84, 226
ドパミン　82, 226
ドライスキン　44, 125

内視鏡的粘膜下層剝離術　143
内視鏡的粘膜切除術　143
内分泌療法　240
軟骨　274
難聴　13
難病法　226

二次性正常圧水頭症　77

二次性貧血　132
ニボー　169
入眠困難　37
尿意切迫感　49, 238
尿検査　50
尿失禁　12, 77, 83, 238
尿中糖排泄促進薬　306
尿道カテーテル　242
尿道括約筋　52
尿毒症　238, 251, 252
尿取りパッド　127, 242
尿閉　99, 148, 238
尿漏れ　242
尿路感染症　56
認知機能障害　66, 70, 77, 82, 227
認知行動療法　39
認知症　22, 66, 77, 82, 88, 102, 110, 221, 261, 294

寝たきり　84, 125
熱中症　60
ネフロン　251

脳圧　77
脳血管障害　102, 133
脳血管内バイパス術　95
脳血流シンチグラフィ　69
脳梗塞　92
脳深部刺激療法　229
脳脊髄液　77
脳脊髄液 CSF タップテスト　78
脳卒中　92
脳保護療法　95
脳ヘルニア　92, 96
ノルウェー疥癬　107
ノンレム睡眠　36

パーキンソニズム　82, 86
パーキンソン病　77, 82, 133, 226
パーキンソン病統一スケール　226
肺うっ血　187
肺炎　95, 132, 214
敗血症　168
肺血栓塞栓症　29
排泄　54

排泄障害　95, 99
肺塞栓症　265
排尿困難　238
排尿障害　54, 77, 83, 85, 227, 244
排尿日誌　50
廃用性障害　99, 119, 120, 135
ハウストラ　169
白癬　301
白内障　314
橋本病　296
播種性血管内凝固症候群　62, 231
バスキュラーアクセス　257
ばち状指　202
発汗障害　227
羽ばたき振戦　201
バリデーション　70
ハロー　315
板状硬　160
ハンター舌炎　134
反復唾液嚥下試験　216

被害妄想　22
光刺激　41
腓骨神経麻痺　266, 283
皮質白内障　315
非神経因性過活動膀胱　48
非侵襲的陽圧換気療法　205
非ステロイド性消炎鎮痛薬　132, 158, 278, 289, 292
ヒゼンダニ　106
ビタミン B$_{12}$ 欠乏　133, 135
非定型抗精神病薬　25
ヒト疥癬虫　106
皮膚障害　108
皮膚瘙痒症　44
標準予防策　111
貧血　132, 145, 159, 252, 289
頻尿　49, 83, 232, 238, 244, 301

フィルムドレッシング材　125
不穏　193, 264
不均衡症候群　256
複雑性腸閉塞　166
福祉用具　100
腹水貯留　188
腹部膨満感　168
腹膜透析　254
不顕性誤嚥　214, 220
浮腫　195, 251

不随意運動　226, 229
不整脈　94, 103, 296
フットケア　309
物理療法　278
不眠　26, 36
フラミンガムのうっ血心不全診断基準　190
フレイル　12, 118, 192, 270
フローボリューム曲線　202
プロスタグランジン　158, 170
分子標的治療薬　150

閉鎖孔ヘルニア　166
閉塞性腸閉塞　166
ペーシング不全　178
ペースメーカー　177
ペースメーカー植込み手術　178
ペースメーカー感染　178
ペプシノーゲン　157
ペプシン　157
ヘモグロビン　132
ヘモグロビン合成障害　132
ヘリコバクター・ピロリ菌　158
ヘルニア嵌頓　166
変形性膝関節症　274
便秘　83, 110, 226

包括的呼吸リハビリテーション　207
膀胱訓練　52
放射線治療　144
乏尿　62
訪問看護師　100
ホーン－ヤールの重症度分類　226
歩行障害　77, 226, 232, 276
保湿　44
補充療法　135
ホットバイオプシー　143
骨接合術　263
ポリペクトミー　143
ホルモン療法　240
ポンプ機能　186

麻酔　29
マッサージ　122

マトリックスメタロプロテアーゼ　288
麻痺　102
麻痺性イレウス　166
慢性腎臓病　250, 260
慢性心不全　188, 192
慢性腎不全　250
慢性閉塞性肺疾患　200

水飲み試験　216

無快楽症　227
無気肺　29
霧視　315
むずむず脚症候群　38
無動　77, 226

メタボリック症候群　49, 54, 280
めまい　176

妄想　83, 86

夜間せん妄　27
夜間頻尿　38, 49, 53, 83, 232, 244
薬剤性貧血　132

有害事象　150
幽門狭窄　160

葉酸欠乏　135
抑うつ　83, 95, 133, 193, 227, 294

ラクナ梗塞　92, 102, 133

325

リアリティオリエンテーション
　26, 70
リウマチ結節　289
リウマトイド結節　289
利尿薬　60, 191
リハビリテーション　193
リモデリング　186
流動性知能　15
リロケーション　38
臨死期　123
リンパ節郭清　144

レストレスレッグス症候群
　38, 40
レビー小体型認知症　82
レボドパ　229
レム睡眠　36
レム睡眠行動障害　82, 86

老化　9
労作性呼吸困難　201
老人性皮膚瘙痒症　38, 44
老人斑　66
老衰　118
老年症候群　118

編集・執筆者一覧

[編集・執筆者]（五十音順）

工藤綾子 （順天堂大学医療看護学部教授）

湯浅美千代 （順天堂大学医療看護学部教授）

[執筆者]（五十音順）

阿部詠子 （順天堂大学保健看護学部講師）

池田　恵 （順天堂大学医療看護学部先任准教授）

榎本佳子 （順天堂大学保健看護学部講師）

河西恵美 （順天堂大学医療看護学部助教）

川上和美 （順天堂大学医療看護学部准教授）

菊地真由美 （順天堂大学医学部附属順天堂東京江東高齢者医療センター看護部）

菜子嘉美 （富山県立大学看護学部教授）

小林裕江 （順天堂大学医学部附属順天堂東京江東高齢者医療センター看護部）

小林裕美 （元・順天堂大学医学部附属順天堂東京江東高齢者医療センター看護部）

櫻井　恵 （順天堂大学医学部附属順天堂東京江東高齢者医療センター看護部）

佐野知世 （順天堂大学保健看護学部助教）

島田広美 （順天堂大学医療看護学部先任准教授）

杉山智子 （順天堂大学医療看護学部准教授）

高橋陽太 （順天堂大学医学部附属順天堂東京江東高齢者医療センター看護部）

高谷真由美 （順天堂大学医療看護学部先任准教授）

瀧本　渚 （順天堂大学医学部附属順天堂東京江東高齢者医療センター看護部）

竹内秀美 （順天堂大学医学部附属順天堂東京江東高齢者医療センター看護部）

仁科聖子 （防衛医科大学校医学教育部看護学科准教授）

樋野恵子 （順天堂大学医療看護学部准教授）

松尾絵美 （順天堂大学医学部附属順天堂東京江東高齢者医療センター看護部）

松本英子 （順天堂大学医学部附属順天堂東京江東高齢者医療センター看護部）

三橋聡子 （順天堂大学医学部附属順天堂東京江東高齢者医療センター看護部）

山本浩子 （順天堂大学医学部附属順天堂東京江東高齢者医療センター看護部）

横山久美 （順天堂大学医療看護学部講師）

エビデンスに基づく老年看護ケア関連図

初版発行 ························· 2019年9月10日
初版第4刷発行 ················· 2022年11月20日

編集 ························· 工藤綾子・湯浅美千代

発行者 ························· 荘村明彦
発行所 ························· 中央法規出版株式会社
〒110−0016　東京都台東区台東3−29−1　中央法規ビル
TEL 03−6387−3196
https://www.chuohoki.co.jp/

DTP製作 ························· 株式会社ジャパンマテリアル
印刷・製本 ················· 図書印刷株式会社
装丁・本文デザイン ········· 有限会社アースメディア
表紙絵 ························· ネモト円筆
本文イラスト ················· イオジン（小牧良次）

ISBN 978-4-8058-5949-0
定価はカバーに表示してあります。
落丁本・乱丁本はお取り替えいたします。

本書のコピー，スキャン，デジタル化等の無断複製は，著作権法上での例外を除き禁じられています。また，本書を代行業者等の第三者に依頼してコピー，スキャン，デジタル化することは，たとえ個人や家庭内での利用であっても著作権法違反です。

本書の内容に関するご質問については，下記URLから「お問い合わせフォーム」にご入力いただきますようお願いいたします。
https://www.chuohoki.co.jp/contact/